中文翻译版

哈里森肾病学与酸碱代谢紊乱

Harrison's Nephrology and Acid–Base Disorders

原书第 2 版

主　编　〔美〕拉里·詹姆逊（J.Larry Jameson）

　　　　〔美〕约瑟夫·洛斯卡奥（Joseph Loscalzo）

主　译　梅长林　吴　明　杨　杨

译　者　（以姓氏笔画为序）

王安邦　王林辉　卞蓉蓉　吕佳颐　朱有华

汤晓静　许　晶　杨　杨　杨　博　吴　明

谷君辉　张　帝　陈　明　陈美含　周　洁

周晨辰　郝洁芦　施维维　姚　卿　徐德超

梅长林　梅淑钦　戚　娜　隋明星　程　明

雷　迪　薛　澄

科学出版社

北　京

图字：01-2017-7676

内 容 简 介

本书为世界肾病学经典专著，翻译由著名肾病学专家梅长林教授领衔，多名肾病学专家共同参与。全书包括 7 篇 22 章、200 余幅图，分别介绍了肾概述，肾功能及电解质改变，急性肾损伤和慢性肾衰竭、肾小球和肾小管疾病，肾血管疾病，尿路感染和梗阻，肾癌和尿路上皮癌。附录部分是临床相关的重要检查参考值和自测题，并对试题进行了详尽的解析，用于强化理解全书的重点和难点。

本书的特征，是将病理生理学机制与临床相结合，体现了肾病学诊断和治疗个性化优势，是肾病学相关专业医生、科研人员、医学院校学生的必备参考书，还适合用于内科系统的医学继续教育工作。

图书在版编目（CIP）数据

哈里森肾病学与酸碱代谢紊乱 /（美）拉里·詹姆逊（J.Larry Jameson），（美）约瑟夫·洛斯卡奥（Joseph Loscalzo）主编；梅长林，吴明，杨杨主译 .—北京：科学出版社，2018.4

书名原文：Harrison's Nephrology and Acid-Base Disorders

ISBN 978-7-03-055992-0

Ⅰ.①哈… Ⅱ.①拉… ②约… ③梅… ④吴… ⑤杨… Ⅲ.①肾疾病—诊疗 ②酸碱代谢紊乱—诊疗 Ⅳ.① R692 ② R589.6

中国版本图书馆 CIP 数据核字（2017）第 312670 号

责任编辑：路　弘／责任校对：韩　杨
责任印制：李　彤／封面设计：龙　岩

科 学 出 版 社出版

北京东黄城根北街 16 号
邮政编码：100717
http://www.sciencep.com

北京虎彩文化传播有限公司 印刷
科学出版社发行　各地新华书店经销

*

2018 年 4 月第 一 版　开本：889×1094　1/16
2022 年 7 月第四次印刷　印张：18 1/2
字数：610 000

定价：120.00 元
（如有印装质量问题，我社负责调换）

2nd Edition

HARRISON'S™

NEPHROLOGY AND ACID-BASE DISORDERS

EDITORS

J. Larry Jameson, MD, PhD

Robert G. Dunlop Professor of Medicine;
Dean, University of Pennsylvania School of Medicine;
Executive Vice-President of the University of Pennsylvania for the Health System
Philadelphia, Pennsylvania

Joseph Loscalzo, MD, PhD

Hersey Professor of the Theory and Practice of Medicine,
Harvard Medical School; Chairman, Department of Medicine;
Physician-in-Chief, Brigham and Women's Hospital
Boston, Massachusetts

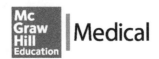

New York   Chicago   San Francisco   Lisbon   London   Madrid   Mexico City
Milan   New Delhi   San Juan   Seoul   Singapore   Sydney   Toronto

原著者

Numbers in brackets refer to the chapter(s) written or co-written by the contributor.

John R. Asplin, MD
Medical Director, Litholink Corporation, Chicago, Illinois [9]

Joanne M. Bargman, MD, FRCPC
Professor of Medicine, University of Toronto; Staff Nephrologist, University Health Network; Director, Home Peritoneal Dialysis Unit, and Co-Director, Renal Rheumatology Lupus Clinic, University Health Network, Toronto, Ontario, Canada [11]

Robert C. Basner, MD
Professor of Clinical Medicine, Division of Pulmonary, Allergy, and Critical Care Medicine, Columbia University College of Physicians and Surgeons, New York, New York [Appendix]

Laurence H. Beck, Jr., MD, PhD
Assistant Professor of Medicine, Boston University School of Medicine, Boston, Massachusetts [17]

Joseph V. Bonventre, MD, PhD
Samuel A. Levine Professor of Medicine, Harvard Medical School; Chief, Renal Division; Chief, BWH HST Division of Bioengineering, Brigham and Women's Hospital, Boston, Massachusetts [10]

Cynthia D. Brown, Md
Assistant Professor of Medicine, Division of Pulmonary and Critical Care Medicine, University of Virginia, Charlottesville, Virginia [Review and Self-Assessment]

Christopher M. Burns, MD
Assistant Professor, Department of Medicine, Section of Rheumatology, Dartmouth Medical School; Dartmouth Hitchcock Medical Center, Lebanon, New Hampshire [8]

Anil Chandraker, MD, FASN, FRCP
Associate Professor of Medicine, Harvard Medical School; Medical Director of Kidney and Pancreas Transplantation; Assistant Director, Schuster Family Transplantation Research Center, Brigham and Women's Hospital; Children's Hospital, Boston, Massachusetts [13]

Lan X. Chen, MD, PhD
Penn Presbyterian Medical Center, Philadelphia, Pennsylvania [8]

Glenn M. Chertow, MD, MPH
Norman S. Coplon/Satellite Healthcare Professor of Medicine; Chief, Division of Nephrology, Stanford University School of Medicine, Palo Alto, California [12]

Fredric L. Coe, MD
Professor of Medicine, University of Chicago, Chicago, Illinois [9]

Bradley M. Denker, MD
Associate Professor, Harvard Medical School; Physician, Department of Medicine, Brigham and Women's Hospital;

Chief of Nephrology, Harvard Vanguard Medical Associates, Boston, Massachusetts [3]

Thomas D. DuBose, Jr., MD, MACP
Tinsley R. Harrison Professor and Chair, Internal Medicine; Professor of Physiology and Pharmacology, Department of Internal Medicine, Wake Forest University School of Medicine, Winston-Salem, North Carolina [5]

Andrew J. Einstein, MD, PhD
Assistant Professor of Clinical Medicine, Columbia University College of Physicians and Surgeons; Department of Medicine, Division of Cardiology, Department of Radiology, Columbia University Medical Center and New York-Presbyterian Hospital, New York, New York [Appendix]

Murray J. Favus, MD
Professor, Department of Medicine, Section of Endocrinology, Diabetes, and Metabolism; Director, Bone Program, University of Chicago Pritzker School of Medicine, Chicago, Illinois [9]

Robert Finberg, MD
Chair, Department of Medicine, University of Massachusetts Medical School, Worcester, Massachusetts [14]

Joyce Fingeroth, MD
Associate Professor of Medicine, Harvard Medical School, Boston, Massachusetts [14]

Agnes B. Fogo, MD
John L. Shapiro Professor of Pathology; Professor of Medicine and Pediatrics, Vanderbilt University Medical Center, Nashville, Tennessee [4]

Alfred L. George, Jr., MD
Professor of Medicine and Pharmacology; Chief, Division of Genetic Medicine, Vanderbilt University School of Medicine, Nashville, Tennessee [1]

Craig E. Gordon, MD, MS
Assistant Professor of Medicine, Boston University School of Medicine; Attending, Section of Nephrology, Boston Medical Center, Boston, Massachusetts [16]

Kalpana Gupta, MD, MPH
Associate Professor, Department of Medicine, Boston University School of Medicine; Chief, Section of Infectious Diseases, VA Boston Healthcare System, Boston, Massachusetts [20]

Raymond C. Harris, MD
Ann and Roscoe R. Robinson Professor of Medicine; Chief, Division of Nephrology, Vanderbilt University School of Medicine, Nashville, Tennessee [2]

Anna R. Hemnes, Md
Assistant Professor, Division of Allergy, Pulmonary, and Critical

Care Medicine, Vanderbilt University Medical Center, Nashville, Tennessee [Review and Self-Assessment]

Sundeep Khosla, MD
Professor of Medicine and Physiology, College of Medicine, Mayo Clinic, Rochester, Minnesota [7]

Theodore A. Kotchen, MD
Professor Emeritus, Department of Medicine; Associate Dean for Clinical Research, Medical College of Wisconsin, Milwaukee, Wisconsin [19]

Alexander Kratz, MD, PhD, MPH
Associate Professor of Pathology and Cell Biology, Columbia University College of Physicians and Surgeons; Director, Core Laboratory, Columbia University Medical Center, New York, New York [Appendix]

Nelson Leung, MD
Associate Professor of Medicine, Department of Nephrology and Hypertension, Division of Hematology, Mayo Clinic, Rochester, Minnesota [18]

Julia B. Lewis, MD
Professor, Department of Medicine, Division of Nephrology, Vanderbilt University Medical Center, Nashville, Tennessee [15]

Julie Lin, MD, MPH
Assistant Professor of Medicine, Harvard Medical School, Boston, Massachusetts [3]

Kathleen D. Liu, MD, PhD, MAS
Assistant Professor, Divisions of Nephrology and Critical Care Medicine, Departments of Medicine and Anesthesia, University of California-San Francisco, San Francisco, California [12]

Edgar L. Milford, MD
Associate Professor of Medicine, Harvard Medical School; Director, Tissue Typing Laboratory, Brigham and Women's Hospital, Boston, Massachusetts [13]

Robert J. Motzer, MD
Professor of Medicine, Weill Cornell Medical College; Attending Physician, Genitourinary Oncology Service, Memorial Sloan-Kettering Cancer Center, New York, New York [22]

David B. Mount, MD, FRCPC
Assistant Professor of Medicine, Harvard Medical School, Renal Division, VA Boston Healthcare System; Brigham and Women's Hospital, Boston, Massachusetts [6]

Eric G. Neilson, MD
Thomas Fearn Frist Senior Professor of Medicine and Cell and Developmental Biology, Vanderbilt University School of Medicine, Nashville, Tennessee [1, 2, 4, 15]

Michael A. Pesce, PhD
Professor Emeritus of Pathology and Cell Biology, Columbia University College of Physicians and Surgeons; Columbia University Medical Center, New York, New York [Appendix]

David J. Salant, MD
Professor of Medicine, Boston University School of Medicine; Chief, Section of Nephrology, Boston Medical Center, Boston, Massachusetts [16, 17]

Mohamed H. Sayegh, MD
Raja N. Khuri Dean, Faculty of Medicine; Professor of Medicine and Immunology; Vice President of Medical Affairs, American University of Beirut, Beirut, Lebanon; Visiting Professor of Medicine and Pediatrics, Harvard Medical School; Director, Schuster Family Transplantation Research Center, Brigham and Women's Hospital; Children's Hospital, Boston, Massachusetts [13]

Howard I. Scher, MD
Professor of Medicine, Weill Cornell Medical College; D. Wayne Calloway Chair in Urologic Oncology; Chief, Genitourinary Oncology Service, Department of Medicine, Memorial Sloan-Kettering Cancer Center, New York, New York [22]

H. Ralph Schumacher, MD
Professor of Medicine, Division of Rheumatology, University of Pennsylvania, School of Medicine, Philadelphia, Pennsylvania [8]

Julian L. Seifter, MD
Associate Professor of Medicine, Harvard Medical School; Brigham and Women's Hospital, Boston, Massachusetts [21]

Karl Skorecki, MD, FRCP(C), FASN
Annie Chutick Professor in Medicine (Nephrology); Director, Rappaport Research Institute, Technion-Israel Institute of Technology; Director, Medical and Research Development, Rambam Health Care Campus, Haifa, Israel [11]

Stephen C. Textor, MD
Professor of Medicine, Division of Nephrology and Hypertension, Mayo Clinic, Rochester, Minnesota [18]

Barbara W. Trautner, MD, PhD
Assistant Professor, Section of Infectious Diseases, Baylor College of Medicine; The Michael E. DeBakey Veterans Affairs Medical Center, Houston VA Health Services Research and Development Center of Excellence, Houston, Texas [20]

Sushrut S. Waikar, MD, MPH
Assistant Professor of Medicine, Harvard Medical School; Brigham and Women's Hospital, Boston, Massachusetts [10]

Charles M. Wiener, Md
Dean/CEO Perdana University Graduate School of Medicine, Selangor, Malaysia; Professor of Medicine and Physiology, Johns-Hopkins University School of Medicine, Baltimore, Maryland [Review and Self-Assessment]

Robert L. Wortmann, MD, FACP, MACR
Professor, Department of Medicine, Dartmouth Medical School and Dartmouth Hitchcock Medical Center, Lebanon, New Hampshire [8]

译者前言

　　《哈里森肾病学与酸碱代谢紊乱》是一部世界肾病学经典,也是一本根据最新知识,整合肾病发病机制和临床治疗进展的临床参考书。第 2 版原著译本的问世,将推动我国肾病学的医学研究,促进肾内科医师及时更新自己的知识和临床技能。

　　全书包括 7 篇 22 章,分别介绍了肾概述、肾功能、肾小球和肾小管疾病,肾血管疾病、尿路感染和梗阻、肾癌和尿路上皮癌,包括了第 18 版《哈里森内科学》中关键的肾病章节。

　　众所周知,肾病与心血管、呼吸、消化、内分泌、骨骼、免疫、血液等多个系统相关,几乎所有系统的疾病均可累及肾。反之,肾病也可影响全身,因此肾病学实际上也是一门内科学。本书对肾病的发病机制讲述简明清晰,理论性和实用性强,各种疾病兼容并蓄,充分反映了肾病学研究的新概念和新进展,对初学者和肾内科医师均有较强的学习和指导意义。

　　随着现代科学技术尤其是遗传学与分子生物学的迅猛发展,肾病学发生了日新月异的变化,传统教科书期待新的发展与突破。本书第 2 版延续第 1 版以病理生理学机制和临床诊治密切融合的特点,增加了近年来肾病学多领域的最新进展内容,如膜性肾病的发病机制、遗传性肾病的分子诊治、肾衰竭的治疗、肾炎和肾移植的免疫抑制治疗等。并全面系统介绍了各类肾病及酸碱代谢紊乱,既有遗传学和分子生物学发病机制,又有临床治疗;既包括肾原发疾病,也包含如高血压、糖尿病、狼疮性肾炎等继发的肾病,以其更集中更广泛的主题和更大的文本信息量为临床决策与治疗提供可靠证据。可以肯定地说,它将受到更多肾病学临床工作者乃至肾病患者的青睐。

　　对此,我们感谢哈里森系列丛书的编辑们,是他们将浩如烟海的网络期刊和数据库里的庞大数据进行了艰辛的整合,汇编成本书,这给人类医学尤其是肾病医学领域奉献上了特别的厚礼,给肾病学研究树立起了令人注目的丰碑。

　　上海长征医院肾内科全体医师虔诚为怀,潜心投入本书的翻译,同时邀请部分校内外知名专家加盟合作。历时多日,几经易稿,力求翻译准确,不失原著的风格,终于迎来译本的诞生。但由于水平有限,在修辞和表达上仍有许多不尽人意之处,祈望广大读者不吝指正。

上海长征医院　梅长林

2018 年 4 月

原著前言

　　《哈里森内科学》作为一部重要的医学教科书迄今已达 60 年之久。随着时间的推移,传统教科书得到了不断的发展,以满足内科医师、家庭护理师的需求。如今哈里森系列增加了包括哈里森 iPad、哈里森医学指南和哈里森在线等产品和功能。这本《哈里森肾病学与酸碱代谢紊乱》已是第 2 版,对与肾功能相关的章节进行了重新编写。

　　读者可能已注意到哈里森部分专业章节的复杂性。我们的目标是将这些信息以更加简洁实用的形式带给读者。由于全书主题更加集中,我们通过扩大文本容量,增加直观的图表加以呈现,来增强内容的可读性。本书还包含复习和问答的自我评估部分,旨在激发反思和提供额外的教学点。

　　肾功能障碍、电解质和酸碱平衡紊乱是临床医师最常见的问题之一。肾功能评估主要依赖实验室检查、尿液检查和尿沉渣检查的特征。由于肾病涉及许多系统性的疾病,肾病的评估与管理需要广泛的生理学和病理学知识,因此全书囊括了包括电解质和酸碱平衡紊乱、肾血管损伤及肾特定疾病在内的诸多内容。

　　肾小球肾炎是肾脏疾病的临床主要的表现形式之一。然而,更常见的肾病是由其他继发病因而引起的疾病,如糖尿病、休克或药物肾损害等并发症。肾功能障碍可表现出氮质血症、高血压、蛋白尿或尿沉渣异常,这些症状预示机体可能存在潜在的异常。肾功能障碍可在一些慢性疾病,如糖尿病、系统性红斑狼疮或硬皮病的晚期出现,并明显改变患者的生活质量。幸运的是,目前药物干预可逆转或延迟肾功能障碍的发生,当药物干预失效时,透析和肾移植则可以提供延续治疗。

　　了解肾功能的正常和异常可以为诊断和临床治疗提供坚实的基础。因此,诸如酸中毒、碱中毒、水电解质紊乱和高钙血症等问题在本书均有涉及。这些基本问题在所有医学领域都值得关注,并且是肾疾病查询的主要来源。

　　本书的第一部分对肾进行了系统概述,阐述了肾起始发育和生理功能,并对肾如何对损伤作出反应进行了概述。将病理生理学机制和临床管理进行整合是哈里森丛书的特征,读者可以在每一个章节中有所发现。本书将肾病学范围分为 7 个主题:肾的系统介绍,肾功能和电解质代谢改变,急性肾损伤和慢性肾衰竭,肾小球和肾小管疾病,肾血管疾病,尿路感染和梗阻,肾和泌尿道癌症。由此可助读者从宏观上把握全书的结构。

　　《哈里森肾病学与酸碱代谢紊乱》一书的架构来源于经典,读者在阅读各部分和章节时可以感受到科学的进步,无论是在阐明肾小管异常的基因学基础还是解释肾再生能力方面,遗传学与分子生物学正在改变肾领域。最新涉及常见疾病如慢性肾病、高血压血管疾病和尿路感染方面的临床研究为临床决策和治疗提供了有力的证据。此类肾病学的快速变化对于新的医学生来说是令人兴奋的,同时更需要执业医师们及时更新自己的知识和临床技能。

　　当前我们通过网络期刊和数据库获取信息已非常便捷高效。虽然这些信息是宝贵的,但庞大的数据也更加需要这个领域的专家对此进行整合。因此,本书各章节的准备工作便是从不断扩大的知识库中提取核心信息。在此非常感谢编者,他们均为国际知名学者,能将提炼的主题放在一个简明有趣的章节中,并对此进行全面的概述。感谢麦格劳希尔集团的同事们。Jim Shanahan 是哈里森系列丛书的主编,丛书由 Kim Davis 制作。

　　我们希望你代表你的患者通过对本书的不断学习发现本书很有实用价值。

J.Larry Jameson,MD,PhD

Joseph Loscalzo,MD,PhD

目　录

第一篇　肾概述

第 1 章

肾细胞与分子生物学

肾是人体分化程度最高的器官之一。在胚胎发育完成时,近 30 种不同类型细胞组成大量有过滤作用的毛细血管和节段化肾单位,肾间质动态包围着肾单位。这种细胞多样性调节着多种复杂的生理过程。内分泌功能、血压和肾小球内血流动力学的调节、溶质和水的转运、酸碱平衡及清除药物代谢物都是通过复杂的肾反应机制来完成。这些广泛的生理学过程的实现取决于设计精巧的肾单位结构,从而使水生物种进化为复杂的陆生生物。

胚胎发育

肾从中间中胚层发育而来,不断增加的基因定时或顺序调控肾发育(图 1-1)。这些基因的转录受形态信号调控,两个输尿管芽穿透两侧后肾胚芽,在此间充质细胞被诱导形成早期肾单位。此过程涉及许多复杂的信号通路,这些通路由 Pax2、Six2、WT-1、Wnt9b、c-Met、成纤维细胞生长因子(FGF)、转化生长因子 β

(TGFβ)、神经胶质细胞源性神经营养因子(GDNF)、肝细胞生长因子(HGF)和表皮生长因子(EGF)介导。两个输尿管芽从后肾管生长出来,成熟后形成彼此分离的收集系统,最终形成肾盂和输尿管。间质受诱导后发生间质上皮转变,在近端输尿管芽附件形成逗号样小体,形成"S"形肾单位,其分裂后被出芽期成血管细胞来源的内皮细胞侵入并结合。在血管内皮生长因子(VEGF-A)的影响下,这些穿透细胞形成毛细血管并被周围的间质细胞包裹,分化形成可过滤血浆水分和溶质的肾小球。输尿管芽向外分支,每个分支产生一套新的肾单位。分支事件的数量最终决定每个肾单位的总数。出生体重正常的成年人每个肾约有 90 万个肾小球,而低于正常出生体重的成年人每个肾仅有 22.5 万个肾小球,引起多种疾病的风险。

在毗邻发育中的足细胞分泌血管内皮细胞生长因子(VEGF-A)和血管生成素-1 的诱导下,肾小球演变为具有窗孔内皮细胞的复杂毛细血管滤过器。面对肾小球尿囊腔的足细胞包裹在基底膜上,以支撑这些新生

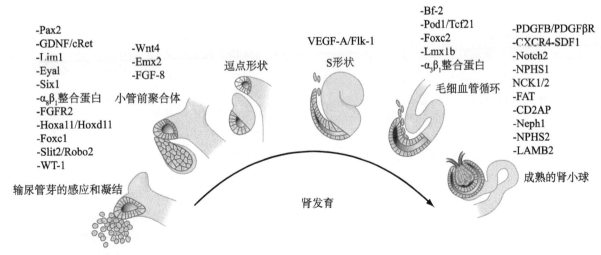

图 1-1　基因控制的肾发育

哺乳动物肾小球和肾小管发育的不同阶段中发现了越来越多的基因。不同的转基因小鼠中已经检测到这些基因序列,而且它们的位置与 1987 年 Saxen 报道的古典的肾发育假说一致。GDNF.神经胶质细胞源性神经营养因子;FGFR2.纤维母细胞生长因子受体 2;WT-1.霍奇金病的肿瘤基因-1;FGF-8.纤维母细胞生长因子 8;VEGF-A/Flk-1.血管内皮生长因子-A/胎儿肝激酶-1;PDGFβ.血小板源性生长因子-β;PDGFβR.PDGFβ 受体;SDF-1.基质衍生因子 1;NPHS1.肾病蛋白;NCK1/2.NCK 接头蛋白;CD2AP.CD2 相关蛋白;NPHS2.膜蛋白;LAMB2.层粘连蛋白 β-2

毛细血管内皮细胞。足细胞部分极化并在经历上皮细胞间质转型之后周期性脱落到尿囊腔;但较少的足细胞凋亡可通过肾小球囊壁上皮细胞迁移进行补充。如果足细胞补充能力下降则导致大量蛋白尿。通过特殊足突,足细胞附着在基底膜上并与周边足细胞构成裂孔膜。裂孔膜可过滤血浆中的水和溶质,其通过 nephrin、annexin-4、CD2AP、FAT、ZO-1、P-cadherin、podocin、TRPC6、PLCE1、neph 1-3 蛋白的相互作用形成滤过膜。这些蛋白质突变也可导致大量蛋白尿。肾小球毛细血管镶嵌在系膜基质中,并被顶叶和近端小管上皮细胞形成肾小球囊所包绕。系膜细胞与小动脉细胞或肾小球旁细胞有相同的胚胎来源,含有收缩性的肌动蛋白-肌球蛋白纤维。这些系膜细胞与肾小球血管襻相邻,其所在的细胞外基质紧紧地支撑着这些毛细血管。

肾间质位于肾单位之间。这个区域形成一个功能空间,它包裹着肾小球及其下游的肾小管,该区域充满定植及迁移细胞,如成纤维细胞、树突状细胞、偶尔出现的淋巴细胞和富含脂质的巨噬细胞。肾小管重吸收肾小球滤液中的溶质和水,之后被皮质和髓质毛细血管进一步吸收。这些毛细血管也是间质纤维组织的一部分,对折叠肾小管起支撑作用。这些精准的结构关系奠定了肾独特的生理学特性。

在胚胎发育过程中,每个肾单位被分成近端小管、亨利襻(髓襻)降支及升支、远端小管和集合管。这些经典的小管分段可进一步细分为亚段,每个亚段高度特异性的上皮细胞具有区域性生理功能。所有肾单位有相同的结构,但根据其在肾中的位置不同分为两种类型。大多数肾单位分布于皮质,其肾小球位于中-外皮质区。而在近髓质区存在较少肾单位,其肾小球位于皮髓交界处。皮质肾单位有短的亨利襻,而近髓质肾单位亨利襻较长。这两种结构在血液供应方面也存在重要差异。在皮质相邻肾单位由小管周围的毛细血管供血。而近髓质肾单位由直行血管单个毛细血管供血。皮质肾单位因其数量优势和入球小动脉直径大于出球小动脉,得以行使大部分的肾小球滤过功能。有较长亨利襻的近髓质肾单位为浓缩尿液建立一个高渗性梯度。在发育过程,何种机制诱导肾小管各亚段形成高度分化的上皮细胞仍然未知。

肾小球滤过的决定因素及其调节

肾血流量占心排血量的 20%,即 1000ml/min。血液通过入球小动脉到达每个肾单位,在这里大量液体和溶质被过滤形成小管液。肾小球毛细血管的远端合并成一个出球小动脉通向环绕着肾小管的二级毛细管网(皮质小管周边毛细血管或直行血管)的第一节段(图 1-2A)。因此肾单位有两个逐次排列的毛细血管床,由出球小动脉分开并调节其静水压。远端毛细血管血液汇入小静脉分支,合并成更大的血管并最终汇集到肾静脉。

肾小球毛细血管壁的静水压梯度是肾小球滤过的主要驱动力。由未过滤血浆蛋白浓度决定的毛细管腔内胶体渗透压部分抵消了静水压力梯度并阻滞滤过。胶体渗透压沿着肾小球毛细血管逐渐增加,而滤过驱动力逐步下降,到出球小动脉处为零。大约 20% 肾血浆滤过到鲍曼囊,肾小球滤过率(glomerular filtration rate,GFR)与肾血浆流量的比值即为滤过比率。在生理条件下有几个因素调节滤过,其中最主要的是血流动力学。

虽然肾小球滤过受肾动脉压影响,但由于肾小球滤过率的自动调节作用,在血压生理范围内这种关系不呈线性关系。肾小球滤过的自动调节功能是由三个主要用于调节入球和出球小动脉张力的因素决定,包括一个入球小动脉自主血管(肌源性)反射,管-球反馈和血管紧张素 II 介导的出球小动脉收缩。肌原性反射是防止肾血流量波动的第一道防线。急性肾灌注压变化引起入球小动脉反射性收缩或扩张反应,以应对相对应的压力增加或减少。这种现象有助于保护肾小球毛细血管因收缩压突然变化引起的伤害。

管-球反馈通过引起入球小动脉反射性收缩或扩张改变滤过压和小管流速。管-球反馈是由亨利襻粗升支称为致密斑细胞介导的,作为感受器监测溶质浓度和小管流速。当滤过率增高,引起小管流速过快,传递至致密斑的溶质增加(图 1-2B),引起入球小动脉收缩从而使肾小球滤过率降至正常。当致密斑的细胞对氯化钠重吸收作用增加时会释放可溶性信号分子,其中一个重要分子即三磷腺苷(ATP)。ATP 在胞外被代谢成腺苷,这是一个强有力的入球小动脉收缩剂。在滤过率下降的情况下,传递到致密斑的溶质减少,减弱了管-球反应,使入球小动脉扩张并使肾小球滤过率恢复至正常水平。血管紧张素 II 和活性氧可增加管-球反馈,而一氧化氮(NO)会减弱管-球反馈。

肾小球滤过率自动调节的第三种机制为血管紧张素 II。当肾血流量减少时,靠近致密斑的入球小动脉管壁的被称为"肾小球旁体区域"的颗粒细胞会释放肾素(图 1-2B)。肾素是一种蛋白水解酶,可催化血管紧张素原成为血管紧张素 I,随后被血管紧张素转化酶(ACE)转化为血管紧张素 II(图 1-2C)。血管紧张素 II 引起出球小动脉的血管收缩,导致肾小球静水压力增加,从而使滤过恢复到正常水平。

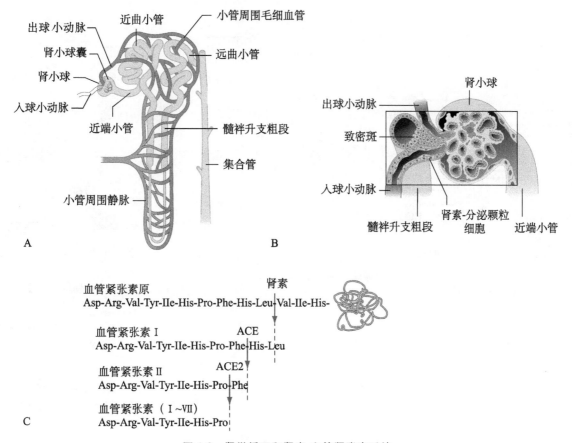

图 1-2　肾微循环和肾素-血管紧张素系统

A.肾单位和肾小球及小管周围毛细血管之间的关系;B.肾小球及其近球小体包括致密斑和相邻的入球小动脉;C.血管紧张素的生成中蛋白水解步骤

肾小管转运机制

肾小管沿着肾单位发育而来,由高度分化且具有不同形态和功能的上皮细胞组成(图 1-3)。排布在肾小管各个区段的细胞——相邻形成单层膜,细胞之间通过紧密连接的侧膜特殊区域连接在一起。紧密连接形成一个密闭的屏障,分离管腔与小管周围的间质空间,同时也把细胞膜划分为不同区域,面对管腔的顶端膜和面对间质的基底膜。这种区域划分使细胞可以不对称性分配膜蛋白和脂质。由于这个特性,肾上皮细胞被称为分化细胞。膜蛋白,尤其是负责转运功能的膜蛋白不对称分布是肾单位实现液体和溶质单向性转运的关键机制。

上皮细胞转运

有两种上皮细胞转运方式。液体和溶质通过转运蛋白、通道或泵介导,并按顺序通过基底膜和顶端细胞膜(反之亦然)被称为细胞运输。相比之下,液体和溶质通过相邻细胞之间狭窄的通道运输被称为细胞间转运。细胞间转运须通过紧密连接,这表明紧密连接并不是完全"紧密"。事实上,一些上皮细胞层有大量细胞间转运发生(渗漏的上皮细胞),而其他上皮细胞紧密连接较有效(紧密的上皮细胞)。此外由于离子通过细胞旁途径转运能力决定着跨上皮单层的电阻,渗漏的和紧密的上皮细胞也被分别称为低或高电阻上皮细胞。近端小管包含渗漏的上皮细胞,而远端肾单位部分如收集管,包含紧密的上皮细胞。渗漏的上皮细胞是最适合液体大量再吸收,而紧密的上皮细胞允许更为精确控制和调节的转运。

膜运输

细胞膜由疏水脂质组成,起到阻碍水和溶质的作用。溶质和水的跨膜转运是由分散但结构完整的膜蛋白介导,其中包括通道、泵和转运蛋白。这些不同的机制介导特定类型的转运活动,包括主动运输(泵)、被动转运(通道)、促进扩散(转运蛋白)和继发性主动转运(转运协同蛋白)。主动运输需要 ATP 水解产生的能

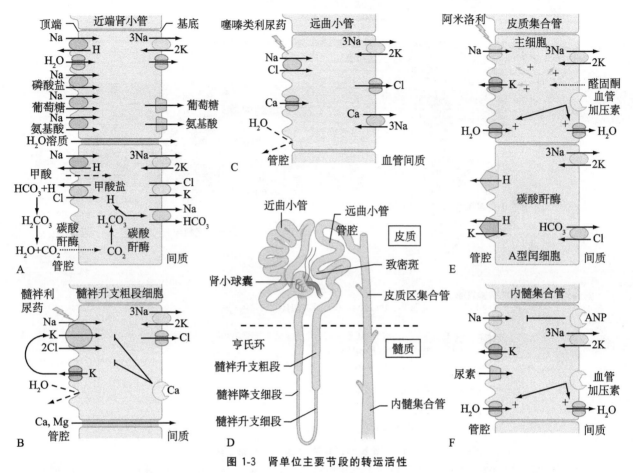

图 1-3 肾单位主要节段的转运活性

〔从 5 个主要的小管节段的经典细胞进行说明,管腔侧(顶端膜)在左、间质(基底膜)在右〕

A.近端小管细胞;B.亨氏循环的髓袢升支粗段的典型细胞;C.远曲小管细胞;D.整个肾单位的概述;E.皮质集合管细胞;F.内髓集合管的典型细胞。主要的膜转运蛋白、通道和离子泵的箭头方向代表溶质和水的运动方向。溶质前面的数字表示化学计量学单位。靶向追踪观察利尿药代谢。激素的作用:加号代表刺激;垂直线作为终点代表抑制;虚线表示能够自由扩散穿过细胞膜;断续线表示在髓袢升支粗段和远曲小管中细胞膜不渗透水

量。主动运输泵是离子-转位 ATP 酶,包括无所不在的 Na^+-K^+-ATP 酶,H^+-ATP 酶和 Ca^{2+}-ATP 酶。主动运输创造了跨细胞膜不对称离子浓度,并且逆化学梯度移动离子。由离子(如 Na^+)浓度梯度产生的势能可以被其他机制(继发性主动转运)利用来驱动转运。泵通常是产生电的,这意味着它们可以创建一个跨膜的不对称分布的静电荷差,从而建立电压或膜电位。通过简单扩散的溶质跨膜运动被称为被动运输。这个活动是由选择性通透膜蛋白质产生的通道介导,且它允许溶质和水顺浓度梯度或电化学梯度实现跨膜运输。肾中的被动转运的例子如水通道(水通道蛋白)、K^+ 通道、上皮 Na^+ 通道和 Cl^- 通道。易化扩散是一种特殊类型的被动转运,由单一转运蛋白即载体或单向运输蛋白介导。如己糖转运蛋白如 GLUT2 介导小管细胞葡萄糖运输。由于快速的新陈代谢,葡萄糖在细胞外液中浓度最高而在细胞质中最低,这些转运蛋白由葡萄糖的浓度梯度驱动。许多其他转运体同时操作两个或两个以上的离子/溶质跨膜转位,可往同一个方向跨膜(同向运输蛋白或协同转运蛋白)或相反的方向跨膜(反向运输蛋白或交换器)。两个或两个以上的离子或溶质转运可能对膜两侧的静电电荷平衡无改变(电中性),也可能改变电荷的平衡(致电性)。一些由肾小管水和溶质运输异常导致的遗传性疾病,是由于编码各种通道、转运蛋白和它们调节蛋白的基因发生突变所致(表 1-1)。

表 1-1　遗传疾病影响肾小管离子和溶质运输

疾病与症状	基　因	人类孟德尔遗传在线ᵃ
与近端肾小管相关的疾病		
近端肾小管酸中毒	碳酸氢钠转运蛋白（SLC4A4，4q21）	604278
Fanconi-Bickel 综合征	葡萄糖转体，GLUT2（SLC2A2，3q26.2）	227810
孤立肾性糖尿	钠葡萄糖转运蛋白（SLC5A2，16p11.2）	233100
胱氨酸尿		
Ⅰ型	胱氨酸、氢和中性氨基酸转运蛋白（SLC3A1，2p16.3）	220100
非Ⅰ型	氨基酸转运蛋白，非亚基（SLC7A9，19q13.1）	600918
赖氨酸尿性蛋白质不耐受	氨基酸转运蛋白（SLC7A7，4q11.2）	222700
哈特那综合征	中性氨基酸转运体（SLC6A19，5p15.33）	34500
遗传性低血磷佝偻病伴高钙尿症	磷酸钠协同转运蛋白（SLC34A3，9q34）	241530
肾低尿酸血症		
Ⅰ型	尿酸-有机阴离子交换蛋白（SLC22A12，11q13）	220150
Ⅱ型	尿酸盐转运体，GLUT9（SLC2A9，4p16.1）	612076
Dent 病	氯通道，ClC-5（CLCN5，Xp11.22）	300009
X 连锁隐性遗传性肾结石和肾衰竭	氯通道，ClC-5（CLCN5，Xp11.22）	310468
X 连锁隐性遗传低磷酸盐血症性佝偻病	氯通道，ClC-5（CLCN5，Xp11.22）	307800
与亨氏环相关的疾病		
巴特综合征		
Ⅰ型	钠、氯化钾转运蛋白（SLC12A1，15q21.1）	241200
Ⅱ型	钾离子通道，ROMK（KCNJ1，11q24）	601678
Ⅲ型	氯离子通道，ClC-Kb（CLCNKB，1p36）	602023
有神经性耳聋	氯离子通道辅助亚基，Bartin（BSNP，1p31）	602522
常染色体显性低钙血症与 Bartter 样综合征	钙离子敏感受体（CASR，3q13.33）	601199
家族性低钙尿高钙血症	钙离子敏感受体（CASR，3q13.33）	145980
初始低镁血症	封闭蛋白 16 或 paracellin-1（CLDN16 or PCLN1，3q27）	248250
孤立肾镁缺失	钠钾 ATP 酶，γ₁-亚单位（ATP1G1，11q23）	154020
与远端小管和集合管相关的疾病		
Gitelman 综合征	氯化钠转运蛋白（SLC12A3，16q13）	263800
初级低镁血症及次级低钙血症	瞬时感受器电位 M6 离子通道（TRPM6，9q22）	602014
假性醛固酮增多症（Liddle 综合征）	上皮细胞钠离子通道 β 和 γ 亚基（SCNN1B，SCNN1G，16p12.1）	177200
隐性假性醛固酮减少症Ⅰ型	上皮细胞钠离子通道，α、β 和 γ 亚基（SCNN1A，12p13；SCNN1B，SCNN1G，16pp12.1）	264350
假性醛固酮减少症Ⅱ型（Gordon 高钾血症-高血压综合征）	WNK-1，WNK-4 激酶（WNK1，12p13；WNK4，17q21.31）	145260
X 连锁肾原性的尿崩症	后叶加压素 V₂ 受体（AVPR2，Xq28）	304800
肾原性的尿崩症（常染色体）	水通道，水通道蛋白-2（AQP2，12q13）	125800
远端肾小管酸中毒		

续表

疾病与症状	基 因	人类孟德尔遗传在线[a]
常染色体显性	阴离子交换剂（SLC4A1,17q21.31）	179800
常染色体隐性	阴离子交换剂（SLC4A1,17q21.31）	602722
伴神经性耳聋	质子 ATP 酶,β1 亚基（ATP6V1B1,2p13.3）	192132
伴听力正常	质子 ATP 酶,116-KD 亚基（ATP6V0A4,7q34）	602722

a.在线孟德尔遗传数据库（http://www.ncbi.nlm.nih.gov/Omim）

肾单位不同节段功能

肾单位的每一段解剖学节段都有其独一无二的特征和特殊的功能,转运水和不同的溶质(图 1-3)。小管液在肾小管中依次经历重吸收和分泌,最终形成尿液。了解肾小管溶质和水转运主要机制,对于理解肾对内分泌的调节功能及肾在药物代谢中的作用至关重要。

近端小管

在原尿中,约 60% 滤出的氯化钠(NaCl)和水,约 90% 碳酸氢根以及大部分重要营养物质(如葡萄糖和氨基酸)在近端小管被重吸收。近端小管重吸收机制包括细胞转运途径和细胞旁转运途径。近端小管的顶端膜表面存在密集排列的微绒毛(刷状缘),从而增加其重吸收面积,并且细胞间的漏孔紧密连接能够重吸收大量液体。

溶质和水通过紧密连接到达细胞间,在这里,肾小管旁毛细血管将其重吸收入血。大部分近端小管重吸收的液体是由小管旁毛细血管中的高胶体渗透压和低静水压驱动的。出球小动脉直径改变所导致的 GFR 在生理学水平发生的变化,可以引起肾小管重吸收等比例发生改变,这一现象叫作球-管平衡(glomerulotu-bular balance)。如由于血管紧张素 Ⅱ 引起的出球小动脉收缩会增加肾小球毛细血管内的静水压,而小管旁毛细血管的血压则会下降。与此同时,GFR 和滤过分数增加则会提高肾小球毛细血管网末端的胶体渗透压。这些改变(静水压下降和胶体渗透压升高)增加了液体被肾小管旁毛细血管重吸收的驱动力。

近端小管处大多数溶质的细胞转运过程都是与 Na^+-K^+-ATP 酶建立的 Na^+ 浓度梯度所耦联的(图 1-3A)。这个主动转运机制的实现需要细胞内 Na^+ 处于低水平,从而维持一个明显的 Na^+ 浓度梯度差。一些溶质的重吸收通过 Na^+ 依赖性受体与 Na^+ 浓度梯度相耦联,比如 Na^+-葡萄糖共转运子和 Na^+-磷酸盐共转运子。除了细胞旁途径外,水的重吸收还可以由在顶端和基底侧细胞膜上均有表达的水通道(水通道蛋白-1)所介导的细胞转运途径完成。由细胞 Na^+ 重吸收产生一个靠近细胞膜的微小且局部的渗透压梯度,这个梯度很有可能是驱动水跨过近端小管细胞发生定向转运的主要原因,然而这种沿着近端小管的重吸收并不能使小管液渗透压发生净变化。

近端小管通过碳酸酐酶依赖途径重吸收碳酸氢根。滤过的碳酸氢根首先由 Na^+-H^+ 交换体分泌入小管腔的质子所中和。生成的碳酸(H_2CO_3)通过刷状缘上的碳酸酐酶代谢为水和二氧化碳。溶解的二氧化碳进而弥散进入细胞,在细胞中由胞质内的碳酸酐酶催化水合重新生成碳酸。最终,细胞内的碳酸解离为氢离子和碳酸氢根离子,而碳酸氢根又经基底膜侧 Na^+-HCO_3^- 共转运体转运出细胞。当血浆中碳酸氢根水平超出生理范围(24~26mmol/L)时,该过程发生饱和,导致碳酸氢根从尿液中排泄。碳酸酐酶抑制剂,如乙酰唑胺(一类弱利尿药),能够阻断近端小管对碳酸氢根的重吸收,从而碱化尿液。

氯离子在近端小管 S1 段重吸收量很少,而氯离子浓度的升高能够抵消碳酸氢根从小管液中移除后产生的正电位。在近曲小管 S3 段,氯离子重吸收是由小管细胞顶端膜甲酸酯与小管腔内较高浓度的氯离子交换导致的。一旦进入管腔,甲酸根阴离子与 H^+(由 Na^+-H^+ 交换子提供)结合生成电中性的甲酸,被动扩散穿过肾小管上皮顶端膜,进入细胞,解离为一个质子和一个甲酸根阴离子。质子被重吸收入循环,而基底膜侧的 K^+-Cl^+ 共转运子则介导 Cl^- 转运出细胞。

葡萄糖重吸收几乎完全在近端小管完成。细胞对葡萄糖的转运是通过其顶端膜上 Na^+-葡萄糖共转运体及基底膜侧易化扩散的葡萄糖转运子完成的。在血糖水平超过 9.99~11.2mmol/L(180~200mg/dl)时,该转运过程会发生饱和,此类现象可见于未经治疗的糖尿病患者。

近端小管拥有能够特异性分泌多种有机酸(羧酸根阴离子)和有机碱(主要为伯胺阳离子)的转运体。由这种转运体分泌的有机酸阴离子包括尿酸盐阴离子、酮酸盐阴离子以及几种在肾小球中没有被滤出的与蛋白结合的药物(青霉素、头孢菌素和水杨酸类药物)。羟苯磺丙胺能够抑制肾有机酸阴离子分泌,并在临床中能够有效提高特定药物如青霉素、奥司他韦的血浓度。近端小管分泌的有机阴离子包括多种生物胺神经递质(多巴胺、乙酰胆碱、肾上腺素、去甲肾上腺素和组胺)及肌酐。ATP 依赖的磷酸化糖蛋白转运体在刷状缘细胞膜上高度表达,该转运体参与多种重要药物的排泄,其中包括环孢素、地高辛、他克莫司和多种癌症化疗药物。一些药物如西咪替丁、甲氧苄啶能够与内生化合物竞争有机阳离子转运体通路,因此这些药物能够升高血清肌酐水平,此时肌酐水平变化并不代表 GFR 发生了改变。

近端小管通过 Na^+ 依赖性和 Na^+ 非依赖性转运系统,能够有效重吸收氨基酸。这些转运体分别对应不同种类的氨基酸,如胱氨酸、赖氨酸、精氨酸和鸟氨酸通过由 SLC3A1 和 SLC7A9 基因编码的两个蛋白构成的转运体进行转运。这两个基因当中,有一个发生突变都会影响这些氨基酸的重吸收,从而引发胱氨酸尿症。肽类激素如胰岛素和生长激素、β_2-微球蛋白、白蛋白和其他小分子蛋白质被肾小管通过内吞作用吸收,并由溶酶体酸化内吞作用降解。这些内吞小泡内的酸化作用依赖于液泡膜 H^+-ATP 酶和 Cl^- 通道。在 Dent's 病中,当编码 Cl^- 通道的基因(CLCN5 基因)发生突变时,会导致内吞小泡酸化功能受损,引起低分子量蛋白尿。肾近端小管通过谷氨酰胺分解而生成的氨是小管液中确保分泌出的 H^+ 和 NH_4^+ 能够被排泄的主要缓冲介质。细胞内 K^+ 水平反馈调节氨生成,醛固酮减少症中,血清 K^+ 水平过高,导致氨生成减少,从而引发Ⅳ型肾小管酸中毒。

髓袢

髓袢主要由三部分组成:降支细段、升支细段和升支粗段。这种分段方式依赖于肾小管上皮细胞的形态以及其解剖学位置关系,同时也与其特化的功能有关。15%～25%滤过的 NaCl 在髓袢重吸收,并且主要发生在升支粗段。髓袢能够通过逆流倍增过程(counter-current multiplication)建立髓质的高渗梯度,在尿液浓缩过程中起着重要作用。髓袢是大多数强效利尿药的作用部位,并且参与钙离子和镁离子的重吸收。

髓袢降支细段密集表达组成性活化的水通道蛋白-1(constitutively active aquaporin-1),因此该段对水高度通透。与之相反,髓袢升支对水就不通透。在升支粗段,通过顶端膜上 Na^+-K^+-$2Cl^-$ 共转运体进行的继发性主动转运过程非常活跃,该过程与基底膜上 Cl^- 通道和 Na^+-K^+-ATP 酶相耦联(图 1-3B)。Na^+-K^+-$2Cl^-$ 共转运体是袢利尿药的首要作用靶点。小管液中 K^+ 是这个共转运过程的限制因素(小管液中 K^+ 浓度与血浆中相近,约为 4 mmol/L),但转运体活

性是由通过顶端膜钾离子通道进行的 K^+ 循环维持的。Bartter's 综合征是一种髓袢升支粗段发生功能障碍的遗传性疾病,可以引起肾盐分排出过多,导致低钾血症和代谢性碱中毒。以下 5 种基因发生失功能性突变会引起 Bartter's 综合征:编码 Na^+-K^+-$2Cl^-$ 共转运体的基因(NKCC2 基因)、编码顶端膜 K^+ 通道的基因(KC-NJ1 基因)、编码基底膜 Cl^- 通道的基因(CLCNKB 基因、BSND 基因)或者编码钙敏感性受体的基因(CASR 基因)。

钾离子循环可以使小管液处于正电位,从而促使二价阳离子(Mg^{2+} 和 Ca^{2+})通过细胞旁途径重吸收。目前存在一种定位于髓袢升支粗段基底膜上,通过 cAMP 和花生四烯酸双重信号途径调控 NaCl 重吸收的 Ca^{2+} 敏感性 G 蛋白耦联受体。该受体使血浆 Ca^{2+} 水平和肾 Ca^{2+} 排泄之间保持密切的关系。CaSR 的失功能性突变会导致髓袢升支粗段对细胞外 Ca^{2+} 敏感性下降,从而引起家族性高钙血症及低钙尿症。para-cellin-1 蛋白是一种参与构成细胞间紧密连接复合体的跨膜蛋白,当其编码基因 CLDN16 发生突变时,会导致家族性低镁血症伴高钙尿症和肾钙化,这意味着通过细胞间转运途径介导的髓袢升支粗段离子通透率也是受到调控的。

髓袢通过建立髓质高渗梯度,促进下游内髓质区集合管对水的重吸收,对尿液进行浓缩。逆流倍增作用通过以下两种机制建立髓质高渗梯度:髓袢(升支和降支)和直小血管(覆盖髓袢的髓质小管旁毛细血管)。这两个系统中的逆向液体流动能够维持内髓质区的高渗环境。仅重吸收 NaCl 而不重吸收水时,小管液会被稀释,同时髓质液体渗透压会增高。由于髓袢降支细段对水分高通透,发生于降支小管液和肾间质之间的渗透平衡导致了内髓质中渐进性溶质沉积(progressive solute trapping)。髓质间质渗透压最大化中的一部分是由集合管之间的尿素循环提供的。

远曲小管

约 5% 滤出的 NaCl 在远曲小管被重吸收。这段肾小管主要由紧密连接上皮组成,因此对水的通透性很低。NaCl 主要通过顶端膜侧电中性噻嗪类敏感的 Na^+-Cl^- 共转运子及基底膜侧 Na^+-K^+-ATP 酶和 Cl^- 通道协同作用进行转运的(图 1-3C)。顶端膜侧 Ca^{2+} 敏感通道(TRPV5)和基底膜侧 Na^+-Ca^{2+} 交换体介导钙离子在远曲小管的重吸收。而 Ca^{2+} 的重吸收与 Na^+ 重吸收呈负相关,并且能够被甲状旁腺激素上调。对顶端膜侧 Na^+-Cl^- 共转运子进行阻断能够降低细胞内 Na^+ 浓度,增加基底膜侧 Na^+-Ca^{2+} 交换和顶端膜侧 Ca^{2+} 被动入胞。在 Gitelman's 综合征中,编码顶端膜侧 Na^+-Cl^- 共转运子的 SLC12A3 发生失活性突

变,引起低钾性碱中毒及低钙尿症等盐分丢失过多症状。当编码 WNK 激酶(WNK-1 和 WNK-4)的基因发生突变时,会导致 II 型假性醛固酮减少症或者 Gordon 综合征,其表现为家族性的高血压伴高血钾。WNK 激酶会影响多个肾小管离子转运体的活性。其发生突变会导致远曲小管顶端膜侧 Na^+-Cl^- 共转运子过度活化,而这一过程又是引起盐重吸收增加、细胞外容量扩张及高血压的首要因素。集合管顶端膜侧 K^+ 通道是 K^+ 排泌的主要途径,其活性减低可能导致高钾血症。TRPM6 和 TRPM7 蛋白复合物是介导 Mg^{2+} 在远曲小管重吸收的主要分子,因此当编码 Mg^{2+} 通道蛋白的基因 TRPM6 发生突变时,会导致家族性低镁血症伴低钙血症。

集合管

集合管调控尿液的最终成分。集合管主要分为两个类型,即皮质集合管和内髓质集合管。4%~5% 滤过的 Na^+ 在此处被重吸收;同时,集合管还是通过内分泌系统来调节水盐平衡的主要区域。皮质集合管由两种高阻力上皮(high-resistance epithelia)组成。主细胞是水钠重吸收及分泌 K^+ 的主要细胞,也是醛固酮、保钾利尿药和盐皮质激素受体拮抗药如螺内酯的主要作用部位。另外一种细胞是闰细胞(包括 A 型和 B 型)。A 型闰细胞受醛固酮调控,并介导酸分泌及碳酸氢盐重吸收,而 B 型闰细胞则介导碳酸氢盐分泌和酸的重吸收。

实际上,所有的转运过程都是由主细胞和闰细胞的细胞转运途径共同完成的。在主细胞中,Na^+ 通过顶端膜阿米洛利敏感的上皮 Na^+ 通道(ENaC)被动入胞,并由基底膜侧的 Na^+-K^+-ATP 酶转运出细胞(图 1-3E)。这种 Na^+ 重吸收途径是被醛固酮严格调控的。在生理情况下,其激活是通过多种蛋白水解酶将 ENaC 胞外区域切除来完成的,如肾病患者小管液中的纤溶酶能够激活 ENaC,导致钠潴留。醛固酮通过基底膜进入细胞,与胞质内的盐皮质激素受体结合,然后入核,调控基因转录,从而促进 Na^+ 重吸收和 K^+ 分泌。ENaC 的激活性突变能够增加 Na^+ 重吸收并引起低钾血症、高血压和代谢性碱中毒(Liddle's 综合征)。而阿米洛利和氨苯蝶啶等保钾类利尿药能够阻断 ENaC,减少 Na^+ 的重吸收。

主细胞能够通过顶端膜的钾通道分泌 K^+。多种因素会调控 K^+ 的分泌。其中最主要的是 Na^+-K^+-ATP 酶建立的细胞内高 K^+,从而使 K^+ 能够顺浓度梯度被分泌进入小管液。由于 Na^+ 离子被重吸收,而同时又没有被一起重吸收的阴离子,小管液较细胞内液处于负电位,这也使钾离子能够顺电位梯度被分泌入小管液。当 Na^+ 重吸收被阻断,K^+ 分泌的电位驱动力

会减弱,这是保钾利尿药会减少尿液失 K^+ 的作用机制。醛固酮能够通过增加局部 Na^+ 转运从而提供负电位,同时,还会增加钾通道的数量和活性,促进 K^+ 的分泌。容量扩增或作用于皮质集合管上游的利尿药发挥作用均会导致小管液流速加快,这样也能够增加 K^+ 分泌,而在集合管中相对不被重吸收的阴离子(如碳酸氢根和半合成青霉素)则可以通过维持小管液中的负电位,来促进 K^+ 分泌。一些抗生素(如甲氧苄氨嘧啶和潘他米丁)的不良反应包括了阻断 ENaC,从而导致高钾血症,而当患者由于其他原因而存在肾 K^+ 代谢功能障碍时,这种效应更加明显。主细胞还可以通过对血管加压素反应,增加对水的通透性,从而促进水的重吸收,这一点将在下文详细阐述。

闰细胞并不参与 Na^+ 的重吸收,但在酸-碱分泌过程中起着重要的作用。这类细胞主要进行两种转运:由 H^+-ATP 酶介导的 H^+ 主动转运(质子泵)及 Cl^--HCO_3^- 交换。这两种通道分别分布于闰细胞的同一侧,从而介导酸或者碱的分泌。A 型闰细胞顶端膜上分布介导酸分泌的质子泵,基底膜则分布 Cl^--HCO_3^-,从而介导碳酸氢根的重吸收(图 1-3E);醛固酮能够增加 H^+-ATP 酶的数量,在一些情况下是导致代谢性碱中毒的病因之一。B 型闰细胞的 Cl^--HCO_3^- 交换通道分布在顶端膜上,介导碳酸氢根分泌,其质子泵分布于基底膜,从而介导酸的重吸收。在酸血症的情况下,肾动员 A 型闰细胞分泌多余的 H^+,重吸收更多的 HCO_3^-。而在碱血症时肾则动员更多的 B 型闰细胞。一种称为 hensin 的胞外蛋白介导这一调控过程。

内髓质集合管中的主细胞与皮质集合管的主细胞功能几乎相同。其顶端膜上有分别介导 Na^+ 重吸收和 K^+ 分泌的 Na^+ 通道和 K^+ 通道(图 1-3F)。内髓质集合管细胞还有受血管加压素调控的水通道(顶端膜侧水通道蛋白-2,基底膜侧水通道蛋白-3 和蛋白-4)。抗利尿激素(血管加压素)通过与基底膜侧 V_2 受体结合,使该 G 蛋白耦联受体活化,从而激活细胞内腺苷酸环化酶信号途径,提高细胞内 cAMP 水平。这个信号通路能够促使水通道嵌入到内髓质集合管细胞的顶端膜上,从而提高其对水的通透性。这种通透性的提高能够促进水的重吸收,并导致尿液浓缩。在缺乏血管加压素的情况下,内髓质集合管细胞对水不通透,尿液呈稀释状态。

内髓质集合管对钠的重吸收能够被一种叫作心房钠尿肽或者肾钠尿肽(尿舒张素)的钠肽类物质所抑制;这些肽类均由同一个基因编码,形成相同的前体蛋白,不同的翻译后修饰过程形成了这些不同的肽类。当容量扩张时,心房肌细胞对此做出反应,并分泌心房钠尿肽,而尿舒张素则由肾小管上皮细胞分泌。这些钠肽类物质能够同内髓质集合管上皮细胞的顶端膜

（尿舒张素）或基底膜（心房钠尿肽）上的受体结合，刺激生成鸟苷酸环化酶并增加细胞质内 cGMP 水平。这些作用能够降低顶端膜 Na^+ 通道活性，减少细胞净 Na^+ 重吸收，引起尿钠增加。

内髓质集合管将尿素转运出管腔，使尿素回到肾间质，并在此成为髓质高渗透压的一部分。尿素循环是通过其在髓袢升支和降支弥散进入肾间质而完成的。

激素调节在水钠平衡中的作用

体内水盐平衡是由摄入量，在不同部位的分布以及由皮肤、肠道和肾的排出所决定的。渗透压是指一个液体环境中决定细胞状态的液体张力，可通过水平

衡来调节（图 1-4A）；此外，细胞外容量由 Na^+ 平衡来调控（图 1-4B）。肾是调控这些生理过程的重要器官。

水平衡

渗透压是由细胞内外有效渗透压生成分子（effective osmoles）的浓度差所产生的，并能够驱动水通过细胞膜进出细胞。经典的有效渗透压生成分子，如 Na^+、K^+ 及其他阴离子均被细胞膜隔离在细胞内或细胞外，在此它们成为渗透压的一个组成部分，驱动水的转运，并且达到一个平衡；Na^+-K^+-ATP 酶能够维持大多数的 K^+ 在细胞内而大多数的 Na^+ 在细胞外。渗透压通过精密的调节机制，被严格控制在正常范围内（约 280mmol/L）；同时，机体通过对水平衡的调控，保护组织不受意外脱水（细胞皱缩）或水中毒（细胞肿

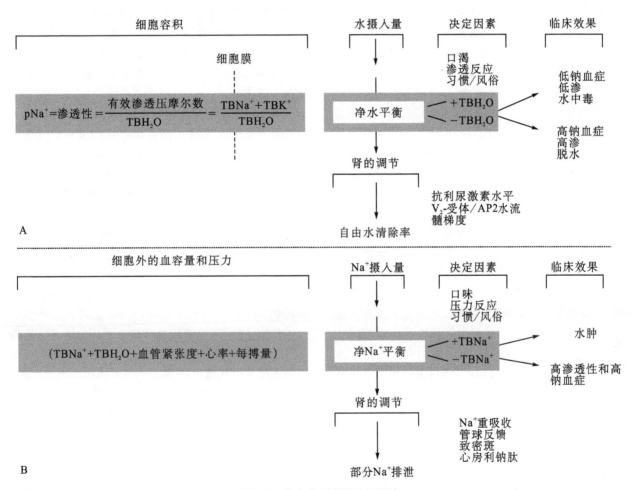

图 1-4　钠和水平衡的决定因素

A.血浆 Na^+ 浓度反映血浆张力和细胞体积变化。张力是由体内总水（TBH_2O）中的有效渗透压摩尔数决定，也可以简单地计算体内总 Na^+（$TB\,Na^+$）加上细胞外阴离子［被细胞膜与胞内的全身体内总 K^+（$TB\,K^+$）向分离］。净水平衡是由口渴、渗透反应、钠离子重吸收、抗利尿激素、肾髓质渗透压梯度等综合因素决定的，从而使摩尔渗透压浓度维持在 280mmol/L 左右。当水的新陈代谢异常和全身水增加时，会导致低钠血症，低渗和水中毒；当全身水减少时会导致血钠过多，高渗和脱水。B.细胞外的血容量和压力由体内总 Na^+（$TB\,Na^+$）、总水量（TBH_2O）、血管紧张度、心率和每搏量等综合因素决定，它们调节全身血管分支的血容量和压力。细胞外容量由口味、压力反应、习惯、Na^+ 重吸收、管球反馈、致密斑、心房利钠肽调控下的净 Na^+ 平衡决定的。当 Na^+ 代谢和全身 Na^+ 增加时会导致水肿；当全身 Na^+ 减少时会导致高渗透性和高钠血症

胀)的影响，以上两种情况均不利于细胞发挥其正常功能（图1-4A）。

尽管调控渗透压的机制同调节细胞外容量的机制在生理学过程中存在部分重叠，然而二者并不完全相同。虽然细胞内 K^+ 浓度在任何水平的渗透压调控上均起着决定性作用，但临床上检测渗透压的常规替代指标是血清 Na^+ 浓度。当体内总水量减少，导致 Na^+ 浓度升高，便会通过垂体后叶释放血管加压素，介导触发渴觉感受器，并通过减少肾排水使身体保存更多的水分。相反，血浆中 Na^+ 浓度降低则会使血管加压素分泌减少，从而增加肾排水量。所有细胞都表达感受机械力的 TRPV1、TRPV2 或 TRPV4 型通道，当然可能还存在其他类似感受器蛋白。尽管所有这些细胞都会调整它们的体积及 Ca^{2+} 浓度以应对张力的变化，只有 TRPV 阳性且与终板血管器相连的神经细胞才具有渗透压感受性。由于这些神经细胞连接、毗邻了血-脑屏障最薄弱的部分，因此也只有这些细胞才能调节由垂体后叶释放的血管加压素。激素释放的最主要刺激因素为渗透压改变，其次为一些非渗透性信号如血容量改变、精神紧张、疼痛、恶心及一些药物。当血浆渗透压升至正常水平之上时，由垂体后叶释放的血管加压素与渗透压呈线性升高，而这种变化依赖于其对细胞外容量的感受（一种血容量调节机制和渗透压调节机制的相互作用）。调节血浆渗透压的方法之一是改变水的摄入和排出，因此，渗透压调控机制也对水平衡产生影响。

肾通过调节肾排水量，在维持水平衡中起到了重要作用，它通过浓缩尿液，使之渗透压高于血浆渗透压，从而保留水分；同时，又能够通过将尿液稀释，使之渗透压低于血浆渗透压，来排出多余水分。当水通道蛋白分布在细胞膜上时，水分子才能够进出细胞。在肾中，1 型水通道蛋白在近端小管及远端小管的所有水通透节段均持续性活跃，而受血管加压素调控的 TRPV2、TRPV3 和 TRPV4 型水通道蛋白则主要表达于内髓质集合管，可短时间内促进水的通透性。净水重吸收完全是由稀释的小管液和高渗的髓质间质之间的渗透压梯度所驱动的。

钠平衡

一定程度上，对细胞外血容量的感受是由血管紧张性、心排血量、心率以及细胞外液的水盐含量整合而成的。Na^+ 及其伴随的阴离子是细胞外最主要的有效渗透压生成离子，并且两者共同维持有效血容量。在正常情况下，容量是通过盐平衡调控的（图1-4B），而

Na^+ 的日常摄入与排泄的平衡是受局部血管的压力感受器、心房钠尿肽、肾素-血管紧张素-醛固酮系统、Ca^{2+} 信号、腺苷、血管加压素及神经-肾上腺素轴等的血管激素感受器共同作用的结果。如果 Na^+ 摄入超过 Na^+ 排出（正 Na^+ 平衡），血容量增加，触发肾排 Na^+ 成比例增加。相反，当 Na^+ 摄入少于尿液排出（负 Na^+ 平衡），血容量下降，触发肾 Na^+ 重吸收增加，导致尿液中 Na^+ 排出减少。

在多种调控肾排泄 Na^+ 的激素中，我们对肾素-血管紧张素-醛固酮系统了解得最为透彻。肾素是由入球小动脉血管壁上的颗粒细胞合成和分泌的。其分泌受多种因素控制，其中包括 β_1-肾上腺素对入球小动脉的刺激、致密斑感受器信号传入及前列腺素。肾素和 ACE 的活化最终生成血管紧张素Ⅱ，该物质能够直接或间接促进肾 Na^+ 和水的重吸收。血管紧张素Ⅱ能够激活近端小管 Na^+-H^+ 交换器，直接导致 Na^+ 重吸收增加；该物质还能够通过刺激肾上腺皮质醛固酮分泌，从而促进集合管 Na^+ 的重吸收。血管紧张素Ⅱ介导的出球小动脉收缩能够间接增加滤过分数，并增加球旁毛细血管渗透压，促进近小管 Na^+ 重吸收；血管紧张素Ⅱ还能通过负反馈作用抑制肾素分泌。通过 ACE2 进行的血管紧张素旁路代谢途径能够生成血管紧张素Ⅰ～Ⅶ，这种血管舒张肽能够通过 Mas 受体抵消血管紧张素Ⅱ在血压和肾功能方面的多种作用（图1-2C）。

醛固酮由肾上腺皮质球状带合成和分泌。它能够与集合管主细胞胞质中盐皮质激素受体结合，并增加 ENaC，顶端膜 K^+ 通道和基底膜 Na^+-K^+-ATP 酶活性。这些功能部分是通过醛固酮介导的编码血清/糖皮质激素-诱导激酶 1（serum/glucocorticoid-induced kinase 1 SGK1）基因转录增加而调控的。SGK1 可以通过使 Nedd4-2（一种能够提高 Na^+ 通道在细胞质膜间转运速度的蛋白）磷酸化来提高 ENaC 活性。磷酸化的 Nedd4-2 与 ENaC 的相互作用会受到影响，导致质膜上通道密度增加，并提高集合管重吸收 Na^+ 功能。

长期接触醛固酮时，尿液中 Na^+ 排泄减少仅维持数日，而后 Na^+ 的排泄恢复之前的水平。这个现象叫作醛固酮脱逸（aldosterone escape），该现象可以通过血容量增加所导致的近端小管 Na^+ 重吸收降低来解释。而没有被近端小管重吸收的 Na^+ 超出了远端肾小管对 Na^+ 的重吸收限度。在心力衰竭、肾病综合征及肝硬化患者中，心房钠尿肽失去其临床功能，这种情况会加速脱逸的发生，引起严重的 Na^+ 潴留和容量超负荷。

（吕佳颐　吴明　译）

第 2 章

肾对肾损伤的适应

胚胎发育后期,肾体积和肾单位数量取决于输尿管芽分支发育程度。人类每个肾有 22.5 万～90 万个肾单位,输尿管分支发育完全、提前 1～2 个周期停止发育决定了肾单位的数量。尽管调节发育周期数的信号机制尚未完全明确,但肾发育最终周期数决定了肾对引起慢性肾衰竭的血压、体积、各种环境应激或不利炎症的生理适应能力。

慢性肾衰竭进展的有趣假说之一是健存肾单位高灌注,以代偿原发病引起的肾单位丢失。这种代偿取决于肾肥大、管-球反馈和球-管平衡调节产生的适应性改变,正如 Neal Bricker 1969 年提出"健存肾单位假说"所述。Bricker 1972 年提出"矫枉失衡假说",解释肾单位丢失的生理性适应还会带来严重的临床后果。Barry Brenner 1982 年提出"高滤过假说",结果一些适应性改变加速残余肾单位的恶化。这三种关于慢性肾衰竭的重要假说为理解引起尿毒症的共同病理生理提供了理论基础。

肾病进展的共同机制

单侧肾切除等导致原始肾单位减少时,余下的肾代偿性体积增大和肾小球滤过率增加。如果肾单位减少前肾功能正常,肾小球滤过率通常可恢复至原来两个正常肾时的 80%。因肾包膜下间质空间较大,残余肾单位的细胞体积增大,使残余肾代偿性肥大,然而细胞增殖极为有限。目前对"肾代偿性肥大"的机制理解尚不足。有研究表明,血管紧张素 Ⅱ 能够反式激活肝素结合上皮生长因子、PI3K 和细胞周期蛋白 p27[kip1] 使肾小管细胞接触血管紧张素 Ⅱ,防止细胞增殖和激活介导蛋白质合成的雷帕霉素靶蛋白(mTOR)。

妊娠期间,先天性孤立肾或者因外伤/移植失去一侧肾出现高滤过,一般不会产生致病后果。切除实验动物 80% 肾组织或患者持续肾损伤破坏大量肾组织可导致终末期肾衰竭(图 2-1)。显然,失去大量肾单位会使残存肾单位出现恶化。这种适应不良反应临床上称为"肾功能恶化",病理学表现为持续性小管萎缩和间质纤维化。目前研究主要针对这种不适应反应的机

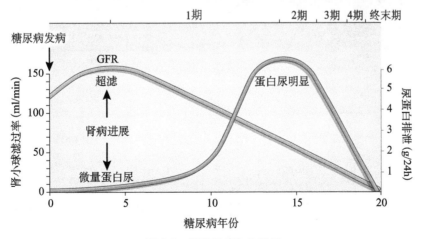

图 2-1　慢性肾损伤的进展

不同类型肾损伤有其独特的进展速率,最好理解的一种病是 1 型糖尿病肾病,疾病早期肾小球滤过率(GFR)升高,随之 GFR 降低,蛋白尿增加。此图为美国肾基金会 K/DOQI 中对于慢性肾病的分类

制。"肾功能恶化"的理论是最近提出的,而且不论肾损伤最初起始于肾小球还是肾小管间质,肾损害的最终机制均相同。

有六种机制假设统一肾损伤的最终共同途径。如果损伤自肾小球开始,有以下几个连续的进程:①持续肾小球损伤造成毛细血管袢局部血压升高,肾单位GFR增加,引起蛋白质漏入小管液;②显著蛋白尿,同时伴有局部血管紧张素Ⅱ产生增加,促进下游细胞因子诱导间质单核细胞聚集;③间质中最初出现的中性粒细胞迅速被聚集的巨噬细胞和T淋巴细胞替代,引发炎症免疫应答,引起间质性肾炎;④炎症反应使部分肾小管上皮细胞从基膜脱离,邻近细胞发生上皮间质转分化,形成新的间质纤维化;⑤持续存在的成纤维细胞产生胶原基质,破坏邻近的毛细血管和管状肾单位,最终形成瘢痕。这些复杂事件概述,见图2-2。

切除大量肾实质会导致高滤过,以单个肾小球滤过率增加为特征。残存肾单位失去自我调节能力,肾小球内压升高。高滤过和肾小球内高压力的刺激均会导致肾小球硬化症。血管紧张素Ⅱ是肾小球内毛细血管压升高的重要物质,能够选择地增强出球小动脉的血管收缩。血管紧张素Ⅱ损害部分肾小球,导致蛋白质滤过,增加了足细胞内钙离子浓度,从而改变足细胞功能。不同的血管收缩的机制,包括阻断一氧化氮合酶,活化血管紧张素Ⅱ和血栓素受体,也能引起邻近肾组织的氧化应激。最终,醛固酮增加肾血管阻力及肾小球毛细血管压或刺激纤溶蛋白酶原抑制剂-1,促进纤维化,而且可能加强了血管紧张素Ⅱ的不良反应。

有时肾间质炎症可使肾小管重吸收蛋白能力减弱,产生轻微的非选择性蛋白尿。肾脏炎症最初损害肾小球毛细血管,而后逐渐扩散到肾小管间质,产生大量蛋白尿。许多临床研究认为与蛋白尿增加与肾功能恶化密切相关。最简单的解释是越来越多的蛋白尿触发下游的肾小管上皮细胞的炎症级联反应,引起间质性肾炎、纤维化和肾小管萎缩。白蛋白是血浆中的一

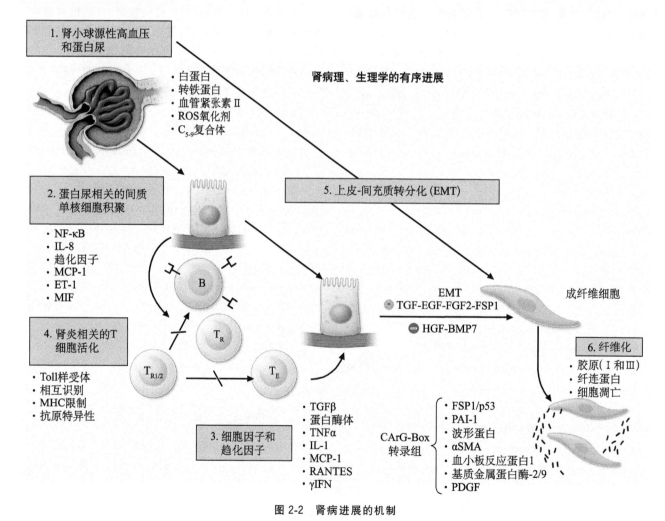

图 2-2　肾病进展的机制

肾功能恶化的一般机制分为 6 个阶段,包括高滤过、蛋白尿、局部细胞因子作用、单核细胞浸润、上皮-间充质转分化和纤维化

(*Modified from RC Harris*,*EG Neilson*:*Annu Rev Med* 57:365,2006.)

种丰富的聚阴离子,可以结合多种细胞因子、趋化因子和脂质介质,这些白蛋白结合分子可激发肾小管炎症反应,导致蛋白尿。此外,肾小球损伤也增加了蛋白尿滤液中的活化介质,或者破坏了细胞因子抑制剂和活化剂之间的平衡,以至于活化因子达到临界水平,最终破坏下游的小管肾单位。

肾小管上皮细胞浸在含大量细胞因子的复杂混合物中,通过分泌趋化因子使 NF-κB 迁移到细胞核,引起促炎细胞因子 TGF-β、PDGF-BB 和 FGF-2 等的释放,炎性细胞被诱导迁移至肾间质。这种现象可减少肾存活概率。这种免疫学机制包含不识别自身组织、免疫沉积物有相同的交叉反应的抗原决定簇或者肾小球受损提示了一种新的间质中抗原决定簇。药物、感染、新陈代谢缺陷也通过 toll 样受体(TLRs)结合免疫分子模式的配体引起自身免疫反应。细菌和病毒、Tamm-Horsfall 蛋白、细菌 CpG 重复序列和从受损的肾小管细胞中释放的非特异性 RNA 均能作为配体活化 TLRs。树突状细胞和巨噬细胞随后被活化,而且循环的 T 细胞也参与细胞免疫应答。

致肾炎的间质 T 细胞是一个混合体,包括 CD4+ 辅助细胞、CD17+ 效应细胞、CD8+ 细胞毒性淋巴细胞。通过检测 T 细胞受体的 DNA 序列发现 T 细胞有针对多个抗原决定簇的多克隆受体。实验中发现间质损伤在组织学上类似于皮肤的迟发型过敏反应,有时可形成肉芽肿。T 细胞的细胞毒活性很可能引起肾小管细胞破坏和萎缩。细胞毒性 T 细胞合成的蛋白质有丝氨酸酯酶活性和生孔蛋白能力,可能通过类似激活补体级联反应中的膜攻击复合物,进而损害细胞膜。这种酶活性从结构上解释了靶细胞被裂解的原因。

小管上皮细胞和邻近的内皮细胞长期暴露于细胞因子环境中,可导致上皮-间充质转分化(EMT),从而促进纤维化。肾炎症反应中持续存在的细胞因子和蛋白酶破坏局部基底膜,启动了 EMT 进程。部分上皮细胞通过被破坏的基底膜裂孔转移至细胞间隙,转化为成纤维细胞;来源于间质血管中的内皮细胞也发挥着重要的作用。Wnt 通路的蛋白、整合素相关激酶、胰岛素样生长因子、EGF、FGF-2 和 TGF-β 都参与了经典的 EMT 过程。成纤维细胞在纤维化过程中分泌胶原沉积也会导致局部持续性的炎症。在纤维化的肾间质中可发现>50% 的成纤维细胞。PDGF 和 TGF-β 通过活化成纤维细胞表面的受体来激活成纤维细胞。

肾小管间质纤维化产物多为纤连蛋白、I 型胶原、III 型胶原和细胞黏合素,其他糖蛋白(如血小板反应蛋白、SPARC、骨桥蛋白和蛋白聚糖)也可能非常重要。虽然肾小管上皮细胞在多种生长因子调控下可合成胶原蛋白 I 和胶原蛋白 III,但经历了转化和萎缩后合成胶原蛋白 I 和胶原蛋白 III 的能力逐渐消失,最终成纤维细胞成为产生基质的主要细胞。成纤维细胞转化为合成基质的表型后,进行增殖,迁移至炎症区域附近,开始产生沉积纤连蛋白,为间质胶原蛋白提供支架。在成纤维细胞远离其促存活因子时,它们死于凋亡,留下无细胞瘢痕。

功能肾单位数量减少时的反应

综上所述,对大量功能肾单位丢失的反应是肾血流量增加和肾小球高滤过,这是因为出球小动脉相较于入球小动脉收缩加强、肾小球毛细血管压力和肾小球滤过分数增加。持续的肾小球内高压力与渐进性的肾单位破坏有关。虽然激素和新陈代谢因素调节高滤过的过程还未完全阐明,但已经报道许多调节血管收缩和舒张的物质参与其中,最重要的是血管紧张素 II。血管紧张素 II 收缩出球小动脉,动物和人的研究证明,使用血管紧张素转化酶抑制剂或血管紧张素 II 受体阻滞剂阻断肾素-血管紧张素系统降低了肾小球毛细血管压力,减少蛋白尿,减缓肾单位的破坏速度。调节血管收缩的内皮素在超滤中也起作用,局部的前列腺素和内皮源性的一氧化氮能够舒张入球小动脉。最终,管球反馈系统调节肾小球滤过率,引起超滤。这种反馈源自致密斑,调节肾血流量和肾小球滤过(见第 1 章)。

即使有功能的肾单位丢失,球-管平衡还能继续维持,残余肾小管适应性增加单个肾单位的肾小球滤过率,重吸收或排泄水和溶质,从而保持体内平衡。球-管平衡来自对肾小管肥大和肾小管胶体渗透压或近端小管溶质转运的适应性调节。一些研究表明,在肾小管大小和功能方面的适应性改变反而会进一步造成小管损伤。

慢性肾衰竭中的肾小管功能

钠

Na^+ 经过多种转运机制在肾单位多个部位重吸收。直到晚期肾病不适当排泄 Na^+ 时,肾转运 Na^+ 和维持细胞外血容量功能才受损。整个肾病过程中,肾小球滤过率逐渐降低,尿液中 Na^+ 的排泄增加,是一种早期适应的机制。髓袢和远端肾单位对 Na^+ 的重吸收减少,导致 Na^+ 排泄增加。残余肾单位的渗透作用增强,增加了肾小管的液体量,降低了小管液中 Na^+ 的浓度,减少有效 Na^+ 重吸收;增加无机和有机阴离子的排泄,从而增加 Na^+ 排泄。此外,心房钠尿肽的表达增加,能够增加远端小管排泄 Na^+,对于维持净的 Na^+ 排泄起到重要的作用。尽管目前只能从概念上理解许多适应性的细节,但通过肾单位丢失的代偿性反应来维持内稳态是一个很好的范例。随着肾单位的逐渐丢失,心房钠尿肽作用减弱,Na^+潴留,血管内容量增加,加重水肿和高血压。

尿液的稀释和浓缩

渐进性肾功能损伤致使其稀释或浓缩尿液的能力下降,尿液渗透压相对固定在 350mmol/L(尿比重约 1.010)。尽管单个肾单位排泄溶质能力可能未受损,但有功能的肾单位数量减少导致残余肾单位增加了部分溶质的排泄,使其稀释肾小管溶液的能力降低。同样的,随着更多的水被用来稀释溶质,尿浓缩功能也会受损。肾小管间质损伤引起集合管对抗利尿激素抑制尿液分泌作用不再敏感,或者引起髓质浓度梯度消失,控制尿渗透压梯度变化的能力受损。中度慢性肾衰竭病人经常主诉夜尿增多,是尿液渗透压固定的表现,如果他们未及时平衡持续的 Na^+ 丢失或摄入水分过多致低渗时,就易于引起细胞外容量丢失。

钾

体内过量 K^+ 主要通过肾排泄。肾排泄饮食中 90% 的 K^+,余下的 10% K^+ 由粪便排泄,K^+ 极少通过汗液排泄。有时结肠有增加 K^+ 排泄的能力,高达 30% 的 K^+ 可经由肾衰竭患者的粪便排泄。由于血清 K^+ 浓度增加引起滤过负荷增加,因此大多数 K^+ 仍由肾排泄。醛固酮调节集合管 Na^+ 重吸收和 K^+ 分泌。肾上腺皮质释放醛固酮同时受肾素-血管紧张素系统和血清 K^+ 升高的直接调节。集合管分泌 K^+ 的能力增强与肾病的进展密切相关。血清 K^+ 水平随肾衰竭而升高,循环醛固酮水平为维持正常血容量也随之增加。

酸碱调节

正常饮食情况下,肾每天每千克体重排泄 1mEq H^+。要排泄 H^+,近端小管需要重吸收所有滤过的 HCO_3^{2-}。集合管间细胞的 H^+ 泵,分泌 H^+,随后被尿液中的磷酸盐和氨中和(详见第 1 章)。而残余肾单位随着肾实质的丢失,溶质负荷增加,因为 H^+ 泵逐渐减少或者肾产氨作用下降,导致 H^+ 排泄减少,引起酸中毒。尽管最初近端小管的肥大能够使 HCO_3^{2-} 重吸收增多,增加肾产氨作用,但肾单位数量逐渐减少,最终失代偿。肾功能逐渐下降,血清 K^+ 升高,抑制肾的产氨作用,引起 IV 型肾小管酸中毒。肾小球滤过率低于 25ml/min,可引起非碳酸性有机酸积聚,产生代谢性酸中毒。高钾血症抑制 HCO_3^{2-} 重吸收,就像细胞外容量扩张和甲状旁腺激素浓度增高那样。最后,随着肾功能逐渐下降,血清 HCO_3^{2-} 显著降低,反映了包括骨组织在内的体内缓冲系统功能衰竭。

钙和磷

肾和肠道在调节血清 Ca^{2+} 和 PO_4^{2-} 水平上起重要作用。随着肾功能下降和小管间质性肾炎的出现,近端小管表达 1α-羟化酶减少,降低了骨化三醇水平和肠道吸收 Ca^{2+}。肾功能逐渐下降,肾单位数量减少,PO_4^{2-} 和 Ca^{2+} 的排泄减少,血清 PO_4^{2-} 升高进一步降低血清 Ca^{2+} 浓度,引起甲状旁腺激素的持续分泌,Ca^{2+} 从骨中释放,Ca^{2+}/PO_4^{2-} 沉积在血管组织,骨组织异常重构,肾小管重吸收碳酸氢盐减少,肾排泄 PO_4^{2-} 增加。血清甲状旁腺素升高最开始能够维持血 PO_4^{2-} 在正常水平,随着肾单位减少,超过肾排泄 PO_4^{2-} 的代偿能力,血 PO_4^{2-} 增高,骨逐渐脱钙软化,继发性甲状旁腺功能亢进。这种适应引起另一种典型的代偿调节(图 2-3)。

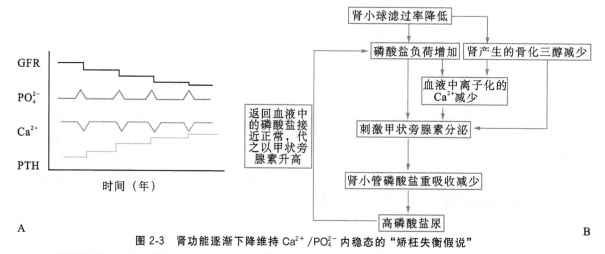

图 2-3 肾功能逐渐下降维持 Ca^{2+}/PO_4^{2-} 内稳态的"矫枉失衡假说"
A.如何适应维持 Ca^{2+}/PO_4^{2-} 内稳态导致甲状旁腺素水平升高(引自:E Slatopolsky et al:Kidney Int 4:141,1973 的"经典"演示);B.当前对于潜在的 Ca^{2+}/PO_4^{2-} 矫枉失衡机制的理解

影响肾病进展的调节因子

很好描述肾功能进行性丢失危险因素,包括系统性高血压、糖尿病、肾素-血管紧张素-醛固酮系统的激活(表2-1)。糖尿病和非糖尿病肾病患者的血糖控制不良可加重肾功能恶化。血管紧张素Ⅱ引起肾小球内高压,刺激纤维化发生。肾单位逐渐丢失过程中,醛固酮作为独立的纤维化调节因子,也能调节 Na^+ 和 K^+ 体内平衡。遗传因素也对肾功能有影响。最近,研究结果表明APOL1的风险等位基因使非裔美国人进行性肾损伤易感性增加。

表 2-1　肾病进展的潜在调节因子

高血压	高血脂
肾素-血管紧张素系统激活	钙/磷体内平衡异常
血管紧张素Ⅱ	吸烟
醛固酮	固有肾单位数量缺乏
糖尿病	早产/低出生体重
肥胖	遗传易感性
摄入蛋白质过量	遗传因素

生活方式选择也影响肾病进展。吸烟易诱发或加剧肾单位损失的速度。目前尚不明确香烟作用与影响全身血流动力学改变有关,还是特异损害肾微血管和肾小管。胎球蛋白-A增加、脂联素减少和脂质氧化增加,也加重心血管疾病并损害肾功能。最近的流行病学研究指出,高蛋白饮食引起肾病进展。低蛋白饮食减缓实验动物肾单位丢失的速度,该作用也可能对肾衰竭患者有效。尽管大型多中心试验中调节肾病患者的饮食,并没有明确表明限制膳食蛋白质能阻止或延缓患者进展为肾衰竭。二次分析和荟萃分析表明,每天每千克体重 $0.6\sim0.75$ g 低蛋白饮食有肾保护作用。纠正低血清碳酸氢盐水平可增加肾存活率。慢性肾病中 Ca^{2+} 和 PO_4^{2-} 代谢异常也会损害肾功能,控制骨化三醇浓度可以延缓不同类型的慢性肾病进展。

功能肾单位数量过少易诱发肾病进展。肾单位数量减少无论是通过直接肾损害还是通过高滤过引起的肾小球硬化症,均会导致永久性高血压或进一步诱导系统性高血压,加重肾小球压力性损伤。较年轻高血压患者,可能因为单个肾肾小球数量比同年龄人群减少47%而突然死亡。

低出生体重个体的肾单位数量较正常体重出生者少,而且低出生体重与成年后高血压和肾衰竭等相关。除了特殊的疾病或条件如低出生体重,不同的表观遗传现象使单个基因型产生不同的临床表型,这是由于在妊娠期间母亲受到不同的环境刺激,这种现象称为发育可塑性。子宫内发育期间如果暴露在不利的环境中,可产生特殊的临床表型,又叫作"胎儿规划"。在美国,黑种人低出生体重的发生率至少是白种人的2倍,但也并不是所有的低出生体重现象都归因于母亲的年龄、健康或社会经济地位。

在其他导致肾单位丢失的情况下,低出生体重个体的肾小球增大,并且与早期高滤过维持正常肾功能相关。随后肾小球内高压使残余的肾单位功能由亢进逐渐转为衰弱,最终加速肾衰竭。非裔美国人和其他人群如印第安人和澳大利亚土著居民一样肾衰竭风险高,在肾病早期阶段即可看到肾小球增大。糖尿病和非糖尿病肾病患者中均有报道低出生体重与蛋白尿及肾病之间的相关性。

（周　洁　杨　杨　译）

第二篇　肾功能及电解质改变

第 3 章

氮质血症及尿检异常

正常肾有许多功能,这些功能对保持体内稳态具有重要作用,任何一种功能紊乱都可能导致疾病,甚至危及生命。这些疾病的临床表现取决于肾损伤的病理生理过程,经常临床表现一出现就伴随着一系列的症状、体征和临床检验的改变,这些改变构成了比较特异的综合征。这些肾病综合征(表 3-1)可能出现在系统性疾病中,也可能发生在原发性肾病中。肾病综合征通常由几个反映潜在病理过程的临床表现组成。疾病的病程及严重程度不同可有不同的临床表现,包括:①肾小球滤过率(GFR)降低(氮质血症);②尿沉渣异常(红细胞尿、白细胞尿、管型、结晶);③血清蛋白异常排泄(蛋白尿);④尿量异常(少尿、无尿、多尿症);⑤出现高血压或体内总水量增多(水肿);⑥电解质异常;⑦有些综合征,有发热及疼痛。这些临床表现可以组合成一个主要肾病综合征(表 3-1)从而缩小鉴别诊断的范围,有助于明确诊断和治疗。所有的这些肾病综合征及其相关疾病将在后续章节中详细讨论。本章重点是肾功能异常的几个重要方面,包括:①GFR 降低导致的氮质血症;②尿沉渣和蛋白排泄改变;③尿量异常。

表 3-1　肾病综合征的主要临床症状、体征和实验室检查

综合征	重要诊断依据	常见表现	相关章节
急性或急进性肾衰竭	无尿 少尿 近期肾小球滤过率(GFR)下降	高血压、血尿 蛋白尿、脓尿 管型尿、水肿	第 10、15、17、21 章
急性肾炎	血尿、红细胞管型 氮质血症、少尿 水肿、高血压	蛋白尿 脓尿 循环充血	第 15 章
慢性肾衰竭	氮质血症>3 个月 长时间尿毒症的临床症状或体征 肾性骨营养不良临床症状或体征 双侧肾体积减小 尿检发现宽大管型	蛋白尿 管型 多尿症、夜尿症 水肿、高血压 电解质紊乱	第 2、11 章
肾病综合征	尿蛋白>3.5g/(24h•1.73m²) 低白蛋白血症 水肿 高脂血症	管型 脂肪尿	第 15 章
无症状尿检异常	血尿 蛋白尿(低于肾病综合征水平) 无菌脓尿,管型		第 15 章
尿路感染/肾盂肾炎	菌尿>10⁵ 个/ml 脓尿中含其他感染性病原体 白细胞管型 尿频、尿急 膀胱压痛、侧腹压痛	血尿 轻度氮质血症 轻度蛋白尿 发热	第 20 章

续表

综合征	重要诊断依据	常见表现	相关章节
肾小管功能缺陷	电解质紊乱 多尿、夜尿 肾钙化 肾增大 肾转运缺陷	血尿 肾小管源性蛋白尿($<1g/24h$) 遗尿症	第 16、17 章
高血压	收缩期/舒张期高血压	蛋白尿 管型 氮质血症	第 18、19 章
肾结石	以往有尿路结石病史或相关诊疗史 以往 X 线检查出结石 肾绞痛	血尿 脓尿 尿频、尿急	第 9 章
尿道梗阻	氮质血症、少尿、无尿 多尿、夜尿、尿潴留 放缓的尿流 前列腺肥大、肾增大 侧腹压痛、排尿后膀胱充盈	血尿 夜尿 遗尿,排尿困难	第 21 章

氮质血症

评估肾小球滤过率

监测 GFR 无论对于住院患者还是门诊患者都非常重要。它被认为是肾最主要的"功能"指标。监测 GFR 有几种不同的方法,直接测量需要使用放射性核素(如菊粉或碘剂),这些物质经肾小球滤过,但在全段肾小管既不重吸收也不分泌。菊粉或碘剂的每分钟清除率等于 GFR,需要累积几小时的血液清除率和尿液算出均值。直接测量 GFR 可通过放射核医学实现,但大多数临床情况下直接测量 GFR 不方便,血清肌酐可以替代造影剂来估算 GFR。血清肌酐是估算 GFR 最广泛应用的生物标志物,GFR 与尿肌酐的排泄成正相关,与血清肌酐负相关(U_{Cr}/P_{Cr})。基于这种关系和一些重要特性(下面讨论),GFR 的下降与血清肌酐升高大致成反比关系。应用某些药物时,如果没有考虑到 GFR 下降而减少药物剂量,就有可能因药物蓄积导致严重的不良反应甚至死亡(如地高辛、氨基糖苷类)。在门诊,血清肌酐可大致估算 GFR(尽管不太精确,见下文)。在慢性进展性肾病患者中,$1/P_{Cr}$(Y 轴)与时间(X 轴)之间有一个近似的线性关系。这条线的斜率在每一位患者中保持不变,当观察值不落在这条线上时,需要考虑是否存在某些急性损伤(血容量减少、药物作用等)。

尿毒症症状和体征可以出现在不同的血清肌酐水平,也取决于患者的一般情况(身体指数、年龄和性别)、肾的原发疾病、并发症及真实的 GFR。一般来说,患者只有在非常严重的肾功能不全(GFR $<$ 15ml/min)时才会出现尿毒症症状。

GFR 显著降低(急性或慢性)一般表现为血清肌酐上升和含氮代谢物如尿素等的潴留(氮质血症)。氮质血症可能是由于肾灌注减少、肾实质性疾病或肾后尿路病变如输尿管梗阻等引起(见下文和图 3-1)。常用的清除率测量指标(尿素和肌酐)因自身的生物学特性影响了其对 GFR 测定的精确度。因为肾小管对尿素的重吸收作用,故尿素清除率可能显著低估 GFR。相比之下,肌酐来源于肌肉的肌酸代谢,每天生成量变化较小,肌酐清除率通过测量一定时间内(通常为24h)血浆和尿排泄的肌酐量计算所得,单位 ml/min,其值更接近于肾小球滤过率。$CrCl = (Uvol \times U_{Cr})/(P_{Cr} \times Tmin)$。肌酐估计 GFR 很常用,因为它分子量小,能自由滤过肾小球而不被肾小管重吸收。但血清肌酐水平因摄入肉类食品而急剧增加,肌酐也可以通过有机阳离子通道分泌到近端小管内(特别在晚期慢性进展性肾病时),导致过高地估计 GFR。定时肌酐清除率不方便收集,需要利用血清肌酐估算 GFR 决定药物剂量。有两个广泛用于血清肌酐估算肾功能的公式:①Cockcroft-Gault 和 ②four-variable MDRD(根据饮食矫正的)。

$$CrCl(ml/min) = [140 - 年龄(岁) \times 体重(kg) \times (0.85,女性)]/[72 \times Scr(mg/dl)] \quad 公式一(Cockcroft-Gault)$$

$$eGFR[ml/(min \cdot 1.73 \ m^2)] = 186.3 \times P_{Cr}(e^{-1.154}) \times 年龄(e^{-0.203}) \times (0.742 \ 女性) \times (1.21 \ 黑种人) \quad 公式二(MDRD)$$

许多网站（如 www. kidney. org/professionals/kdoqi/gfr_calculator.cfm）可提供估算。通过联合几个大的对列研究结果推算的新的 eGFR 估算公式 CKD-EPI 似乎更加准确。

$$eGFR = 141 \times min(Scr/k, 1)^a \times max(Scr/k, 1)^{-1.209} \times 0.993^{Age} \times 1.018(女性) \times 1.159(黑种人)$$ 公式三（CKD－EPI）

Scr 血清肌酐，k＝0.7（女性）、0.9（男性），a＝ －0.32（女性）、－0.411（男性）min＝Scr/k 的最小值或1，max＝Scr/k 的最大值或1（http://www.qxmd.com/renal/Calculate-CKD-EPI-GFR.php）。

基于血清肌酐估算公式有些限制。每一个公式以收集的 24h 尿液来测定肌酐清除率，要求患者处于稳定状态，血清肌酐水平不会因为 GFR 的急速变化而改变。当 GFR＞60ml/(min · 1.73 m²)时，MDRD 公式更加不精确。伴有肌肉丢失的慢性疾病、长期使用糖皮质激素或营养不良的患者都可能因血清肌酐变化小而掩盖 GFR 的变化。半胱氨酸蛋白酶抑制物 C 属于半胱氨酸蛋白酶抑制剂超家族，所有有核细胞都能产生并且产生速度相对恒定。血清半胱氨酸蛋白酶抑制物 C 被认为是比血清肌酐更为敏感的早期 GFR 下降的生物标志物。然而如血清肌酐一样，半胱氨酸蛋白酶抑制物 C 也受年龄、种族及性别的影响，同时也与患者的糖尿病、吸烟和炎症状态有关。

走近患者　氮质血症

一旦发现 GFR 降低，医师必须判断是否存在急性或慢性肾损伤。临床表现、病史和实验室检查往往有助于诊断。需要注意的是，慢性肾衰竭的一些实验室检查异常，包括贫血、低钙血症、高磷血症，也会出现在急性肾衰竭患者中。肾性骨营养不良影像学证据（参见第 11 章）只有在慢性肾衰竭患者中才可以看到，属于晚期临床表现，通常见于一些接受透析的患者。尿液检查和肾超声检查或许有助于区分急性和慢性肾衰竭。评估氮质血症患者的方法，如图 3-1 所示。晚期慢性肾功能不全患者常出现蛋白尿、非浓缩尿（等渗尿）和肾缩小，超声检查显示肾回声增强和皮质萎缩。治疗目标是减缓肾病进展及减轻水肿、酸中毒、贫血和高磷血症，具体将在第 11 章中讨论。急性肾衰竭（参见第 10 章）的病因可以是肾血流量低（肾前性氮质血症）、肾实质性疾病（肾小血管、肾小球或肾小管病变）或肾后性病变（低位输尿管、膀胱或尿道梗阻）（参见第 21 章。）

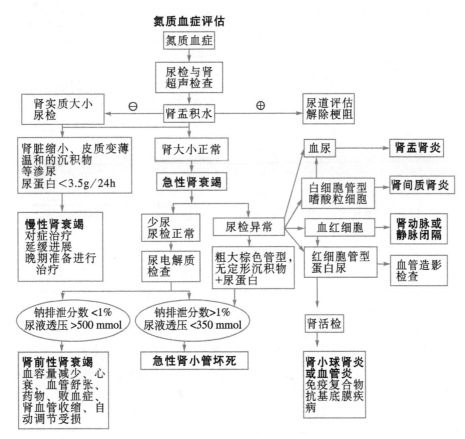

图 3-1　评价氮质血症(适用于氮质血症患者)

1.肾前性肾衰竭　40%～80%的急性肾衰竭是由肾灌注减少引起的,如果给予恰当的治疗方案很容易恢复。肾前性氮质血症病因包括任何原因导致的循环血容量减少(胃肠道出血、烧伤、腹泻、利尿药)、容量扩张(胰腺炎、腹膜炎、横纹肌溶解)或有效动脉容量减少(心源性休克、败血症)。肾灌注受许多因素影响,如外周血管扩张(脓毒症、药物)引起的心排血量减少或肾血管收缩(严重心力衰竭、肝-肾综合征、药物如非甾体抗炎药)。真正的或"有效"动脉血容量减少导致平均动脉压下降,进而引发一系列的神经和体液反应,包括交感神经兴奋、肾素血管紧张素醛固酮系统的激活和抗利尿激素(ADH)的释放。前列腺素介导入球小动脉舒张和血管紧张素Ⅱ介导出球小动脉的收缩可以维持肾小球滤过率(GFR)的稳定。一旦平均动脉压下降低于 80mmHg,就会发生 GFR 急剧降低。

非甾体抗炎药阻断前列腺素生成可导致严重的血管收缩和急性肾衰竭。血管紧张素转化酶抑制药(ACEI)或血管紧张素受体阻滞药(ARB)可阻断血管紧张素Ⅱ的作用,引起出球小动脉的扩张,进而降低肾小球毛细血管灌注压。服用非甾体抗炎药和 ACEI/ARB 患者在血容量减少时,较容易因血流动力学变化而导致急性肾衰竭。双侧肾动脉狭窄(或孤立肾肾动脉狭窄)患者依赖于出球小动脉收缩维持肾小球滤过压,因此这类患者在服用血管紧张素转化酶抑制药或 ARB 时尤其容易引起 GFR 的急剧下降。

长期肾灌注不足可导致急性肾小管坏死(ATN)(一种肾实质病变,见下文)。尿检和尿电解质可用于区分肾前性氮质血症与 ATN(表 3-2)。从尿液中可以推测,肾前性氮质血症患者的去甲肾上腺素、血管紧张素Ⅱ、抗利尿激素的活性增高及肾小管流量减少、盐和水的重吸收增多。在肾前性损伤情况下,肾小管是完整的,导致尿液浓缩(>500mmol)、钠的重吸收增加(尿钠浓度<20mmol/L,钠排泄分数<1%)及 $U_{Cr}/P_{Cr}>40$(表 3-2)。肾性前的尿沉渣通常正常或偶尔有透明和细粒状沉积物,而 ATN 尿沉渣通常充满了细胞碎片和黑色(泥泞的棕色)颗粒状沉积物。

2.肾后性氮质血症　尿路梗阻占急性肾衰竭病例 5%,通常是可逆的,但须在早期解除梗阻(图 3-1)。因为一个肾就能够担负排泄功能,因此只有在尿道或膀胱出口梗阻、双侧输尿管梗阻或孤立肾梗阻的情况下才会发生急性梗阻性肾衰竭。超声检查发现输尿管和肾盂积水即可诊断。但是在早期梗阻或输尿管无法扩张(如盆腔或输尿管被周围的肿瘤组织包绕)的情况下,超声检查可能得到阴性结果。这些导致泌尿道梗阻的具体情况将在第 21 章中讨论。

3.肾实质性疾病　当排除了肾前性和肾后性氮质血症后,就可能是肾实质疾病导致的肾衰竭。肾实质疾病的发病部位可以是大的肾血管、肾微血管系统、肾小球及肾间质。缺血性和中毒性 ATN 约占急性实质性肾衰竭病例的 90%。图 3-1 中所述,临床表现和尿检分析有助于区分实质性急性肾衰竭的病因。肾前性氮质血症和 ATN 是由肾灌注不足导致,存在肾小管结构损伤是发生 ATN 的有力证据,当恢复足够肾灌注后可促使肾前性氮质血症逆转和恢复。因此,往往可以通过尿检和尿电解质成分分析鉴别肾前性氮质血症与 ATN(表 3-2 和图 3-1)。缺血性 ATN 主要发生在接受大手术、创伤、严重血容量不足、严重脓毒症或大面积烧伤患者。肾毒性 ATN 的发生多见于一些常见药物,通常是由诱导肾内血管收缩、直接对肾小管毒性和肾小管阻塞等综合作用引起。肾由于其丰富血液供给(心排血量 25%)、浓缩及代谢毒物能力,使其容易受到有毒物质的损伤。如果能特别关注低血压和肾毒性药物,通常会有助于发现 ATN 的具体病因。停用肾毒性药物和稳定血压经常不需要透析就可以使肾小管功能恢复。一些潜在的可引起 ATN 的药物和毒素将在第 10 章进一步讨论。

表 3-2　急性肾衰竭的实验室检验结果

指数	肾前性 氮质血症	少尿型 急性肾衰竭
BUN/P_{Cr} 比	>20∶1	(10～15)∶1
尿钠(mmol/L)	<20	>40
尿渗透压(mmol/L H_2O)	>500	<350
尿钠排泄分数	<1%	>2%
$FE_{Na}=\dfrac{U_{Na}\times P_{Cr}\times 100}{P_{Na}\times U_{Cr}}$		
尿/血浆肌酐比(U_{Cr}/P_{Cr})	>40	<20

BUN.血尿素氮;P_{Cr}.血清肌酐浓度;P_{Na}.血清钠浓度;U_{Cr}.尿肌酐浓度;U_{Na}.尿钠浓度

肾小管和肾间质病变可导致急性肾损伤(AKI),是急性肾衰竭的一种亚型。这些病变包括药物引起间质性肾炎(尤其是抗生素、非甾体抗炎药和利尿药)、严重感染(细菌和病毒)、系统性疾病(如系统性红斑狼疮)和浸润性疾病(如结节病、淋巴瘤、白血病)。一些可引起过敏间质性肾炎的药物将在第 17 章中介绍。尿液检查显示轻度至中度蛋白尿、血尿及脓尿(约 75% 病例),偶尔可见白细胞管型。有报道间质性肾炎也会有红细胞管型,但需要排除肾小球疾病(图 3-1)。有时候需要肾活检鉴别。尿检中发现嗜酸粒细胞提示过敏间质性肾炎或粥样栓塞性肾疾病,汉斯染色有助于观察。但是如果没有嗜酸粒细胞也不能排除这些病因。

大型肾动脉和静脉血管闭塞是急性肾衰竭的罕见病因。这种病因导致的 GFR 显著减少表明双侧同时病变或孤立肾血管病变。肾动脉闭塞可能是由粥样斑块、动脉血栓、原位血栓形成、主动脉壁夹层形成或血管炎引起。粥样动脉栓塞性肾衰竭可能单独发生于肾动脉，但最常见的是与主动脉同时病变。富含胆固醇栓子阻塞中小肾动脉，导致嗜酸粒细胞为主的炎症。粥样动脉栓塞性急性肾衰竭患者通常尿检正常，但尿液可能含有嗜酸粒细胞和管型。诊断时可以通过肾活检证实，但当其他动脉粥样栓塞的皮肤红斑存在时（网状青斑、外周远端梗死、嗜酸粒细胞），可不行肾活检检查。肾动脉血栓形成可导致轻度蛋白尿和血尿，而肾静脉血栓栓塞通常会有大量的蛋白尿和血尿。这些血管并发症往往需要血管造影确诊，详情将在第 18 章中讨论。

肾小球疾病（肾小球肾炎和血管炎）和肾微血管性疾病（溶血性尿毒症综合征、血栓性血小板减少性紫癜和恶性高血压）通常有多种肾小球损伤表现：蛋白尿、血尿、GFR 下降及钠排泄改变导致的高血压、水肿、循环充血（急性肾炎综合征）。这些表现可以是原发性肾病也可以是系统性疾病的肾表现。临床和实验室检查有助于区分原发性肾病与系统性疾病。尿液中发现红细胞管型是早期肾活检（图 3-1）的指征，病理诊断对于疾病的诊断、预后和治疗具有重要意义。血尿不伴红细胞管型也可以是肾小球疾病的指征，具体总结，见图 3-2。微血管疾病和肾小球肾炎将在第 17 章详细讨论。

4.少尿、无尿　少尿是指 24h 尿量＜400ml，无尿是指 24h 尿量＜100ml。无尿可以是由尿路梗阻、总肾动脉或静脉阻塞、休克（表现为严重的低血压和强烈的肾血管收缩）引起。皮质坏死、ATN 和急性进展性肾小球肾炎偶尔会引起无尿。少尿可以伴随任何原因的急性肾衰竭，在这些情况下除了肾前性氮质血症可以恢复，其他预后可能比较严重。非少尿性氮质血症是指急性或慢性氮质血症而尿量＞400ml/d。非少尿性 ATN，氢钾失衡要比少尿患者轻，肾功能恢复较快。

尿液异常

蛋白尿

评估蛋白尿的过程如图 3-3 所示，通常首先用检测试纸筛查蛋白尿。但检测试纸只能检测白蛋白，当尿液 pH＞7.0、尿液非常浓缩或污染了血液时就可能出现假阳性结果。因为试纸法检测准确性依赖于尿白蛋白浓度，过度稀释尿液可掩盖显著蛋白尿。尿白蛋白定量可通过测量时间点尿液样本（最好是早晨第一

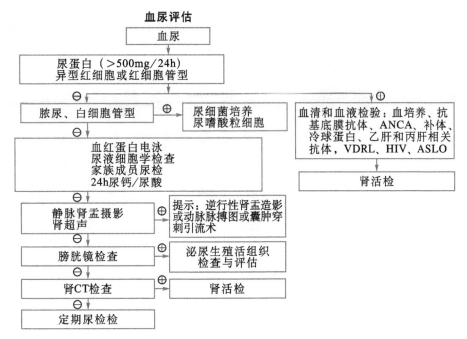

图 3-2　血尿的评估（适用于血尿患者）
ANCA.抗中性粒细胞胞质抗体；ASLO.抗溶血素 O 抗体；CT.计算机全身体层摄影；VDRL.性病研究实验室检查

次尿)的尿白蛋白肌酐比(ACR),它与24h白蛋白排泄率(AER)近似,即 ACR(mg/g)≈AER(mg/24h)。试纸法测定非白蛋白尿可导致漏诊,尤其见于多发性骨髓瘤患者尿本周蛋白检测。准确测量尿总蛋白浓度需应用磺基水杨酸或三氯乙酸(图 3-3)。

肾损伤引起蛋白质漏出的机制决定了蛋白尿的严重程度和尿蛋白的成分。肾小球屏障对电荷和分子大小的选择性通常可以阻止几乎所有的血浆白蛋白、球蛋白和其他高分子量蛋白质透过;但是当屏障出现损伤,血浆蛋白就可能漏到尿液中形成肾小球性蛋白尿(图 3-3);而较小蛋白质(<20kDa)可以自由滤过屏障但很容易被近端小管重吸收。传统上,健康人总蛋白质排泄量<150mg/d 和白蛋白<30mg/d。然而,即使在尿白蛋白水平<30mg/d,肾病或后续心血管事件的发生风险仍会增加。其他尿蛋白包括由肾小管分泌(Tamm-Horsfall、IgA、尿激酶)及少量滤过的蛋白如 β_2 微球蛋白、载脂蛋白、酶、肽激素。尿蛋白发生的另一个机制是异常蛋白质的过度产生超过了肾小管的重吸收能力。这种情况最常见于血浆细胞失调,如多发性骨髓瘤、淀粉样变、生产单克隆免疫球蛋白轻链的淋巴瘤。

正常肾小球内皮细胞形成一个孔径约 100nm 的屏障,能阻挡血液中的细胞,但大多数蛋白质可以通过屏障。肾小球基底膜可阻止大部分蛋白质(>100kDa)滤过,上皮细胞(足细胞)的足突覆盖肾小球基底膜的尿极面并形成一系列的狭窄通道(足突间裂孔膜),允许小溶质分子和水通过而不能允许蛋白质通过。一些肾小球疾病,如微小病变,因肾小球上皮细胞足突脱落融合,导致明显的"选择性"白蛋白丢失(图 3-3)。其他肾小球疾病如免疫复合物沉积可破坏基底膜和裂孔膜,引起白蛋白和血浆中其他蛋白丢失。足突融合可导致滤过压增加并引起肾小球基底膜孔隙增宽。压力增加和孔径增宽将引起显著的"非选择性"蛋白尿(图 3-3)。

尿总蛋白排泄量>3.5g/24h 时,常伴有低白蛋白血症、高脂血症及水肿,即肾病综合征(图 3-3)。然而,尿总蛋白排泄量>3.5g/24h 但不伴肾病综合征的其他特征表现也常见于其他各种肾病(图 3-3)。恶性浆细胞病(多发性骨髓瘤)可以在尿液中发现大量的轻链蛋白,这种蛋白不能通过试纸法检测到。恶性细胞产生的轻链蛋白经由肾小球基底膜滤过,但其产生量超过了近端小管的重吸收能力而导致蛋白尿。这些疾病通过多种机制导致肾衰竭,包括肾小管阻塞(管型肾病)和轻链沉积病。

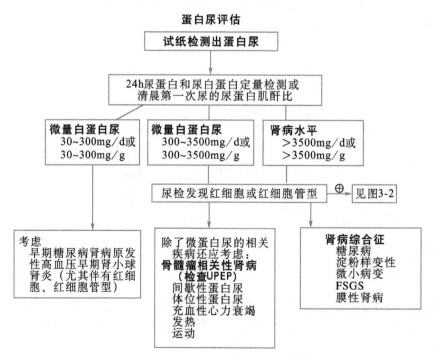

图 3-3　蛋白尿的评估(适用于蛋白尿的患者)

蛋白尿的调查往往首先是发现常规尿液试纸检测阳性。常规试纸条检测以白蛋白为主并提供半定量的评估(阴性、1＋、2＋或 3＋),但受尿浓缩等的影响,可以观察尿比重(最小<1.005,最大 1.030)确定。然而,更准确的确定蛋白尿应采用晨尿的尿蛋白/肌酐比值(mg/g)或 24h 尿液收集(mg/24 h)

FSGS.局灶性节段性肾小球硬化

肾病综合征发生低白蛋白血症的原因是由于蛋白经尿排泄增多和近端肾小管对滤过蛋白的分解代谢增加。水钠潴留和血浆胶体渗透压降低（有利于液体从毛细血管运动至间质）导致水肿。为弥补减少的有效血容量，肾素-血管紧张素系统、抗利尿激素和交感神经系统被激活，促进肾对盐和水的重吸收，这会进一步加重水肿。尿中丢失的调节性蛋白及肝合成功能的改变引起了肾病综合征的其他表现。抗凝血酶Ⅲ从尿中流失、血清蛋白 S 和血清蛋白 C 减少、纤维蛋白原增高及血小板聚集性增强均可导致高凝状态。肝脂蛋白合成增加引起明显的高胆固醇血症。免疫球蛋白丢失增加了感染风险。许多疾病（图 3-3）和药物会导致肾病综合征（详见第 15 章）。

血尿、脓尿和管型尿

不伴有蛋白尿、其他血细胞及管型的孤立性血尿往往提示泌尿道出血。血尿是指每个高倍镜视野下 2～5 个红细胞且能被试纸法检测到血尿。横纹肌溶解时可出现肌红蛋白尿，此时利用试纸法可引起假阳性（尿液显微镜没有发现红细胞）。孤立性血尿常见于结石、肿瘤、结核、外伤及前列腺炎。肉眼血尿伴血凝块时通常提示损伤来源于肾后尿收集系统而非实质性肾损伤。评估镜下血尿的方法，见图 3-2。单纯尿检发现血尿是常见的，可能是月经、病毒性疾病、过敏、锻炼或轻微的创伤引起。在 9.1% 的病例中持续或显著血尿（3 次尿检都＞3 个/HPF，单次尿检＞100 个或肉眼血尿）与肾病或泌尿道病变有关。即使是长期抗凝患者也要考虑血尿鉴别诊断。表现为孤立性无痛性血尿和非异型性红细胞性血尿患者需排除泌尿生殖肿瘤，其发生率与年龄呈正相关。儿童发生肿瘤十分罕见，孤立性血尿更常见于"特发性"或先天性异常。血尿伴脓尿或菌尿是泌尿系感染的典型表现，可根据细菌培养结果选择抗生素治疗。女性急性膀胱炎或尿道炎也可引起肉眼血尿。高钙尿和高尿酸尿也是儿童和成人发生不明原因孤立性血尿的危险因素。这些患者（50%～60%）通过膳食干预减少钙和尿酸排泄可以消除镜下血尿。

孤立性镜下血尿是肾小球疾病的表现之一。相差显微镜观察到畸形红细胞往往提示血尿为肾小球源性。肾单位远端的 pH 和渗透性变化可能造成红细胞表面不规则。在检测中发现畸形红细胞是比较常见的。最常见的孤立性肾小球源性血尿的病因包括 IgA 肾病、遗传性肾炎、薄基底膜疾病。IgA 肾病和遗传性肾炎也可引起间断性肉眼血尿。遗传性肾炎患者常有肾衰竭家族史，薄基底膜病患者的其他家庭成员经常有镜下血尿。这些疾病需要肾活检确诊，相关内容将在第 15 章详细地讨论。畸形红细胞性血尿、发现红细

胞管型及尿蛋白＞500mg/d 同时存在时很大程度上即可诊断肾小球肾炎。红细胞被阻塞在肾小管内，在 Tamm-Horsfall 蛋白质参与下形成红细胞管型。即使没出现氮质血症，这些患者也应该进行血清学的评价和肾活检，如图 3-2 所述。

孤立性脓尿是不常见的，因为肾和集合系统炎症常同时伴有血尿。尿液中出现细菌表示有感染，菌尿伴白细胞管型提示肾盂肾炎。急性肾小球肾炎和肾小管间质疾病如间质性肾炎和肾移植排斥也会出现白细胞尿和管型。慢性肾病中也可以在尿中发现凋亡细胞管型，也称蜡样管型。当肾实质减少如发生慢性肾衰竭时，肾单位代偿性增大，小管扩张，可能出现宽大管型。在一些慢性进展性肾病如慢性肾小球肾炎时，宽大管型、细胞管型和红细胞同时存在。

尿量异常

液体摄入量、肾功能和个体的生理要求的不同，产生的尿量也不同。少尿或无尿已在"氮质血症"部分讨论。水生理和肾的水调节在第 2 章中已讨论。

多尿症

从病史上来看，很多患者难以区分尿频（次数多、尿量少）与多尿（＞3L/d），因此，计算 24h 尿量很有必要（图 3-4）。产生多尿症有两个机制：非可吸收性溶质（如葡萄糖）排泄增多或水的排泄增多（通常是抗利尿激素生产缺陷或肾对抗利尿激素作用减弱）。鉴别水利尿和溶质性利尿并在某一临床条件下确定利尿治疗是否适当均可以通过测量尿液渗透压来实现。人平均每天分泌 600～800mmol 的溶质，主要是尿素和电解质。如果尿量＞3L/d 和尿液稀释（＜250mmol/L）而总溶质排泄量正常，则提示水利尿；发生水利尿的原因主要包括多饮、抗利尿激素分泌不足如中枢性尿崩症和肾小管对血管加压素的反应性降低（如肾性尿崩症等引起）。如果尿液体积＞3L/d 和尿液渗透压＞300mmol/L，提示溶质性利尿，必须找出导致利尿的溶质分子。

吸收不佳的溶质如葡萄糖、甘露醇、滤过的尿素过多均可抑制近端肾小管对氯化钠和水的重吸收而使其排泄增加；多见于控制不佳的糖尿病。糖尿病可以引起血容量减少和血清高渗状态，是溶质性利尿最常见的原因。尿钠浓度低于血钠浓度，失水多于失钠，将引起高钠血症和高渗状态。常见的医源性溶质性利尿导致的尿素产生和排泄增加发生于使用甘露醇、放射性媒介和高蛋白饮食如肠内或肠外营养时。少见原因包括囊性肾病或巴特综合征导致失钠过多，也可见于肾小管间质病变的某些过程如 ATN 恢复期。这些所谓的失盐疾病时，肾小管损伤直接影响了钠的重吸收并

间接减少肾小管对醛固酮的反应性。失钠通常是轻微的,尿量一般<2L/d;但 ATN 恢复期或梗阻性肾病病因去除后给予利尿药治疗的过程与之不同,前者常伴有明显的尿钠排泄异常和多尿症。

　　形成大量的稀释尿液常见于多饮状态或尿崩症。原发性多饮可能是生活习惯、精神疾病、神经系统病变或药物作用所致。在故意多饮时,细胞外液容量是正常或扩张的,因为血浆渗透度接近正常范围下限,血浆血管加压素水平降低。尿液渗透压也被最大限度的稀释,在 50mmol/L 左右。

中枢性尿崩症可能是特发性或各种继发性下丘脑疾病,包括垂体切除术后、外伤或肿瘤、炎症、血管性或传染性下丘脑疾病。特发性中枢性尿崩症是一种常染色体显性遗传性疾病且具有自发性,由于室旁核和视上核中分泌抗利尿激素的神经元破坏引起。肾性尿崩症可发生于多种临床情况,见图 3-4。

　　血浆血管加压素水平检测被认为是鉴别中枢性和肾性尿崩症的最佳方法。另外,水剥夺＋外源性血管加压素试验也可用来鉴别原发性多饮与中枢和肾性尿崩症。

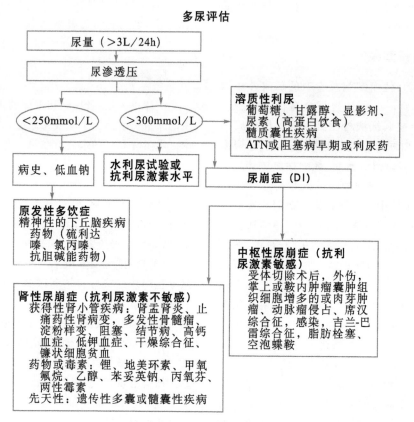

图 3-4　多尿的评估(适用于多尿症患者)

（谷君辉　吴　明　译）

第 4 章

尿沉渣和肾活检图谱

本章将肾活检中选定的肾病主要诊断特征通过光镜、免疫荧光和电子显微镜图像进行阐述。常规尿液分析结果也收录在内（图 4-1 至图 4-38）。

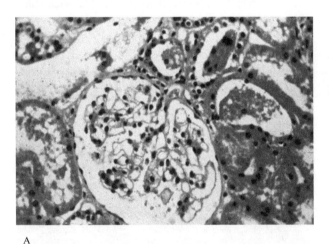

A

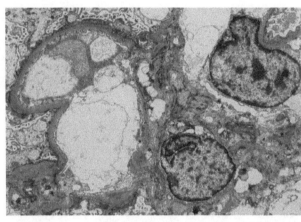

B

图 4-1　微小病变(MCD)

A.光镜下无特异性病理特征；B.电镜下可见足细胞损伤，表现为足突完全融合(源自 ABF/Vanderbilt)

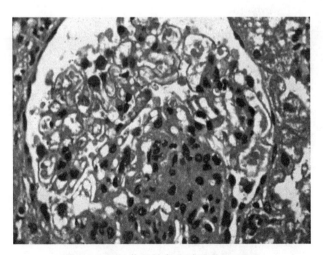

图 4-2　局灶节段性肾小球硬化(FSGS)

可见肾小球基质局灶性增加和毛细血管袢闭塞，属非特异型 FSGS(源自 EGN/UPenn)

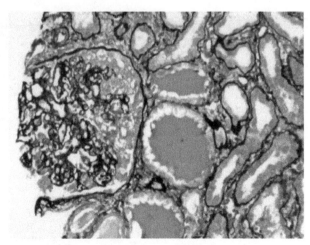

图 4-3　塌陷型肾小球病

肾小球毛细血管袢节段性塌陷，表层足细胞增生。这种病变可能为原发性或与 HIV 感染相关，预后很差(源自 ABF/Vanderbilt)

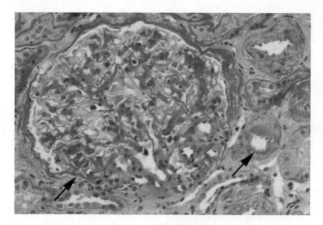

图 4-4　门部型 FSGS

肾小球毛细血管丛节段性硬化伴玻璃样变,入球小动脉同样可见玻璃样变(箭头所示)。这种病变多出现在继发于肾单位大量丢失,如某些疾病造成的肾瘢痕等。患者通常蛋白尿较少,对激素的敏感性较 FSGS 非特异型差(源自 ABF/Vanderbilt)

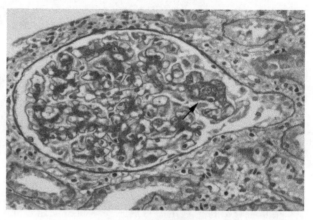

图 4-5　顶端型 FSGS

在近端肾小管出口处的肾小球毛细血管袢发生节段性硬化(箭头)。顶端型相比其他类型 FSGS 预后较好(源自 ABF/Vanderbilt)

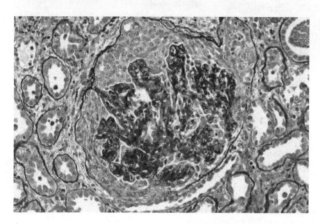

A

B

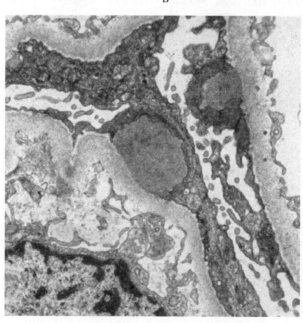

C

图 4-6　感染后(链球菌感染后)肾小球肾炎

A.肾小球毛细血管丛呈增生性改变伴有许多中性粒细胞,严重病例有新月体形成;B.这些沉积位于肾小球系膜区和沿毛细血管壁上皮下沉积,主要为 C3 和少量 IgG;C.电镜下可见上皮下驼峰样沉积(源自 ABF/Vanderbilt)

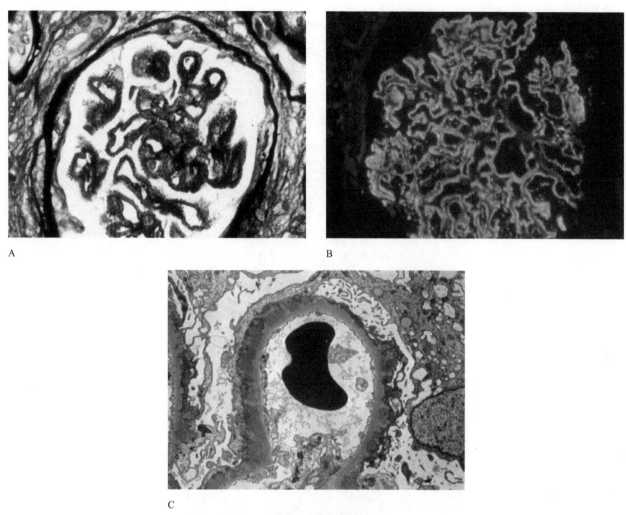

A

B

C

图 4-7　膜性肾病

　　A.银染下膜性肾病上皮下沉积物,引起基底膜反应,呈钉突样改变;B.免疫荧光染色直接观察抗 IgG 沉积物,沿毛细血管祥弥漫颗粒状染色;C.电镜下可见上皮下沉积物和早期明显周围的基底膜反应,伴表层足突融合(源自 ABF/Vanderbilt)

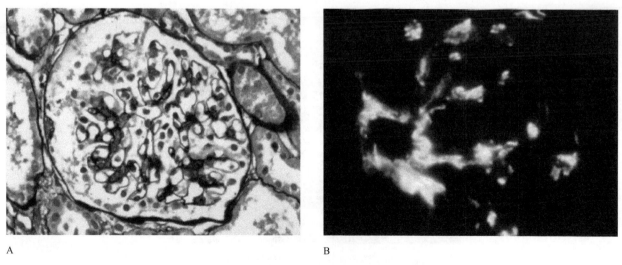

A

B

图 4-8　IgA 肾病

　　A.系膜由于沉积物引起不同程度系膜增生而增宽。有些病例表现为毛细血管内增生或节段性硬化。B.免疫荧光可见系膜区 IgA 沉积明显(源自 ABF/Vanderbilt)

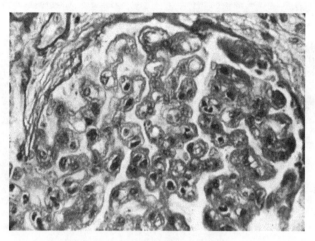

图 4-9 膜增生性肾小球肾炎

可见系膜增宽和毛细血管内增生,对内皮下沉积物的反应细胞插入,导致肾小球基底膜呈分层状结构,形成"双轨"(源自 EGN/UPenn)

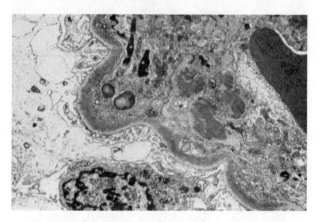

图 4-10 致密物沉积病(膜增生性肾小球肾炎 II 型)

光镜下可见膜增生性改变。电镜下肾小球基底膜有致密物形成,系膜区可见球形沉积物。免疫荧光下仅常见 C3 染色(源自 ABF/Vanderbilt)

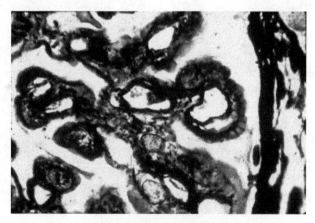

图 4-11 混合性膜增生性肾炎与膜性肾病

可见粉红色上皮下沉积物伴钉突样改变,肾小球基底膜"双轨"样改变,由内皮下沉积物所致。可能在膜增生性与膜性肾病混合的狼疮性肾炎中见到(ISN/RPS V 型和 IV 型)(源自 EGN/UPenn)

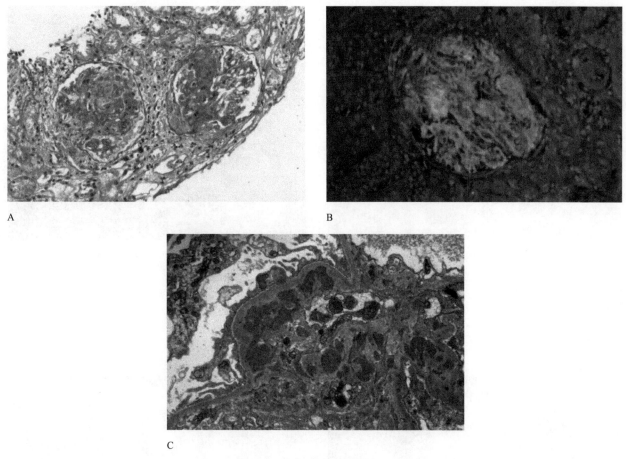

A

B

C

图4-12　狼疮性肾炎

　　A.增生性狼疮性肾炎,ISN/RPS Ⅲ型(局灶性)或Ⅳ型(弥漫增生性),表现为毛细血管内增生,特别内皮下沉积物导致局灶性坏死;B.免疫荧光可见系膜区和毛细血管襻不规则粗短沉积物,部分外围毛细血管襻内皮下沉积物呈线性平滑分布。沉积的免疫球蛋白主要是三种(IgG、IgA、IgM)及C3和C1q;C.电镜下,内皮下系膜区和极少数上皮下明显的致密免疫沉积物,伴广泛的足突融合(源自 ABF/Vanderbilt)

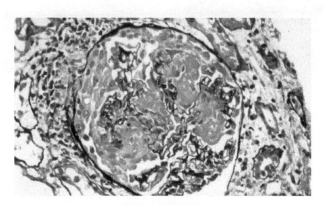

图4-13　多血管炎肉芽肿(Wegener)

　　这种寡免疫坏死性新月体性肾炎可见肾小球基底膜多处断裂,伴节段性纤维素样坏死,新月体由壁层上皮细胞增生形成。注意5点钟处肾小球节段未受累,没有免疫复合物和增殖的证据(源自 ABF/Vanderbilt)

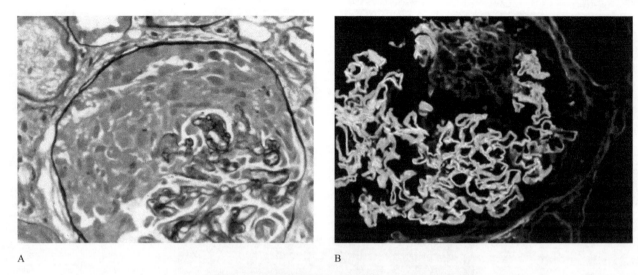

A   B

图 4-14 抗基底膜抗体介导的肾小球肾炎

A.可见肾小球基底膜节段性坏死,断裂和细胞型新月体形成;B.免疫荧光下 IgG 沿肾小球基底膜线性染色分布,大约在 1 点钟处有一小新月体(ABF/Vanderbilt)

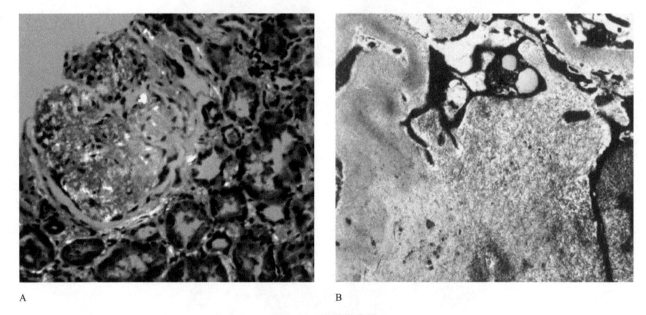

A   B

图 4-15 淀粉样变性

A.淀粉样变性表现为无定形,无细胞成分的系膜区扩张,淀粉样物质常浸润肾小球基底膜、血管及间质,刚果红染色在偏振光下呈现苹果绿双折光;B.电镜下沉积物由随机排列的 9～11nm 直径的纤维构成(ABF/Vanderbilt)

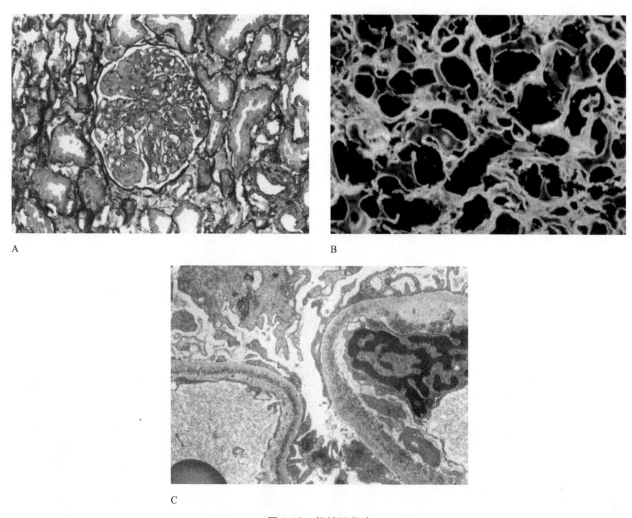

A

B

C

图 4-16　轻链沉积病

　　A.光镜下可见系膜区结节性扩张;B.免疫荧光可见单克隆轻链染色,肾小管和肾小球毛细血管丛沉积的 Kappa 轻链较 Lambda 轻链更为常见;C.电镜下可见肾小球基底膜内和沿着肾小管基底膜无定形颗粒状沉积物(源自 ABF/Vanderbilt)

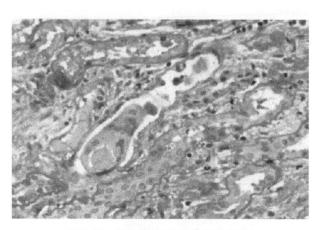

图 4-17　轻链管型肾病(骨髓瘤肾病)

　　单克隆轻链于肾小管中沉积,导致管型周围出现多核巨细胞炎症反应,伴周围慢性间质性肾炎和小管间质性纤维化(源自 ABF/Vanderbilt)

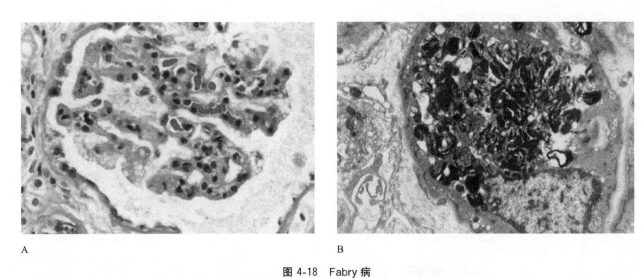

A
B

图 4-18 Fabry 病

A.由于 α-半乳糖苷酶缺乏导致糖脂异常聚集,光镜下可见足突细胞空泡变性;B.电镜下直接观察到沉积物(源自 ABF/Vanderbilt)

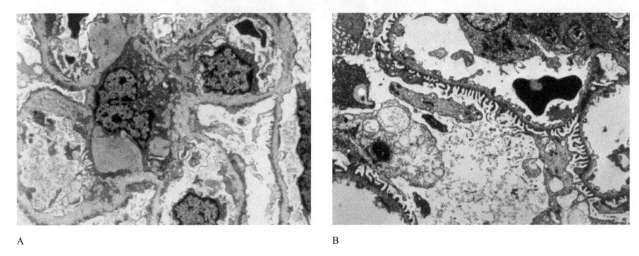

A
B

图 4-19 Alport 综合征和薄肾小球基底膜肾病

A.Alport 综合征可见肾小球基底膜不规则增厚和变薄,即所谓的"网格"样改变;B.在良性家族性血尿或 Alport 综合征早期病例或女性携带者,电镜下只能观察到广泛的肾小球基底膜变薄(源自 ABF/Vanderbilt)

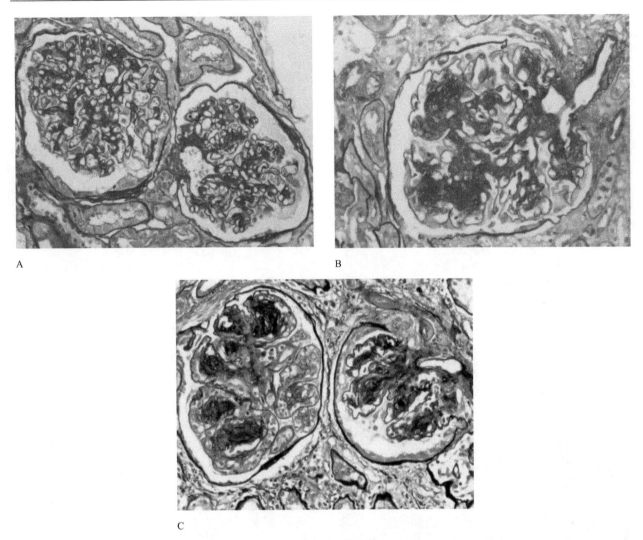

图 4-20　糖尿病肾病

　　A.糖尿病肾病最早期,只可见轻度系膜增生和增厚的肾小球基底膜(电镜下可见增厚);B.随着病变进展系膜区不断增生,早期结节形成,出现小动脉玻璃样变性;C.在确诊的糖尿病肾病中,系膜结节样扩张,称为 Kimmelstiel-Wilson 结节,伴系膜基质和细胞增多,左侧肾小球可见微动脉瘤形成,增厚的肾小球基底膜无明显免疫复合物沉积,入球和出球小动脉可见玻璃样变性(源自 ABF/Vanderbilt)

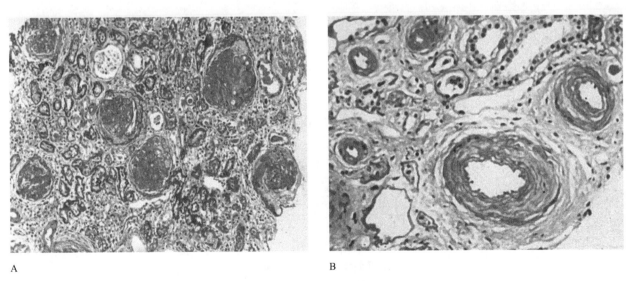

图 4-21　小动脉性肾硬化症

　　A.高血压相关损伤常表现为广泛的肾小球球性硬化,伴部分小管间质纤维化和肾小球球囊周围纤维化,可伴节段性硬化;B.血管呈现不成比例的内膜纤维化和中度肥厚,小动脉呈玻璃样变性(源自 ABF/Vanderbilt)

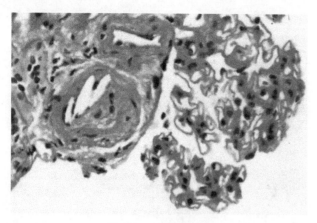

图 4-22 胆固醇栓塞

胆固醇栓子呈裂隙样，制片过程中，脂质被抽提，残留平滑轮廓，小动脉外围可见纤维化和单核细胞反应（源自 ABF/Vanderbilt）

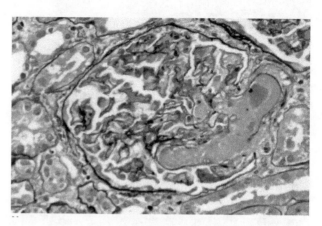

图 4-23 溶血尿毒综合征

肾小球内可见特征性粉红色纤维蛋白血栓形成（血栓性微血管病）。剩余肾小球内毛细血管丛可见由缺血导致的肾小球基底膜皱缩（源自 ABF/Vanderbilt）

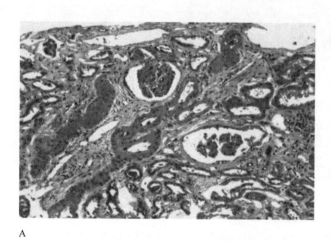

A

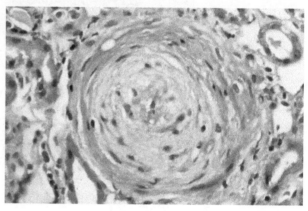

B

图 4-24 进行性系统性硬化

A.急性期可见小叶间和较大血管出现纤维素样坏死、伴中间的正常血管和肾小球缺血改变；B.病变慢性化后可见动脉内膜增生，即所谓的"洋葱皮"样改变（源自 ABF/Vanderbilt）

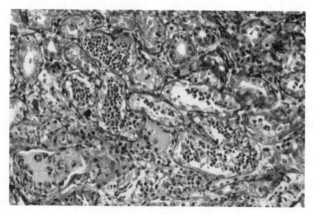

图 4-25 急性肾盂肾炎

可见特征性肾小管内栓塞和中性粒细胞管型，伴小管周围间质炎症和小管损伤（源自 ABF/Vanderbilt）

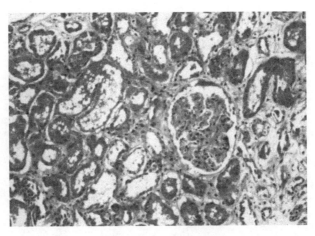

图 4-26　急性肾小管损伤

可见肾小管上皮细胞广泛扁平样变,刷状缘缺失,伴轻度间质水肿,是缺血导致的肾小管损伤的特征样改变(源自 ABF/Vanderbilt)

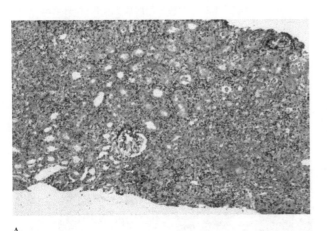
A

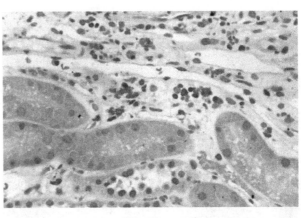
B

图 4-27　急性间质性肾炎

A.可见广泛间质淋巴浆细胞浸润伴轻度水肿和小管损伤;B.当药物过敏引起的急性间质性肾炎还常伴间质内嗜酸粒细胞浸润(源自 ABF/Vanderbilt)

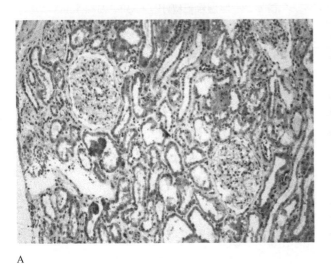
A

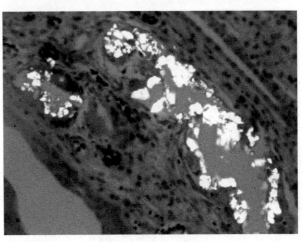
B

图 4-28　草酸盐沉积症

A.草酸钙晶体已引起广泛肾小管损伤,小管上皮细胞扁平和再生样变;B.偏振光下可清楚地看到扇形样晶体(源自 ABF/Vanderbilt)

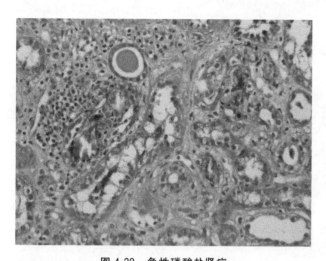

图 4-29 急性磷酸盐肾病

可见急性肾小管广泛损伤,伴肾小管内非偏振光性钙磷酸盐结晶(源自 ABF/Vanderbilt)

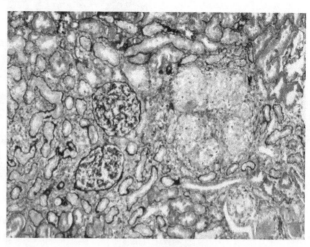

图 4-30 结节病

慢性间质性肾炎伴多个融合性非坏死性肉芽肿。肾小球病理改变不明显,但有中度肾小管萎缩和间质纤维化(源自 ABF/Vanderbilt)

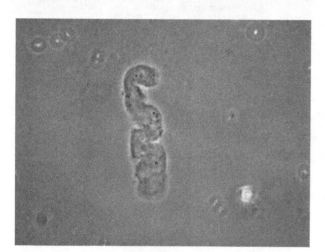

图 4-31 透明管型(源自 ABF/Vanderbilt)

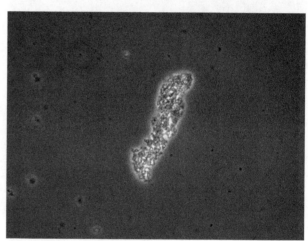

图 4-32 粗颗粒管型(源自 ABF/Vanderbilt)

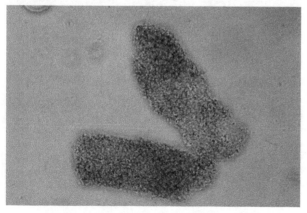

图 4-33 细颗粒管型(源自 ABF/Vanderbilt)

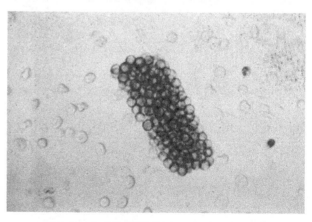

图 4-34 红细胞管型(源自 ABF/Vanderbilt)

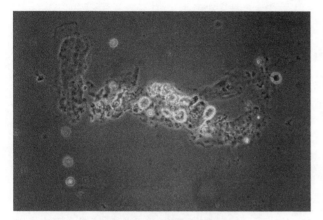

图 4-35　白细胞管型（源自 ABF/Vanderbilt）

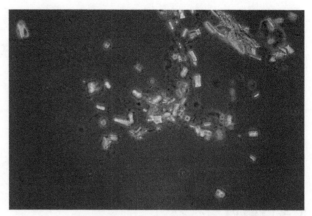

图 4-36　三磷酸盐结晶（源自 ABF/Vanderbilt）

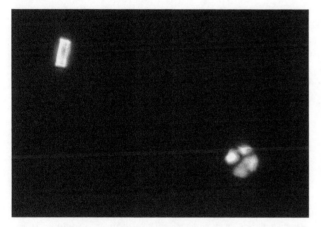

图 4-37　卵圆形脂肪体中"马耳他十字"（源自 ABF/Vanderbilt）

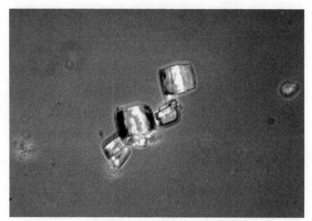

图 4-38　尿酸结晶（源自 ABF/Vanderbilt）

（戚　娜　杨　杨　译）

第 5 章

酸中毒和碱中毒

正常酸碱内稳状态

人体动脉血 pH 维持在 7.35～7.45,人体血液酸碱度受到细胞内外液缓冲、呼吸道及肾等器官调节作用而维持稳态。由中枢神经系统(CNS)和呼吸系统调节 CO_2 动脉张力和肾通过分泌酸碱维持血浆中碳酸氢盐含量等机制维持血液 pH 的稳定。亨德森-哈塞尔巴尔赫方程描述代谢及呼吸因素调节系统 pH 的关系。

$$pH = 6.1 + \log \frac{HCO_3^-}{Pa_{CO_2} \times 0.0301}$$

在大多数情况下,体内 CO_2 的生成和排泄是互相匹配的,一般维持在 40mmHg 左右。CO_2 排出减少将导致高碳酸血症,相反则会造成低碳酸血症;尽管如此,体内 CO_2 仍可在一个新水平上再次达到平稳状态。因此,血液 CO_2 分压主要受到呼吸系统而非 CO_2 本身产生速度的调节。高碳酸血症主要病因往往是通气不足而非 CO_2 产生增多。血液中 CO_2 分压的增加或减少提示中枢神经系统及呼吸系统调节功能紊乱或是因血中碳酸氢盐增多导致的代偿性增高。

肾主要通过 3 条主要途径调节血浆中碳酸氢盐含量:①滤过的碳酸氢盐重新收;②形成可滴定酸;③NH_4^+ 通过尿液排泄。肾每日平均过滤大约 4000mmol 的碳酸氢盐,肾小管为达到重吸收碳酸氢盐的碱负荷,必须分泌等摩尔量的 H^+。有 80%～90% 的碳酸氢盐在近端小管被重吸收;剩余的碳酸氢盐在远端小管被重吸收同时分泌 H^+ 维持酸碱平衡。虽然每日泌酸量并不大(平均 40～60mmol/d),但它的生理作用十分重要,因为可以预防体内酸负荷慢性增加及代谢性酸中毒的发生。肾泌酸功能主要表现在尿中可滴定酸和 NH_4^+ 量上。慢性肾衰竭患者因肾泌酸功能减弱可出现高钾血症和代谢性酸中毒。

酸碱平衡紊乱的诊断和分类

临床上最常见的是单纯性酸碱代谢紊乱,即代谢性酸中毒、代谢性碱中毒、呼吸性酸中毒和呼吸性碱中毒。单纯性酸碱代谢紊乱因不存在代偿机制的影响,因此 pH 往往是高于或低于生理范围。而在更加复杂的临床情况中往往出现的是混合型酸碱代谢紊乱。

单纯性酸碱代谢紊乱

原发性呼吸功能障碍导致的 CO_2 分压增高,可引起代偿性碳酸氢盐代谢紊乱;而原发性碳酸氢盐代谢紊乱同样也可导致继发性 CO_2 分压增高。生理性代偿可通过表 5-1 中所示的关系进行预测。内生性酸增加(如酮症酸中毒)造成的代谢性酸中毒会降低细胞外液的碳酸氢根进而使细胞外液 pH 下降,这种 pH 的改变将刺激延髓的化学感受器加强肺通气使血液中碳酸氢盐/CO_2 分压的比值再次达到平衡,此时的动脉血 pH 趋向正常值,但尚未达到正常。在单纯性代谢性酸中毒情况下,呼吸代偿度可以通过以下公式进行计算:$PCO_2 = (1.5 \times [HCO_3^-]) + (8 \pm 2)$。举个例子,如果一个代谢性酸中毒患者血液碳酸氢盐为 12mmol/L,则他的 CO_2 分压预测值在 24～28mmHg,无论 CO_2 分压高于 28mmHg 或低于 24mmHg 均提示存在混合型酸碱代谢紊乱(可能为代谢性酸中毒合并呼吸性碱中毒或代谢性碱中毒合并呼吸性酸中毒)。此外,酸-碱诺谟图也可用于判断酸碱反应的适宜度(图 5-1)。图的阴影面积代表单纯性酸碱紊乱的代偿范围的 95% 置信区间,但是酸碱值在阴影内不能排除混合型酸碱代谢紊乱。在混合型酸碱代谢紊乱时,其中一种代谢紊乱强于另一种代谢紊乱时可以使计算值落入阴影以外区域中。因此,虽然计算图使用较简便,但不能替代表 5-1 中提到的公式计算方法。

混合型酸碱紊乱

混合型酸碱代谢紊乱在重症监护病房中所见的患者中常见,它可能导致致命性的 pH 危机值。它作为一种独立命名的并存性疾病,不能仅仅认为是一种生理性代偿反应。一个糖尿病酮症酸中毒的患者有可能会进展为独立的呼吸系统疾病,如肺炎可进一步导致呼吸性酸中毒或碱中毒。而存在潜在性肺疾病（如慢性阻塞性肺疾病）的患者在耐受一定程度的代谢性酸中毒同时，因肺通气储备不足导致的肺通气不良进而引起呼吸性酸中毒，如果呼吸性酸中毒和代谢性酸中毒同时出现时将造成严重的酸中毒表现。一个混合型酸碱失衡的患者可以同时出现代谢性酸中毒和代谢性碱中毒，此时 pH 可以在正常范围内，此时阴离子间隙（AG，详见下文）增高，可准确提示该酸中毒为 AG 正常型代谢性酸中毒；ΔAG（测定值－正常值）和 ΔHCO₃⁻（正常值－测定值）之间存在差异，提示 AG 增

高型混合型代谢性酸中毒。举例如下，糖尿病酮症酸中毒患者可能因同时合并肾功能不全出现代谢性酸中毒。而一个过量服用某些药物，如水杨酸和镇静药的患者可以因不同的药物作用导致出现代谢性酸中毒和代谢性碱中毒共存的复杂情况。而三重酸碱代谢紊乱则更为复杂，如代谢性酸中毒患者因呕吐合并了代谢性碱中毒，又与因酗酒或肝损害引起过度通气导致的呼吸性碱中毒相叠加，从而形成更为复杂的三重酸碱代谢紊乱（表 5-2）。

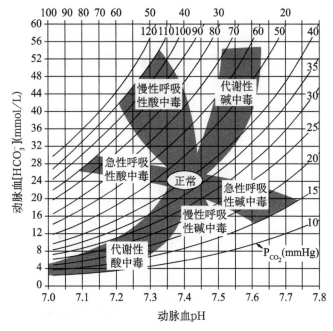

图 5-1　酸-碱诺谟图

显示酸碱平衡正常值和呼吸及代谢性酸碱紊乱的范围和代偿（95% 置信区间）（摘自：TD DuBose Jr. Acid-base disorders，Brenner and Rector's The Kidney，8th ed，BM Brenner[ed].Philadelphia Saunders，2008：505 546）

表 5-1　酸碱平衡紊乱的预测和变化类型

酸碱紊乱类型	代偿预测	pH	HCO₃⁻	PaCO₂
代谢性酸中毒	$Pa_{CO_2}=(1.5×HCO_3^-)+8±2$ 或者［HCO_3^-］每下降 1mmol/L Pa_{CO_2} 下降 1.25mmHg 或者 $Pa_{CO_2}=$［HCO_3^-］+15	低	低	低
代谢性碱中毒	［HCO_3^-］每上升 1mmol/L Pa_{CO_2} 上升 0.75mmHg 或者［HCO_3^-］每上升 10mmol/L Pa_{CO_2} 上升 6mmHg 或者 $Pa_{CO_2}=$［HCO_3^-］+15	高	高	高
呼吸性碱中毒	急性：［HCO_3^-］每下降 0.2mmol/L Pa_{CO_2} 下降 1mmHg 慢性：［HCO_3^-］每下降 0.4mmol/L Pa_{CO_2} 下降 1mmHg	高	低	低
呼吸性酸中毒	急性：［HCO_3^-］每上升 0.1mmol/L Pa_{CO_2} 上升 1mmHg 慢性：［HCO_3^-］每上升 0.4mmol/L Pa_{CO_2} 上升 1mmHg	低	高	高

表 5-2　混合型代谢性和呼吸性酸碱平衡紊乱的举例

类型	表现
混合型代谢和呼吸	
代谢性酸中毒合并呼吸性碱中毒	要点：AG 增高型或正常型代谢性酸中毒 Pa_{CO_2} 测得值＜预测值 举例：Na^+,140；K^+,4.0；Cl^-,106；HCO_3^-,14；AG,20 Pa_{CO_2},24；pH7.39（见于乳酸酸中毒、败血症、ICU）
代谢性酸中毒合并呼吸性酸中毒	要点：AG 增高型或正常型代谢性酸中毒 Pa_{CO_2} 测得值＞预测值（表 5-1） 举例：Na^+,140；K^+,4.0；Cl^-,102；HCO_3^-,18；AG,20 Pa_{CO_2},38；pH7.30 见于重症肺炎、肺水肿
代谢性酸中毒合并呼吸性碱中毒	要点：Pa_{CO_2} 增加值低于预期值 举例：Na^+,140；K^+,4.0；Cl^-,91；HCO_3^-,33；AG,16 Pa_{CO_2},38；pH7.55 见于肝病或使用利尿药
代谢性碱中毒合并呼吸性酸中毒	要点：Pa_{CO_2} 增高高于预期值，pH 正常 举例：Na^+,140；K^+,3.5；Cl^-,88；HCO_3^-,42；AG,10 Pa_{CO_2},42；pH7.42 见于 COPD 和应用利尿药
混合型代谢性酸碱平衡紊乱的举例	
代谢性酸中毒合并代谢性碱中毒	要点：仅见 AG 增高型酸中毒 $\Delta AG＞\Delta HCO_3^-$ 举例：Na^+,140；K^+,3.0；Cl^-,95；HCO_3^-,25；AG,20 Pa_{CO_2},40；pH7.42 见于尿毒症呕吐
代谢性酸中毒合并代谢性酸中毒	要点：混合型 AG 增高或 AG 正常型酸中毒 ΔHCO_3^- 贡献主要的 ΔAG 和 ΔCl^- 举例：Na^+,135；K^+,3.0；Cl^-,110；HCO_3^-,10；AG,15 Pa_{CO_2},25；pH7.20 见于腹泻、乳酸酸中毒、甲苯中毒、糖尿病酮症酸中毒治疗后

走进患者　　酸碱紊乱

利用渐进法诊断酸碱代谢紊乱，见表 5-3。应注意在做动脉血气分析的血样本中不要放入太多的肝素抗凝。在治疗前应同时抽取血标本测动脉血气分析和电解质，因为代谢性酸中毒和呼吸性碱中毒均可以出现血中碳酸氢盐含量下降。相反，代谢性碱中毒和呼吸性酸中毒均可见碳酸氢盐含量上升。实验室诊断得到动脉血气分析结果（CO_2 分压和动脉血 pH），根据亨德森-哈塞尔巴尔赫方式计算碳酸氢根。用计算得出的碳酸氢根数值与实验室检查测定的碳酸氢根数值比对，两者的误差应小于 2mmol/L；如果误差大于 2mmol/L，两者间可能存在测定误差，可能为实验室检查误差，也可能为计算误差。在明确血液 pH 后，即可确定酸碱代谢紊乱类型。

阴离子间隙计算　所有对酸碱平衡紊乱的评估均包括 AG 的计算，它代表血清中的未测离子总和（一般为 $10\sim12$ mmol/L）；AG 的计算方式：$AG＝Na^+－(Cl^-＋HCO_3^-)$。AG 包括阴离子蛋白（如白蛋白）、磷酸盐、硫酸盐和有机阴离子。当酸根性阴离子，如乙酰乙酸酯和乳酸在细胞外液中聚积时将引起 AG 增高，导致高 AG 型代谢性酸中毒。AG 增高的主要原因是未测阴离子增多，次要原因可以是未测阳离子减少（如钙离子、钾离子及镁离子等），但并不特别常见。此外，阴离子蛋白增多同时可以导致 AG 增高，要不就是蛋白浓度增高，要不就是碱中毒改变了白蛋白带电量。AG 降低的原因主要包括：①未测阳离子增加；②血液中加入了异常阳离子（如锂中毒时）或阳离子免疫球蛋白增加（如在浆细胞病时）；③AG 主要构成成分阴离子白蛋白减少（如肾病综合征时）；④酸中毒改变了白蛋白上的有效阴离子电荷数；⑤血液黏滞度增高或高脂血症时会低估钠离子和氯离子浓度，血清清蛋白从正常值（45g/L）下降 10g/L，AG 则下降 2.5mmol/L。目前已知高 AG 型酸中毒的原因，见表 5-3。

当血清白蛋白正常时，AG 增高主要是因为含有非含氯酸的无机物（如磷酸盐、硫酸盐），有机物（如酮酸、乳酸和尿毒症有机离子），外源性酸（水杨酸或摄入体内的有机酸产生的毒素）及其他未知阴离子。即使有其他酸碱代谢紊乱叠加作用影响碳酸氢根离子，

AG 增高也十分显著。如果自发性高 AG 增高型代谢性酸中毒可因同时叠加慢性呼吸性酸中毒或代谢性碱中毒就可以见到这种碳酸氢根正常甚至增高的现象（表 5-3）。此时应比较 AG 的变化值与碳酸氢根变化值的差别。

同样的道理，血液碳酸氢根、$PaCO_2$ 和 pH 在正常范围内并不能排除酸碱代谢紊乱。如下面的病例，一个酗酒者发生呕吐后，其血 pH 7.55，$PaCO_2$ 值 47mmHg，$[HCO_3^-]$ 40mmol/L，钠离子 135mmol/L，氯离子 80mmol/L 及钾离子 2.8mmol/L。如果该患者叠加了酒精性酮症（β-羟基丁酸值 15mmol/L），他的动脉 pH 降至 7.40，$[HCO_3^-]$ 值降至 25mmol/L 及 $PaCO_2$ 降至 40mmHg。虽然这些血气指标均在正常范围内，但 AG 已经增高至 30mmol/L，提示合并了混合型酸碱代谢紊乱。通过比较患者检测数值——正常值得到的差值，在临床上鉴别高间隙性代谢性碱中毒并不困难。如上述患者血清碳酸氢根差值为 0mmol/L（25～25mmol/L），但 AG 的差值为 20mmol/L（30～10mmol/L），而 AG 差值与碳酸氢根差值之间的差值，也就是 20mmol/L，是不能被正常解释的。

表 5-3　酸碱平衡紊乱的诊断步骤

1. 同时获得动脉血气分析和血清电解质
2. 比较动脉血气分析中的碳酸氢盐和电解质判断检测的准确性
3. 计算 AG
4. 明确 AG 增高型酸中毒（酮酸中毒、乳酸酸中毒、肾衰竭及毒素）
5. 明确高氯或无间隙酸中毒的两种原因（胃肠道碳酸氢盐的丢失或肾小管酸中毒）
6. 估算代偿性反应（表 5-1）
7. 比较 ΔAG 和 ΔHCO_3^-
8. 比较 ΔCl^- 和 ΔNa^+

代谢性酸中毒

内源性酸产生过多（如乳酸和酮酸）、碳酸氢盐损失（如腹泻）或内源性酸排泄异常导致体内蓄积（如肾衰竭）均可导致代谢性酸中毒。代谢性酸中毒对呼吸系统、循环系统及神经系统均有显著的生理学影响。血液 pH 下降导致肺通气尤其是潮气量增多（库斯莫呼吸）。心脏收缩可能会受到抑制，但因儿茶酚胺的释放引起的正性肌力作用使收缩功能达到正常值。外周动脉扩张和中心静脉收缩均可能同时出现；而中心静脉及肺血管压力下降将引起最小容量超负荷导致的肺水肿。中枢神经系统功能受到抑制，伴头晕、嗜睡、昏睡，在某些情

况下甚至造成昏迷，同时可出现葡萄糖不耐受。

临床上将酸中毒分为两类：AG 增高型和 AG 正常型或高氯型酸中毒（表 5-3 和表 5-4）。

表 5-4　AG 增高型代谢性酸中毒病因分析

乳酸性酸中毒	毒素
酮症酸中毒	乙二醇
糖尿病	甲醇
酒精	水杨酸
饥饿	丙二醇
	焦谷氨酸
急性或慢性肾衰竭	

治疗　代谢性酸中毒

当严重的代谢性酸中毒患者血清中无潜在碳酸氢盐储备时，应当慎用碱性药物纠正酸中毒。潜在碳酸氢盐储备可以 AG 增高值进行估算：AG 增高值＝患者 AG 值－10。但是必须确定血清中的碱性离子是代谢性的（如 β 羟基丁酸、乙酰乙酸和乳酸）还是非代谢性的（如肾衰竭后阴离子聚积或服用毒性物质后）。后者需要肾功能恢复来弥补碳酸氢盐损失，但这往往是一个缓慢且不确定的过程。因此，表现为 AG 正常型酸中毒（高氯性酸中毒）或 AG 轻度增高型酸中毒（混合高氯和 AG 型酸中毒）、或非代谢性阴离子堆积导致的 AG 增高型酸中毒的患者，因肾功能衰竭接受碱性药物治疗时口服或静脉滴注碱性药物应缓慢将血清碳酸氢盐升至 20～22mmol/L。

但就单纯因代谢性有机碱堆积导致 AG 型代谢性酸中毒（酮症酸中毒或乳酸酸中毒）患者治疗时尚存在争议。一般情况下，严重酸中毒（pH＜7.10）在最初的 1～2h 可静脉滴注 50～100mmol 的碳酸氢钠，时间为 30～45min。虽然这种适度的碳酸氢盐治疗量一般是安全的，但仍应考虑到纠正酸中毒后引起的钾离子降低及 pH 的上升。因此，碳酸氢盐纠正的目标是 10mmol 且 pH 在 7.20 左右，不要一味将碳酸氢盐水平纠正至正常值。

AG 增高型代谢性酸中毒

走进患者　AG 增高型代谢性酸中毒

AG 增高型代谢性酸中毒有四种主要病因：①乳酸性酸中毒；②酮症酸中毒；③摄入毒素；④急性或慢性肾衰竭（表 5-4）。最初区分代谢性酸中毒病因依据有：①有无误服毒物或服用某些药物病史，同时查血

气分析是否合并呼吸性碱中毒(水杨酸中毒);②判断是否为糖尿病酮症酸中毒;③是否为酗酒者或查血中β羟基丁酸酯增高(酒精性酮症酸中毒);④观察临床表现及查血清肌酐及尿素氮,判断是否为尿毒症性酸中毒;⑤草酸盐检测(乙二醇);⑥导致乳酸水平增高的临床疾病(低血压、休克、心力衰竭、白血病、癌症或毒素误服等)。

1.乳酸酸中毒 血清游离乳酸水平增高主要继发于组织灌注不良(即 A 型,主要见于休克、心力衰竭等原因导致的循环衰竭,严重贫血、线粒体酶缺陷型疾病或一氧化碳或氰化物等线粒体酶抑制剂等)或氧利用障碍型(即 B 型,主要见于恶性肿瘤、在 HIV治疗使用核苷类似物反转录酶抑制剂、糖尿病、肝肾功能衰竭、硫胺素缺乏症、重度感染(如霍乱、疟疾等)、癫痫,服用药物或毒物(双胍类、乙醇、甲醇、丙基希乙二醇、异烟肼及果糖)。丙二醇可作为劳拉西泮的溶媒用于该药的静脉滴注。在患有冠状动脉粥样硬化性心脏病和心功能失代偿期服用升压药物的患者中出现不明原因的缺血或梗死是乳酸性酸中毒最常见病因。危重症患者服用对乙酰氨基酚时会出现苯酮酸尿症,这与谷胱甘肽耗竭有关。D 型乳酸酸中毒主要与肠道菌群生成乳酸过多有关,主要见于空回肠短路、短肠综合征及肠梗阻患者。

走进患者　乳酸酸中毒的处理

首先需要纠正导致乳酸代谢异常的原发病。如组织灌注不足需要及时恢复。如果无特殊用药指征,避免使用血管收缩药物,以免进一步影响组织血液灌注。对于急性且严重的酸中毒(一般指 pH<7.15)建议给予碱剂治疗以改善心功能和乳酸代谢。但是,使用碱剂会抑制心脏功能同时因碳酸氢盐可以活化磷酸果糖激酶加快乳酸形成,可能加重患者病情。在非重症乳酸酸中毒患者中是否使用碱剂治疗目前尚存在争议,目前较一致的观点是利用外源性碱剂将患者碳酸氢盐或 pH 强制性升至正常值是不可取的。较合理的做法应是静脉滴注适量的碳酸氢钠将患者血pH 升高至 7.2 以上维持 30~40min。

当乳酸在体内堆积时,碳酸氢钠治疗将导致体液负荷及张力增高。中心静脉收缩患者尤其是少尿患者,液体治疗的耐受量是极低的。如果乳酸酸中毒潜在病因是可以纠正的,血乳酸可以转化为碳酸氢盐且可能引起过冲性碱中毒。

2.酮酸中毒

(1)糖尿病酮症酸中毒(DKA):糖尿病酮症酸中毒是因脂肪酸代谢增加引起(如乙酰乙酸的积累和 β羟基丁酸酯)。糖尿病酮症酸中毒常见于胰岛素依赖型糖尿病患者停用胰岛素或合并感染、胰腺炎、胃肠炎、心肌梗死等疾病导致胰岛素需求或敏感度增加导致。AG 中酮酸含量增加常合并高血糖(葡萄糖>17mmol/L 或 300mg/dl)。糖尿病酮症酸中毒患者AG 变化值与碳酸氢盐变化值比值约为 1∶1。需要注意的是,因胰岛素可以减少酮体生成,因此除非在严重的酸中毒时(pH<7.1),一般慎用碱剂或低剂量使用。糖尿病酮症酸中毒患者经常出现体液量不足,需要积极补充等渗盐水。静脉滴注液体导致液体入量负荷过重并不少见且与糖尿病酮症酸中毒患者高氯型代谢性酸中毒的进展有关。主要治疗方法即是常规静脉滴注胰岛素。

(2)酒精性酸中毒(AKA):慢性酗酒者短时间大量饮酒及营养状态差时可以诱发酒精性酸中毒(AKA)。酒精性酸中毒与大量饮酒、呕吐、腹痛、饥饿及体液损耗有关。酒精性酸中毒血糖浓度多变,且酸中毒可能因酮体尤其是 β羟基丁酸酯增加而更加严重。灌注不良可导致乳酸生成增加。慢性呼吸性碱中毒可能伴随肝病出现,代谢性碱中毒可能与呕吐有关,因此酒精性酸中毒中常见混合型酸碱平衡紊乱。因此,在给予生理盐水静滴恢复容量负荷后,β羟丁酸易于体内积聚并转化为脂类。这也能解释为何在患者病情缓解后硝普钠出现正反应性的临床现象。硝普钠反应检测的是乙酰乙酸而非 β羟基丁酸,因此酮症和酮尿等程度不仅随着治疗会发生变化,即使在疾病早期也可能出现低估的情况。酒精性酸中毒患者肾功能一般无明显异常,如果出现异常,提示可能出现因糖尿病肾病或渗透性利尿等原因导致的血容量不足性肾损害。肾功能正常的酒精性酸中毒患者尿中往往可见大量酮体,因此,可能表现为 AG 正常,且与 AG 变量/碳酸氢盐变量比值不一致。

治疗　酒精性酸中毒

酒精性酸中毒患者几乎总是伴随着容量耗竭因此需要大量静脉补充生理盐水及葡萄糖(5% 右旋糖酐+0.9%氯化钠注射液)。同时要纠正并发的低磷血症、低钾血症和低镁血症。低磷血症往往出现在入院的 12~24h,可因输注葡萄糖注射液而出现病情恶化,且严重时将诱发横纹肌溶解症。酒精性酸中毒同时可能伴发上消化道出血、胰腺炎和肺炎等疾病。

3.药物和毒素引起的酸中毒

(1)水杨酸类药物:成人水杨酸中毒时常表现为呼吸性碱中毒或混合型高 AG 型代谢性酸中毒和呼吸性

碱中毒。水杨酸仅能部分解释这些患者 AG 增高的原因,乳酸在这些患者中往往也是增高的。

治疗　水杨酸诱发酸中毒

首先立即用大量等渗盐水(非碳酸氢盐)洗胃,随后通过鼻胃管给予活性炭治疗。对于酸中毒患者,为了便于清除水杨酸,静脉给予足量的碳酸氢盐以碱化尿液和保持尿量(尿 pH 大于 7.5)。这种针对酸中毒患者的治疗方法很直接,但合并呼吸性碱中毒时往往是灾难性的。碱中毒患者不应接受碳酸氢盐治疗。

但禁用碱性利尿药或纠正因碳酸氢盐相关容量负荷时,可以用醋唑磺胺治疗碱血症,但如果不替换碱盐,则该药物可能引起全身性酸中毒。排钾利尿药可以引起低钾血症,应积极且迅速的进行干预。为预防低血糖可用含糖液体。严重的非自觉性失水会造成严重的体液丢失和高钠血症。如果肾衰竭引起水杨酸排泄障碍,血液透析时可用碳酸氢盐透析液进行纠正。

(2)酒精:生理条件下,钾离子、尿素和葡萄糖构成了血液渗透压。血浆渗透压的计算公式:$2Na^+ + Glu + BUN$(单位均为 mmol/L);如果葡萄糖和 BUN 采用传统单位即 mg/L,则公式为 $2Na^+ + Glu/18 + BUN/2.8$。计算得出的渗透压应符合 $10 \sim 15 mmol/(kg \cdot H_2O)$。如果计算的渗透压超过 $15 \sim 20 mmol/(kg \cdot H_2O)$,多数情况下可以用以下两种情况解释:一个是血清钠假性降低,合并高脂血症或高蛋白血症(假性低钠血症);另一个是非钠离子、葡萄糖和尿素等物质构成血液渗透压。这种渗透压因子包括甘露醇、放射用对比剂、乙醇、异丙基乙醇、乙二醇、丙二醇、甲醇和丙酮。这种情况下,渗透压计算值与测定值的差值与血液中这些可溶物质的浓度成正比。除了详细询问病史,计算疑似指数,计算渗透压差值对于明确毒素诱发代谢性酸中毒很有帮助。三种酒精类物质具有致死性:乙二醇、甲醇和异丙醇,这三种物质均可以导致血浆渗透压空隙增高,但仅有前两种物质会导致 AG 增高。

(3)乙二醇:误服乙二醇(防冻液常见)导致代谢性酸中毒并对中枢神经系统、心、肺和肾产生严重损伤。乙二醇和代谢产物如草酸、乙醇酸及其他有机酸引起 AG 和渗透压间隙增高。三羧酸循环受到抑制引起乳酸继发性增加及改变细胞内氧化还原状态。尿中草酸盐增加、血浆渗透压间隙增加和高 AG 增高型代谢性酸中毒使诊断更加容易。不能因检测血液乙二醇浓度而延误治疗时机。

治疗　乙二醇诱发性酸中毒

立即给予生理盐水及渗透性利尿药、硫胺素和吡哆醇替代物、甲吡唑、乙醇或血液透析。静脉给予乙醇脱氢酶抑制剂——4甲基-吡唑,负荷剂量 15mg/kg 或静脉给予酒精达到 22mmol/L(100mg/dl)的血清浓度,这些药物可以竞争乙醇脱氢酶而抑制乙二醇代谢。4甲基-吡唑虽然很昂贵,但它既可以降低血乙二醇浓度,又可以避免治疗过程中输入大量的乙醇;因此,它是乙二醇中毒的首选用药。当血 pH 低于 7.3 或渗透压间隙超过 20mmol/L 时则考虑给予血液透析治疗。

(4)甲醇性酸中毒:误服甲醇(木醇)可以导致酸中毒,其代谢产物甲醛及甲酸将引起视神经和中枢神经系统损害,而乳酸、酮酸及其他未鉴定出的有机酸可使患者表现为酸中毒。因其分子量小(32Da),经常可以引起渗透压间隙出现。

治疗　甲醇性酸中毒

与乙二醇中毒治疗方式类似,包括支持治疗、甲吡唑治疗及血液透析治疗。

(5)异丙醇酸中毒:异丙醇在体内吸收速度快,150ml 擦拭乙醇、溶剂或除冰剂中所含的异丙醇即可致命。而在血清中浓度超过 400mg/dl 异丙醇即可导致生命危险。异丙醇与乙二醇和甲醇不同,自身既含有毒性而非代谢性产物有毒。且因丙酮会迅速排出,因此不会发生 AG 型代谢性酸中毒。

治疗　异丙醇酸中毒

主要以临床观察及支持疗法为主;必要时给予补液、给予升压药物和呼吸支持,对于血异丙醇浓度超过 400mg/dl 或已昏迷的患者尽快给予血液透析治疗。

4.肾衰竭(参见第 11 章)　中度肾功能不全患者出现的高氯性酸中毒最终在疾病晚期时会转化为 AG 增高型代谢性酸中毒,主要病因可能为肾滤过功能差和有机碱的重吸收。随着疾病进展,有功能肾单位越来越少,无法使机体产生的酸完全代谢出体外导致酸中毒。因此,尿毒症性酸中毒主要特点是 NH_4^+ 产生和排泄量减少。尿毒症患者潴留酸会被骨骼中的碱性盐中和。虽然尿毒症患者体内酸潴留明显(最多可达 20mmol/dl),但血清碳酸氢盐并没有下降,提示细胞外液参与了酸性物质的缓冲和中和反应。慢性代谢性酸中毒因消耗骨中的碳酸盐最终导致骨盐损失,且可引起尿钙排出增加,进一步增加了酸的体内潴留。

治疗 肾衰竭

因肾衰竭与肌肉代谢和骨疾病有关,肾衰竭和高氯性酸中毒患者需要口服碳酸氢钠,将 pH 保持在 20~24mmol/L。补充碳酸氢钠的量不宜过多,一般为每日 1.0~1.5mmol/kg 体重。碳酸氢钠片或柠檬酸钠同样是有效的碱性成分(650mg 碳酸氢钠片中含有 7.8mmol/L HCO_3^-)。因柠檬酸会增加机体对铝的吸收,因此柠檬酸盐不可和含铝的胃黏膜保护剂一起服用,否则可能造成铝中毒。如合并高钾血症,可考虑给予呋塞米治疗(60~80mg/d)。

非 AG 型代谢性酸中毒

患者可能因腹泻从消化道中丢失碱或因肾小管酸中毒从肾丢失碱。在这些疾病发生时(表 5-5),氯离子和碳酸氢盐的倒数变化最终使 AG 维持在正常水平。因此,在单纯性非 AG 增高型代谢性酸中毒发生时,患者氯离子增加的量与碳酸氢盐减少的量较接近,如果没有这种量的趋势关系,则提示酸中毒可能为混合型。

表 5-5 非阴离子间隙性酸中毒的原因

1.碳酸氢盐从胃肠道丢失

　(1)腹泻

　(2)胰腺及小肠引流

　(3)输尿管乙状结肠吻合术,空肠袢、回肠袢

　(4)药物(酸化剂如氯化钙、腹泻药如硫酸铵和促胆汁排泄药物如考来烯胺)

2.肾小管性酸中毒

　(1)低钾血症:①近端 RTA(Ⅱ型);②远端 RTA(Ⅰ型)

　(2)高钾血症:广义远端肾单位功能不全(Ⅳ型 RTA)。①盐皮质激素功能不全;②盐皮质激素功能抵抗(常染色体显性 PHA Ⅰ型);③电压缺陷(常染色体显性 PHA Ⅰ型和Ⅱ型);④肾间质性疾病

3.药源性高钾血症

　(1)保钾利尿药(阿米洛利、氨苯蝶啶、螺内酯)

　(2)二甲氧苄氨嘧啶

　(3)喷他脒

　(4)ARB 或 ACEI

　(5)非甾体抗炎药

　(6)环孢素及他克莫司

（续表）

4.其他

　(1)酸负荷

　(2)隐匿性损失的碳酸氢盐

　(3)广义性酸中毒(快速盐水输注所致)

　(4)马尿酸盐

　(5)阳离子交换树脂

治疗 非 AG 型酸中毒

腹泻患者粪便中碳酸氢盐的含量比血清中更高且分解碳酸氢盐更多,因此代谢性酸中毒病情与体液丢失程度相伴随。在酸中毒发生时,不会像预想的那样尿中也偏酸性,当尿 pH 接近 6.0,因代谢性酸中毒和高钾血症增加肾合成和分泌 NH_4^+,为增加的尿 pH 增加碱性缓冲因子。腹泻导致代谢性酸中毒合并尿 pH 增高可以与肾小管酸中毒相鉴别,因为尿 NH_4^+ 在腹泻患者中是增高的,而在肾小管酸中毒中则是降低的。尿 AG 值可以用来评估尿中 NH_4^+ 水平:UAG = $[Na^+ + K^+]_u - [Cl^-]_u$。当 $[Cl^-]_u > [Na^+ + K^+]_u$ 时,UAG 为负值,表明尿酸铵水平增加,提示酸中毒是因肾外因素导致的;相反,如果 UAG 为正值,提示尿酸铵水平降低,说明肾小管酸中毒导致的。

随着肾病的进展,肾实质功能丧失,在 GFR 接近 20~50ml/min 时,将导致高氯性代谢性酸中毒;而 GFR 低于 20ml/min 时将引起 AG 增高型代谢性酸中毒。在慢性肾衰竭晚期,NH_4^+ 生成减少且与肾功能丧失程度平行,NH_4^+ 体内储量下降,同时外髓质集合管的重吸收 NH_4^+ 能力受损。因为肾集合管及结肠泌钾功能适应性增加,慢性肾衰竭患者酸中毒通常血钾在正常范围内。

近端小管酸中毒(详见第 16 章),是最常见的全区段肾小管功能障碍,表现为糖尿、氨基酸尿和高磷酸盐尿(即范科尼综合征)。随着血清碳酸氢盐水平下降,尿 pH 偏酸性(pH < 5.5)。当血清碳酸氢盐 > 20mmol/L 时,碳酸氢盐排泄分数可能超过 10% ~ 15%。因碳酸氢盐不能正常被近曲小管重吸收,在碳酸氢钠治疗时将增加肾小管钾排泄并引起低钾血症。

遗传性或获得性经典肾小管酸中毒(RTA1 型)典型表现包括高钾血症、非 AG 型代谢性酸中毒,尿 NH_4^+ 排泄减少(UAG 正值,尿 NH_4^+ 减低)及超过正常预期范围的尿 pH 增高。多数患者表现为低枸橼酸尿和高钙尿。因此,这类患者常见肾结石、肾钙化和骨骼疾病等。远端肾单位功能障碍(RTA4 型),低钾血症和肾功能丧失程度是不平行的,因为泌钾和泌

酸功能障碍是同时发生的。尿 NH_4^+ 排泄不可避免出现下降，而肾功能同时受到损害，常见于糖尿病肾病、输尿管梗阻和慢性肾间质疾病。

肾素-醛固酮减少症最常引起非 AG 型酸中毒，见于中老年型糖尿病肾病、肾小管疾病及慢性肾衰竭患者。患者表现为轻至中度慢性肾病（CKD，GFR 在 $20\sim50$ml/min）和酸中毒，同时伴有血钾增高（$5.2\sim6.0$mmol/L），还可并发高血压和充血性心力衰竭。无论是高钾血症还是代谢性酸中毒程度均超过肾功能损害所致的水平。非甾体抗炎药、甲氧苄啶、喷他脒、血管紧张素转化酶抑制药（ACEI）同样可以引起患者非 AG 型代谢性酸中毒与肾功能不全。

代谢性碱中毒

代谢性碱中毒主要表现为动脉血 pH 和血清碳酸氢盐水平增高；如果代谢性碱中毒是继发于肺泡通气不足，则同时会出现二氧化碳分压增高（表 5-1）。代谢性碱中毒通常会合并低氯血症和低钾血症。动脉血 pH 测定可以确诊，在单纯型代谢性碱中毒中 pH 增高，在合并呼吸性酸中毒时则可以表现为正常或减低。代谢性碱中毒经常会合并其他酸碱代谢紊乱，如呼吸性酸中毒、呼吸性碱中毒或代谢性酸中毒。

病因学

代谢性碱中毒的发生，是源于碳酸氢盐的净生成和细胞外液丢失（主要见于呕吐导致的 HCl 丢失）的可挥发酸共同作用的结果。碳酸氢盐需要依赖外源性给予或内源性合成，部分或全部来源于肾。一般情况下体内的碱不是外源性的，因此此病包括碱的生成阶段，包括酸损失引起的碱中毒。在维持阶段，肾往往不能通过分泌碳酸氢盐实现代偿。一般情况下，肾分泌碳酸氢盐的能力是有限度的。通常代谢性碱中毒的持续状态反映了肾清除碳酸氢盐能力受损。以下情况下肾主要是保留而非排泄碱性物质来维持碱中毒：①容量不足，氯离子不足或钾缺乏在肾功能受损时往往同时出现，而此时远端小管泌酸的能力增加；②自发性醛固酮增多症会表现为低钾血症。情况 1 中，氯化钾和氯化钠可以纠正碱中毒，然而在情况 2 中，需要给予药物或手术干预，而不能给予盐水来纠正。

鉴别诊断

在确定代谢性碱中毒病因前（表 5-6）需要评估细胞外液体积（ECFV），直立状态和卧位时血压，血清钾浓度及肾素-血管紧张素系统。如碱中毒患者出现高血压和低钾血症提示可以是盐皮质激素分泌过多或高血压患者使用利尿药。低血清肾素活性的同时，尿钾

和尿氯水平正常如果发生在一个未服用利尿药的患者身上，则提示为原发性盐皮质激素分泌过多综合征。如果患者表现为低钾血症和碱中毒而血压正常，则推测患者可能为 Bartter 或 Gitelman 综合征、镁缺乏、呕吐、服用外源性碱剂或使用利尿药等原因。明确患者尿电解质水平（尤其是尿氯）对筛选患者使用何种利尿药是有帮助的。如果尿呈碱性，同时表现为高钠、高钾和低氯，最常见于呕吐或之前服用过利尿药。而另一方面，如果患者血钠、血钾及血氯均未见增高，那么需要考虑是否存在镁缺乏、Bartter 或 Gitelman 综合征及没有服用利尿药等情况。Bartter 或 Gitelman 综合征区别在于后者存在低镁血症和低尿钙。

表 5-6　代谢性碱中毒的原因

Ⅰ.外源性碳酸氢盐负荷增加

　1.快速碱剂输注

　2.乳-碱综合征

Ⅱ.有效 ECFV 减少，正常血压、钾离子不足、继发性血管紧张素转化酶-醛固酮增多症

　1.胃肠道源性　①呕吐；②腹泻；③先天性氯型腹泻；④绒毛状腺瘤

　2.肾源性　①利尿药；②二氧化碳排出后碱中毒状态；③高钙血症/甲状旁腺功能减退症；④乳酸重吸收性酸中毒或酮症酸中毒；⑤非可吸收性阳离子如青霉素、氨苄西林；⑥镁离子不足；⑦钾离子消耗；⑧Barrter 综合征髓袢升支粗段功能缺失突变；⑨Gitelman 综合征（远端肾小管上 Na-Cl 转运体因突变导致失功能）

Ⅲ.ECFV 增加、高血压、钾缺乏、盐皮质激素过多

　1.高肾素　①肾动脉狭窄；②急进性高血压；③肾素分泌瘤；④雌激素治疗

　2.低肾素

　（1）原发性醛固酮增多症：①腺瘤；②增生；③肿瘤

　（2）肾上腺酶缺乏：①11β 羟化酶缺乏；②17α 羟化酶缺乏

　（3）Cushing 综合征或 Cushing 病

　（4）其他：①甘草；②生胃酮；③烟草

Ⅳ.肾钠钾通道功能获得性突变伴随 ECFV 增加、高血压、钾缺乏、肾素-醛固酮减少症
　Liddle 综合征

碱剂治疗

在患者肾功能正常情况下，长期适量服用碱剂是不会引起碱中毒的。但如果患者存在血流动力学紊乱时是可以发生碱中毒的，因为可能超过正常的肾泌碳酸氢盐功能或碳酸氢盐在肾重吸收增加。这些患者可

能为接受碳酸氢盐治疗的患者(口服或静脉滴注)、醋酸负荷(肠外高营养溶液)、柠檬酸盐负荷(输血)、抗酸剂或阳离子交换树脂(氢氧化铝或聚磺苯乙烯钠)。家庭护理患者中接受管饲饮食者较正常口服饮食者发生代谢性碱中毒可能性更高。

ECFV 减少、钾离子耗竭及高肾素性醛固酮增多症相关的代谢性碱中毒

1.胃肠道源性　呕吐或胃吸引术导致的氢离子丢失和碳酸氢盐潴留。呕吐和鼻胃管吸引会引起体液和盐的丢失,ECFV减少和肾素血管紧张素系统活化。肾功能下降导致的容量收缩引起肾小管容量的提高和碳酸氢盐重吸收的增加。急性呕吐时,二氧化碳的滤过负荷急骤增加超过了近端小管重吸收碳酸氢盐的能力,近端小管未吸收的碳酸氢盐到达远端小管,此处醛固酮诱导的泌酸能力增强且转运重吸收不良的阴离子——碳酸氢盐。利用氯化钠纠正ECFV减少和纠正钾缺乏改善酸碱代谢紊乱和氯缺乏。

2.肾源性

(1)利尿药:能够导致萎黄病的药物,如噻嗪类或袢利尿药(呋塞米、布美他尼和利尿酸)能够迅速降低ECFV而并不改变身体总的碳酸盐含量。因为ECFV减少起到了浓缩体液的作用导致了碳酸氢盐浓度的增高(即浓缩性碱中毒)。长期使用利尿药通过增加远端小管重吸收碳酸氢盐导致碱中毒,刺激分泌钾离子和氢离子。这种碱中毒的维持是依赖ECFV减少形成的浓缩状态,同时出现继发性醛固酮增多症、钾离子缺乏及利尿药的直接性作用。输注等渗盐水纠正ECFV纠正碱中毒。

(2)溶质丢失:Bartter或Gitelman综合征(详见第16章)。

(3)溶解性阳离子和镁离子缺乏:输注大量的非吸收性阴离子,如青霉素或羧苄青霉素,并通过增加跨膜电位差增强远端小管酸化功能和泌钾功能。镁离子缺乏通过刺激肾素-醛固酮分泌进而导致低钾性碱中毒。

(4)钾剥夺:慢性缺钾通过增加尿酸排泄引起代谢性碱中毒。NH_4^+产生和重吸收增强同时碳酸氢盐重吸收也增强。长期钾缺乏将导致H^+-K^+-ATP酶活性增强加强K^+的重吸收。

(5)乳酸酸中毒或酮酸酸中毒治疗后:若导致乳酸或酮酸潜在性刺激因素被突然性去除,同时如果循环功能不全得到纠正或正在接受胰岛素治疗时,乳酸或酮酸将转化为等量的碳酸氢盐。其他导致碳酸氢盐产生的因素主要为有机性阳离子代谢产物:①在酸中毒维持期肾加强酸性物质排泄产生新的碳酸氢盐;②治疗酸中毒时使用碱性药物如碳酸氢钠。酸中毒诱导的ECFV减少和钾缺乏参与了碱中毒的维持状态。

(6)高碳酸血症后状态:长期的慢性呼吸性酸中毒

导致的二氧化碳潴留将促进肾对碳酸氢盐的重吸收并且合成新的碳酸氢盐进行缓冲(净酸排泄增加)。若二氧化碳分压降至正常,而碳酸氢盐持续性增高将导致代谢性碱中毒。若因呼吸机型机械通气突然去除了二氧化碳潴留将促进碱中毒的进展。ECFV的减少并不能完全通过纠正二氧化碳分压而纠正酸中毒,而只有给予氯离子治疗才能纠正碱中毒。

代谢性碱中毒合并 ECFV 增高、高血压和醛固酮增多症

醛固酮水平增高的原因可以是原发性的肾上腺产生增加也可以是过多的肾素生成后继发性产生增加所致。盐皮质激素增加可以增加净酸排泄,同样可能导致代谢性碱中毒,且可因钾缺乏而加重。盐潴留导致的ECFV增加最终将导致高血压的发生。盐皮质激素的过度产生和钾排泄增加导致的持续性肾泌钾,同时出现烦渴、尿浓缩功能下降和多尿。

Liddle综合征(详见第16章)的发生是由于集合管上钠通道活性增强导致的,其中罕见的单基因表现为高血压和因容量负荷增加表现出的高钾性酸中毒但醛固酮水平正常。

症状

合并代谢性酸中毒时,中枢神经系统病变和低钙血症导致的外周神经系统病变表现类似。症状包括精神错乱、迟钝、并易患癫痫发作及感觉异常、肌肉痉挛、手足抽搐、心律失常加重,在慢性阻塞性肺疾病患者中将合并低氧血症。相关电解质异常包括低血钾和低磷血症。

治疗　代谢性酸中毒

治疗首先去除导致碳酸氢盐产生增加的基础性疾病。原发性醛固酮增多症、肾动脉狭窄或库欣综合征患者去除根本病因后碱中毒即可得到纠正。胃肠道和肾脏丢失的氢离子可通过质子泵抑制药和停用利尿药得到缓解。治疗第二方面是针对增加肾对碳酸氢盐重吸收相关因素上,如ECFV减少和钾离子缺乏。钾离子缺乏应经常给予纠正。

如果ECFV存在不足可给予生理盐水输注进行纠正。通过给予乙酰唑胺、碳酸酐酶抑制药等加速肾排泄碳酸氢盐,但前提者肾功能是正常的但该治疗方案会增加钾的流失。稀释盐酸(0.1N)治疗碱中毒也是有效的,但可以引起溶血,需要中心静脉给予且速度应缓慢。当患者肾功能存在损害,则选择血液透析治疗,可以对低碳酸氢盐和高氯型代谢紊乱起到较好的效果。

呼吸性酸中毒

呼吸性酸中毒主要病因是严重肺部疾病、呼吸肌疲劳或通气控制异常所致，主要表现为氧分压下降及二氧化碳分压的增高（表 5-7）。在急性呼吸性酸中毒发生时，体内碳酸氢盐水平会即刻代偿性增高（基于细胞缓冲机制），每增加 10mmHg 的二氧化碳分压，碳酸氢盐含量增加 1mmol/L。而在慢性呼吸性酸中毒时，每增高 10mmHg 的二氧化碳分压，体内碳酸氢盐含量增加可达到 4mmol/L。但碳酸氢盐增加一般不会超过 38mmol/L。

呼吸性酸中毒临床症状会因为病情轻重、病程长短、基础疾病和是否伴有低氧血症等诸多因素而表现不同。短时间内二氧化碳分压迅速增加可能会导致焦虑、呼吸困难、神志不清等精神症状和幻觉并可进展到昏迷。慢性呼吸性酸中毒一般表现为部分功能障碍，包括失眠、记忆力减退、白天嗜睡、人格改变、协调功能障碍、运动功能异常（如震颤、肌肉阵挛性抽搐）、头痛及其他颅内压增高症状如视盘水肿、反射亢进、局部性肌无力；此外还会表现出因二氧化碳扩血管作用继发的血管舒张一系列表现。

多种药物、损伤、疾病均可抑制呼吸中枢引起呼吸性酸中毒。在全身麻醉、镇静药治疗、热休克、夜间呼吸暂停综合征（包括原发性肺泡性和肥胖低通气性综合征），运动神经元、神经肌肉接头、骨骼肌疾病或功能障碍可导致呼吸肌疲劳性低通气。机械通气过程中如果没有及时调整参数同样可能造成呼吸性酸中毒，尤其是二氧化碳产生突然性增加时（发热、情绪激动、败血症、管饲过量）或因肺功能持续恶化导致的肺泡通气量突然下降时。

表 5-7　呼吸性酸碱平衡紊乱

1.碱中毒

(1)中枢神经系统刺激：①疼痛；②焦虑，精神病；③发热；④脑血管意外；⑤脑膜炎，脑炎；⑥肿瘤；⑦外伤

(2)低氧血症或组织缺氧：①高海拔；②肺炎，肺水肿；③吸气；④严重贫血

(3)药物或激素：①孕酮；②水杨酸；③心力衰竭

(4)胸部受体的刺激：①血胸；②连枷胸；③心力衰竭；④肺栓塞

(5)其他：①败血症；②肝衰竭；③机械通气过度；④热暴露；⑤重吸收性代谢性酸中毒

2.酸中毒

(1)中枢神经系统：①药物（麻醉药、吗啡、镇静药）；②卒中；③感染

(2)气道：①梗阻；②哮喘

(3)肺实质：①肺气肿；②尘肺；③支气管炎；④急性呼吸窘迫综合征；⑤气压伤

(4)神经肌肉：①脊髓灰质炎；②脊柱后侧弯；③重症肌无力；④肌营养不良

(5)其他：①肥胖；②通气不足；③允许性高碳酸血症

在心排血减低时给予高压性正压通气时可以造成肺泡无效腔增加，最终导致高碳酸血症及呼吸性酸中毒。允许高碳酸血症存在的原因是有研究发现这种方法比单纯性机械通气患者死亡率减低，尤其是那些严重的中枢神经系统疾病和心脏疾病的患者。允许性高碳酸血症的呼吸性酸中毒需要给予碳酸氢钠治疗将 pH 调整至 7.25 左右，应避免矫枉过正。

因气道突然性闭塞、广泛支气管痉挛、危重哮喘发作、过敏性休克、吸入性烧伤或毒素损伤等原因可导致急性的高碳酸血症。慢性阻塞性肺疾病终末期可造成慢性高碳酸血症和呼吸性酸中毒。高代谢性消耗性呼吸运动易造成呼吸肌疲劳。因此，胸壁和肺部疾病导致的限制性通气障碍可引起呼吸性酸中毒。肺内或肺外限制性通气功能障碍进展期可引起慢性呼吸性酸中毒。

诊断呼吸性酸中毒需要同时参考血 pH、动脉氧分压和二氧化碳分压。通过详细的病史采集和全面的体格检查往往可以明确病因。肺功能学检查，如肺活量测定、一氧化碳扩散容量检查、肺容量。动脉二氧化碳和氧分压饱和度，对确定呼吸性酸中毒是否是肺源性非常有用。明确非肺原因的方法包括详细的病史采集、血细胞比容的测定、上呼吸道功能评估、胸膜、胸壁和神经肌肉功能测定。

治疗　呼吸性酸中毒

呼吸性酸中毒的处理措施取决于发病的严重程度和发病率。急性呼吸性酸中毒可危及生命，需要采取有效措施治疗基础疾病，同时使患者恢复足够的肺泡通气量，后者可能需要气管插管和辅助机械通气才可实现。给有自主呼吸的患者实施氧疗时需要谨慎的评价阻塞性肺疾病严重程度和二氧化碳潴留的情况。如果氧疗剂量不适当，会诱发进展性的呼吸性酸中毒。不可过快或过激地纠正高碳酸血症，否则可能致使二氧化碳分压的急剧下降引起严重的呼吸性碱中毒等急性并发症，其表现为心律失常、脑灌注降低

和诱发癫痫。纠正呼吸性酸中毒患者,二氧化碳分压应遵循逐步降低的原则,缓慢将其降至基线水平,同时提供足量的氯离子及钾离子,使肾能够排泄足量的碳酸氢盐。

呼吸性酸中毒常难以得到满意纠正,给予措施的目的旨在改善肺功能并防止部分患者肺功能进一步恶化。

呼吸性碱中毒

肺泡过度换气可以降低二氧化碳分压和碳酸氢盐/二氧化碳分压比值,提高血 pH(表 5-7)。非碳酸氢盐细胞缓冲液对碳酸氢盐消耗存在反应。低碳酸血症引起肺通气增强时,肺排出二氧化碳量超过组织产生量而发生呼吸性碱中毒。二氧化碳分压波动在 15～40mmHg 时,血 pH 与血清碳酸氢盐浓度的相关性呈比例变化。氢离子浓度与二氧化碳分压关系是每 1mmHg 二氧化碳分压氢离子改变 0.7mmol/L;而碳酸氢盐变化值为 0.2mmol/L。当低碳酸血症持续时间超过 2～6h,肾减少 NH_4^+ 和可滴定酸的分泌,同时减少对碳酸氢盐的重吸收进行调节。肾对呼吸性碱中毒的适应性调节作用需要几天方可完成,且需要容量负荷和肾功能正常。似乎是二氧化碳分压而非碱中毒本身促进肾发挥调节功能。慢性呼吸性碱中毒患者二氧化碳分压每下降 1mmHg 将引起碳酸氢盐 0.4～0.5mmol/L 的下降及氢离子 0.3mmol/L 的下降并引起 pH 0.003 的上升。

病程和病因均可影响到呼吸性碱中毒,但影响呼吸性碱中毒的主要因素仍然是原发病。即使在不合并低氧血症时,二氧化碳分压下降也将导致脑灌注减少,临床上将出现头晕、精神错乱和癫痫发作。意识清醒的患者发生低碳酸血症对心血管系统影响较少,但可以全身麻醉和机械通气患者心排血量减低和血压下降,主要原因是麻醉和正压通气对心脏的抑制作用,人机对抗和静脉血反流等。有心脏基础疾病的患者,清除低氧负荷后将引起氧合曲线左移(波尔效应)。急性呼吸性碱中毒患者引起钠离子、钾离子及磷酸盐胞内转移,并通过增强蛋白结合率减少游离钙。低碳酸血症不容易引起低钾血症。

慢性呼吸性碱中毒是危重症患者最常见的酸碱代谢紊乱,且严重的呼吸性碱中毒往往提示更差的临床预后。在心脏疾病的早期和中期阶段的患者会出现呼吸性碱中毒,在高通气的情况下的患者出现低氧但二氧化碳分压正常,常预示着急性呼吸衰竭,应及时评估患者消耗状态。呼吸性碱中毒在机械通气患者中十分常见。

过度换气综合征发生可能是隐匿的,可以表现为感觉异常、口周麻木、胸壁疼痛、眩晕、呼吸不良,但很少发生肌强直性震颤。动脉血气分析往往提示急性或慢性呼吸性碱中毒:低二氧化碳血症(15～30mmHg)合并低氧血症。中枢神经系统疾病可导致通气过度使二氧化碳分压维持在 20～30mmHg。甲状腺功能亢进、能量负荷增高、基础代谢率增高通常会与呼吸频率同比例增高,因此不会改变血气分析结果,也不会促使碱中毒进展。水杨酸是药物引起的呼吸性碱中毒最常见的原因,主要机制是对髓化学感受器的直接刺激。甲基黄嘌呤、茶碱、氨茶碱刺激肺通气增加。孕酮增加肺通气,可以降低动脉二氧化碳分压 5～10mmHg,因此,呼吸性碱中毒是孕妇最常见的酸碱平衡紊乱。在肝衰竭患者中呼吸性碱中毒的严重程度与呼吸性碱中毒程度正相关。革兰阴性菌引起的败血症早期可出现呼吸性碱中毒,发生时间早于发热、缺氧和血压降低。

呼吸性碱中毒的诊断需要测定血 pH 和二氧化碳分压,发生呼吸性碱中毒时出现钾离子的降低和氯离子的增加。急性期时,肾并不会增加碳酸氢盐的排泄来代偿,但在发病的数小时内肾泌酸量绝对值仍然是下降的。二氧化碳分压每下降 10mmHg,血清碳酸氢盐下降 2.0mmol/L。慢性期时,二氧化碳分压每下降 10mmHg,血清碳酸氢盐下降 4.0mmHg。单纯的呼吸性碱中毒往往不会使碳酸氢盐降至 12mmol/L 以下。

在诊断呼吸性碱中毒时应明确导致酸碱紊乱的病因。过度换气综合征是一个排除性诊断,需要排除其他情况导致的呼吸性碱中毒,如肺栓塞、冠状动脉粥样硬化性心脏病和甲状腺功能亢进。

治疗 呼吸性碱中毒

对呼吸性碱中毒的治疗主要针对原发病。如果呼吸性碱中毒患者同时给予呼吸机辅助呼吸及无效腔的变化和总潮气量、呼吸频率等的改变可以减弱低碳酸血症。过度换气综合征的患者在发作时可以用纸袋封住口鼻,在纸袋内反复呼吸来减轻呼吸性碱中毒,同时可以减轻精神神经因素对呼吸的影响。不推荐对这类患者使用抗抑郁药和镇静药。β肾上腺素能受体阻滞药对外周性交感神经兴奋表现的改善有益。

(杨 杨 薛 澄 梅长林 译)

第 6 章

水、电解质紊乱

钠和水

体液成分

水是人体内含量最丰富的组分,约占女性体重的50%、男性体重的60%。体内总水量的55%～75%分布于细胞内即细胞内液(ICF),25%～45%分布于细胞外即细胞外液(ECF)。细胞外液又可细分成血管内液(血浆)和血管外液(组织液),水分在相应部分的含量比为1:3。体液可穿过毛细血管壁在血管腔内和组织间隙之间流动,实现驱动作用的力称为Starling力,也就是毛细血管静水压和胶体渗透压。当跨毛细血管压力差超过渗透压力差时,血浆会发生超滤,从而进入到组织间隙。组织间隙中的体液可通过淋巴回流的方式重新进入血管腔内。

液体中溶质或粒子的浓度称为渗透压(单位为:mmol/L)。水在大多数细胞膜之间进行自由扩散比较容易,从而可达到渗透压平衡(ECF渗透压＝ICF渗透压)。值得注意的是,由于细胞膜上转运体,转运通道和ATP驱动的膜泵活性的差异性,导致细胞外液和细胞内液溶质的差异性很大。细胞外液中主要的阳性离子为Na^+,阴性离子为Cl^-和HCO_3^-,而细胞内液的张力主要由K^+和有机磷酸酯(三磷腺苷、磷酸肌酸和磷脂)决定。细胞外液或细胞内液中溶质量的多少决定了其张力或有效渗透压的大小。某些溶质(特别是尿素)对大多数细胞膜之间水的转运无驱动作用,因而被称为无效渗透压溶质。

水平衡

在血管加压素(AVP)、摄入水分和肾转运水的共同作用下,体内体液渗透压维持在280～295mmol/L。下丘脑大细胞神经元合成血管加压素,这些神经元的轴突远端可深入到垂体后叶或神经垂体,血管加压素从垂体中释放出来进入循环中。中枢渗透压感受器神经元系统中包括分泌血管加压素的大细胞神经元,其可通过非选择性的牵拉激活阳离子通道感受血液循环

的渗透压变化。血液循环渗透压适度的升高或降低,可激活或抑制渗透压感受器神经元;激活神经元时可导致血管加压素的分泌,并产生口渴感。

刺激血管加压素分泌,产生口渴感和多饮症状的体液渗透压阈值为285mmol/L,高于此阈值时,渗透压与循环血管加压素水平和口渴感强度之间存在线性关系(图6-1)。尽管这种反应不太敏感,但血容量和血压的变化也可直接刺激垂体释放血管加压素和产生口渴感。引起该作用的具体机制不完全清楚,或许是因为细胞外液容量与水内稳态破坏产生的一系列病理生理过程存在更大的临床相关性。细胞外液容量可显著调节循环渗透压和血管加压素的释放,因而在低血容量时,渗透压阈值降低,渗透压反应曲线斜率变大;而在高血容量时则表现为渗透压阈值升高,渗透压反应曲线斜率变小(图6-1)。值得注意的是,循环中血管加压素的半衰期仅为10～20min,因此,细胞外液和(或)循环渗透压的变化可快速影响水内稳态。除了容量状态外,一些非渗透性因素(如恶心、脑内血管紧张素Ⅱ、血清素和多种药物)也可激活渗透压敏感神经元,导致血管加压素的释放。

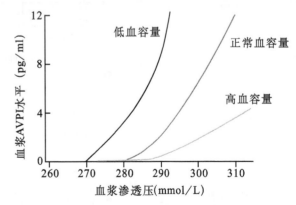

图 6-1 血管加压素(AVP)水平与渗透压浓度反应曲线

健康个体血容量正常时,可以检测出血浆加压素的渗透压阈值为285mmol/L,高于此阈值时,渗透压和循环血管加压素之间存在线性关系。容量状态可强烈影响加压素对渗透压的反应曲线。血容量不足时,渗透压阈值略低,反应曲线较陡峭;高血容量时,循环AVP对渗透压浓度反应的灵敏度降低

血液循环中的血管加压素水平可调节肾对自由水的排泄或潴留。血管加压素可作用于肾亨氏襻升支粗段(TALH)和集合管(CD)主细胞的 V_2 型受体,增加环磷腺苷(cAMP)水平,使得蛋白激酶 A(PKA)依赖的多种转运蛋白发生磷酸化。血管加压素和 PKA 依赖性激酶激活 TALH 上的钠氯离子和钾离子转运体是逆流倍增机制形成的重要环节(图 6-2)。逆流倍增机制最终通过增加肾内髓质间隙的渗透压,使水分跨越肾集合管而被重吸收。当然,近端肾单位和远端肾单位对水、盐和溶质的转运也都参与了肾浓缩过程(图 6-2)。正如 TALH 可通过其顶端侧和基底侧的 CLC-K1 氯通道和钠离子旁细胞途径对钠、氯离子进行被动吸收一样,亨氏襻降支细段也可通过顶端侧和基底侧的水通道蛋白 1 对水分进行吸收。反过来,无论是高蛋白饮食还是低蛋白饮食,肾对尿素的转运在产生髓质渗透梯度和排泄自由水中都发挥重要作用(图 6-2)。

主细胞中 AVP 诱导的 PKA 依赖的水通道蛋白 2 发生磷酸化,可使活化的水通道插入集合管的管腔膜侧,从而使水分随渗透梯度发生跨上皮细胞吸收(图 6-3)。当抗利尿因素存在时,血液循环中 AVP 水平升高,肾对肾小球滤过水分进行重吸收,集合管上皮细胞通过排泄高渗透物质以平衡跨集合管渗透压,从而形成浓缩尿(渗透压可达 1200mmol/L)。当血液循环中 AVP 缺乏时,集合管中基本无水通道蛋白 2 的插入,水吸收基本消失,使得上皮细胞排泄低渗透物质,从而形成稀释尿(渗透压可低至 30~50mmol/L)。体内大多数水代谢紊乱是由最后共同通路的异常导致的,如尿崩症患者主细胞膜上没有或很少有活性水通道蛋白 2 的插入。

动脉循环完整性的维持

细胞膜上的 Na^+-K^+-ATP 酶泵可把钠离子泵出细胞,使得体内 85%~90% 的 Na^+ 都位于细胞外。细胞外液容量(ECFV)与总钠含量之间存在函数关系。反过来,除了全身动脉阻力调节机制外,肾对钠的潴留或排泄可影响动脉灌注情况和循环完整性。钠离子可由肾小球滤过,继而由肾小管重吸收。阳离子(Na^+)通常与阴离子(Cl^-)同时吸收,因此,体内氯稳态也可影响细胞外液。从具体定量上来讲,当肾小球滤过率(GFR)为 180 L/d,血清 Na^+ 浓度为 140mmol/L 时,肾滤过的钠为 25 200mmol/d,相当于 1.5kg 盐,可占据大约 10 倍的细胞外间隙,而滤过的 99.6% 钠氯离子被重吸收,每天仅排泄 100mmol/L。因此,肾在钠氯离子排泄上发生微小的变化,都会对细胞外液容量产生显著影响,导致发生水肿综合征或血容量不足。

近端肾小管通过细胞旁和跨细胞途径可重吸收约 2/3 滤过的钠氯离子。随后,TALH 顶端膜上的对呋塞米敏感的 Na^+-K^+-$2Cl^-$ 转运体重吸收另外的 25%~30% 滤过的钠氯离子。与 TALH 相邻,对醛固酮反应敏感的远端肾单位,包括远曲小管(DCT)、连接小管(CNT)和集合管,可对肾的钠氯离子排泄进行微调。远曲小管顶端膜上对噻嗪类利尿药敏感的钠氯离子转运体(NCC)可重吸收 5%~10% 的滤过性钠氯离子。连接小管和集合管中的主细胞可通过电压依赖的

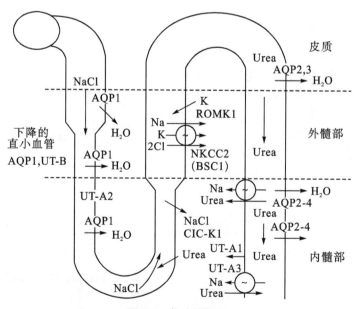

图 6-2 肾浓缩机制

近端小管和远端小管对水、盐和溶质的转运参与了肾浓缩机制的形成(详见原文)。图中显示了主要转运蛋白的定位情况,左边为 Henle 襻,右边为集合管。AQP.水通道蛋白;CLC-K1.氯离子通道;NKCC2.钠钾氯离子共同转运体;ROMK.肾外髓部 K^+ 通道;UT.尿素转运体(JM Sands:J Am Soc Nephrol 13:2795,2002.)

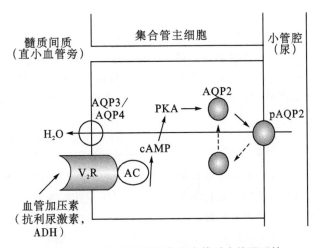

图 6-3　抗利尿激素调节肾集合管对水的通透性

加压素可结合到主细胞基底侧膜的 V_2 型加压素受体（V_2R），激活腺苷酸环化酶（AC），增加细胞内环腺苷单磷酸（cAMP）水平，激活蛋白激酶 A（PKA）。携带水通道蛋白 2（AQP）的胞质小泡插入管腔膜，增加该膜水的通透性。加压素刺激结束后，水通道经内吞作用回收，水通透性回到基线水平。AQP3 和 AQP4 水通道蛋白表达于基底膜，完成水分的跨细胞重吸收。pAQP2，磷酸化的水通道蛋白 2（JM Sands，DG Bichet：Ann Intern Med 144：186，2006.）

对阿米洛利敏感的上皮细胞钠通道（ENaC）重吸收钠离子，氯离子主要通过相邻的闰细胞顶端膜上发生氯离子交换的方式进行重吸收（$Cl^- \text{-} OH^-$ 和 $Cl^- \text{-} HCO_3^-$ 交换，受 SLC26A4 阴离子交换体调节）（图 6-4）。

除神经调节外，肾小管对滤过的钠氯离子的重吸收还受到多种循环激素和旁分泌激素的调节。血管紧张素 II 可激活近端小管重吸收钠氯离子，肾的交感神经激活肾上腺素能受体时也可产生类似的效果。与之相反，局部产生的多巴胺具有排钠利尿作用。醛固酮主要刺激醛固酮敏感的远端肾单位重吸收钠氯离子。特别注意的是，醛固酮可激活主细胞的 ENaC 通道，从

而重吸收钠离子，并促进钾离子排泄（图 6-4）。

循环完整性对于重要器官的血流灌注和发挥功能至关重要。心室和血管的压力感受器感知到动脉循环欠充盈时，可激活神经体液机制（交感张力增加、肾素血管紧张素醛固酮系统激活、循环 AVP 水平升高），协同性地增加肾对钠氯离子和水的重吸收，增高血管阻力维持动脉压；这种情况可见于心排血量减少时，如低血容量状态、低排血性心力衰竭、血管张力下降及毛细血管通透性增加等。此外，动脉血管的过度扩张可导致动脉相对欠充盈，也可激活神经体液机制以防止组织灌注不足。这些生理反应在本章所讨论的许多疾病

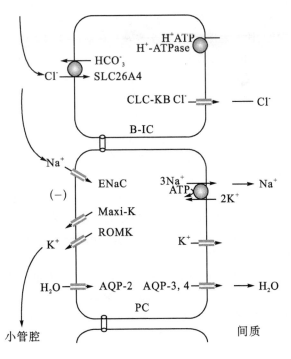

图 6-4　主细胞（PC）和相邻的 α-闰细胞（B-IC）的钠，水和钾转运

Na^+ 经阿米洛利敏感的上皮钠通道（ENaC）吸收后导致管腔内负电位差，K^+ 随电位差通过顶端膜 ROMK 通道（肾外髓部 K^+ 通道）和（或）流速依赖性 K 通道排泄 K^+。相邻 β-闰细胞通过顶端膜上 $Cl^- \text{-} HCO_3^-$，$Cl^- \text{-} OH^-$ 交换体（SLC26A4 阴离子交换体，也被称为 pendrin）和基底侧 CLC 氯离子通道进行 Cl^- 的跨上皮细胞转运。水随渗透梯度经主细胞顶端膜上的水通道蛋白 2（AQP-2）和基底侧的水通道蛋白 3 和水通道蛋白 4 进行吸收（图 6-3）

中发挥着重要作用。特别需要指出的是,了解这些生理机制更利于理解血管加压素在维持循环完整性,诱导血管收缩,增加交感神经系统张力,增加肾钠水潴留能力和调节动脉压力感受器中的作用。其中的大多数反应是由全身血管加压素 V_{1A} 型受体激活导致的,但水潴留和低钠血症是由肾中的 V_2 型受体活化导致。

血容量不足

1.病因 真正的容量耗竭或血容量不足一般指的是盐和水共同丢失而导致的 ECFV 的下降。根据病因可将盐和水丢失归为肾性因素和非肾性因素两种。

(1)肾性因素:某些情况下,尿液中的钠氯离子和水可出现过多丢失。内源性溶质(如葡萄糖和尿素)导致的高滤过可损害肾小管对钠氯离子和水的重吸收能力,从而产生渗透性利尿。用于降低脑压治疗的外源性甘露醇,可被肾小球滤过而不被近端肾小管重吸收,从而产生渗透性利尿。利尿药物可选择性的削弱特定节段肾单位的钠氯离子重吸收能力,增加尿钠氯离子的排泄。一些药物可因其药物不良反应而产生排钠效应,如乙酰唑胺可通过抑制碳酸酐酶的活性,使近端小管对钠氯离子的吸收减少。其他药物(如抗生素甲氧苄啶和戊双脒)可通过抑制对阿米洛利敏感的 ENaC 通道,抑制远端小管对钠的重吸收,从而导致尿液钠氯离子丢失。肾转运蛋白的遗传缺陷也可导致滤过的钠、氯离子及水的重吸收减少。此外,盐皮质激素缺乏、盐皮质激素抵抗或盐皮质激素受体(MLR)抑制均可使醛固酮敏感的远端肾单位对钠氯离子的重吸收减少。最后,间质性肾炎、急性肾小管损伤或尿路梗阻导致的肾小管间质损伤,也可使远端小管对钠氯离子及水的吸收减少。

过多的自由水(即不含电解质的水)清除也可发生血容量不足。然而,由于 2/3 的水分是从 ICF 中丢失的,故对 ECFV 的影响可能并不明显。当循环中血管加压素水平下降(中枢性尿崩症)或肾对血管加压素发生抵抗(肾性尿崩症)时,肾会过多的清除水分。

(2)非肾性因素:血容量不足的非肾性因素,包括胃肠道、皮肤和呼吸道的体液丢失。特定组织间隙(间质、腹膜或胃肠道)的液体聚集也可使血容量减少。

每天大约有 9L 的液体进入消化道,其中 2L 是摄入性的,7L 为分泌性的,98% 的液体可被吸收,使得每日大便中的水分仅为 100～200ml。消化道吸收功能受损或分泌增多时可导致血容量不足。由于胃分泌液的 pH 较低(H^+ 浓度高),而胆道、胰腺和肠道的分泌液呈碱性(HCO_3^- 浓度高),故而呕吐时常伴有代谢性碱中毒,而腹泻时总是伴有代谢性酸中毒。

皮肤和呼吸道的水分蒸发(即所谓的非显性失水)是人体自由水丢失的主要途径,健康成人每天丢失水量通常为 500～650ml。发热或长期暴露在高温环境中可使水分损失量增加。过度换气(尤其是呼吸机支持治疗的患者)也可增加呼吸道非显性失水,而吸入空气的湿度是经呼吸道非显性失水的另一决定性因素。此外,消耗增加或环境温度增高可通过出汗的方式增加非显性丢失量,相对于血浆来说汗液为低渗液,大量出汗而不补充水和钠氯离子时,会出现血容量不足并发生高渗性脱水。另一方面,过量的自由水补充非显性失水,而没有及时补充足够的电解质时,可能会诱发血容量不足性低钠血症。

间质及腹腔内液体过多聚集,也可使血管内血容量减少。血管通透性增加及血浆张力下降(常见于低白蛋白血症)可改变 Starling 力,从而使 ECFV "第三间隙"积液量增多;上述情况常见于脓毒症综合征、烧伤、胰腺炎、营养性低蛋白血症和腹膜炎的患者。此外,特定间隙(如消化道梗阻或肠梗阻的肠道管腔)内液体聚集可产生分配不良性血容量不足。严重内出血后大量血液进入可膨胀空间如腹膜后等,或发生严重外出血,均可导致血容量不足。

2.诊断性评估 仔细询问病史有助于发现血容量不足的病因。血容量不足的症状常是非特异的,包括疲劳、乏力、口渴和体位性眩晕,更严重的症状和体征有少尿、发绀、腹部和胸部疼痛、意识混乱或迟钝。相应的电解质紊乱可能会产生其他症状(如低钾血症患者会出现肌无力)。皮肤弹性降低和口腔黏膜干燥不是判定成年患者出现 ECFV 减低的理想体征,血容量不足的可靠体征,包括颈静脉压(JVP)降低、窦性心动过速(静息时每分钟增加 15～20 次)和直立性低血压(站立时血压下降＞10～20mmHg)。严重体液丢失可导致血容量不足性休克、低血压、心动过速、外周血管收缩和外周灌注不足,这样的患者可能会表现为周围性发绀、四肢发冷、尿量减少和精神状态改变。

常规的生化检查可显示血中尿素氮(BUN)和肌酐升高,提示 GFR 下降。由于高营养或胃肠道出血导致的尿素生成增多,低蛋白饮食导致的尿素产生减少、分解增强以及肾小管对尿素的重吸收(肾前氮质血症)均可影响 BUN 水平;因此,血肌酐才是评价 GFR 的较可靠指标。发生血容量不足性休克时,肝功能和心脏生物标志物会出现相应的缺血性异常。常规生化检查和血气分析可反映机体的酸碱紊乱程度,如腹泻导致的碳酸氢盐丢失是代谢性酸中毒的一个常见病因,此外,严重血容量不足性休克的患者会出现高阴离子间隙的乳酸性酸中毒。

血容量减少可刺激神经体液反应,从而使肾小管对钠和水的重吸收增多。因此,非肾性因素导致的血容量不足,患者的尿钠离子浓度通常＜20mmol/L,尿渗透压＞450mmol/L。GFR 下降和远端小管对钠吸收的减少均可使肾的钾排泄减少,从而导致血浆 K^+ 浓度升高。值得注意的是,患者因呕吐、腹泻或使用利尿药而发生血容量减少和低氯性碱中毒时,由于肾小球对 HCO_3^- 的滤过增加,患者的尿钠浓度通常可>20mmol/L,尿液 pH 可>7。此时,尿氯离子浓度则成为评估容量状态的更佳指标。肾性因素导致的血容量不足如发生急性肾小管坏死时,患者的尿钠水平通常>20mmol/L。与之相类似,尿崩症患者会出现不成比例尿液稀释,产生稀释尿。

治疗　血容量不足

　　恢复正常血容量和补充正在丢失的体液量是血容量不足的治疗目标。正常的饮食保养和口服补液就可纠正轻度血容量不足。当发生严重的血容量不足时,就需要根据病理生理学特点制订个体化的静脉补液治疗方案。严重血容量不足患者(血钠正常或低血钠)适用的复苏液是等渗液(0.9%氯化钠,Na^+ 浓度为154mmol/L),此时补充胶体溶液(如静脉滴注人血白蛋白)不具有优势。血钠较高的患者应接受低渗溶液治疗,如果只有水丢失(如尿崩症),应给予 5% 右旋糖溶液,如果存在水和钠氯离子共同丢失,应给予低渗盐溶液(1/2 张力或 1/4 张力生理盐水)。经常性腹泻导致碳酸氢盐丢失并发代谢性酸中毒患者,应静脉给予碳酸氢盐治疗,可以是等渗溶液(5% 右旋糖溶液中碳酸氢钠浓度为 150mmol/L),也可以是右旋糖或稀释盐配制的低渗碳酸氢盐溶液。严重出血或贫血患者应给予输注红细胞治疗,血细胞比容不应超过 35%。

钠代谢紊乱

　　水稳态异常可使体内钠与水相对比例发生异常,从而导致血清钠浓度紊乱。机体对水分摄入量和循环血管加压素量的调节可使血浆渗透压维持在正常水平。大多数情况下,其中一种或两种调节机制的异常即可导致低钠血症或高钠血症的发生。与之相反,钠稳态异常可使体内钠氯总量发生异常,进而影响 ECFV 和循环完整性。值得注意的是,容量状态也可调节垂体后叶释放血管加压素;因此,任何血浆渗透压水平下,血容量不足都与循环血压加压素增高相关。同样的,当机体有效循环血容量相对不足时(心力衰竭和肝硬化),可激活神经体液机制,使循环血管加压素水平升高,引起水潴留和低钠血症。因此,应清楚地意识到,血浆钠水平并不能完全准确地反映某些特定患者的容量状态,临床医师在诊断和治疗疾病过程中要时刻铭记这一点。

低钠血症

　　低钠血症(血浆钠离子浓度<135mmol/L)是一种非常常见的疾病,住院患者发病率高达 22%。血液循环血管加压素增高、肾对血管加压素敏感性增加合并自由水摄入增多时,即可发生低钠血症。值得注意的是,低溶质摄入性低钠血症是一个例外(见下文)。低钠血症患者的 ECFV 存在差异性,导致对每个个体对血管加压素的反应性也存在病理生理差异,因此,可根据患者的病史和容量状态,将低钠血症分为 3 种:低血容量性低钠血症、正常血容量性低钠血症和高血容量性低钠血症(图 6-5)。

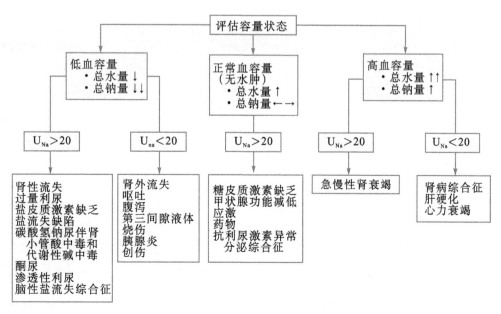

图 6-5　低钠血症诊断流程

(自:S Kumar,T Berl:Diseases of water metabolism,in Atlas of Diseases of the Kidney,RW Schrier[ed].Philadelphia,Current Medicine,Inc,1999.)

1.低血容量性低钠血症 血容量不足可激活神经体液反应,使循环血管加压素水平升高。循环中血管加压素升高可刺激血管和压力感受器上的V_{1A}型受体,保持血压稳定,也可刺激肾中的V_2型受体,使水的重吸收增多。自由水摄入增多时,V_2型受体的激活可导致低钠血症的发生。低血容量性低钠血症的非肾性因素,包括口服补充不足时发生的胃肠道钠氯离子丢失(呕吐、腹泻、引流管等)和非显性钠氯离子和水分丢失(出汗、烧伤),此种情况下,尿钠离子浓度通常<20mmol/L。值得注意的是,当低钠血症患者仅表现为尿钠浓度降低时,在临床上,这一类患者很可能被归为正常容量性低钠血症。事实上,当患者不存在高血容量性低钠血症的病因,而尿钠离子浓度仍<20mmol/L时,则提示血浆钠浓度的迅速升高是由盐溶液的快速补充导致。纠正血浆钠浓度的同时,容量也快速补充,使得循环中血管加压素水平直线下降,肾脏对水的重吸收减少,从而产生利尿效应,导致尿钠浓度降低。

肾性因素导致的低血容量性低钠血症会使尿液钠氯离子丢失与水丢失不成比例,从而导致容量耗竭,循环血管加压素水平增加,尿钠离子浓度通常>20mmol/L(图6-5)。原发性肾上腺功能不全及其他原因导致的醛固酮减少症患者,由于其循环中醛固酮水平较低及肾对醛固酮反应有缺陷,从而导致低钠血症的发生;患者存在低血压或血容量不足,同时伴有高钾血症、低钠血症和高尿钠(>20mmol/L)时,强烈提示醛固酮减少症。失盐性肾病患者(见于肾小管功能受损)摄入钠盐减少时,可发生低钠血症。低钠血症的典型病因,包括反流性肾病、间质性肾病、下尿道梗阻、髓质囊性病和急性肾小管坏死恢复期。噻嗪类利尿药通过引起多饮、利尿药引发的容量耗竭等多种机制导致低钠血症的发生。值得注意的是,噻嗪类利尿药不影响肾的浓缩效应,故而循环中的血管加压素可发挥最大化的保水效应。与此相反,袢利尿药可抑制TALH对钠、钾、氯离子的吸收,从而破坏逆流倍增机制,影响浓缩尿液的能力,因此,使用袢利尿药时,较少发生低钠血症。不可或难以重吸收的渗透性溶质过多排泄,也可导致容量耗竭和低钠血症的发生;这种情况常见于糖尿、酮尿(如饥饿,糖尿病,酒精性酮症酸中毒时)和碳酸氢钠尿(如肾小管性酸中毒或代谢性碱中毒时,产生的碳酸氢钠尿可导致钠离子丢失)。

最后,"脑性盐丢失"综合征是低血容量性低钠血症的一种少见病因,其临床表现为颅内相关疾病导致的低钠血症、血容量不足和不成比例的钠排泄;颅内相关疾病,包括蛛网膜下腔出血、创伤性脑损伤、开颅手术、脑炎和脑膜炎。"脑性盐丢失"综合征需要与抗利尿激素异常分泌综合征(SIAD)区别开,其鉴别要点

为:"脑性盐流失"综合征的患者常对大剂量补充氯化钠溶液治疗有反应。

2.高血容量性低钠血症 高血容量性低钠血症患者体内的钠、氯离子和总水量都是增加的,但总水量增加的更多,从而使血浆Na^+浓度降低。正如低血容量性低钠血症一样,可根据尿钠离子的浓度对病因进行分类,急性或慢性肾衰竭患者可特征性的表现为尿钠离子浓度增加(图6-5)。水肿性疾病如充血性心力衰竭(CHF)、肝硬化和肾病综合征等所导致的低钠血症发生时,除了动脉充盈度和循环完整性的下降是由特定的病因如CHF导致的心功能不全和肝硬化患者外周血管扩张导致的容量不足外,其他具体的病理生理学机制与低血容量性低钠血症相似。此类患者的尿钠浓度通常非常低(即<10mmol/L),甚至在给予生理盐水后,尿钠浓度仍很低;利尿治疗可掩盖机体的缺钠状态。低钠血症程度是神经体液机制激活程度的间接指标,也是评估高血容量性低钠血症预后的重要指标。

3.正常血容量性低钠血症 中度至重度甲状腺功能减低患者可发生正常血容量性低钠血症,且在甲状腺功能恢复正常后即可纠正。垂体疾病导致的继发性肾上腺皮质功能减退可造成严重的低钠血症;原发性肾上腺功能不全导致循环中醛固酮缺乏可造成低血容量性低钠血症。继发性肾上腺皮质功能衰竭导致的糖皮质激素缺乏与正常血容量性低钠血症相关。糖皮质激素可对垂体后叶的血管加压素释放产生负反馈调节效应,故而氢化可的松替代治疗可以迅速使血管加压素对渗透压的反应恢复正常,从而降低循环中血管加压素水平。

抗利尿激素不适当分泌综合征(SIAD)是导致正常血容量性低钠血症最常见的病因(表6-1)。即使血清渗透压水平已低于产生口渴感的阈值时,抗利尿激素不适分泌综合征患者仍持续摄水,进而导致低钠血症;正如预期的那样,抗利尿激素不适分泌综合征患者口渴感的渗透压阈值和渗透压响应曲线都是下移的。目前已发现抗利尿激素不适分泌综合征患者存在四种不同的血管加压素分泌类型。第一型表现为大约1/3患者的血管加压素分泌不受调节也不稳定,患者血清渗透压与循环血管加压素水平之间没有明显的相关性;第二型表现为低血清渗透压时,血管加压素分泌无法被抑制,而高血清渗透压时则反应正常;第三型表现为渗透压阈值较低和渗透压响应曲线左移;第四型表现为:血液循环中基本检测不出血管加压素,该类患者的血液循环中可能存在另类物质,它不同于血管加压素,但可增加肾水重吸收功能或发挥抗利尿效应。研究发现,一些患者的V_2型加压素受体的单个特定残基存在突变,可使其功能增加,即使缺少血管加压素,也

可使受体活化,产生肾源性抗利尿激素不适当分泌综合征。

　　严格讲,抗利尿激素不适当分泌综合征患者的容量状态是不正常的,存在亚临床性容量扩张,血管加压素引起的钠水潴留导致了这种亚临床性容量扩张;循环血管加压素水平持续升高可导致发生加压素逃逸,从而限制了远端肾小管的转运功能,进而使机体保持在一个适度的高血容量稳态。由于抗利尿激素不适当分泌综合征患者近端肾小管运输功能受到抑制,而远端肾小管对钠水的转运增加,故其血尿酸水平通常较低(<4mg/dl);相反,低容量性低钠血症的患者,由于其近端肾小管对钠和尿酸盐的转运都被激活,往往会导致高尿酸血症。

　　抗利尿激素不适当分泌综合征的常见病因,包括肺病(肺炎、肺结核、胸腔积液等)和中枢神经系统疾病(肿瘤、蛛网膜下腔出血、脑膜炎等)。恶性肿瘤患者也可发生抗利尿激素不适当分泌综合征,最常见的是小细胞肺癌[占恶性肿瘤相关性抗利尿激素不适当分泌综合征病例的 75%],10% 患者血浆钠离子浓度<130mmol/L。抗利尿激素不适当分泌综合征也是某些药物的常见并发症,最常见药物是选择性血清素再摄取抑制药(SSRIs),其他一些药物可能通过增强肾对血管加压素反应而不通过增加循环 AVP 水平起作用(表6-1)。

　　4.低盐饮食与低钠血症　极低盐饮食患者可偶尔发生低钠血症。啤酒酗酒患者唯一的营养素来源是啤酒,而啤酒中的蛋白质和盐含量非常低,钠含量仅为1～2 mmol/L,故而此类患者常发生低钠血症。非酗

表 6-1　抗利尿激素分泌异常综合征病因

恶性疾病	肺部疾病	中枢神经系统疾病	药物	其他病因
癌	感染	感染	刺激 AVP 释放或增强其作用药物	遗传性(加压素 V_2 受体发生功能增加突变)
肺癌	细菌性肺炎	脑炎	氯磺丙脲	特发性
小细胞癌	病毒性肺炎	脑膜炎	SSRI 类药物	短暂性
间皮瘤	肺脓肿	脑脓肿	三环类抗抑郁药	耐力运动
口咽部肿瘤	结核	落基山斑疹	安妥	全身麻醉
胃肠道肿瘤	曲霉菌病	发热	卡马西平	恶心
胃癌	哮喘	艾滋病	长春新碱	疼痛
十二指肠肿瘤	囊性纤维化	大块出血	尼古丁	应激
胰腺癌	呼吸衰竭相关正压通气	硬膜下血肿	毒品	
泌尿生殖道肿瘤		蛛网膜下腔出血	抗精神病药	
输尿管肿瘤		脑血管意外	异环磷酰胺	
膀胱癌		脑肿瘤	环磷酰胺	
前列腺癌		头部外伤	非甾体抗炎药	
子宫内膜癌		脑积水	毒品	
内分泌胸腺瘤		海绵窦血栓	MDMA(摇头丸)	
淋巴瘤		其他	AVP 类似物	
肉瘤		多发性硬化症	去氨加压素	
尤因肉瘤		吉兰-巴雷综合征	催产素	
		Shy-Drager 综合征	加压素	
		Delerium tremens		
		急性间歇性 polyphyria		

AVP.血管加压素;MDMA.3,4-二甲基苯丙胺;SSRIs.选择性血清素再摄取抑制剂(自:DH Ellison and T Berl;N Engl J Med 356:2064,2007.)

酒患者可因营养不良(极端素食)使溶质摄入量极度受限,从而发生低钠血症。低溶质摄入引起的低钠血症,患者尿液渗透压通常非常低(100~200mmol/L),尿钠浓度也通常<10~20mmol/L,这主要是由于从食物中摄取的溶质不足而引起的;尿中溶质不足可使水的排泄受到限制,此时即使未过量饮水,也可导致低钠血症。自由水排泄能力与尿液溶质排泄量之间存在函数关系。当设定尿液渗透压为80mmol/L时,溶质清除率为300mmol/d时,自由水清除率为2.7L/d;溶质清除率为600mmol/d时,自由水清除率为5.4L/d;溶质清除为900mmol/d时,自由水清除率为8.1L/d。啤酒酗酒患者给予盐溶液治疗后,预期其循环血管加压素水平会迅速抑制,血浆钠离子浓度会迅速纠正。恢复正常饮食和(或)补充生理盐水可纠正尿液的溶质排泄情况,故而啤酒酗酒患者入院后的血浆钠离子浓度常可得以及时纠正。

5.低钠血症的临床表现:水分随渗透压梯度由低渗的细胞外液向细胞内液转移,从而引起全身性的细胞肿胀。低钠血症的症状主要集中于神经系统,表现为脑水肿。组织液压力升高是中枢神经系统对急性低钠血症最初的反应,组织液压力升高可产生细胞外液分流,使组织液中的溶质进入脑脊液后再进入体循环,与此同时,脑组织细胞内的主要离子如钠、钾和氯离子流出细胞。当容量调节机制不足以对抗张力迅速下降时,即可发生急性脑水肿,从而导致急性低钠血症性脑病。其早期症状包括恶心、头痛和呕吐,也可迅速进展为严重并发症如癫痫发作、脑干疝、昏迷甚至死亡。正常或高碳酸血症性呼吸衰竭是急性低钠血症的主要并发症之一,其相关的低氧血症可放大神经损伤效应。在这种情况下,正常碳酸血症性呼吸衰竭常是由神经源性(非心源性)肺水肿引起的,其肺部毛细血管楔压通常是正常的。

在一些特定的情况下,急性症状性低钠血症需紧急救治(表6-2)。女性(特别是绝经前女性)更易发生脑病和严重的神经系统后遗症。医源性因素常参与急性低钠血症的发病,如术后患者循环中的血管加压素水平本已较高,此时若再静脉输注低渗溶液,可导致急性低钠血症。马拉松和其他耐力性运动导致的运动相关性低钠血症是一个非常重要的临床问题,此类患者循环中血管加压素水平是升高的,且又存在过量摄入自由水的情况,故此类患者易发生低钠血症。摄入摇头丸(MDMA,3,4-亚甲基)后,可快速且强效的引起口渴感,并促进血管加压素的释放,从而诱发急性重度低钠血症。

发生慢性低钠血症时,脑细胞内的有机渗透溶质如肌酸、甜菜碱、谷氨酸盐、肌醇和牛磺酸可排出细胞外,从而降低细胞内渗透压和渗透压梯度。这种反应

大多在48h内完成,48h也是临床上定义慢性低钠血症的时间节点,这个时间节点与低钠血症的处理措施有很大的关联(见下文)。慢性低钠血症时,细胞反应不可能完全代偿,故也可出现呕吐、恶心、混乱和癫痫发作的症状。出现症状的患者,其血浆Na^+浓度通常小于125mmol/L。虽然有些患者被认定是无症状患者,但其也会出现轻微的步态改变和认知障碍,低钠血症纠正后,这些轻微症状就会消失。值得注意的是,慢性无症状性低钠血症患者的跌倒风险会升高。低钠血症可导致神经功能障碍和骨质密度降低,故慢性低钠血症患者发生骨折的风险会增加。因此,对于任何一个慢性低钠血症的患者,即使没有明显症状,也应积极纠正其血浆钠离子浓度(详见下文"低钠血症治疗"部分)。

表6-2 急性低钠血症病因

医源性
术后:绝经前妇女
低渗液体导致加压素水平升高
甘氨酸冲洗:经尿道前列腺切除术(TURP)、子宫手术
结肠镜检查肠道准备
近期使用噻嗪类药物
烦渴
3,4-二甲基苯丙胺(MDMA)摄入
运动诱发
多因素导致(如噻嗪类药物和烦渴)

机体各类细胞对血浆钠离子浓度纠正的反应不尽相同,使得慢性低钠血症的处理变得尤为复杂。具体而言,在纠正低钠血症使渗透压升高后,脑细胞对有机渗透溶质的重吸收的能力会出现衰减和延迟,这就可能会使少突胶质细胞发生变性坏死和产生渗透性脱髓鞘综合征(ODS)。过快纠正低钠血症(24h内8~10mmol/L或48h内>18mmol/L)可破坏血-脑屏障完整性,从而可能导致脱髓鞘病变的免疫介质进入脑内。脑桥部渗透性溶质重新募集发生延迟较为明显,故此处常发生渗透性脱髓鞘综合征损害;临床上,尽管低钠血症已纠正数日,但中央髓鞘溶解症的患者仍可有截瘫、四肢轻瘫、吞咽困难、构音障碍、复视、"闭锁综合征"及意识丧失的症状。大脑的其他部分也可发生ODS,常见与脑桥病变一同出现,偶尔也可独立发生。就发生频率而言,外髓鞘溶解性病变的发生频率由高到低依次为小脑、外侧膝状体、丘脑、壳核、大脑皮质或皮质下。外髓鞘溶解程度和定位的不同可使渗透性脱髓鞘综合征表现各异,目前报道过的症状,有共济失调、缄默症、帕金森病、肌张力障碍和

紧张症。使纠正过快的血浆钠离子浓度降低,可以预防或减少渗透性脱髓鞘综合征的发生(见下文"低钠血症治疗"部分)。然而,即使适当放缓纠正血钠的速度,也会导致渗透性脱髓鞘综合征的发生,尤其是对于那些存在其他危险因素如酗酒、营养不良、低钾血症和肝移植的患者。

6.低钠血症的诊断评估　低钠血症患者的临床评估要着眼于疾病的根本病因。详细询问用药史尤为关键(表 6-1);仔细评估患者的容量状态对于低钠血症的诊断十分必要(图 6-5)。低钠血症常是由多种因素造成的,特别是病情较重时,临床评估时应考虑到造成循环血管加压素过量的所有可能病因,如容量状态、药物使用及是否存在恶心和疼痛。评估低钠血症患者是否存在肺部或中枢神经系统的病因时,应进行影像学检查。小细胞肺癌可能不易被胸部 X 线检查所发现,对于小细胞肺癌的高风险人群如有吸烟史的患者,应进行胸部 CT 扫描检查。

临床上怀疑低钠血症的患者应测量血清渗透压,以排除假性低钠血症,即低钠血症与血浆张力正常或升高共存。大多数临床实验室是通过自动化离子敏感电极测定稀释样品的钠离子浓度,进而得出血浆钠离子浓度。设定血浆的含水量为 93% 是这种测定方法稀释校正的前提。当患者假性低钠血症是由极端高脂血症和(或)高蛋白血症(血清脂质或蛋白占血浆体积百分比更大)引起时,这样的稀释校正方法就不准确了。这时所测得的渗透压值应减去尿素的测量浓度(以 mg/dl 为单位时,除以 2.8)从而转换成有效渗透压。低钠血症患者的有效渗透压应小于 275mmol/L。

低钠血症患者,常规生化检查发现尿素氮和肌酐水平升高,则提示其潜在原因是肾功能不全;伴有高钾血症时,则提示其存在肾上腺皮质功能不全或醛固酮减少症。应测定血清葡萄糖水平,葡萄糖可使细胞内水分外排,故血清葡萄糖含量每增加 100mg/dl,血浆钠离子浓度则会降低 1.6~2.4mmol/L。高血糖得以纠正后,这个"真"的低钠血症便会消失。应测量血尿酸水平,SIAD 患者通常会出现低尿酸血症(血清尿酸 < 4mg/dl),而容量耗竭的患者往往会出现高尿酸血症。在有临床表现提示的前提下,也应进行甲状腺、肾上腺和垂体功能的检测。垂体功能不全导致的甲状腺功能减退症和继发性肾上腺功能衰竭是正常血容量性低钠血症的重要原因,而原发性肾上腺皮质功能衰竭则会导致低血容量性低钠血症的发生。促肾上腺皮质激素刺激试验对于评估原发性肾上腺功能不全十分必要。

尿液电解质和尿液渗透压测定是初始评估低钠血症的关键检查。不存在高血容量性低钠综合征(CHF)时,低血容量性低钠血症患者尿液的 Na^+ 浓度在 20~30mmol/L。与之相反,SIAD 患者排泄的尿 Na^+ 浓度通常 >30mmol/L。然而,当 SIAD 和低血容量低钠血症的情况同时存在时,患者(特别是老年人)的尿钠浓度值可能存在大量重叠。诊断低血容量性低钠血症的"金标准"是:给予生理盐水治疗后,血浆 Na^+ 浓度可得以纠正。噻嗪类药物导致的低钠血症患者,其尿液钠离子浓度要高于预期,并存在其他提示 SIAD 的临床表现;对于这样的患者,只有停用噻嗪类药物 1~2 周,才能做出 SIAD 的诊断。尿液渗透压 < 100mmol/L 时提示多饮,尿渗透压 >400mmol/L 时则指示血管加压素过量,处于中间值时则提示多因素参与(如血管加压素过量伴有多饮)。因溶质摄入量减少而发生低钠血症的患者(啤酒酗酒者),其尿钠离子浓度通常在 <20mmol/L 和尿渗透压在 100~200 mmol/L 的范围内。最后,测定尿钾浓度有助于计算尿/血浆电解质比例,它对于预测液体限制治疗的疗效非常有用(见下文"低钠血症治疗"部分)。

治疗　低钠血症

治疗低钠血症时应考虑以下 3 个主要方面的内容。第一,症状的存在与否和症状的严重程度决定了治疗的紧迫性和治疗目标。急性低钠血症患者的临床表现存在差异(表 6-2),轻者可仅仅表现为头痛、恶心、呕吐,重者也可表现为癫痫发作、迟钝,甚至中央型脑疝。慢性低钠血症的存在时间已超过 48h,故不太可能出现严重的症状。第二,慢性低钠血症患者的血浆钠离子浓度纠正过快时(最初的 24h 纠正血钠超过 8~10mmol/L 或第一个 48h 纠正血钠超过 18mmol/L),存在发生 ODS 的风险。第三,患者对高渗盐水、生理盐水和加压素拮抗剂的反应存在差异性,因此,在纠正血钠浓度时应进行频繁监测。

需紧急处理的血浆钠离子浓度得以纠正后,后续的治疗重点应该放在治疗和去除基础原因上。病因治疗可以有效地纠正由 SIAD、甲状腺功能减退或继发性肾上腺皮质功能衰竭导致的正常血容量性低钠血症,可使血浆钠离子浓度增加。然而,并非所有病因导致的 SIAD 都是立即可以纠正的,而是需要给予药物治疗,增加血浆钠离子浓度(见下文)。低血容量性低钠血症患者静脉补充等渗生理盐水时,可迅速降低患者血管加压素水平,产生利尿效应;如果病史提示低钠血症已慢性化(超过 48h),应减缓血钠的纠正速度(参见下文)。充血性心力衰竭导致的高容量性低钠血症,往往对改善心肌功能的治疗有反应(如血管紧张素转化酶抑制剂)。最后,静脉注射生理盐水和恢复正常饮食可迅速纠正啤酒酗酒或低溶质摄入导致的低钠血症。值得注意的是,由于啤酒酗酒者同时合并有低钾血症、酒精中毒、营养不良和血浆钠离子浓度矫枉过正的风险,故其发生 ODS 的风险较高。

禁水治疗一直是治疗慢性低钠血症的基石。当患者自由水分泌很少时,更需积极的液体限制治疗;由于 SIAD 患者会存在口渴感,使得 SIAD 患者不能耐受严格的液体限制治疗。尿与血浆电解质比(尿 $[Na^+]+[K^+]$/血浆 $[Na^+]$)可作为快速评估自由水排泄的可靠指标(表 6-3),比例>1 的患者更应积极限制液体摄入(<500ml/d),比例约为 1 的患者,液体摄入量应限制在 500~700ml/d,比例<1 的患者,应限制在 <1 L/d。由于血浆钠离子浓度与可交换 $[Na^+]$+可交换 $[K^+]$/总水量之间存在函数关系,故当给低钾的患者补充钾盐时,会使血浆钠离子浓度升高。有一种推论认为:即使不补充高渗盐水,过量补充钾盐也会使血浆钠离子浓度矫枉过正。膳食溶质摄入量增加可使自由水排泄增加,从而升高血浆钠离子浓度;然而,通过口服尿素或盐的片剂来增加溶质摄入量的做法是不切实际的,其耐受性不佳。

对于液体限制治疗,补钾治疗和增加溶质摄入治疗无反应的患者,可能需要给予药物治疗,以增加血浆 Na^+ 浓度。许多 SIAD 患者对呋塞米(20mg,每日 2 次,口服,肾功能不全患者可能需要更高剂量)联合口服盐片剂的治疗方案有效。呋塞米可抑制肾逆流机制,降低尿浓缩能力,而盐制剂可对抗利尿导致的排钠效应,故可起到较好的效果。地美环素是主细胞强效抑制剂,当患者血钠浓度对呋塞米联合盐制剂治疗无反应时,可尝试给予地美环素。然而,这种药物可因过量的排钠效应及对肾直接毒性作用使 GFR 下降;地美环素可导致药物蓄积使肾毒性的发生风险升高,因此尤其应避免在肝硬化患者中使用。

表 6-3 高钠血症的管理

水缺乏量

(1)估计总水量(TBW):占女性体重的 50%、占男性体重的 60%

(2)计算自由水缺乏量:$\{[(Na^+)-140]/140\}\times TBW$

(3)补充缺乏量:时间超过 48~72h,血浆 Na^+ 浓度下降速度>10mmol/L/24h

正在进行的水分丢失量

(4)计算自由水清除率(CeH_2O):
$CeH_2O=V[1-(U_{Na}+U_K)/P_{Na}]/P_{Na}$

V.尿量体积;U_{Na}.尿钠离子浓度;U_K.尿钾离子浓度;P_{Na}.血浆钠离子浓度

非显性水分丢失

(5)每天约 10 ml/kg:机械通气时减少、发热时增加

续表

总体

(6)确定累积水分丢失量和正在进行的水分丢失量,累积水分丢失量的纠正时间应超过 48~72h,并补充正在进行的水分丢失量,避免血浆 Na^+ 浓度纠正速率>10 mmol/(L·d)

在治疗心力衰竭或肝硬化导致的 SIAD 和高容量性低钠血症方面,加压素拮抗剂(vaptans)具有显著的疗效。由于其排水效果好(自由水清除增强),可显著提高血浆 Na^+ 浓度。大多数这一类药物可特异的拮抗加压素 V_2 型受体——托伐普坦,是目前唯一一个获得美国食品药品监督管理局批准的口服加压素 V_2 型受体拮抗剂。考尼伐坦是唯一一个可静脉使用的加压素拮抗剂,它是一种混合的 V_{1A}/V_2 受体拮抗剂,由于其可对 V_{1A} 受体产生抑制效应,故存在发生低血压的轻度风险。加压素拮抗剂治疗必须在医院进行,不要求患者严格限制液体(>2 L/d),但要进行密切的血浆钠浓度监测。虽然这些药物被批准用于低血容量性低钠血症和急性低钠血症的治疗,但其具体的临床使用指征仍不完全清楚。对于液体限制治疗和呋塞米联合盐制剂治疗无反应的显著性持续性 SIAD 患者(如小细胞肺癌),选择口服托伐普坦治疗尤为合适。

治疗急性症状性低钠血症时应使用 3% 高渗盐水(513mmol),以快速增加患者血浆钠离子浓度 $[1~2 mmol/(L·h)$,总量达 4~6 mmol/L],这种血钠浓度温和升高的治疗方式通常足以缓解严重的急性症状,在此之后,可采用慢性低钠血症的治疗方法来加以治疗(见下文)。高渗盐水的需求量可以通过一些公式进行估算,传统方法是计算钠缺乏量,钠缺乏量=0.6×体重×(目标血浆钠离子浓度—目前血浆钠离子浓度),随后计算出所需的给药速率。尽管可通过计算来确定给药的速率,但高渗盐水治疗期间,由于潜在生理学机制因素,使得血钠浓度变化迅速,使得血浆钠离子浓度的增加程度无法预测,因此,治疗期间应每隔 2~4h 检测血浆钠离子浓度,并根据具体的变化率实时调整治疗方案。发生急性肺水肿或高碳酸血症性呼吸衰竭的急性低钠血症患者应给予吸氧治疗和通气支持。静脉给予袢利尿药不仅有助于治疗急性肺水肿,还可干扰肾的逆流倍增机制,使自由水排泄量增加。急性低钠血症患者不建议给予加压素拮抗剂治疗。

慢性低钠血症患者的血钠纠正速率应相对减慢(第 1 个 24h 为 8~10mmol/L,第 1 个 48h<18 mmol/L),以避免发生 ODS。血管加压素水平迅速恢复时,如慢性低容量性低钠血症患者静脉滴注生理

盐水后、垂体功能低下及继发性肾上腺衰竭患者接受糖皮质激素替代治疗后,纠正血浆钠离子可导致矫枉过正。给予加压素拮抗剂治疗时,10%的患者会发生血钠矫枉过正,如果此时水的摄入也受到限制,矫枉过正风险便会升高。高渗盐水、等渗盐水或加压素拮抗剂治疗导致血浆钠离子浓度矫枉过正时,可给予抗利尿激素激动药(醋酸去氨加压素,DDAVP)和自由水治疗(通常为静脉给予 D5W),这两种治疗方法均可安全且平稳的使血钠降低,治疗目的是为了防止或逆转 ODS 的发生及发展。

高钠血症

1.病因 血浆钠离子浓度 >145 mmol/L 即称为高钠血症。与低钠血症相比,高钠血症不太常见,然而,高钠血症死亡率仍高达 40%～60%,主要与疾病过程严重程度相关。水和电解质共同丢失,并且水的丢失量要超过钠的丢失量时,可导致高钠血症。虽然比较少见,但摄入钠过量或医源性钠过量(静脉给予过量的高渗氯化钠溶液或碳酸氢钠溶液)也可导致高钠血症(图 6-6)。

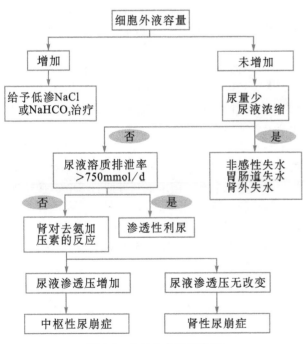

图 6-6 高钠血症诊断流程

口渴感降低或液体摄入量减少的老年人,发生高钠血症的风险最高。伴有下丘脑渗透压感受器功能缺陷的高钠血症患者较为少见,此类患者口渴感减低,血管加压素分泌减少,呈中枢性尿崩症表现。此种中枢性尿崩症病因,包括原发性或转移性肿瘤、前交通动脉闭塞或结扎、外伤、脑积水和炎症。

肾性和非肾性途径水丢失可导致高钠血症的发生。发热、运动、热暴露、严重烧伤或机械通气时,水的非显性丢失量会增多。腹泻是导致高钠血症最常见的胃肠道病因。值得注意的是,渗透性腹泻和病毒性肠胃炎引起的腹泻,粪便中的钠离子浓度通常 <100 mmol/L,从而可表现为水丢失和高钠血症;与此相反,分泌性腹泻的粪便通常为等渗性,因此可表现为血容量不足伴或不伴有低血容量性低钠血症。

肾性失水的常见原因,包括高血糖、尿素过量、小管阻塞后的利尿效应和甘露醇引起的渗透性利尿效应。这些疾病可使尿溶质排泄量和尿渗透压增加(请参阅下文"诊断"部分)。中枢性尿崩症或肾性尿崩症(DI)可引起水利尿并导致高钠血症。

肾性尿崩症特点:肾对血管加压素发生抵抗,可分为部分性抵抗或完全性抵抗两种(请参阅下文"诊断"部分)。遗传性病因,包括 X 染色体连锁的 V_2 受体失功能性突变;对血管加压素反应的水通道蛋白 2 发生基因突变时,可表现为常染色体隐性和常染色体显性遗传的肾性尿崩症,而水通道蛋白 1 发生隐性缺失时,会产生相对温和的肾浓缩功能缺陷(图 6-2)。高钙血症也可引起多尿和肾性尿崩症;血钙升高时,钙信号可直接通过刺激钙敏感受体,下调 TALH 段对 Na^+、K^+ 和 Cl^- 的转运和主细胞对水的转运,从而降低肾浓缩功能。低钾血症是肾源性尿崩症另一种常见的后天性病因,低钾血症可抑制肾对血管加压素的反应,下调水通道蛋白 2 的表达。一些药物(特别是锂、异环磷酰胺和一些抗病毒药物)可引起肾源性尿崩症。锂可通过多种机制引起肾性尿崩症,其中包括直接抑制肾糖原合酶激酶-3(GSK3)的活性(此激酶被认为是锂治疗双向障碍疾病的治疗靶点),主细胞对血管加压素的反应性需要 GSK3 的参与。锂通过阿米洛利敏感的钠通道进入主细胞而发挥药物效应(图 6-4);因此,锂和阿米洛利联合使用时,可减少锂相关性肾源性尿崩症的发生。然而,长期使用含锂药物可引起慢性肾小管间质损伤和慢性肾病,所以,即使患者已停用含锂药物很长时间,仍可表现为持续性的肾源性尿崩症,阿米洛利对这种尿崩症的治疗效应会减弱。

最后,妊娠期尿崩症是晚期足月妊娠一种罕见的并发症,孕妇循环中胎盘蛋白酶(具有加压素激酶活性)的活性增加,从而使循环中血管加压素水平降低,产生多尿,常常可伴有高钠血症。去氨加压素可拮抗加压素激酶活性,因此它可以有效地治疗妊娠期尿崩症。

2.临床表现 高钠血症时,细胞外液渗透压升高,从而在细胞外液和细胞内液之间产生渗透梯度,导致细胞内水外排和细胞皱缩。如同低钠血症一样,高钠血症的临床表现也主要集中在神经系统,最常见的临床表现是精神状态改变,从轻微的意识混乱和嗜睡,到深度昏迷都可发生。急性高钠血症时,脑细胞的突然收缩可引起脑实质或蛛网膜下腔出血和硬膜下血肿,然而,这些血管并发症常见于儿科和新生儿患者。渗透压引起肌肉细胞膜损伤时可导致高钠血症性横纹肌溶解症。脑细胞可通过激活膜转运蛋白,使有机渗透溶质(肌酸、甜菜碱、谷氨酸、肌醇和牛磺酸)内流,并在细胞内积累,从而使自身适应细胞外液渗透压的慢性升高(>48h);脑细胞的这一反应可使细胞内液水增加,脑实质体积正常化。因此,慢性高钠血症患者不太可能表现出严重的神经系统症状。然而,当给予慢性高钠血症患者快速水化治疗时,由于血钠浓度纠正过快[血浆钠离子浓度纠正速度>10mmol/(L·d)],这种细胞反应可能促使患者发生脑水肿和癫痫发作。

3.诊断性评估 应仔细询问患者有无口渴、多尿和肾外水丢失(如腹泻)病史。应进行详细的神经系统检查,仔细评估 ECFV;水大量缺乏,伴或不伴有电解质缺乏的患者,可有血容量不足的表现(颈静脉搏动性下降和体位性晕厥)。每日摄入液体量和每日尿量对于诊断和处理高钠血症也十分关键。

实验室检查应包括血液和尿液渗透压、尿液电解质。高钠血症或血浆渗透压>295mmol/L 时,正常情况下,循环中血管加压素水平会升高,尿液会浓缩(尿渗透压>800mmol/L),以减少排水量(<500ml/d),如果呈上述表现,那么肾外水丢失应该是导致高钠血症的主要病因。许多高钠血症的患者会出现多尿,如果多尿是由渗透性利尿[排泄过多的 Na^+-Cl^-,葡萄糖和(或)尿素]引起的,那么尿液溶质的排泄量为 $750\sim1000$mmol/d(图6-6)。然而,大多数高钠血症合并多尿的患者,常表现为水利尿,患者往往排出大量低渗稀释尿液。

尿液渗透压对去氨加压素(DDAVP)治疗的反应和高渗状态下血管加压素水平是肾性尿崩症和中枢性尿崩症的鉴别要点。根据高钠血症的定义,基线水平的高钠血症患者应该处于高渗状态,可充分刺激垂体后叶分泌血管加压素。因此,高钠血症患者不必进行禁水试验检查,这一点与伴有基线血浆钠离子浓度和渗透压正常或降低的多尿患者不同(见第3章)。事实上,禁水试验有加重高钠血症的风险,因此,高钠血症是禁水试验的绝对禁忌证。去氨加压素治疗对肾性尿崩症患者无效,具体表现为:血管加压素水平正常或增高,尿液渗透压与基线值相比增加<50% 或<150mmol/L。而去氨加压素治疗对中枢性尿崩症患者可有效,具体表现为:血管加压素水平下降。也有患者可表现为对去氨加压素治疗部分反应,具体表现为:尿渗透压增加>50%,但仍未达到 800mmol/L,此时,血管加压素水平将有助于区分患者到底是肾性尿崩症还是中枢性尿崩症。测定孕妇的血管加压素时,应在试管

中加入蛋白酶抑制剂(1,10-菲咯啉),以防胎盘加压素激酶在体外降解血管加压素。

对于肾性失水引起的高钠血症,除了要计算自由水的累积丢失量,还要计算每日正在丢失的自由水量(有关公式,见表6-3)。这就要求每天都要测定尿液电解质含量和尿量。

治疗 高钠血症

无论高钠血症的根本病因是什么(药物、高血糖、高钙血症、低血钾或腹泻),都应该去除或纠正。纠正高钠血症的方法列在表6-3中。纠正血钠一定要慢,以免发生脑水肿。通常情况下,每隔48h 就要重新评估自由水的损失量。值得注意的是,血浆钠离子浓度的纠正速度不应超过 10mmol/(L·d),重症高钠血症(>160mmol/L)患者,其血浆钠离子浓度的纠正时间要超过48h。也存在例外情况,钠负荷引起急性高钠血症(<48h)时,可以以 1mmol/(L·h)的速度对血钠进行安全快速的纠正。

理想情况下,应口服或从鼻饲管给予自由水(无电解质水)治疗。此外,静脉给予含糖的自由水溶液像 5% 葡萄糖溶液(D5W)也是可行的,但要对血糖进行监测,以防发生高血糖。根据患者的病史,血压或容量状态,刚开始治疗时应给予低渗盐溶液(1/4张或 1/2 张生理盐水);除非存在非常严重的高钠血症(此时生理盐水相对低渗)或严重的低血压情况,通常不给予生理盐水治疗。可利用尿液自由水清除公式(表6-3)来计算中枢性尿崩症或肾性尿崩症患者每日正在丢失的水量,以便及时补充。

在某些特定情况下,一些其他治疗方法也是可行的。静脉、鼻内或口服给予去氨加压素治疗对于中枢性尿崩症患者有效。阿米洛利可抑制 ENaC,使锂进入主细胞的量减少,因此,阿米洛利(2.5~10 mg/d)可以减少锂诱导的肾性尿崩症患者的多尿症状;然而,实际上,大多数锂诱导性肾性尿崩症的患者,可通过增加每日水摄入量,来补偿多尿症状造成的水分丢失。使用噻嗪类药物可诱导产生血容量不足,促使近端肾小管对水重吸收增多,从而可减轻肾性尿崩症患者的多尿症状。非类固醇消炎药可减弱肾内前列腺素对尿浓缩机制的负向调节,利用非甾体抗炎药(NSAIDs)治疗肾性尿崩症相关的多尿症的案例偶尔可见,然而,使用非甾体抗炎药物时,存在胃黏膜损伤和肾毒性的风险。此外,必须强调的是,噻嗪类药物、阿米洛利和非甾体抗炎药只可缓解肾性尿崩症患者的多尿症状,对于处理急性高钠血症不起作用,急性高钠血症的处理要点应是补充累积自由水损失量和正在丢失的自由水量。

钾紊乱

　　尽管钾的膳食摄入量差异性很大,但机体的稳态机制仍可使血浆钾浓度维持在 3.5～5.0mmol/L。稳定状态下的健康个体,每日摄入的钾都会被排泄掉,约 90% 经尿排出,10% 经粪便排除,肾在维持钾稳态中起主导作用。然而,细胞内钾含量占机体总钾含量 98%,主要存在于肌肉细胞中,细胞内钾对细胞外钾的缓冲作用在调节血浆钾浓度方面发挥重要作用。细胞内外钾离子的交换和分布发生变化时,可引起低钾血症或高钾血症。组织大量坏死导致细胞内钾释放,可引起严重的高钾血症,特别是当存在急性肾损伤、钾的排泄量减少时。

　　全身钾的含量主要受肾调节,低钾血症或处于缺钾状态时,肾可重吸收滤过的钾离子,高钾血症或处于过多钾状态时,可分泌钾离子。尽管钾离子可在整个肾单位进行转运,但主要是连接小管(CNT)和皮质集合管(CD)上的主细胞参与了肾分泌钾的过程。而在缺钾时,主要是外髓部集合管的 α 闰细胞对滤过的钾离子进行重吸收。小管腔内的钠离子经主细胞顶端膜上阿米洛利敏感的 ENaC 通道进入细胞内,造成小管腔内负电位,从而驱动细胞内钾离子随电压梯度经顶端膜上的钾离子通道进入小管腔内(图 6-4)。介导远端小管分泌钾离子的钾通道主要有两种:钾离子分泌通道 ROMK(外髓钾离子通道,也称为 Kir1.1 或 KcnJ1)和流速敏感型钾离子通道(也称为 BK 钾离子通道)。ROMK 参与了大部分钾离子的分泌过程,而当远端小管流速增加或 ROMK 存在遗传缺失时,可通过激活流速敏感型钾离子通道,促进钾离子的分泌。

　　理清 ENaC 依赖的钠离子进入细胞与远端小管离子分泌之间的关系,对于深入理解钾紊乱很重要(图 6-4)。如血容量不足导致远端小管钠离子转运下降时,常会降低钾的排泄能力,从而导致高钾血症;与之相反,给予噻嗪类利尿药和袢利尿药治疗后,远端小管钠离子转运增加和小管流速增快,可使钾离子分泌增多,从而导致低钾血症。ENaC 钠通道在产生管腔负电位差中起重要作用,药物直接抑制 ENaC 也可引起高钾血症。反过来,醛固酮可通过增强 ENaC 活性,增大跨主细胞管腔膜的钾离子分泌驱动力,促进钾排泄。肾素-血管紧张素-醛固酮系统异常可引起低钾血症或高钾血症。然而值得注意的是,过量摄入钾盐或严格限制钾盐会对远端肾单位顶端膜上钾离子通道的密度和活性产生非醛固酮依赖的反向效应,也可影响肾对钾离子的分泌。此外,钾盐限制和低钾血症可激活远端小管上的非醛固酮依赖途径(激活外髓部集合管闰细胞顶端膜上的 H^+-K^+-ATP 酶),促进远端小管重吸收滤过的钾离子。可能正是由于存在这样的生理性反射,使得醛固酮活性异常引起的相关疾病,不常发生血浆钾离子浓度改变。

低钾血症

　　住院患者低钾血症(血浆钾离子浓度 < 3.6 mmol/L)的发病率高达 20%。低钾血症可对心律、血压和心血管系统产生不利影响,故而可使住院死亡率增加 10 倍。从机制上讲,组织与 ECF 之间钾离子重分布、肾性或非肾性失钾,都可引起低钾血症(表 6-4)。全身性低镁血症时,由于细胞对钾的摄取减少,肾性分泌增多,可引起对治疗有抵抗的低钾血症。静脉穿刺后血液留置在体外,血细胞摄取血浆中的钾离子,可使血浆钾离子浓度降低,从而导致偶发性低钾血症或假性低钾血症,这种情况较少发生(如急性白血病白细胞增多时引起的低钾血症)。

　　1.钾离子重分布和低钾血症　胰岛素、β_2 肾上腺素受体激活和甲状腺素均可促进 Na^+-K^+-ATP 酶介导的细胞钾摄取效应,从而引起低钾血症。钡剂中毒,全身钾通道受抑制时,可抑制细胞内钾离子外流,引起低钾血症。外源性给予胰岛素可引起医源性低钾血症,尤其是当患者处于缺钾状态时(如糖尿病酮症酸中毒)。此外,营养不良的患者给予糖类治疗时,可刺激内源性胰岛素的分泌,从而可诱发低钾血症、低镁血症及低磷酸盐血症。在某些情形(如戒酒、甲状腺功能亢进症、急性心肌梗死和重度颅脑损伤)下,内源性交感神经系统活性会发生改变,从而可诱发低钾血症。β_2 受体激动药具有强大的促进细胞摄取钾的功效,如支气管扩张药和宫缩抑制药(利托君)。潜在的拟交感神经药物如伪麻黄碱、咳嗽糖浆或节食剂中的麻黄碱也可引起低血钾意外。最后,茶碱使用过量或摄入咖啡因过多、β_2 受体下游的 cAMP 依赖的信号通路可被黄嘌呤激活,也可引起低钾血症。

　　甲状腺功能亢进可导致钾离子重分布,从而引起低钾血症,表现为低钾性周期性麻痹发作(甲状腺功能亢进性周期性麻痹,TPP)。甲状腺功能无异常而发生低钾性肌无力症状的患者,常见于家族低钾性周期性麻痹,它通常由 L 型钙离子通道 α_1 亚单位或骨骼肌钠离子通道中的电压传感器结构域发生错义突变引起的,这些突变可产生超极化激活的异常门孔电流。TPP 在亚裔或西班牙裔患者中较为常见,这种倾向性可能与肌肉特异的甲状腺激素反应的钾离子通道——Kir2.6 的遗传变异相关。患者多表现为四肢和腰部无力,凌晨 1 时到 6 时是麻痹发生的高峰期。甲状腺功能亢进的症状和体征变异性很大,但低钾血症却较为常见,且几乎总是伴有低磷血症和低镁血症。TPP 引起的低钾血症是由 Na^+-K^+-ATP 酶的直接和间接激活,使肌肉和其他组织钾摄取增加而导致的。大剂量普萘洛尔(3mg/kg)

可增加β肾上腺素能活性,从而可迅速扭转与甲状腺功能亢进相关的低钾血症、低磷血症和麻痹。

2.非肾性失钾 除大量出汗之外,一般情况下,汗液中钾含量通常较低。呕吐或鼻胃管抽吸胃液而引起的钾丢失也是微乎其微,然而,随之而来的低氯性碱中毒可引起继发性醛固酮增多和碳酸氢盐尿,从而促使尿钾持续性排泄,引起肾性失钾。腹泻在全世界范围内的发病率较高,故其导致的肠道失钾是造成低钾血症的重要病因。非感染性肠胃疾病(如腹腔疾病、回肠造口术、绒毛状腺瘤、舒血管肠肽瘤)和慢性润肠通便剂滥用也会引起显著的低钾血症。结肠假性梗阻(奥格尔维综合征)时,可使结肠钾离子分泌机制激活,导致肠液中钾含量异常升高,形成分泌性腹泻,从而引起低钾血症。

3.肾性失钾 药物可以通过多种机制增加肾钾离子的排泄。利尿药的使用是低钾血症特别常见的病因,它除了可以引起继发性醛固酮升高外,还可以通过使远端肾小管的钠转运增多,远端肾小管流速增快,促进尿钾排泄,从而引起低钾血症。尽管噻嗪类药物的排钠利尿作用要弱于袢利尿药,但其对血浆钾浓度影响要强于袢利尿药。噻嗪类药物导致的继发性尿钙浓度下降,可能使其更易于引起低钾血症,而在使用袢利尿药时,会出现尿钙升高的表现。袢利尿药会使下游管腔内钙浓度升高,从而抑制主细胞ENaC的活性,降低管腔负电位差,进而减弱远端小管的钾排泄能力。大剂量使用青霉素类的抗生素如奈夫西林、双氯西林、替卡西林、苯唑西林和羧苄西林时,尿液中的这些抗生素可作为不可吸收的阴离子,使远端肾单位钾排泄增加。最后,一些肾小管毒素可引起肾性钾和镁的丢失,从而导致低钾血症和低镁血症,这些药物包括氨基糖苷类、两性霉素、膦甲酸钠、顺铂和异环磷酰胺(参见下文"镁缺乏与低钾血症"部分)。

醛固酮可通过多种协同机制激活主细胞上的ENaC通道,从而增加钾排泄驱动力。因此,醛固酮生物活性增加及醛固酮依赖的信号通路功能增强都可导致低钾血症的发生。循环中醛固酮增加(醛固酮增多症)可以是原发性的,也可以是继发性的。循环中肾素增加从而导致血管紧张素II(AT-II)和醛固酮增加,这种情况属于继发性醛固酮增多症,其最常见的原因是肾动脉狭窄(表6-4)。原发性醛固酮增多症可分为遗传性或后天性两种。类固醇11β羟化酶或类固醇17α羟化酶缺陷导致的先天性肾上腺皮质增生症的患者,由于其循环中11去氧皮质酮的含量增高,进而导致发生高血压和低钾血症,11β羟化酶缺乏可引起男性化表现及其他雄激素过多征象,而17α羟化酶缺乏可使性激素水平降低,从而导致性腺功能低下。孤立性原发性醛固酮增多症主要有两种形式:家族性醛固酮增多症I型[FH-I,即糖皮质激素可治疗的醛固酮增多症(GRA)]和家族性醛固酮增多症II型(FH-II,即不可被外源性糖皮质激素抑

制的醛固酮增多症)。同源的11β羟化酶(CYP11B1)基因和醛固酮合成酶(CYP11B2)基因组成的嵌合基因引起FH-I,对促肾上腺皮质激素(ACTH)反应的11β羟化酶基因的启动子和醛固酮合酶基因的编码区融合而得到该嵌合基因,故该基因可受ACTH调控,并可被糖皮质激素所抑制。

表6-4 低钾血症病因

I.摄入量减少
  1.饥饿
  2.摄入黏土
II.进入细胞内
  1.酸碱状态
  代谢性碱中毒
  2.激素 ①胰岛素;②增加β₂肾上腺素能交感神经活性增加:心肌梗死后、头部损伤;③β₂肾上腺素受体激动剂:支气管扩张药、宫缩抑制药;④α肾上腺素能受体拮抗药;⑤甲状腺功能亢进性周期性麻痹;⑥Na^+-K^+-ATP酶下游刺激:茶碱、咖啡因
  3.合成代谢状态 ①给予维生素B_{12}或叶酸(红细胞生成);②粒细胞巨噬细胞集落刺激因子(白细胞生成);③全胃肠外营养
  4.其他 ①假性低钾血症;②低温;③家族性低钾性周期性麻痹;④钡剂中毒:全面抑制"漏"钾通道
III.丢失增加
  1.非肾性 ①胃肠道丢失(腹泻);②皮肤丢失(出汗)
  2.肾性
    (1)远端小管流速和远端小管钠转运增加:利尿药、渗透性利尿、失盐性肾病
    (2)钾分泌增加:①盐皮质激素过多:原发性醛固酮增多症[醛固酮瘤(APAs),原发性单侧肾上腺皮质增生症(PAH),双侧肾上腺皮质增生导致的特发性醛固酮增多症(IHA),肾上腺癌],家族性醛固酮增多症(FH-I,FH-II,先天性肾上腺增生),继发性醛固酮增多症(恶性高血压,肾素分泌性肿瘤,肾动脉狭窄,血容量不足),库欣综合征,Bartter综合征,Gitelman综合征;②表观性盐皮质激素过多:11β-脱氢酶2基因缺陷(表观性盐皮质激素过多综合征),抑制11β-脱氢酶2活性[甘草/甘草酸和(或)生胃酮,甘草,食品,药物],Liddle综合征[上皮细胞钠离子通道(ENaC)基因活化];③远端小管对不可吸收性阴离子的转运:呕吐,胃肠减压,近端肾小管酸中毒,糖尿病酮症酸中毒,胶水吸入(甲苯滥用),青霉素衍生物(青霉素,奈夫西林,双氯西林,替卡西林,苯唑西林和羧苄西林)
    (3)镁缺乏

原发性醛固酮增多症的后天性病因包括醛固酮瘤(APAs)、原发性单侧肾上腺皮质增生症(PAH)、双侧肾上腺皮质增生导致的特发性醛固酮增多症(IHA)和肾上腺癌。其中,APA和IHA占所有醛固酮增多症病例的60%和40%。血浆肾素活性(PRA)和醛固酮随机检测是

对低血钾伴有高血压患者进行筛查的有效方法,当醛固酮 PRA 比值>50 时,提示存在原发性醛固酮增多症。

糖皮质激素对盐皮质激素受体(MLR)的亲和力与醛固酮相当,故其存在相应的盐皮质激素样活性。然而,醛固酮敏感的远端肾单位细胞,因有 11β 羟基类固醇脱氢酶 2(11βHSD-2)的存在,可使皮质醇转换为可的松,而可的松对 MLR 的亲和力很低,从而避免了这种非经典性的激活。11βHSD-2 发生失功能的隐性突变时,可导致皮质醇依赖性的 MLR 激活,进而表现为盐皮质激素过多综合征(SAME),具体表现为高血压、低钾血症、高钙尿、代谢性碱中毒、PRA 抑制和醛固酮抑制。甘草/甘草酸和甘珀酸可抑制 11βHSD-2 活性,从而可引起类似的综合征。甘草酸是在甘草根部发现的一种天然甜味剂,患者通常会接触到甘草或它的许多类似物,也可因作为烟草和食品的调味剂而被接触到。

最后,全身糖皮质激素水平升高时,也会发生低钾血症。垂体 ACTH 升高引起的库欣综合征患者,低钾血症发生率只有 10%,而 ACTH 异位分泌的患者,低钾血症发生率可达 60% ~100%,但两者高血压发生率相似。间接证据表明,ACTH 异位分泌患者肾 11βHSD-2 活性比库欣综合征患者低,使得盐皮质激素过多综合征的表现过于明显。

最后,多种肾小管转运障碍也可引起低钾血症。如 α 闰细胞中起酸化尿液作用的 H^+-ATP 酶的亚基发生失功能突变会引起低钾性远端肾小管酸中毒,许多远端肾单位的后天性疾病也可产生类似的表现。ENaC 亚基发生常染色体显性突变,可通过直接激活 ENaC 通道或去除醛固酮对 ENaC 亚单位抑制效应的方式,使主细胞膜上活化的 ENaC 表达增多,从而使其功能增加,导致 Liddle 综合征。这类患者通常表现为严重高血压并伴有低钾血症,对螺内酯反应欠佳,但对阿米洛利反应敏感。然而,Liddle 综合征患者,其高血压和低血钾表现存在变异性,比较一致的表现是给予 ACTH 处理后,对醛固酮反应迟钝,尿液中醛固酮排泄减少。

肾单位 TALH 和 DCT 段转运功能发生障碍可引起两种不同类型的遗传性低钾性碱中毒,TALH 功能障碍可引起 Bartter 综合征(BS),DCT 功能障碍可引起 Gitelman 综合征(GS)。典型的 BS 通常表现为多尿和烦渴,这主要是由于肾浓缩能力降低所致。患者可出现尿钙排泄增加,20% 患者出现低镁血症,其他特点包括肾素-血管紧张素-醛固酮系统异常激活。先天性 Bartter 综合征患者可存在严重的全身性疾病,表现为显著的电解液流失,羊水过多和伴有肾钙化的高钙尿症。此类患者肾合成和排泄前列腺素都显著增加,可以解释许多全身性症状。Bartter 综合征有 5 种致病基因,所有这些基因的功能都集中在 TALH 段钠、钾、氯离子的转运调节上。与此相反,Gitelman 综合征致病基因则比较

单一,主要由于 DCT 段噻嗪敏感的钠-氯离子转运体基因发生失功能突变所致。Gitelman 综合征患者都有低镁血症,并可出现显著的低尿钙症,而 Bartter 综合征患者通常表现为高钙尿症,因此,尿中钙离子排泄量是诊断 Gitelman 综合征的关键指标。Gitelman 综合征的临床表现较 Bartter 综合征轻微,但 Gitelman 综合征可同时患有软骨钙质沉着症,这是由焦磷酸钙二水化合物(CPPD)在关节软骨的异常沉积导致的(见第 16 章)。

4.镁缺乏与低钾血症 镁耗竭可影响肌肉细胞 Na^+-K^+-ATP 酶活性,可减少钾的肌细胞内流,并造成继发性尿钾排泄。此外,镁可阻碍钾离子经主细胞分泌型钾离子通道(ROMK)流出细胞,故而镁耗竭时可导致远端肾单位大量分泌钾离子(图 6-4)。无论具体机制如何,在没有补足镁的前提下,低镁血症患者在临床上可出现难治性低钾血症。值得注意的是,许多远端肾单位疾病可导致钾和镁同时流失,故镁缺乏也常与低钾血症共存(见第 16 章)。

5.临床表现 低钾血症可以显著影响心肌细胞、骨骼肌细胞和肠道平滑肌细胞;尤其是房性和室性心律失常的主要危险因素。低钾血症可通过多种机制引起地高辛中毒,其中包括 K^+ 和地高辛竞争性结合心脏 Na^+-K^+-ATP 酶亚基上共享的结合位点。低钾血症心电图改变,包括宽阔平坦的 T 波、ST 段压低和 Q-T 间期延长,当血清钾<2.7mmol/L 时,这些心电图表现最为典型。低钾血症可导致骨骼肌细胞发生超极化,从而损害除极能力,影响收缩,随之而来引起肌无力甚至麻痹。低钾血症也可引起骨骼肌病,诱发横纹肌溶解。最后,低钾血症可麻痹肠道平滑肌,可引起肠梗阻。

低钾血症对肾的效应,包括 Na^+-Cl^- 和 HCO_3^- 潴留、多尿、磷酸盐尿、低柠檬酸盐尿和肾排氨激活。碳酸氢盐潴留,低钾血症引起的其他酸碱效应可导致代谢性碱中毒。烦渴可引起血管加压素抵抗的肾浓缩障碍患者发生低钾性多尿。低钾血症可引起肾结构改变,包括肾小管上皮细胞空泡状变性(相对特异)、间质性肾炎和肾囊肿。低钾血症也可诱发急性肾损伤,饮食失调及缓泻药滥用而引起的长期低钾血症患者可发生终末期肾病。

低钾血症及膳食钾摄入量降低与高血压、心力衰竭和卒中的发生和发展相关。如对健康人和原发性高血压患者进行短期的限钾盐摄入,可引起 Na^+-Cl^- 潴留和高血压。使用利尿药治疗高血压时,纠正低钾血症尤为重要,血钾浓度保持正常范围有助于改善血压状况。

6.诊断评估 仔细询问病史,体格检查并进行基本的化验检查,通常都可发现低钾血症的病因。应仔细询问用药史(如是否服用缓泻药、利尿药、抗生素等)、饮食和饮食习惯(如食用甘草)以及能够提示特殊病因的症状(如周期性肌无力或腹泻)等。体格检查时

应特别注意检查血压、容量状态和提示特殊性低钾疾病的体征(如甲状腺功能亢进症和库欣综合征)。初始的实验室检查应包括电解质、尿素氮、肌酐、血渗透压、镁离子、钙离子、全血细胞计数和尿 pH(图 6-7)。阴离子间隙正常型酸中毒提示低钾性远端肾小管性酸中毒或腹泻,计算尿阴离子间隙有助于区分这两种疾病。收集 24h 尿液评估肾钾排泄情况,24h 钾排泄量<15 mmol/L 时,则提示低钾血症是由肾外因素导致的(图 6-7)。此外,血清和尿液渗透压可以用来计算跨小管钾离子梯度(TTKG),低钾血症时,跨小管钾离子梯度应为 3～4(参见本章"高钾血症"部分)。低钾血症患者尿氯离子含量通常是降低的,以便排除不可吸收的阴离子(如抗生素或 HCO_3^-)。其他导致慢性低钾性碱中毒的病因包括隐匿性呕吐、利尿药滥用和 Gitelman 综合征。低钾血症患者伴有食欲亢进时,其尿液氯离子浓度<10mmol/L。由于噻嗪敏感的 Na^+-Cl^- 共转运体发生失功能突变,Gitelman 综合征患者尿液的

Na^+、K^+ 和 Cl^- 浓度是永久性升高的,但利尿药滥用患者的尿液 Na^+、K^+ 和 Cl^- 浓度则较少升高,并存在很大的变异性。袢利尿药和噻嗪类利尿药的利尿效应筛查对于进一步排除利尿剂滥用十分必要。

一些特殊病例需进行一些其他的检查(如尿钙、甲状腺功能、PRA 和醛固酮水平)。血浆醛固酮 PRA 比值>50,提示醛固酮增多症。醛固酮增多症或明显盐皮质激素过多的患者,可能需要采取进一步检查,如肾上腺静脉取血检查或临床上可行的特定遗传病因检查(FH-Ⅰ、SAME、Liddle 综合征等)。如果原发性醛固酮增多症患者年龄<20 岁,存在原发性醛固酮增多症家族史或年纪较轻(<40 岁)的卒中家族史时,应检测嵌合 FH-I/GRA 基因(见上文)。注意区分 ENaC 通道突变导致的 Liddle 综合征和 11βHSD-2 突变导致的 SAME(见上文),两者都可引起低血钾和高血压,并伴有醛固酮抑制,可从基本的临床表现对两者加以初步的区分,Liddle 综合征患者应对阿米洛利(ENaC 抑制)

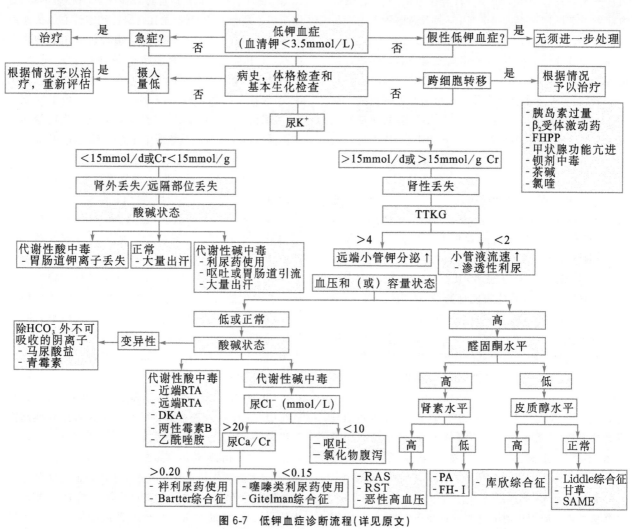

图 6-7 低钾血症诊断流程(详见原文)

DKA.糖尿病酮症酸中毒;FHPP.家族性低钾性周期性麻痹;FH-I.家族性低钾性周期性麻痹Ⅰ型;PA.原发性醛固酮增多症;RAS.肾动脉狭窄;RST.肾素分泌型肿瘤;RTA.肾小管酸中毒;SAME.表观性盐皮质激素增多症;TTKG.跨小管钾离子梯度(Mount DB, Zandi-Nejad K: Disorders of potassium balance, in Brenner and Rector's The Kidney, 8th ed, BM Brenner[ed].Philadelphia, W.B.Saunders, 2008:547-587.)

治疗有反应,但对螺内酯无反应,而 SAME 患者可对螺内酯治疗有反应。

治疗 低钾血症

低钾血症的治疗目标是防止出现危及生命的情况和慢性病理性改变,补充缺乏的钾,从根本上纠正病因并预防未来可能发生的低钾血症。治疗的紧迫性取决于低钾血症的严重程度,相关临床因素(心脏病、地高辛治疗等)和血清钾离子的下降速率。对于因钾离子重新分布导致的严重低钾血(血浆钾离子浓度<2.5mmol/L)和伴有严重并发症的患者,应积极且小心地进行补钾治疗;然而,当原发病因纠正后,这种治疗会发生高钾血症的风险。在分布异常性低钾血症中,交感神经系统的过度激活发挥着主导作用,如甲状腺功能亢进性周期性麻痹时,可给予大剂量普萘洛尔(3mg/kg)治疗,这种非特异性 β 受体阻滞药可纠正低钾血症,而不会有发生高钾血症的风险。

口服补充氯化钾对于治疗低钾血症至关重要。对于同时伴有低钾血症和低磷血症的患者,可以口服或静脉给予磷酸钾治疗。伴有代谢性酸中毒时,可考虑给予碳酸氢钾或柠檬酸钾治疗。值得注意的是,伴有低镁血症的低钾血症患者可对补钾治疗产生抵抗,因此,这类患者应先口服或静脉补充镁。钾的缺乏量和补钾速率应当尽可能准确;不存在钾离子分布异常情况时,应充分考虑肾功能、药物和合并症(如糖尿病)等因素,以免矫枉过正。钾的缺乏量与血清钾浓度成相关性,血清浓度每下降约 0.27mmol/L,体内钾总量下降 100mmol,体内总钾量丢失 400～800mmol 时,可使血清浓度下降约 2.0mmol/L。然而,由于很难精确评估钾的缺乏量,因此,在进行补钾治疗时,应定期监测血浆钾离子浓度。

静脉补钾仅限于不能利用肠内途径给药或存在严重并发症(麻痹、心律失常等)的患者。静脉补充的氯化钾应稀释在盐溶液中,而不是葡萄糖溶液中,葡萄糖可诱导体内胰岛素水平升高,可急性加重低钾血症。外周静脉氯化钾的注射浓度通常为 20～40 mmol/L,高浓度的溶液可因化学性静脉炎、刺激性和硬化而导致局部疼痛。如果存在严重的低钾血症(<2.5mmol/L)和严重症状,可在严密心脏监测的条件下,经中心静脉给予氯化钾,滴注速度设定在 10～20mmol/h,存在急性威胁生命并发症时,可使用更高速率的滴注速度。钾的绝对补充量应严格限制(如 100ml 盐溶液中最多加 20mmol 的钾),以防止大剂量钾的无意输注。股静脉是首选的输注通道,使用颈内静脉或锁骨下静脉输注时,可因局部钾离子浓度

的快速升高而影响心脏传导。

应采取降低钾丢失量的治疗策略,包括非保钾类利尿药的剂量最小化,限制钠盐摄入,临床上合理联合使用非保钾类药物和保钾类药物(如袢利尿药与 ACE 抑制剂)。

高钾血症

住院患者高钾血症(血清钾浓度>5.5mmol/L)的发生率高达 10%;严重高钾血症(>6.0mmol/L)发生率约为 1%,死亡风险显著增加。虽然钾离子重新分布和组织摄取钾离子减少可引起急性高钾血症,但肾排钾能力下降才是导致高钾血症最常见的潜在病因(表 6-5)。过量的摄入钾盐以适应增高的肾泌钾能力是一种导致高钾血症的罕见病因。然而,饮食摄入可对一些易感患者(如糖尿病患者伴有低肾素性醛固酮减少症或慢性肾病时)产生重大影响。那些影响肾素-血管紧张素-醛固酮轴的药物也是引起高钾血症的主要原因。

1.假性高钾血症 诊断高钾血症时,应注意识别人为性高钾血症或假性高钾血症的情况。静脉穿刺过程中或穿刺后,钾离子的释放可使血清中的钾人为性增加。静脉穿刺时过度的肌肉活动(拳头紧握等),细胞成分显著增加导致的钾离子外流(血小板、白细胞和红细胞增多),静脉穿刺时急性焦虑导致的呼吸性碱中毒和钾离子重分布均可引起假性高钾血症。静脉穿刺后血液冷却,细胞摄取钾减少,从而引起高钾血症;与之相反,高温环境可导致细胞摄取钾量增加,进而可使高钾血症患者的血钾正常化,而血钾正常患者可偶尔发生低钾血症。最后,红细胞对钾离子的通透性升高可导致多种遗传性假性高钾血症。如红细胞阴离子交换体(AE1,由 SLC4A1 基因编码)发生致病突变,从而可引起红细胞对阴离子的转运能力降低,溶血性贫血,进而导致 AE1 介导的钾离子外漏和假性高钾血症的发生。

2.钾离子重新分布和高钾血症 多种机制可诱导细胞内钾外排,从而引起高钾血症。水分渗透梯度流出细胞时可产生"溶剂拖拽"效应,从而导致使用高渗甘露醇、高渗盐水和静脉注射免疫球蛋白的患者发生高钾血症。糖尿病患者可因胰岛素量不足而导致血液呈高渗性,进而容易产生渗透性高钾血症。阳离子氨基酸(特别是赖氨酸、精氨酸、与 ε-氨基己酸结构相关的药物)可通过未识别的阳离子钾离子交换体和相应机制引起钾离子外流和高钾血症。地高辛可抑制 Na^+-K^+-ATP 酶,并可损害骨骼肌细胞摄取钾离子的能力,故而地高辛过量时可引起高钾血症。某些特殊植物(如黄花夹竹桃和毛地黄等)、甘蔗和蟾蜍毒素(蟾

蟾二烯羟酸内酯）的提取物,其结构与糖苷近似,也可以引起高钾血症。最后,氟离子也可抑制 Na^+-K^+-ATP 酶,因此,氟化物中毒通常可引起高钾血症。

表 6-5　高钾血症病因

Ⅰ.假性高钾血症
　1.细胞内钾流出　血小板增多症、红细胞增多症和白细胞增多时发生体外溶血
　2.红细胞膜转运存在遗传性缺陷

Ⅱ.钾离子由细胞内向细胞外转移
　1.酸中毒
　2.高渗性物质:放射对比剂、高渗葡萄糖、甘露糖醇
　3.β肾上腺素能拮抗药(非心脏选择性药物)
　4.地高辛和相应的苷类(黄花夹竹桃、毛地黄、蟾蜍毒素)
　5.高血钾周期性麻痹
　6.赖氨酸、精氨酸和氨基己酸(结构上相似,带正电荷)
　7.琥珀胆碱;热损伤,神经肌肉损伤,失用性萎缩,黏膜炎或长期固定
　8.肿瘤快速溶解

Ⅲ.排泄不足
　1.肾素-血管紧张素-醛固酮轴抑制;联合使用时增加高钾血症风险。①血管紧张素转化酶(ACE)抑制剂;②肾素抑制剂:阿利吉仑[与 ACE 抑制剂或血管紧张素受体阻滞剂(ARBs)合用];③ARBs;④盐皮质激素受体阻滞剂:螺内酯、依普利酮、屈螺酮;⑤ENaC 阻滞剂:阿米洛利、氨苯蝶啶、甲氧苄啶、喷他脒、萘莫司他
　2.远端转运下降:①充血性心力衰竭;②血容量不足
　3.低肾素性醛固酮减少症:①肾小管间质疾病,如系统性红斑狼疮(SLE)、镰状细胞贫血症、梗阻性肾病;②糖尿病,糖尿病肾病;③药物,如非类固醇类消炎药、环氧合酶-2(COX-2)抑制剂、β受体阻断药、环孢素、他克莫司;④慢性肾病、高龄;⑤假性醛固酮减少症Ⅱ型:WNK1 或 WNK4 激酶缺陷
　4.盐皮质激素肾性抵抗:①肾小管间质疾病,如系统性红斑狼疮、淀粉样变性、镰状细胞性贫血、尿路梗阻、急性肾小管坏死后;②遗传性,如假性醛固酮减少症Ⅰ型(盐皮质激素受体或 ENaC 缺陷)
　5.晚期肾功能不全:①慢性肾病;②终末期肾病;③急性少尿性肾损伤
　6.原发性肾上腺皮质功能不全:①自身免疫性,如艾迪生病、多腺体内分泌病;②感染,如 HIV、巨细胞病毒、肺结核、弥漫性真菌感染;③浸润,如淀粉样变性、恶性肿瘤、转移癌;④药物相关,如肝素、低分子量肝素;⑤遗传性,如肾上腺先天性发育不良、先天性脂质性肾上腺皮质增生症、醛固酮合成酶缺乏症;⑥肾上腺出血或梗死,包括抗磷脂综合征

琥珀酰胆碱可通过刺激乙酰胆碱受体(AChRs)使肌细胞除极,进而导致钾离子外排。持续性热损伤、神经肌肉损伤、失用性萎缩、黏膜炎或长期固定可使肌肉细胞膜上乙酰胆碱受体的显著增加和重新分布,乙酰

胆碱受体上调介导的肌细胞除极可使钾离子通过相关阳离子通道大量外流,引起急性高钾血症,因此这些患者应禁止使用琥珀酰胆碱类药物。

3.摄入过量或组织坏死导致的高钾血症　存在诱发因素的患者,即使钾离子摄入量少量增加,也会诱发严重的高钾血症,因此,评估食物中钾的摄取量显得至关重要。番茄、香蕉和柑橘类水果都是富含钾的食物,隐匿性钾来源(含钾的食盐)也应引起重视。医源性因素,包括氯化钾补充过量,对于特定患者使用含钾类药物(如青霉素钾);红细胞输注也可导致高钾血症的发生,通常发生在大量输血时。最后,组织坏死时(如急性肿瘤溶解综合征、横纹肌溶解),可因细胞内钾的大量释放而引起高钾血症。

4.低醛固酮血症与高钾血症　低肾素性醛固酮减少症、药物、原发性醛固酮减少症或促肾上腺皮质激素独立缺陷(继发性醛固酮减少症)均可抑制肾上腺释放醛固酮。原发性醛固酮减少症分为遗传性或后天性,通常多由自身免疫反应导致(无论是 Addison 病还是多腺体内分泌病)。艾滋病已超过肺结核成为导致肾上腺皮质功能不全最重要的感染性病因。HIV 患者的肾上腺受累表现通常是亚临床性的,但是当应激情况发生时,一些药物(如抑制类固醇的酮康唑)或急性戒断类固醇制剂(如甲地孕酮)可诱发患者出现肾上腺皮质功能不全。

合并其他疾病(如糖尿病)、高龄和肾功能不全的患者,低肾素性醛固酮减少症是高钾血症非常常见的诱发因素。通常情况下,这些患者的 PRA 和醛固酮水平是受抑制的,大约 50% 患者可表现为酸中毒(肾排泄 NH_4^+ 能力下降),尿阴离子间隙正向,尿液 pH<5.5。大多数患者存在容量扩张和继发性循环心房钠尿肽(ANP)水平升高,从而抑制肾素和醛固酮的释放。

5.肾病与高钾血症　由于缺乏或缺失正常肾单位,使得慢性肾病和终末期肾病成为导致高钾血症的常见病因。高钾血症在少尿型急性肾损伤中常见,非少尿型急性肾损伤患者的远端小管流量和钠转运功能尚可,故较少发生高钾血症。高钾血症程度与 GFR 水平不成比例的情况可见于影响远端肾单位肾小管间质的疾病,如淀粉样变性、镰状细胞贫血、间质性肾炎和尿路梗阻。

肾遗传性因素导致的高钾血症在临床表现方面可与醛固酮减少症有所重叠,故而称为假性醛固酮减少症(PHA)。PHA-I 型有常染色体隐性遗传和常染色体显性遗传两种遗传形式。常染色体显性遗传是由 MLR 发生失功能突变导致的,隐性遗传是由多种组合的 ENaC 三个亚基的突变导致主细胞和其他细胞钠离子通道活性受损引起的。PHA-I 型常染色体隐性遗传的患者可表现为终身性盐丢失、低血压和高钾血症,而

PHA-Ⅰ型常染色体显性遗传患者的临床表现可因成年期 MLR 功能的改善而得以改善。Ⅱ型假性醛固酮减少症(PHA-Ⅱ,也称为遗传性高血压高钾血症)的临床表现与 NCC(噻嗪类敏感的 Na^+-Cl^- 共转运体)功能丧失导致的 GS 截然相反(见上文),表现为高血压、高血钾、高氯代谢性酸中毒、PRA 和醛固酮抑制、高钙尿症和骨密度降低。从临床表现看,PHA-Ⅱ像是由 NCC 功能增加导致的,噻嗪类药物治疗可完全缓解症状,然而事实上,PHA-Ⅱ是由调节 NCC 活性的 WNK1 和 WNK4 丝氨酸-苏氨酸激酶突变引起的。

6.药物相关性高钾血症 大多数药物可通过抑制肾素-血管紧张素-醛固酮系统中的有关组分而引起高钾血症。血管紧张素酶(ACE)抑制药、血管紧张素受体阻滞药、肾素抑制药和盐皮质激素受体阻滞药均可引起高钾血症,特别是当组合使用时。口服避孕药——Yasmin-28 含有孕激素屈螺酮,可抑制 MLR,从而可使一些易感患者发生高钾血症。环孢素 A、他克莫司、NSAIDs 和环氧化酶-2(COX-2)抑制剂可通过多种机制引起低肾素性醛固酮减少症,从而引起高钾血症。值得注意的是,大部分药物在影响肾素-血管紧张素-醛固酮系统的同时,还会阻止肾上腺对高钾血症的反应性,使血清钾浓度升高刺激醛固酮释放的效应被弱化。

阿米洛利和其他保钾类利尿药可抑制远端肾单位顶端膜 ENaC 活性,从而引起高钾血症,且常伴有电位依赖的高氯性酸中毒和低血容量性低钠血症。抗生素甲氧苄啶(TMP)和喷他脒在结构上与阿米洛利类似,故也可抑制 ENaC;TMP 相关性高钾血症的危险因素,包括给药剂量、肾功能不全和低肾素性醛固酮减少症。间接抑制细胞膜 ENaC 也可导致高钾血症的发生,萘莫司他(胰腺炎治疗时用到的蛋白酶抑制剂)可通过抑制醛固酮诱导的蛋白酶(通过蛋白酶水解反应激活 ENaC)的活性而引起高钾血症。

7.临床表现 由于高钾血症对心脏影响较大,故而是内科急症。高钾血症相关性心律失常包括窦性心动过缓、窦性停搏、缓慢室性自主心律、室性心动过速、心室颤动和心跳停止。细胞外钾离子浓度轻度增加时即可影响心脏动作电位的复极过程,在心电图上表现为 T 波形态改变,血浆中钾离子浓度的进一步增加可抑制心内传导,从而表现为 P-R 和 QRS 间期逐步延长。严重的高钾血症可导致 P 波消失和 QRS 波的逐渐增宽,出现窦室正弦性节律时,即表明将发生心室颤动或心脏停搏。高钾血症引起的心电图表现通常为 T 波高尖(5.5 ~ 6.5mmol/L),P 波消失(6.5 ~ 7.5mmol/L),宽大 QRS 波群(7~8mmol/L),和最终正弦波型(8mmol/L)。然而,患者不常出现这样典型的变化趋势,特别是慢性肾病或终末期肾病的患者。

许多病因引起的高钾血症可表现为上行性麻痹,它是一种继发性高钾性麻痹,它具体表现为膈肌麻痹和呼吸衰竭,可以与家族性高钾性周期性麻痹(HYPP)区别开来。剧烈运动后过量摄入钾或休息可诱发家族性 HYPP 患者发生高钾血症,进而发生肌病。HYPP 患者编码骨骼肌钠离子通道的 SCN4A 基因发生常染色体显性遗传突变,使该通道失活,而高血钾导致的骨骼肌细胞除极可使这种失活表现反应出来,从而产生相应症状。

高钾血症可对肾排泄酸负载产生负面影响,因此,高钾血症本身也可导致代谢性酸中毒。K^+ 和 NH_4^+ 在 TALH 段的竞争性重吸收和后续的逆流倍增机制产生叠加效应,最终导致远端肾单位髓质部排泄 NH_3/NH_4^+ 的能力下降,进而导致代谢性酸中毒。尽管具体机制不明,在多数情况下,恢复正常血钾水平可纠正高钾血症引起的代谢性酸中毒。

8.诊断评估 处理高钾血症时,应首先评估是否需要紧急治疗,随后才是全面评估,确定病因(图 6-8)。病史询问和体格检查应侧重于药物、饮食、饮食添加剂、肾衰竭危险因素、尿量、血压和容量减少等方面。初始的实验室检查应包括电解质、尿素氮、肌酐、血渗透压、镁离子和钙离子、全血细胞计数和尿 pH。尿液钠离子浓度<20mmol/L 提示远端小管钠转运异常限制了钾离子的排泄,此时补充生理盐水或给予呋塞米治疗可有效地降低血浆钾离子浓度。计算 TTKG 需要测定血清和尿液渗透压(图 6-8)。可根据病史确定预期的 TTKG 值,低钾血症时,TTKG 为 3~4;高钾血症时,TTKG 为 6~7。TTKG 的测量公式如下:

TTKG=[尿 K^+ 浓度×血清渗透压]/[血清 K^+ 浓度×尿液渗透压]

治疗 高钾血症

高钾血症出现心电图异常表现时属于内科急症,应给予紧急治疗。然而,存在显著高钾血症(血浆 K^+ 浓度为 6.5~7mmol/L)而没有心电图改变时,也应该积极处理,因为以心电图改变来判断高钾血症的心脏毒性具有局限性。高钾血症的紧急处理包括收入院、持续心电监护和及时治疗。高钾血症的治疗分为以下 3 个阶段。

1.立即拮抗高钾血症对心脏的影响。在采取相应措施纠正高血钾的同时,应静脉补钙保护心脏。补充钙离子可在不改变细胞静息电位的情况下,提高动作电位阈值,从而降低细胞兴奋性。钙离子可通过恢复静息电位和阈电位之间的差,来对抗高钾血症引起的除极阻断效应。在有心脏监测的情况下,静脉给予推荐剂量钙剂(10% 葡萄糖酸钙 10ml 或氯化钙 3~4ml),

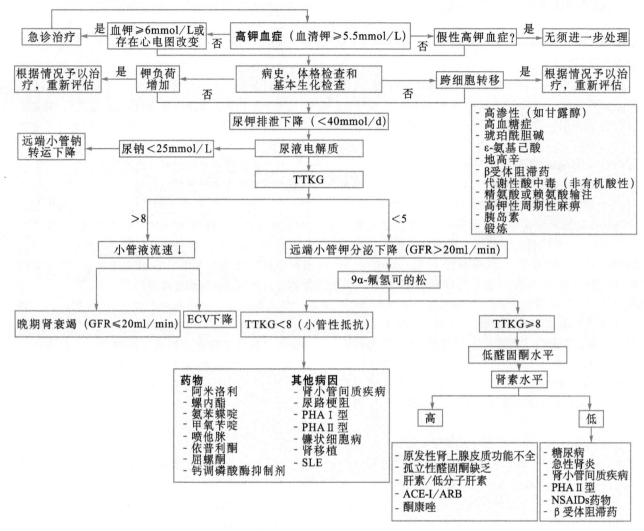

图 6-8 高钾血症诊断流程

ACE-I.血管紧张素转化酶抑制药；ARB.血管紧张素Ⅱ受体阻断药；ECV.有效循环容量；GFR.肾小球滤过率；NSAIDs.非甾体抗炎药；PHA.假性醛固酮减少症；SLE.系统性红斑狼疮；TTKG.跨小管钾离子梯度（Mount DB,Zandi-Nejad K:Disorders of potassium balance,in Brenner and Rector's The Kidney,8th ed,BM Brenner[ed].Philadelphia,W.B.Saunders,2008,pp 547-587.）

输注 2～3min,1～3min 起效,可持续 30～60min。当出现给药后心电图无变化或有变化后又恶化时,可重复给药 1 次。高钙血症有增加地高辛心脏毒性的风险,因此,对于服用地高辛患者,静脉补钙时要格外谨慎。如果认为避免发生急性高钙血症十分必要,可将 10% 葡萄糖酸钙 10ml 加入到 5% 葡萄糖 100ml 中静脉输注 20～30min。

2.通过使钾离子重新分布到细胞中,来快速降低血浆钾离子浓度。胰岛素通过使钾离子进入细胞的方式降低血中钾离子的浓度。推荐剂量:10 个单位正规胰岛素＋50% 葡萄糖 50ml(50% 葡萄糖,共含 25g 葡萄糖),10～20min 开始起效,30～60min 达到高峰,可持续 4～6h。只给予 50% 葡萄糖而不加用胰岛素是不合适的,因为高渗葡萄糖的渗透压效应可急

性恶化高钾血症。给予胰岛素＋葡萄糖联合治疗时,低血糖发生较常见,因此,当出现低血糖时,应给予 10% 葡萄糖,以 50～75ml/h 速度滴注,并密切监测血浆葡萄糖浓度。高钾血症患者伴有血糖浓度在 11.2～13.875mmol/L(200～250mg/dl)时,应当单给予胰岛素治疗,并密切监测血糖浓度。

3.β₂ 受体激动药(沙丁胺醇)是处理高钾血症的有效治疗手段,但未引起足够重视。沙丁胺醇治疗和胰岛素＋葡萄糖治疗对血浆 K^+ 浓度有累加效应,然而,20% 终末期肾病患者对 β₂ 受体激动药治疗存在抵抗,因此,对于这类患者,应两种治疗合用。吸入沙丁胺醇,推荐剂量为 10～20mg 沙丁胺醇加入到 4ml 生理盐水中溶解,雾化吸入超过 10min,约 30min 起效,约 90min 达到高峰,并可持续 2～6h。这种治疗存在

高血糖和心动过速的不良反应,高钾血症合并心脏病的患者应慎用 β_2 受体激动药。

对于常规高钾血症的治疗,静脉滴注碳酸氢钠是没有任何作用的。高钾血症伴代谢性酸中毒患者可予以使用,其治疗目的是为了纠正酸中毒。输注碳酸氢钠溶液时,溶液的渗透压不应过高,以免发生高钠血症,应使用等渗液或低渗液输注(如 5% 葡萄糖 1L 中加入 150mmol 碳酸氢钠)。

钾去除。使用阳离子交换树脂、利尿药和(或)渗析可去除体内钾离子。聚苯乙烯磺酸钠(SPS)在胃肠道可进行钠钾离子交换,增加钾离子的粪便排泄量。聚苯乙烯磺酸钠推荐剂量为 15～30g,通常溶解在预制的 33% 山梨糖醇悬浮液中,以避免发生便秘。聚苯乙烯磺酸钠起效缓慢,充分发挥作用可能需要长达 24h,且通常需要每 4～6 小时重复给药 1 次。肠坏死是使用聚苯乙烯磺酸钠最严重的并发症。动物实验研究表明,山梨糖醇在肠损伤中发挥重要作用,然而,在人损伤的肠道中往往可以检测到聚苯乙烯磺酸钠结晶,这表明聚苯乙烯磺酸钠结晶对于这种并发症的发生有直接作用。无论如何,鉴于肠坏死的发生风险,美国食品药品监督管理局近日表示不推荐使用含有聚苯乙烯磺酸钠的山梨糖醇治疗高钾血症,然而,鉴于聚苯乙烯磺酸钠树脂的明显作用,给予不含山梨糖醇的聚苯乙烯磺酸钠治疗也可能无法避免肠坏死的发生风险。因此,临床医师必须认真考虑急诊给予聚苯乙烯磺酸钠治疗对于高钾血症患者是否适当和必要,如当有急性透析措施可用并且符合指征时,聚苯乙烯磺酸钠治疗就没有必要了。如果给予聚苯乙烯磺酸钠治疗,制剂中最好不含山梨糖醇。山梨糖醇通便作用的合理替代物包括乳果糖和聚乙二醇 3350。然而,目前关于使用这些通便剂联合聚苯乙烯磺酸钠的疗效和安全性评估数据都没有。存在肠坏死风险的患者不应使用聚苯乙烯磺酸钠,包括术后、有肠梗阻病史、肠蠕动较弱、缺血性肠病患者和肾移植患者。肾对利尿治疗反应较好,血容量充足或高血容量的患者,可使用袢利尿药和噻嗪类利尿药降低血浆钾离子水平。最后,血液透析是降低血清钾离子浓度最有效最可靠的方法,腹膜透析疗效甚微。血液透析清除钾离子的量取决于细胞内液和细胞外液之间钾离子的相对分配量(可能会受透析前其他治疗措施的影响),透析器类型和透析膜表面积、透析液流速和血液流速、透析持续时间和血浆与透析液间的钾离子梯度。

(徐德超　吴　明　译)

第 7 章

高钙血症和低钙血症

钙离子在维持细胞正常功能和信号传导过程中起着至关重要的作用,它能够调节各种生理过程,如神经肌肉信号传导、心脏收缩、激素分泌和凝血过程等。因此,细胞外钙离子浓度通过一系列与甲状旁腺素(PTH)和活性维生素 D$[1,25(OH)_2D_3]$相关的反馈机制维持在一个相对稳定的范围内。这些反馈机制涉及甲状旁腺、肾、肠和骨之间的集成信号传导(图7-1)。

血清钙异常相对普遍,往往也是发病的先兆。本章提供了一个简短总结以鉴别血清钙离子浓度异常的患者。

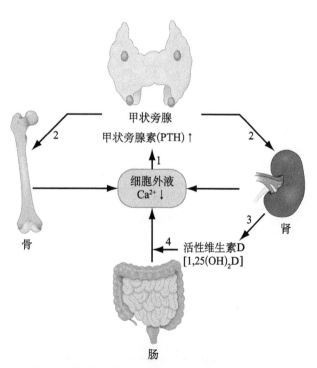

图 7-1 通过反馈机制将细胞外钙离子浓度维持在一个狭窄的生理范围(2.2~2.5mmol/L)

细胞外钙离子浓度降低通过甲状旁腺细胞中的钙敏感受体,刺激甲状旁腺素分泌增加(1);甲状旁腺素反过来使肾小管对钙的重吸收增加(2)和骨钙重吸收增加(2);同时刺激肾产生 $1,25(OH)_2D$(3);$1,25(OH)_2D$ 主要作用于小肠增加小肠对钙的吸收(4)。总的来说,这些稳态机制有助于血钙水平恢复正常

高钙血症

病因

高钙血症的原因可以根据血钙调节的反馈机制紊乱情况进行分类(表7-1)。甲状旁腺素过多而不能被增高的血钙抑制,主要见于甲状旁腺肿瘤性疾病,如甲状旁腺腺瘤、增生等,少数见于甲状旁腺癌。这类疾病多表现为甲状旁腺细胞增多和钙离子介导的负反馈功能受损。甲状旁腺素分泌失调影响血钙水平,同时甲状旁腺和肾钙敏感受体(CaSR)的杂合失活突变影响细胞外钙水平,进而导致家族性低尿钙高钙血症(FHH)。虽然肿瘤分泌甲状旁腺素较为少见,多数实体肿瘤产生甲状旁腺素相关肽(PTHrP),PTHrP 具有与甲状旁腺素前 13 个氨基酸相同的结构,可与甲状旁腺素受体结合从而模拟甲状旁腺素对骨骼和肾的影响。在恶性肿瘤中 PTHrP 介导高钙血症,甲状旁腺素水平受到高血钙的抑制。高钙血症的发生与肉芽肿性疾病(如结节病)或淋巴瘤有关,这是由于 $25(OH)D_3$ 向 $1,25(OH)_2D_3$ 转化增强所致。在这些疾病中,$1,25(OH)_2D_3$ 增加肠道对钙的吸收,导致高钙血症和甲状旁腺的抑制。直接导致骨钙流失的疾病,如甲状腺功能亢进或溶骨性转移肿瘤也会由于外源性钙超载导致高钙血症和甲状旁腺素分泌受抑制,或者见于乳碱综合征及全静脉营养过度钙补充的患者。

表 7-1 高钙血症病因

甲状旁腺素产生过多
原发性甲状旁腺功能亢进(腺瘤、增生、癌较少见)
三发性甲状旁腺功能亢进(肾功能不全引起长期刺激甲状旁腺素分泌)
异位甲状旁腺素分泌(很罕见)
钙敏感受体失活突变(家族性低尿钙高钙血症)
钙敏感受体功能改变(锂治疗)
恶性高钙血症

续表

甲状旁腺素相关肽产生过多(许多实体瘤)

溶解性骨骼转移(乳腺癌、骨髓瘤)

$1,25(OH)_2D$ 产生过多

肉芽肿性疾病(结节病、肺结核、硅沉着病)

淋巴瘤

维生素 D 中毒

原发性骨重吸收增加

甲状腺功能亢进症

制动

钙摄入过多

乳碱综合征

全胃肠外营养

其他原因

内分泌失调(肾上腺功能不全、嗜铬细胞瘤、血管活性肠肽瘤)

药物(噻嗪类药物、维生素 A、抗雌激素药物)

临床表现

轻度高钙血症(2.75~2.875 mmol/L)通常无症状,仅在常规钙离子浓度检测中发现。部分患者可能主诉模糊的神经精神症状,此外,可能出现消化性溃疡病、肾结石或骨折风险增加等。重度高钙血症(3~3.25mmol/L)尤其是快速进展的高钙血症,可能会导致嗜睡、麻木或昏迷及胃肠道症状(恶心、食欲缺乏、便秘或胰腺炎)。高钙血症降低肾浓缩稀释能力,可能导致多尿和烦渴。长期甲状旁腺功能亢进症患者可出现骨骼疼痛或病理性骨折。最后,高血钙可能导致显著心电图变化,包括心动过缓、房室传导阻滞和 Q-T 间期变短。血清钙的变化可以通过 Q-T 间期进行监测。

诊断方法

诊断评估高钙血症或低钙血症的第一步是要明确血清钙水平异常不是由于清蛋白水平异常所致。约50% 总钙是离子钙,其余主要与清蛋白结合。虽然直接测定离子钙可行,但测定离子钙容易受收集方法和其他因素的影响;因此,通常优选测定总钙和清蛋白来校正血清钙。当血清白蛋白浓度降低时,校正钙浓度以血清清蛋白 4.1g/L 为参考值,每降低 1.0 g/dl,总钙浓度增加 0.2mmol/L(0.8 mg/dl),血清清蛋白浓度升高时则相反。

详细的病史可提供高钙血症(表 7-1)病因的重要线索。原发性甲状旁腺功能亢进是引起慢性高钙血症最常见病因;恶性肿瘤是高钙血症的次常见病因。病史应该包括用药史、既往颈部手术史和提示结节病或淋巴瘤的全身症状。

一旦高钙血症被确诊,诊断评估中的第二个最重要实验室指标是采用双位点完整激素测定法测定甲状旁腺素水平。甲状旁腺素水平增高往往伴随着低磷血症。此外,应测定血清肌酐以评估肾功能;高钙血症可损害肾功能,因此根据检测的甲状旁腺素片段来调整肾对甲状旁腺素清除率。如果甲状旁腺素水平增高(或"不正常")表现形式是高血钙和低血磷,诊断原发性甲状旁腺功能亢进一般是正确的。由于家族性低尿钙高钙血症患者也可能存在轻度升高的甲状旁腺素水平和高钙血症,应考虑并排除该病,因为甲状旁腺手术对此病无效。钙/肌酐清除率(由尿肌酐/血肌酐计算尿钙/血清钙)<0.01 提示家族性低尿钙高钙血症,尤其有轻微症状的高钙血症家族史时。此外,一些实验室现在提供钙敏感受体基因测序分析为家族性低尿钙高钙血症患者进行明确的诊断。异常甲状旁腺素分泌是极为罕见。

甲状旁腺素水平受抑制与非甲状旁腺素介导的高钙血症表现相似,最常见病因是恶性肿瘤。虽然肿瘤导致的高钙血症较为严重,仍然需要测定 PTHrP,进一步明确是否有恶性肿瘤引起的高钙血症。血清 $1,25(OH)_2D_3$ 水平增高,结合临床评估和实验室检查为各种疾病提供诊断依据(表 7-1)。

治疗 高钙血症

轻度高钙血症、无症状高钙血症不需要立即治疗,根据潜在病因诊断进行病情管理。与此相反,明显的症状性高钙血症不管何种病因通常都需要对症治疗和干预。因为明显的高钙血症必然导致脱水,所以治疗应从补液开始:在第 1 个 24h 可能需要输入 4~6 L 生理盐水,并注意可能出现的并发症,如充血性心力衰竭等,必要时使用袢利尿药提高钠和钙的排泄;但是应等到体液容积恢复正常后再使用袢利尿药。如果存在骨钙流失增加,如恶性肿瘤或严重甲状旁腺功能亢进时,应考虑给予抑制骨质重吸收的药物。唑来膦酸(4mg 静脉注射,30min)、帕米膦酸(60~90mg,静脉注射,2~4h)和依替膦酸[7.5 mg/(kg·d),连续 3~7d]都是被美国食品药品监督管理局批准用于成人恶性肿瘤导致的高钙血症的治疗。一般 1~3d 起效,60%~90% 的患者血钙水平恢复正常。如果高钙血症复发,可能需要重复注射双膦酸盐。双膦酸盐因其有效性已取代降钙素或普卡霉素,后者目前很少用于高钙血症治疗。在极少数情况下需要接受透析治疗。最后,虽然静脉磷酸盐能够螯合钙和降低血清钙水平,但该治疗有一定的毒性,因为磷酸钙复合物可能沉积在组织中,并导致广泛的器官损伤。

在患者 $1,25(OH)_2D$ 介导的高钙血症的患者中,糖皮质激素是优先选择的治疗方法,因为它们减少了 $1,25(OH)_2D$ 的产生。最常使用的是静脉注射氢化可的松(每日 $100\sim300mg$)或口服泼尼松(每日 $40\sim60mg$)$3\sim7d$。其他偶尔使用的药物如酮康唑、氯喹和羟氢喹也可以减少 $1,25(OH)_2D$ 的产生。

低钙血症

病因

低钙血症的病因可根据甲状旁腺素水平分为甲状旁腺功能低下和继发性低钙血症。虽然低钙血症有许多潜在病因,甲状旁腺素或维生素 D 异常是最常见病因(表 7-2)。由于甲状旁腺素是对抗低钙血症的主要防御,与甲状旁腺素产生或分泌不足有关的疾病可能导致严重危及生命的低钙血症。在成人中,甲状旁腺功能减退症最常见的病因是甲状腺和甲状旁腺手术过程中对 4 个腺体造成损伤。甲状旁腺功能减退症是自身免疫性内分泌疾病的一个重要特征,少数情况下与浸润疾病有关,如结节病。甲状旁腺素分泌障碍可能继发于镁缺乏或钙敏感受体的激活突变,从而抑制甲状旁腺素导致与家族性低尿钙高钙血症相反的症状。

维生素 D 缺乏、$1,25(OII)_2D_3$ 产生减少(主要继发于肾功能不全)或者维生素 D 抵抗也可引起低钙血症。然而,这些疾病中低钙血症程度一般不如甲状旁腺功能减退导致的低钙血症严重,这是由于甲状旁腺能够代偿性使甲状旁腺素分泌增加。低钙血症也可能出现在严重的组织损伤中,如烧伤、横纹肌溶解、肿瘤溶解或胰腺炎等。低钙血症病因可能包括低白蛋白血症、高磷血症、钙在组织沉积和甲状旁腺素分泌受损等。

表 7-2　低钙血症病因

低甲状旁腺激素水平(甲状旁腺功能减退症)

甲状旁腺发育不全
　孤立性甲状旁腺
　迪乔治综合征
甲状旁腺破坏
　外科手术
　辐射
　肿瘤转移或系统性疾病浸润
　自身免疫性
甲状旁腺功能减退
　低镁血症

续表

钙敏感受体激活突变

高甲状旁腺激素水平(继发性甲状旁腺功能亢进症)

维生素 D 缺乏症或 $1,25(OH)_2D$ 产生/作用障碍
　营养性维生素 D 缺乏症(摄入量少或吸收差)
　肾功能不全导致 $1,25(OH)_2D$ 产生障碍
　维生素 D 抵抗,包括受体缺陷
甲状旁腺激素抵抗综合征
　甲状旁腺素受体基因突变
　假性甲状旁腺功能减退(G 蛋白突变)
药物
　钙螯合剂
　骨质吸收抑制剂(二磷酸盐抑制剂、普卡霉素)
　维生素 D 代谢紊乱(苯妥英、酮康唑)
其他原因
　急性胰腺炎
　急性横纹肌溶解症
　甲状旁腺切除术后骨饥饿综合征
　显著刺激骨形成的成骨性转移(前列腺癌)

临床表现

如果血清钙降低较轻或较慢,低钙血症患者可能是无症状的或者出现危及生命的并发症。中度至重度低钙血症与感觉异常相关,通常表现在手指、足趾和口唇周围区域,主要是由于神经肌肉兴奋性增加。体格检查沃斯特克征(在耳前温和的轻敲面神经,出现口唇周围抽搐)阳性,虽然少于 10% 正常人也可出现该体征。特鲁索征(用血压袖带充气至患者收缩压之上 $20mmHg$,维持 $3min$,出现腕关节痉挛)阳性。严重低钙血症可诱发癫痫发作、手足痉挛、支气管痉挛、喉痉挛和 Q-T 间期延长。

诊断方法

除了测血清钙离子浓度,白蛋白、磷和镁离子浓度也助于诊断。对于低钙血症的评估,甲状旁腺素水平是核心指标。低钙血症患者甲状旁腺素被抑制或过低提示低钙血症是因为甲状旁腺素分泌不足引起,见于甲状旁腺功能低下。详细病史可揭示潜在的病因,如甲状旁腺发育不全和破坏。与此相反,作为低钙血症的病因,甲状旁腺素水平升高(继发性甲状旁腺功能亢进)应该直接关注维生素 D 轴。营养维生素 D 缺乏最好通过反映维生素 D 储备的血 $25(OH)D_3$ 水平进行评估。在肾功能不全或疑似维生素 D 抵抗时,血 $1,25(OH)_2D_3$ 水平十分重要。

治疗　低钙血症

低钙血症的处理应依据病情严重程度、进展速度及是否合并其他并发症,如癫痫发作、喉痉挛等。急性伴临床症状的低钙血症首先予以葡萄糖酸钙处理,10% 葡萄糖酸钙 10ml(90mg 或 2.2mol)静脉注射,稀释在 5% 葡萄糖 50ml 或 0.9% 氯化钠溶液中,静脉注射给药 5min。持续性低钙血症通常需要维持性静脉滴注钙剂,通常 10 安瓿葡萄糖酸钙或 900mg 钙溶解在 5% 葡萄糖或 0.9% 氯化钠溶液中 24h 静脉滴注。如果同时出现低镁血症,应适当补镁。

甲状旁腺功能低下引起的慢性低钙血症应给予补充钙剂(1000~1500mg/d,分次补充)和维生素 D_2 或者维生素 D_3(25 000~100 000 U/d)或骨化三醇(1,25(OH)$_2$D$_3$,0.25~2U/d)。其他维生素 D 代谢物(二氢速甾醇、阿法骨化醇)现在较少使用。然而对于维生素 D 缺乏者,最好补充维生素 D,剂量取决于维生素 D 的缺乏程度和潜在的病因。因此,营养性维生素 D 缺乏通常对低剂量维生素 D(50 000U,2~3 次/周,应用几个月)起反应,而由于吸收不良引起的维生素 D 缺乏可能需要高得多的剂量(> 100 000 U/d)。治疗目标是使血清钙处于正常低值,避免高钙尿症,后者可引起肾结石。

（戚　娜　杨　杨　周晨辰　译）

第 8 章

高尿酸血症与痛风

嘌呤(腺嘌呤和鸟嘌呤)和嘧啶(胞嘧啶、胸腺嘧啶、尿嘧啶)在遗传物质复制、基因转录、蛋白质合成和细胞代谢方面起着基本作用。累及核苷酸代谢异常的疾病从相对常见的疾病如高尿酸血症和痛风(嘌呤最终代谢产物尿酸合成增加或排泄减少)到影响嘌呤、嘧啶合成或降解的罕见酶缺陷。了解这些生化途径在某些情况下可引发出特异的治疗,如使用别嘌醇降低尿酸的产生。

尿酸代谢

尿酸是人类嘌呤降解的最终分解产物,它是一种弱酸,pK$_a$s 为 5.75~10.3。尿酸盐,尿酸的离子化形式,主要分布在血浆、细胞外液和滑液中,在 pH 7.4 时约 98% 以单钠尿酸盐存在。

单钠尿酸盐在 37℃ 时,浓度达 405μmol/L(6.8 mg/dl)即饱和。随着浓度升高,血浆出现过饱和,具有产生尿酸盐晶体沉淀的可能。然而,人血尿酸盐浓度高达 4800μmol/L(80mg/dl)时也没有沉淀,这可能与促溶解物质的存在有关。

尿液 pH 很大程度上影响尿酸溶解。在 pH 5.0 时,尿酸浓度在 360~900μmol/L(6~15mg/dl)时尿液即饱和;在 pH7.0 时,尿酸浓度在 9480~12 000μmol/L(158~200mg/dl)才达到饱和。尿液中尿酸的离子形式包括单钠、二钠、钾、铵和钙尿酸盐。

虽然嘌呤核苷酸合成与降解在机体各种组织中进行,但尿酸盐仅在含黄嘌呤氧化酶的组织中产生,主要在肝和小肠。尿酸盐的产生随饮食中嘌呤含量和嘌呤产物的合成、降解速率不同而变化(图 8-1)。通常,2/3~3/4 尿酸盐经肾排泄,余下的大部分通过肠道清除。

肾从血浆中清除尿酸盐,通过利用特异有机阴离子转运蛋白(OATs),包括尿酸盐转运蛋白-1(URAT1)和人尿酸转运体(hUAT)维持生理平衡(图 8-2)。URAT1 和其他特定有机阴离子转运蛋白(OATs)从肾小管腔顶端膜转运尿酸盐进入细胞内。一旦进入细胞内,尿酸盐必须经由电压依赖的 hUAT

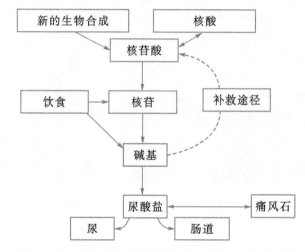

图 8-1　全身尿酸盐池是尿酸盐产生与排泄之间的净结果

饮食中嘌呤摄入量、由非嘌呤前体新合成嘌呤的速率和核酸转换影响着尿酸盐产生,并被磷酸核糖基转移酶活性补救。通常情况下,尿酸盐经肾液和肠道排泄。但当尿酸合成增多、排泄减少或两者同存时,就可能导致高尿酸血症。当高尿酸血症存在时,尿酸盐便以痛风石形式沉积在组织中

进入管腔基底膜侧。直到最近,认为肾处理尿酸盐和尿酸过程,有四步:①肾小球滤过;②肾小管重吸收;③肾小管分泌;④分泌后重吸收。尽管这一过程被认为依次发生,但现已明确这些转运蛋白同时进行。URAT1 是表达在近端肾单位顶端刷状缘的一种新型转运蛋白。促进尿酸排泄的药物(表 8-1)直接作用于小管细胞顶部抑制 URAT1,即 cis-抑制剂。相比之下,促进高尿酸血症发生的一系列抗尿酸排泄药,如烟酸、吡嗪酸、乳酸和其他芳香族有机酸,作为细胞内的交换阴离子,刺激阴离子交换和尿酸盐重吸收,因此又称转运刺激。URAT1、其他类型 OATs 及钠离子转运体的活性可使 8%~12% 滤过的尿酸盐以尿酸形式排出体外。

大多数儿童血清尿酸盐浓度为 180~240μmol/L(3~4mg/dl)。当男性进入青春期,尿酸水平开始逐步增高,而女性维持在较低水平直到更年期。成年男性和绝经前女性血清尿酸盐平均值分别为 415μmol/L 和 360μmol/L(6.8mg/dl 和 6mg/dl)。女性绝经期后,

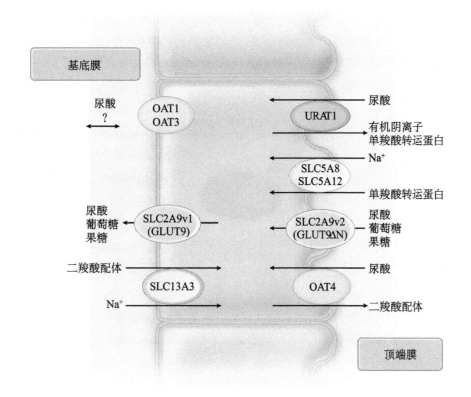

图 8-2　肾处理尿酸

复杂而又相互作用的肾小管上皮细胞顶端及基底侧转运蛋白参与尿酸重吸收(详见正文)。大多数促进尿酸排泄的化合物抑制顶端 URAT1 转运及基底膜侧 OAT1 、OAT3、GLUT9 转运

血尿酸水平逐步增加至接近男性均值。在成人,血尿酸浓度随时间推移稳步上升,并随身高、体重、血压、肾功能和酒精摄入变化而变化。

表 8-1　促尿酸排泄药

乙酰苯磺酰环己脲(口服降血糖药)	甘油基愈创木酚盐
ACTH	吡咯糖
抗坏血酸	降脂酰胺
氮尿苷	氯沙坦
苯溴马隆	甲氯芬那酸
降钙素	酚红
泰尔登	苯基丁氮酮
柠檬酸	丙磺舒
双香豆素	射线造影剂
二氟尼柳	水杨酸盐(>2 g/d)
雌激素	磺吡酮
非诺贝特	四环素(已淘汰)
糖皮质激素	氯苯唑胺

高尿酸血症

高尿酸血症是由尿酸合成增加或排泄减少或两者共同所致。持续的高尿酸血症易引起痛风性关节炎、尿石病和肾功能不全等临床症状(见下文)。

血浆(或血清)尿酸盐浓度超过 $405\mu mol/L(6.8$ mg/dl)定义为高尿酸血症。罹患痛风性关节炎或尿石病的风险与尿酸盐含量增高及增高的程度成正比。具有正常行为能力成人中,2%~13.2%患有高尿酸血症,住院患者中这一比例更高。

病因

高尿酸血症依先天性或后天获得性分为原发或继发性。然而,将高尿酸血症按潜在病理生理类型,即是否因尿酸盐生成增多、排泄减少,亦或两者兼有来进行分类更加合理(图 8-1、表 8-2)。

1.尿酸合成增加　饮食引起血清尿酸盐升高与饮食中嘌呤含量成正比。严格限制嘌呤饮食可使血清尿酸盐平均下降 $60\mu mol/L(1mg/dl)$,尿液中尿酸排泄减少约 1.2mmol/d(200mg/d)。富含核苷酸的食物包括肝、法式杂碎(即胸腺和胰腺)、肾和凤尾鱼。

内源性产生的嘌呤也影响血清尿酸盐水平(图8-3)。新嘌呤生物合成就是通过上述过程形成肌苷单磷酸(IMP)的。嘌呤生物合成及尿酸盐生成的快慢很大程度上取决于与磷酸核糖焦磷酸(PRPP)和谷氨酸相关的氨基转磷酸核糖基酶(amidoPRT)。第二条调控途径是通过次黄嘌呤磷酸核糖转移酶(HPRT)的嘌呤碱基救助。HPRT促进次磺酸和鸟氨酸嘌呤碱基与PRPP结合,形成相应的核苷酸(IMP)和鸟苷酸(GMP)。

表 8-2　根据病理生理学分类

尿酸盐合成过多		
特发型次黄嘌呤磷酸核糖转移酶缺乏	骨髓增殖性疾病	横纹肌溶解
磷酸核糖焦磷酸合成酶过度活跃	血红蛋白增多症	运动
溶血过程	银屑病	乙醇
淋巴组织增殖性疾病	Paget 病	肥胖
	糖原贮积病Ⅲ、Ⅴ、Ⅶ型	富含嘌呤的饮食
尿酸排泄减少		
原发特发型	饥饿性酮症	药物摄入
肾功能不全	铍中毒	水杨酸盐($>2g/d$)
	皮肤结节病	
多囊肾病	铅中毒	利尿药
	甲状旁腺功能亢进	乙醇
糖尿病	甲状腺功能减退	左旋多巴
高血压	妊娠毒血症	乙胺丁醇
酸中毒	Barrter 综合征	吡嗪酰胺
乳酸中毒	Down 综合征	烟碱酸
糖尿病酮症酸中毒		环孢素
尿酸盐合成过量合并尿酸排泄减少		
葡萄糖-6-磷酸酶缺乏症	果糖-1-磷酸醛缩酶缺乏	乙醇、休克

血清尿酸盐水平与从头新合成嘌呤的速率密切相关,PRPP水平在其中起到部分驱动作用,如双X染色体偶联的先天性嘌呤代谢障碍。PRPP合成酶活性增强及HPRT缺乏与嘌呤合成增多、高尿酸血症、高尿酸尿相关(临床表现见下文)。

在细胞转换、增殖或细胞死亡加快时,嘌呤核苷酸加速降解也可引起高尿酸血症,如白血病危象、使用细胞毒性药物治疗恶性肿瘤、溶血反应或横纹肌溶解症。剧烈运动后骨骼肌ATP加速降解,癫痫持续状态及糖原储积症Ⅲ、Ⅴ、Ⅶ型都可引起高尿酸血症。心肌梗死、烟雾吸入和急性呼吸衰竭的高尿酸血症也可能与ATP加速降解有关。

2.尿酸排泄减少　90%以上持续性高尿酸血症患者存在肾处理尿酸缺陷。对于任一浓度的血浆尿酸盐,痛风患者较非痛风人群尿酸排泄率少40%左右。不论是痛风患者还是非痛风人群,当血尿酸盐浓度因嘌呤摄入或输入增多时,尿酸排泄会相应增高,但是在痛风患者,血尿酸浓度必须较正常人群高出$60\sim120\mu mol/L$($1\sim2$ mg/dl),才能实现等效的尿酸排泄率。

理论上,肾小球滤过降低、肾小管分泌减少或肾小管重吸收增加可引起尿酸排泄改变。尿酸盐过滤减少不能导致原发性高尿酸血症,却能导致肾功能不全患者发生高尿酸血症。尽管高尿酸血症总是出现在慢性肾病,但血清肌酐、尿素氮和尿酸盐浓度之间关联性较差。每个肾单位肾小球滤过率对尿酸排泄随着慢性肾功能不全进展进行性增加,肾小管分泌能力往往保留,而重吸收能力减退。当肾损害更加严重时,肾外清除尿酸增加。

导致高尿酸血症的诸多物质通过刺激肾小管再吸收而非抑制分泌起作用。这是通过"启动"肾尿酸盐重吸收过程发生的。具体来说,有些阴离子具有反向刺激尿酸盐重吸收功能,而含有这些阴离子的近端肾小管上皮细胞中的钠负荷实现了尿酸盐的重吸收过程。带有单羧酸基团的钠依赖细胞受到近端小管细胞刷状

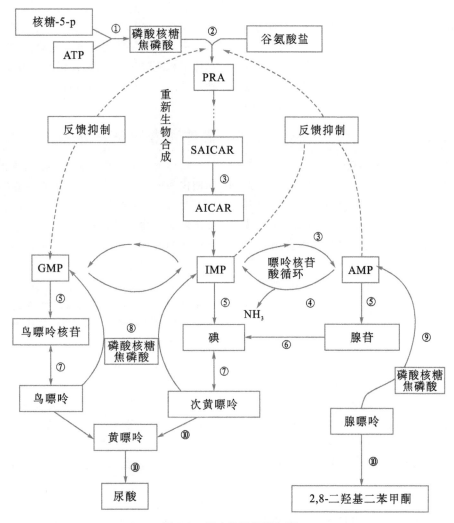

图 8-3　嘌呤代谢简要机制

①磷酸核糖焦磷酸合成酶（PRPP）；②氨基转磷酸核糖基酶（amidoPRT）；③腺苷酸琥珀酸裂解酶；④肌腺苷酸（AMP）脱氢酶；⑤5′-核苷酸酶；⑥腺苷脱氢酶；⑦嘌呤核苷磷酸化酶；⑧次黄嘌呤转磷酸核糖基酶（HPRT）；⑨腺嘌呤转磷酸核糖基酶（APRT）和⑩黄嘌呤氧化酶。AICAR.氨基咪唑甲酰胺核糖酸；ATP.三磷腺苷；GMP.鸟苷酸；IMP.肌苷单磷酸盐；PRA.磷酸核糖胺；SAICAR.琥珀酰氨基咪唑甲酰胺核糖酸

缘上的钠偶联单羧基转运蛋白 1（SMCT1）和 2（SLC5A8、SLC5A12）的调节。另一种具有相似功能的转运蛋白（SLC13A3）可调节钠依赖性的双羧酸阴离子从基底外侧膜反流入上皮细胞内。其中一些羧化物是公认导致高尿酸血症发生的因素，包括吡嗪-2-羧酸（用吡嗪酰胺治疗）、盐酸盐（用烟酸治疗）及有机酸，包括乳酸、α-羟基丁酸和乙酰乙酸盐。一价和二价阴离子分别作为 URAT1 和有机阴离子转运蛋白（OAT4）的作用底物，在近端小管内转化为尿酸。上皮细胞内阴离子浓度增高促进了 URAT1 和 OAT4 依赖的阴离子交换，进而加速尿酸的重吸收。低剂量水杨酸盐也可通过这种机制促进高尿酸血症。具有钠负荷的近端小管细胞也能通过减少细胞外液量、增加血管紧张素 II 的表达、释放胰岛素和甲状旁腺激素等机制促进保留尿酸钠盐。尽管详细机制尚未完全阐明，但目前已

发现其他的有机离子转运蛋白 OAT1 和 OAT3 也参与透过基底侧膜转运尿酸。

葡萄糖转运体-9（GLUT9、SLC2A9）是一种拼接变种的电负荷依赖性己糖转运体，它在顶端膜参与尿酸、葡萄糖及果糖（GLUT9 & DELTA；N/SLC2A9v2）共同重吸收，以及通过基底膜进入血液循环（SLC2A9v1）。这可解释摄入果糖饮料与发生高尿酸血症和痛风风险增加相关的机制。全基因组联合扫描（GWAS）表明，在白种人中 S LC2A9 多态性可能增加了罹患痛风的易感性。一个易感变异基因可增痛风发生风险 30% ～ 70%，这很可能与较短的亚型 SLC2A9v2（GLUT9AN）表达增加有关。值得注意的是，这些基因多态性引起白种人血清尿酸变化不足 5% 。

乙醇可增加尿酸产生，减少尿酸分泌，促进高尿酸血症。过多乙醇摄入加速肝降解 ATP，增加尿酸盐产

生。饮酒也能引起高乳酸血症,阻断尿酸分泌。一些乙醇饮料(如啤酒)嘌呤含量较高,也可能是一个因素。

评估

高尿酸血症并不一定代表疾病状态,也不是治疗的特异指征。是否采取治疗取决于因人而异的高尿酸血症病因和潜在的临床后果。

尿酸排泄定量可用来明确高尿酸血症是由合成过多还是排泄减少引起的。在无嘌呤饮食下,肾功能正常男性,尿酸排泄<3.6mmol/d(600mg/d)。因此,在无嘌呤饮食情况下,尿酸排泄高于上述水平患者的高尿酸血症是由嘌呤产生过多所致;而对于那些在无嘌呤饮食情况下,尿酸排泄低于这一水平的患者则是与尿酸排泄减少有关。如果病人在常规饮食状态下执行评估,则以排泄尿酸在 4.2mmol/d(800mg/d)作为判别值。

痛风

1961 年荷兰科学家 McCarty 和 Hollander 开始应用偏振光学显微镜对关节液进行观察分析。随着电子显微镜、能量色散元素分析、X 线衍射等其他晶体技术应用于医学研究中,研究人员发现了不同微晶核在诱导急慢性关节炎或肩周炎中的作用。这些微晶核包括谷氨酸钠尿酸盐(MSU)、焦磷酸钙二水合物(CPPD)、钙磷灰石(磷灰石)和草酸钙(CaOx)等。MSU、CPPD、磷灰石和 CaOx 沉积带来的临床症状虽有诸多相似之处,但也有重要区别。在晶体技术应用于风湿病学之前,很多患者被误诊为痛风性关节炎。因为这些疾病通常具有相似的临床表现,所以应用滑液分析来区分晶体的类型十分重要。偏振光显微镜可识别除磷灰石之外的多数典型晶体。通过积液成分分析评估感染风险也很重要。除了识别特定的微晶成分或有机物,关节液在晶体相关疾病中并无特异性,关节液可具有炎症或非炎症两种形式。晶体相关性关节炎患者骨骼肌的可能临床表现,见表 8-3。

表 8-3 结晶引起关节炎的骨骼肌表现

急性单发或多发性关节炎	破坏性关节病
滑囊炎	假性类风湿关节炎
肌腱炎	假性强直性脊柱炎
肌腱端炎	脊髓狭窄
痛风石沉积	Crowned dens 综合征
骨关节炎奇异型	腕管综合征
骨软骨瘤病	腱断裂

痛风是一种代谢性疾病,多影响中老年男性和绝经后女性。痛风是由体内尿酸池增高伴高尿酸血症所致。痛风典型特征为单钠尿酸盐在关节和结缔组织中晶体沉积所致的阵发性急、慢性关节炎,以及单钠尿酸盐在肾间质沉积或尿酸性肾石症风险。

急性和慢性关节炎

急性关节炎是痛风最常见的早期临床表现,通常初期仅一个关节受累,随后多个关节均可受累。第一跖趾关节是最常受累部位,其他部位如跗骨关节、踝关节和膝关节也可受累;而指关节受累常见于老年或关节炎晚期患者。Heberden 或 Bouchard 炎性结节可能是痛风性关节炎最初临床表现部位。急性痛风性关节炎最初常夜间发作,伴剧烈的关节肿胀、疼痛。关节迅速变热、发红,并出现类似蜂窝织炎的临床表现。以上症状往往在 3~10d 自行消退,多数患者在经历一段长短不一的无症状间隔期后转入下一病程。饮食过量、外伤、手术、酗酒、降尿酸治疗和严重内科疾病(如心肌梗死或卒中)均可能诱发急性痛风性关节炎。

在多次急性单个或少数关节发作后,一部分痛风患者可表现为慢性非对称性关节滑膜炎,引起与类风湿关节炎混淆。唯一表现为慢性痛风性关节炎不常见,在没有滑膜炎情况下,仅表现为关节周围沉积,更为罕见。痛风患者中女性仅占 5%~20%。绝经前发生痛风十分罕见,大多见于有痛风家族病史的患者。肾清除尿酸盐减少和肾功能不全可使伴有痛风家族史的年轻女性过早患上痛风。大多数痛风性关节炎女性患者是绝经后妇女和老人,患有骨关节炎和动脉性高血压,这些疾病可导致轻度肾功能不全,通常在服用利尿药。

实验室诊断

即使临床表现强烈提示痛风,为做到理想诊断,还是应该通过针吸急慢性关节腔或痛风石沉积来进行确诊。除急性化脓性关节炎外,其余几种晶体相关性关节病、复发性风湿病及银屑病性关节炎都可能存在类似的临床特征。急性痛风发作时,在细胞内、外沉积着针尖状的单钠尿酸盐晶体(图 8-4)。通过补偿偏振光观察,这些晶体呈明亮的双折线,伴负性延长。关节液中白细胞计数在 2000~60 000/μl。由于白细胞数量增加,关节积液呈云絮状。关节积液中细菌感染与尿酸盐晶体共存;若疑似化脓性关节炎,则关节液必须进行细菌培养。

单钠尿酸盐晶体常沉积于第一跖趾关节和膝关节,但并没有参与痛风发生。针对这些关节行关节穿刺术是确诊痛风发作的必要检查。

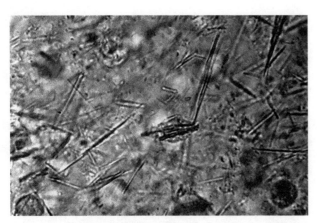

图 8-4　细胞外和细胞内尿酸盐单钠晶体（正如新制备滑膜液观察的那样证实为针样和杆状晶体。这些晶体是在强烈负补偿偏振光显微镜下观察到的双折射晶体；400×）

血清尿酸水平在急性发作期可正常或降低，因为炎性细胞因子促进尿酸排泄，有效降尿酸治疗可促进临床症状发作。这限制了血清尿酸测定诊断痛风的价值。

然而，血清尿酸盐水平在某些时候是升高的，用来随访降尿酸治疗过程是重要的。在某些病例，可通过收集 24h 尿液测定尿酸水平来监测病情，这对于评估痛风结石发生风险十分重要，也可说明尿酸产生过剩或排泄减少，并判断排尿酸药应用恰当与否。在正常饮食下，每 24 小时尿酸排泄若＞800mg，考虑嘌呤合成过剩。因为痛风涉及潜在的病理转归和其他需要治疗的相关疾病，同时考虑到痛风治疗中潜在不良反应，应进行尿液分析、血清肌酐、血红蛋白、白细胞（WBC）计数、肝功能试验和血脂检测。

影像学特征

疾病早期影像学检查仅能发现明显关节肿胀。囊性改变，这种明确伴有硬化边缘侵蚀（常累及骨边缘）及软组织肿块形成被看作晚期慢性痛风特征性表现。超声、CT 和 MRI 一直处于研究中，对早期诊断可能更敏感。

治疗　痛风

1. 急性痛风性关节炎　急性发作期主要治疗是抗炎药物，如非甾体抗炎药、秋水仙碱或糖皮质激素。非甾体抗炎药通常在尚未发生并发症时使用。老年人、存在肾功能不全和肠胃功能紊乱人群对秋水仙碱和非甾体抗炎药耐受性相对较差，且存在一定潜在风险，该部分内容将在下文中探讨。冰敷和受累关节休息是有帮助的。在早期发病时，口服秋水仙碱是传统的且有效的治疗方式。具体方案：每隔 8 小时口服秋水仙碱 0.6mg，并逐渐减量。患者对上述给药频次的耐受性往往较每小时给药更加耐受。服药后如果出现腹泻，即使在初期也须停用药物，且需对症治疗腹泻。临床上已开始静脉输注的秋水仙碱治疗急性痛风性关节炎。使用足量的非甾体抗炎药能使约 90% 患者症状和体征在 5～8d 得到有效缓解。半衰期短的药物疗效最好，包括吲哚美辛，25～50mg，3/d；萘普生，500mg，2/d；布洛芬，800mg，3/d；双氯芬酸，50mg，3/d。如果以糖皮质激素泼尼松 30～50 mg/d 作为初始剂量静脉输注或口服，则可逐步缓解病情，有效治疗多关节性痛风。给单个关节或几个受累关节注射炎松醋酸酯 20～40mg 或甲泼尼龙 25～50mg，疗效极佳且耐受性良好。目前的证据认为炎性复合物和白介素 1a（IL-1a）在痛风的急性缓解期扮演着极其重要的作用，但阿那白滞素和其他 IL-1a 抑制剂是否有效地治疗痛风还处于研究阶段。

2. 降尿酸治疗　纠正高尿酸血症是控制痛风发作的根本途径。长期遵守降尿酸方案和日常药物治疗并尽量使血清尿酸接近正常值［300～360μmol/L（5.0～6.0mg/dl）］可以防止痛风复发并消除沉积的痛风石。纠正高尿酸血症的一般方案包括控制体重、低嘌呤饮食、增加液体摄入、限制乙醇摄入、减少摄入含果糖食物和饮料以及避免应用利尿药等。而大多数患者不能通过上述一般方案实现对血尿酸的有效控制，此时即需要应用药物控制高尿酸血症。是否开始控制血尿酸要根据以下方面评估：急性发作次数（在两次强烈痛风发作后可能出现尿酸盐水平的下降）；血清尿酸水平［在血清尿酸＞535μmol/L（9.0mg/dl）患者中，血尿酸增长速度更快］；患者是否愿意接受终身性的降尿酸治疗，即是否合并尿酸结石。降尿酸治疗同样适用于已存在痛风石或慢性痛风性关节炎的患者。对于肾功能良好，但尿酸排泄减少的患者（＜600mg/24h），可考虑使用促尿酸排泄药物，如丙磺舒。服用该药时每天需摄入 1500ml 水以维持尿量。丙磺舒起始剂量 250 mg，每日 2 次，并根据病情逐渐增至每日 3 g，使尿酸水平维持在＜360μmol/L（6mg/dl）。丙磺舒通常对血清肌酐水平＞177μmol/L（2mg/dl）的患者无效。别嘌醇或苯溴马隆（美国禁用）可考虑用于这些患者。苯溴马隆是另一种有效的促进尿酸排泄药物，对肾衰竭患者疗效更佳。一些具有轻微促进尿酸排泄作用的药物，包括氯沙坦、非诺贝特、氨氯地平，目前用于治疗常见并发症。

别嘌醇（黄嘌呤氧化酶抑制剂）是迄今为止最常

用的降尿酸药物。在尿酸盐过度生成的患者、尿酸盐结石患者和肾病患者中使用别嘌醇控制尿酸是最佳选择。最初剂量100~300mg,清晨顿服,可根据需要增加到800mg。慢性肾病患者使用别嘌醇需从低剂量开始并根据血清肌酐水平进行调整。如肌酐清除率为10ml/min的患者治疗剂量一般为100mg,隔日1次,并可逐渐增加剂量以达到尿酸盐目标值(6 mg/dl)。但是,以上结论尚需更多研究证据支持。

临床医师越来越深刻地认识到别嘌醇对接受噻嗪类利尿药和对青霉素、氨苄西林过敏的患者产生的毒性反应。该药物最严重毒性反应包括致死性的中毒性表皮坏死松解症、系统性血管炎、骨髓抑制、肉芽肿性肝炎和肾衰竭。在尝试用别嘌醇进行脱敏治疗或采用非布司他,这是一种新型且不具有化学反应相关性的特异黄嘌呤氧化酶抑制剂。对别嘌醇有轻度皮肤反应的患者可使用非布司他,也可考虑使用促进尿酸排泄药物。对轻度至中度肾病患者服用非布司他剂量40~80mg,1/d,无须根据肾功能调整剂量。患者也应重视饮食控制的重要性并了解新的替代药物(见下文)。急性发作期间一般不使用降尿酸药物,但对于病情稳定或已服用小剂量秋水仙碱的患者可开始降尿酸治疗以此降低降尿酸治疗本身可能带来的巨大风险。秋水仙碱发挥抗炎作用的剂量为0.6mg,每日1~2次;秋水仙碱应与降尿酸治疗同时开始,直到患者血尿酸趋于正常并持续6个月没有痛风发作或仅表现为痛风石。透析患者禁用秋水仙碱,肾病患者或与P糖蛋白或CYP3A4抑制剂联合使用的患者仅可接受小剂量秋水仙碱治疗,如克拉霉素即可增加秋水仙碱的毒性作用。聚乙二醇重组尿酸酶是一种新型的降尿酸生物制剂,对黄嘌呤氧化酶抑制剂过敏或无效的患者可能有效。目前关于新型的降尿酸药物的临床研究正在进行中。

并发症

痛风性关节炎是高尿酸血症最常见的并发症,高尿酸血症在普通人群中发生率为2.0%~13.2%,痛风患病率则在1.3%~3.7%。血清尿酸盐水平越高,患痛风风险越大。研究表明,患者血清尿酸盐浓度>540μmol/L(9.0mg/dl),痛风发病率为4.9%;而血清尿酸盐浓度在415~535μmol/L(7.0~8.9mg/dl),其发病率仅为0.5%。痛风并发症与高尿酸血症的持续时间和严重程度密切相关。

高尿酸血症也会引起肾问题:①肾结石;②尿酸盐肾病,一种归因于谷氨酸钠尿酸盐结晶沉积在肾间质造成肾功能不全的罕见疾病;③尿酸性肾病。大量尿酸结晶沉积在肾集合管系统、盆腔和输尿管所造成的可逆性急性肾衰竭。

肾结石

尿酸性肾结石最常见,且不仅局限于痛风患者。痛风人群中肾结石患病率与血清及尿液中尿酸水平有关,在血清尿酸盐770μmol/L(13mg/dl)、尿液中尿酸排泄>6.5mmol/d(1100mg/d)患者中,50%患者有肾结石。

肾结石可见于无任何关节炎表现的患者,这些患者仅有20%诊断高尿酸血症。尿酸在其他类型肾结石的形成中也起着作用。部分伴有草酸钙或磷酸氢钙结石但无痛风的患者同时表现为高尿酸血症或高尿酸尿症。因此,尿酸很可能作为草酸钙前体或减少草酸钙结晶的形成。

尿酸盐肾病

尿酸盐肾病,是严重的痛风晚期表现,组织学特征为在肾髓质和肾乳头沉积的单钠尿酸盐结晶被炎症反应性巨细胞包绕。该疾病目前已少见,如患者无痛风性关节炎表现即不能诊断。该病可无任何临床表现,也可表现为蛋白尿、高血压甚至肾功能不全。

尿酸性肾病

可逆性急性肾衰竭原因是由于尿酸沉淀在肾小管和集合管,导致尿流梗阻。在突然尿酸产生过多及显著高尿酸尿症后即可发生尿酸性肾病。利于尿酸结晶形成的因素包括脱水及酸中毒。这种类型急性肾衰竭多发生在强烈化疗白血病或淋巴瘤过程中,如在进行溶细胞治疗前或同时,但也可见于其他肿瘤、癫痫发作及剧烈运动伴热应激后。尸体解剖研究证明管腔内尿酸盐沉积,近端小管扩张但肾小球一般正常。最初的发病过程可能与尿酸堵塞集合管和远端肾脉管系统有关。

就目前所知,尿酸性肾病具有潜在的可逆性。恰当的治疗能将死亡率从50%降至接近0。血清尿酸盐不能作为诊断指标,因为在尿酸盐浓度从720μmol(12mg/dl)升至4800μmol/L(80mg/dl)的过程中,该病已经出现。该病的特征性表现是尿液中尿酸浓度。大多数伴有尿量减少的急性肾衰竭发生时,尿液中尿酸含量不是正常就是减少,且与尿酸/肌酐比值<1。

在急性尿酸性肾病中,随机尿或24h尿液标本中尿酸/肌酐比值>1,这种高值是诊断该病的主要依据。

高尿酸血症和代谢综合征

代谢综合征的特点是腹部肥胖,伴内脏脂肪增多,胰岛素抵抗、高胰岛素血症造成的糖耐量受损,高甘油三酯血症,低密度脂蛋白胆固醇增多,高密度脂蛋白胆固醇下降及高尿酸血症。高胰岛素血症降低肾排泄尿酸和钠。在代谢综合征患者,血糖正常的高胰岛素血症引起的高尿酸血症发生时间早于 2 型糖尿病、高血压、冠状动脉性疾病和痛风,并不令人惊讶。

治疗　高尿酸血症

无症状性高尿酸血症

高尿酸血症患者占人口基数的约 5%,住院患者高尿酸血症发生率高达 25%。但绝大多数高尿酸血症患者并无临床风险。过去,高尿酸血症与心血管事件和肾衰竭相关性导致使用降尿酸药物治疗无症状高尿酸血症。这种实践不再推荐,除非是肿瘤患者正在接受溶细胞治疗时,降尿酸治疗用来预防尿酸性肾病的发生。

高尿酸血症是代谢综合征一个组分,患者出现肥胖、高脂血症、糖尿病或高血压时,提示患者可能同时伴发了高尿酸血症,因此应筛查该病。高尿酸血症尤其是血清尿酸盐水平高者存在罹患痛风性关节炎的风险。然而,因多数高尿酸血症患者不会进展为痛风,故而无必要对这类患者给予预防性治疗。此外,在痛风首次发作前,是很难被发现结构性肾损害和痛风石的。我们不能将肾功能损害的原因归咎于无症状高尿酸血症,也不能通过治疗无症状高尿酸血症而改变肾功能不全患者肾病的进展。

此外,无症状性高尿酸血症不会增加痛风石形成风险。特异性针对高尿酸血症的药物治疗存在使用不便、成本高和潜在毒性等缺陷;因此,除非用于预防急性尿酸性肾病,否则不应将降尿酸治疗作为无症状高尿酸血症患者的常规治疗手段。此外,我们也不推荐将高尿酸血症作为常规筛查。但是,如果确诊了高尿酸血症,就应明确其病因。如果高尿酸血症是继发性,则应纠正其病因,并积极处理相关的因素如高血压、高胆固醇血症、糖尿病和肥胖。

症状性高尿酸血症

1.肾石症　因痛风性关节炎、尿酸盐或钙盐结石与高尿酸血症有关,所以在这些人群中给予降尿酸治疗是必要的。无论是什么类型的输尿管结石,摄入液体应足以使每日尿量超过 2L。应用碳酸氢钠或乙酰唑胺碱化尿液可以增加尿酸的溶解度。黄嘌呤氧化酶抑制剂,如别嘌醇或非布司他,可以减少尿液中尿酸浓度,被专门用于治疗尿酸结石。这些药物能降低血清尿酸盐和第 1 个 24h 通过尿液排泄的尿酸盐,并在 2 周内达到最佳作用。别嘌醇平均有效剂量为

300～400mg/d。因其活性代谢产物别嘌二醇半衰期长达 18h,别嘌醇每日 1 次即可。肾功能不全患者使用该药物有效,但使用剂量应相应减少。在痛风、高尿酸血症或高尿酸尿的非痛风患者中,别嘌醇也有助于减少草酸钙结石的复发率。非布司他 40～80mg,1/d,轻度至中度肾衰竭患者服用时不需要调整剂量。尿酸结石或混合钙/尿酸结石患者也可选择柠檬酸钾(30～80mmol/d,分次服用)。黄嘌呤氧化酶抑制剂也可用于治疗 2,8-二羟腺嘌呤肾结石。

2.尿酸性肾病　尿酸性肾病是可以预防的,及时、适当的治疗能极大地降低死亡率。快速静脉滴注可促进肾小管水化和利尿作用,排泄尿酸盐,并促使尿液流速≥100ml/h。给予静滴乙酰唑胺 240～500mg,1/(6～8)h,碳酸氢钠 89mmol/L,静脉滴注可以提高尿液碱度,更好地促进尿液溶解尿酸。治疗过程中要注意尿液 pH>7.0 并应预防容量负荷加重。此外,口服别嘌醇(8mg/kg)降低尿酸水平,减少尿酸在肾中的沉积。别嘌醇活性代谢产物——别嘌呤二醇在肾衰竭患者体内存在蓄积效应。因此,如果患者表现为持续性肾功能不全,随后每日别嘌醇剂量应减少到 100～200mg。尽管如此,部分情况下依旧需要血液透析治疗。静脉滴注尿酸盐氧化酶(拉布立酶)也可预防或治疗肿瘤溶解综合征导致的高尿酸血症。

低尿酸血症

血清尿酸盐浓度<120μmol/L(2.0mg/dl)称为低尿酸血症,是由尿酸盐合成减少或尿酸排泄增加引起的。低尿酸血症发生率在普通人群中低于 0.2%;而在住院患者中低于 0.8%。低尿酸血症不会引起症状或病理学改变,因此不需要治疗。

大多数低尿酸血症是由于肾尿酸排泄增加引起,而收集 24h 尿测定其尿酸盐含量是确诊肾源性低尿酸血症的主要指标。阿司匹林(>2.0g/d)、氯沙坦、非诺贝特、X 线造影剂和愈创甘油醚都可以促进尿酸排泄(表 8-1)。全肠外静脉输入营养液很可能是因为输入了高浓度的甘氨酸也会导致低尿酸血症。导致尿酸清除增加的其他原因包括肿瘤性疾病、肝硬化、糖尿病、抗利尿激素分泌失调;肾小管转运缺陷,如 Fanconi 综合征和 Fanconi 综合征引起的 Wilson 病,胱氨酸病、多发性骨髓瘤和重金属中毒及尿酸双向转运的先天性缺陷。低尿酸血症是常染色体隐性遗传的家族性疾病。多数情况下是因 SLC12A12 基因突变导致其编码蛋白 URAT-1 功能异常使肾尿酸盐清除增多。即便无 SLC12A12 基因异常,其他尿酸盐转运蛋白也可能出现缺陷。虽然一般情况下并无临床症状,但也可伴随尿酸盐肾结石或运动导致的肾衰竭。

先天性嘌呤代谢异常

迄今共发现 30 多个人类嘌呤和嘧啶代谢途径中

存在的缺陷（表 8-4，图 8-3）。很多突变是良性的；但一旦突变导致临床症状，50% 会发病甚至死亡。随着遗传学的进步和高效液相色谱串联质谱法的应用，为确诊创造了更好的条件。

表 8-4　先天性嘌呤代谢障碍

酶	活性	遗传规律	临床特点	实验室特点
次黄嘌呤转磷酸核糖基酶	完全缺乏	伴 X 染色体	自残，舞蹈手足徐动症	高尿酸血症
	部分缺乏	伴 X 染色体	痛风，尿酸性结石	高尿酸尿症
磷酸核糖焦磷酸合成酶	过度活跃	伴 X 染色体	痛风，尿酸性结石和耳聋	高尿酸血症，高尿酸尿症
腺嘌呤转磷酸核糖基酶	缺乏	常染色体隐性	2,8-二羟腺嘌呤结石	—
黄嘌呤氧化酶	缺乏	常染色体隐性	黄嘌呤尿，黄嘌呤结石	低尿酸血症，低尿酸尿症
腺苷酸琥珀酸裂解酶	缺乏	常染色体隐性	自闭症，精神运动发育迟缓	—
肌腺苷酸脱氨酶	缺乏	常染色体隐性	肌病与运动不耐受或无症状	—
腺苷酸脱氢酶	缺乏	常染色体隐性	严重的免疫缺陷，软骨发育不良	—
嘌呤核苷磷酸化酶	缺乏	常染色体隐性	T 细胞介导的免疫缺陷	—

嘌呤疾病

次黄嘌呤磷酸核糖转移酶(HPRT)缺陷

HPRT 基因位于 X 染色体上，受累男性患者为突变基因的杂合子，而女性无症状。由 HPRT 完全缺陷导致的疾病如 Lesch-Nyhan 综合征即表现为高尿酸血症、自残行为、舞蹈手足徐动症、痉挛状态及精神发育迟滞。由 HPRT 部分缺陷导致的 Kelley-Seegmiller 综合征则仅表现为高尿酸血症而不伴有中枢神经系统受损。这两种疾病导致的高尿酸血症均由尿酸盐合成过多所致，能诱发尿酸性结晶尿、肾结石、阻塞性肾病变和痛风性关节炎。早期诊断并给予别嘌醇进行适当干预，虽然可以防止甚至消除高尿酸血症带来的所有问题，但对行为及神经系统异常却无效。

磷酸核糖焦磷酸(PRPP)合成酶活性增加

与 HPRT 缺陷状态类似，PRPP 合成酶过度活跃是与 X 染色体连锁，可导致痛风性关节炎和尿酸肾结石。在一些家庭中，还有神经性耳聋患者。

腺嘌呤转磷酸核糖基酶

APRT 缺陷：APRT 缺陷遗传方式为常染色体隐性遗传，受累患者将产生含 2,8-二羟腺嘌呤成分的肾结石。白种人常表现为 APRT 完全缺陷（Ⅰ型），而日本人常表现为部分 APRT 酶活性（Ⅱ型）。缺陷基因

的表现形式这两个人种间十分相似，发病率也近似（每 100 人中有 0.4～1.1 人）。给予别嘌醇治疗能防止结石形成。

遗传性黄嘌呤尿

黄嘌呤氧化酶缺乏导致尿液中所含嘌呤以次黄嘌呤和黄嘌呤的形式存在。大约 2/3 的黄嘌呤氧化酶缺乏者无临床症状。其余 1/3 则形成黄嘌呤成分构成的肾结石。

肌腺苷酸脱氨酶缺乏症

肌腺苷酸脱氨酶缺乏症分为原发性（家族遗传性）和继发性（后天获得性）。原发性肌腺苷酸脱氨酶缺乏症遗传方式为常染色体隐性遗传。临床上，有一些患者表现为因运动或其他原因触发的轻型肌源性疾病，但大多数具有此种缺陷的患者并无临床症状。因此，这种缺陷的患者发生肌病应另有原因。后天获得性肌腺苷酸脱氨酶缺乏与多种神经肌肉疾病有关，包括肌肉营养不良、神经系统疾病、炎性肌病和胶原血管疾病。

腺苷酸琥珀酸裂解酶缺乏

腺苷酸琥珀酸裂解酶缺乏遗传方式是常染色体隐性遗传，并可以导致明显的精神运动发育迟缓、造成癫痫和其他运动障碍。这种酶缺乏的患者往往是智障患者，且绝大多数患有自闭症。

（施维维　梅长林　译）

第 9 章

尿路结石

肾结石是最常见的泌尿系统疾病之一。在美国，男性一生中患肾结石的概率为 13%，女性为 7%，工业化国家肾结石患病率呈攀升趋势。

结石种类

在西半球，肾结石患者结石成分主要为钙、尿酸、胱氨酸及鸟粪石（见第 4 章），其中草酸钙和磷酸钙占所有结石的 75%～85%（表 9-1），且这些成分可以在同一结石中混合存在。结石中磷酸钙的主要成分是羟磷灰石 $[Ca_5(PO_4)_3OH]$，尽管磷酸氢钙 $(CaHPO_4 H_2O)$ 的比例逐步增加，它并不如羟磷灰石常见。

含钙结石在男性患者更常见，平均发病年龄为 30～40 岁，已形成单个含钙结石的患者约 50% 会在 10 年内形成第二个结石，有些甚至形成多发的复发性结石。复发性肾结石患者平均每 3 年形成一个新结石。尿酸结石占肾结石的 5%～10%，同样在男性患者更常见。鸟粪石约占 5%，胱氨酸结石罕见，仅占 1%。

临床表现

结石沉积于肾乳头表面或集合系统内部，可能无特殊的临床症状。无症状结石，往往因其他原因或在接受放射线检查时被发现。结石是单纯性血尿的常见原因，只有当结石进入输尿管或者堵塞肾盂输尿管连接处时，才会引起疼痛和梗阻。

1.结石通道 结石通过输尿管通常会引起疼痛和血尿，但也可以没有任何症状。通常疼痛位于身体两侧，也可向下向前延伸至同侧腰部、睾丸、会阴，逐步加重，20～60min 疼痛剧烈，需用麻醉药控制症状。结石嵌顿于输尿管膀胱壁段可引起尿频、尿急、排尿困难，易与尿路感染混淆。直径＜0.5cm 的输尿管结石可自然排出。

含钙结石、胱氨酸结石、鸟粪石在标准 X 线下不透光，尿酸结石透光，标准腹部 X 线检查价格便宜，患者辐射暴露少，可用于监测肾结石生长速度。现在无

对比剂增强的螺旋 CT 是肾结石诊断的标准放射学检查。CT 的优点有很多，除了传统的不透射线结石，CT可以发现 X 线下不显影的尿酸结石，患者也无须暴露于对比剂，同时，对于怀疑结石引起肾绞痛的腹痛患者，CT 还可以发现可能引起腹痛的其他原因。超声在发现肾结石或输尿管结石方面不如 CT 灵敏。

2.其他表现

（1）鹿角形结石：鸟粪石、胱氨酸结石、尿酸结石常由于体积太大不能进入输尿管，它们在肾盏内慢慢长大，充满肾盂及部分或全部肾盏。体积巨大的鹿角形结石可以没有任何症状，也可导致肾衰竭。

（2）肾钙质沉着症：含钙结石沉积于肾乳头表面，大部分脱落并引起肾绞痛，若不脱落，X 线检查可发现肾乳头多发性钙化，称之为肾钙质沉着症，这种疾病在遗传性远端小管酸中毒及严重的高尿钙患者中很常见。在髓质海绵肾（第 16 章），扩张的远端集合管也可钙化。

3.感染 虽然结石不会直接引起尿路感染，但感染常发生于结石常规手术治疗之后。肾感染并发结石梗阻可能引发败血症及广泛的肾组织破坏，因为邻近梗阻的近端尿道变成了一个封闭空间，感染可发展为肾积脓。结石基质中的细菌可引起复发性尿路感染，细菌中的尿素酶可使结石富含磷酸铵镁，结石和尿路感染相互影响相互加重，影响治疗。

4.结石的活动性 在活跃的结石疾病中，原有结石不断增大，新的结石不断形成。应做动态且连续的 X 线检查监测结石生长速度及新结石形成情况，以鉴别结石是新形成还是原有的。

发病机制

尿液中各种盐类溶解和析出的微妙平衡遭到破坏是泌尿系结石形成的原因。肾在保存水分的同时需要排泄溶解性低的物质，而适当的饮食、气候及活动度等相互作用促使这种平衡的维持。尿中焦磷酸盐、柠檬酸盐、糖蛋白等可抑制结晶形成，但这些保护性机制并不完善，当尿液中不可溶性物质过饱和，迫使肾既要

排出溶质又要保存水分时,肾开始形成结晶并缓慢增大,最终发展为肾结石。

1.过饱和 溶液与另一固相物质互相平衡的方法称为饱和。如果溶液中某一物质浓度超过了其饱和点,则称为溶液过饱和;溶液过饱和时会形成结晶,过饱和越严重,结晶形成越多。结石形成过程中溶液极度过饱和很常见。

尿液中钙、草酸、磷酸之间可相互或与其他物质形成可溶性复合物,如柠檬酸,它们的离子活动度低于其化学浓度。因此,柠檬酸这类物质减少会升高离子活动度,导致溶液过饱和。脱水及肾分泌过多钙离子、草酸、磷酸、胱氨酸、尿酸均可致尿液过饱和。尿 pH 也很重要,磷酸、尿酸在生理性 pH 范围内在尿液中处于游离状态,而碱性尿中含更多二碱式磷酸盐,促进磷酸氢钙结石和磷灰石沉淀;尿 pH 低于 5.5,主要形成尿酸结晶,磷酸盐结晶罕见;草酸钙的溶解度与 pH 无关。用 24h 尿标本评估尿液过饱和状态会低估溶质析出风险;瞬时脱水、尿液 pH 变化、餐后排泄增多均会引起过饱和高峰的出现。

2.结晶形成 尿液极度过饱和时,结晶开始成核,若尿液持续过饱和,晶核逐渐增大,无数结晶在肾盂聚集形成结石。Randall's 肾钙斑(Randall's plaques),为肾乳头磷灰石斑块,开始于髓袢细段基底膜的深部髓质,沿小管间隙延伸至肾乳头上皮基底膜,若上皮破损,肾钙斑暴露于尿液,草酸钙在肾钙斑表面形成结晶,足够多的结晶聚集形成结石。磷酸钙尤其是磷酸氢钙结石患者,结石形成模式与草酸钙结石不同;磷灰石结晶堵塞内髓部集合管,结晶继续聚集便形成结石。磷酸钙结石患者肾乳头常常纤维化变形。

肾结石患者病情评估及治疗

大部分肾结石患者合并可治疗的代谢紊乱性疾病或血、尿指标异常。应对成年复发性肾结石患者及小儿肾结石患者行详细评估。这里介绍一个非常实用的门诊评估方法:首先需要两个不同日期取得的 24h 尿样和血样,检测血清和尿液钙、尿酸、电解质、肌酐,同时检测尿 pH、24h 尿量、尿草酸、尿柠檬酸含量。结石发生风险随饮食、活动、环境变化而变化,因此要求至少一份尿样本的留尿时间处于患者居家的休息日,而另一份标本要求在工作日。由于结石治疗方案取决于其成分(表 9-1),所以最理想的方法是结石成分分析。不管何种结石,肾结石患者都应坚持多饮水,一个关于首发肾结石患者的前瞻性研究确认了大量液体摄入的有效性,每天尿量达 2.5L 的患者结石复发率较对照组减半。

已经形成的肾结石或输尿管结石需要药物及手术的综合治疗。具体治疗手段取决于结石位置、梗阻程度、结石性质、患侧和健侧的肾功能、是否合并尿路感染、结石通道情况和根据临床状态评估手术和麻醉风险等。内科治疗包括促进结石通过输尿管,口服 α_1 肾上腺素受体抑制剂可松弛输尿管平滑肌,有效减少结石通过输尿管的时间,有效排出较小结石,避免手术。严重的梗阻、感染、出血及无法忍受的疼痛是外科干预的指征。

由于泌尿外科技术进步,大多数尿路结石已不需要开放手术取石,取而代之主要有 3 种方法:体外碎石术、经皮肾镜取石或碎石术、输尿管镜取石或碎石术。体外碎石术利用高能冲击波在肾原位碎石,结石裂解成粉末状通过输尿管至膀胱;经皮肾镜取石术需要肾镜通过腰背部小孔直达肾盂,利用超声波或激光碎石;输尿管镜取石或碎石术用激光碎石,主要应用于输尿管结石,有些手术也将其应用于肾盂结石。

含钙结石

1.特发性高钙尿 特发性高草酸尿是导致肾结石最常见的代谢失衡性疾病(表 9-1),这是一种家族遗传性疾病,有可能是多基因遗传;但是有些引起高钙尿症和肾结石的疾病呈单基因遗传性,如 Dent 病,就是一种 X 连锁隐性遗传肾小管疾病,以高钙尿症、肾钙化、进展迅速的肾衰竭为主要特点。尿钙升高、血钙正常,且排除其他影响矿物质代谢的疾病,即可诊断特发性高钙尿症。维生素 D 过度活化可能是很多患者高钙尿症的原因,骨化三醇浓度过高或者维生素 D 受体过多,均可引起维生素 D 过度活化。近期研究显示钙敏感受体基因多态性(Arg990Gly)在高钙尿症患者中更常见,导致钙敏感受体激活,从而导致尿钙排泄增多。高钙尿将提高尿液中草酸钙和磷酸钙饱和度进而产生结石。

多年来高钙尿症的标准治疗方案是限制钙摄入,但近期研究发现低钙饮食反而会增加结石风险,原因可能是肠道中可与草酸结合的钙减少造成了尿中草酸浓度升高。一个为期 5 年的前瞻性研究对比了男性含钙结石患者低钙饮食和低蛋白、低盐、正常钙饮食在预防结石复发方面的作用,结果发现低钙组结石复发率明显高于另外一组。高钙尿结石患者骨密度低于无结石人群,骨折风险也更高。骨密度低的原因可能是钙摄入不足。总之,低钙饮食在预防结石复发方面的作用并不明确,且从长远看来有骨密度降低的风险,低蛋白、低盐饮食是一个更好的选择。如果饮食控制不足以减少结石生成,可加用噻嗪类利尿药。噻嗪类利尿药可降尿钙,有效预防结石生成。一个为期 3 年的随机试验表明噻嗪类利尿药组结石生成率比安慰剂组低 50%。噻嗪类利尿药的药效有赖于细胞外液轻微浓缩,高盐饮食会降低治疗效果。必须及时纠正噻嗪类利尿药引起的低钾血症,血钾过低会降低尿柠檬酸生成,而柠檬酸可以抑制结石生成。

表 9-1　尿路结石种类及诊治

结石种类及原因	占所有结石的比例(%)	特定病因的发生率(%)[a]	男女比值	流行病学	诊断	治疗
含钙结石	75～85		2:1～3:1			
特发性高钙尿症		50～55	2:1	遗传?	血钙正常,不能解释的高钙尿[b]	低盐低蛋白饮食,噻嗪类利尿药
高尿酸尿症		20	4:1	饮食	24h 尿,尿酸>750mg(女)、>800mg(男)	别嘌醇或低嘌呤饮食
原发性甲状旁腺功能亢进		3～5	3:10	肿瘤	高钙血症、不能被抑制的甲状旁腺激素	手术
远端肾小管酸中毒		罕见	1:1	遗传或继发	高氯性酸中毒、最低尿 pH>5.5	补碱
饮食性高草酸尿症		10～30	1:1	高草酸或低钙饮食	24h 尿草酸>40mg	低草酸饮食、口服钙剂
肠源性高草酸尿症		1～2	1:1	肠道手术	24h 尿草酸>75mg	低草酸饮食、口服钙剂
原发性高草酸尿症		罕见	1:1	遗传	尿草酸和乙醇酸升高	大量饮水、维生素 B_6、柠檬酸、中性磷
低柠檬酸尿症		20～40	1:1～2:1	遗传、饮食	24h 尿柠檬酸<320mg	补碱
特发性肾结石		20	2:1	未知	以上原因都不是	口服磷、大量饮水
尿酸结石	5～10					
代谢综合征		约30	1:1	饮食	乳糖不耐受、肥胖、高脂血症	碱化尿液、每日尿酸>1000mg;别嘌醇
痛风		约30	3:1～4:1	遗传	临床诊断	碱化尿液、别嘌醇
先天性		约30	1:1	遗传?	尿酸结石、无痛风	每日尿酸>1000mg;碱化尿液、别嘌醇
脱水		?	1:1	肠道失水、饮水习惯	病史、肠道失水	碱化尿液、大量饮水、治疗病因
莱施-奈恩综合征		罕见	仅男性	遗传	次黄嘌呤鸟嘌呤磷酸核糖转移酶	别嘌醇
胱氨酸结石	1		1:1	遗传	结石种类、尿胱氨酸升高	大量饮水、碱化尿液、必要时用 D-青霉胺
鸟粪石	5		1:3	感染	结石种类	抗感染、手术

　　a.比值为特定病因占某种结石的比例。b.24h 尿钙>300mg(男),>250mg(女);或 4mg/kg(男女通用)。甲状腺功能亢进、Cushing 综合征、结节病、恶性肿瘤、制动、维生素 D 中毒、进展迅速的骨病、Paget 病都可引起高钙尿症,诊断原发性高钙尿症时应逐一排除

2.高尿酸尿 约20%草酸钙结石患者合并高尿酸尿症,主要是摄入太多富含嘌呤的肉类和鱼类所致,结石生成机制可能是尿酸盐盐析草酸钙。低尿酸饮食对控制结石生成效果显著,但这一做法令很多患者难以接受,此时可服用别嘌醇降尿酸。

3.原发性甲状旁腺功能亢进 不能用其他原因解释的高钙血症,同时伴有血清甲状旁腺激素水平不正常升高,即可诊断原发性甲状旁腺激素功能亢进。患者通常伴有高钙尿症,是草酸钙或磷酸钙极度过饱和,形成结石。在肾间质中的磷灰石斑块表面可以形成草酸钙结石,而在磷灰石结晶形成磷酸钙结石,均可阻塞集合管。原发性甲状旁腺功能亢进患者,因存在钙离子感受器受体 Arg990Gly 多态性,尿钙排出增加,结石风险更大。及时诊断原发性甲状旁腺功能亢进非常重要,应在复发性肾结石或肾功能受损之前行甲状旁腺切除术。

4.远端肾小管酸中毒 远端肾小管酸中毒不能建立正常的血尿 pH 梯度,造成高氯性酸中毒。在全身性酸血症情况下,尿 pH 最低值仍不能降低到5.5以下即可诊断。高钙尿、碱性尿、低柠檬酸尿均可使尿柠檬酸极度过饱和。严重的钙磷代谢障碍可引起磷酸钙结石形成、肾钙化,甚至软骨病。磷灰石沉积于内髓部集合管,引起内髓部小管间质病变,损害肾功能。肾小管酸中毒可以是遗传性的、继发于其他疾病,也可能由药物引起。托吡酯是一种治疗癫痫和偏头痛的常用药,它抑制碳酸酐酶活性,引起含钙结石形成。

纠正酸中毒可降低尿钙,并限制新结石生成,0.5～2.0mmol/kg 柠檬酸钾为首选,每日剂量分2次或3次服用。不完全远端肾小管酸中毒,即肾小管泌氢功能部分受损,不存在全身性酸血症,在酸负荷情况下,尿液 pH 不能低于5.5。不完全的远端肾小管酸中毒可发生草酸钙结石,这种结石继发于特发性高钙尿症;在这种情况下,远端肾小管酸中毒在结石形成中的作用并不明确,可试用噻嗪类药物治疗。补碱时要注意监测尿柠檬酸和 pH,如果尿液 pH 升高而尿柠檬酸盐不增加,磷酸钙饱和度增加,结石反而更加严重。

5.高草酸尿 草酸是人体内一种代谢终产物,尿中草酸 40%～50% 来源于食物,其余为内源性代谢产物。通常认为人每日排出草酸的正常上限为 40～50mg。轻度高草酸尿(50～80mg/d)由摄入过多富含草酸的食物引起,如菠菜、坚果、巧克力。低钙饮食因为肠道中可结合草酸的钙离子不足也可引起高草酸尿。治疗肥胖的空肠回肠旁路术、胆胰分流术、胰功能不全、累及小肠的克罗恩病等均可引起脂质吸收不良,肠腔内钙离子与脂质结合,游离草酸被肠道吸收导致肠源性高草酸尿症,尿液中每日排出草酸>100 mg。未吸收的脂肪酸和胆盐也可损害肠黏膜,增加草酸吸收。

原发性高草酸尿症是一种罕见的常染色体隐性遗传病,常导致严重的高草酸尿。患者幼年时就可表现出复发性草酸钙结石。Ⅰ型原发性高草酸尿症缺乏丙氨酸过氧化物酶:乙醛酸转氨酶;Ⅱ型缺乏 D-甘油酸脱氢酶,羟丙酮酸盐聚集。不管什么原因引起的严重高草酸尿均可引起小管间质病理改变。

治疗 高草酸尿

轻到中度高草酸尿患者应给予低草酸饮食,保证钙和镁的正常摄入以阻止草酸吸收。肠源性高草酸尿症患者应低脂低草酸饮食,饭中补充钙剂以结合肠道中的草酸和脂质,结合草酸的消胆胺树脂也可起到治疗作用。原发性高草酸尿患者需要大量饮水,摄入足够磷、柠檬酸钾和维生素 B_6(25～200mg/d)。肝肾联合移植已经被成功应用于原发性高草酸尿症。

6.低柠檬酸尿 尿液中柠檬酸与钙结合形成可溶性复合物,有效减少尿游离钙含量,降低尿钙饱和度,减少结石生成。20%～40%结石患者尿液中柠檬酸偏低,可以是结石唯一致病因素,也可与其他致病因素共同作用导致发病。低柠檬酸尿可继发于其他疾病,如远端肾小管酸中毒、长期腹泻、低钾血症,也可为结石主要致病因素,这种情况称为原发性低柠檬酸尿。

治疗 低柠檬酸尿

碱化尿液,增加尿柠檬酸排出,可有效治疗低柠檬酸尿,通常用碳酸氢钾和柠檬酸钾,因为钠负荷会增加尿钙含量,影响治疗效果,治疗时通常选用钾盐。两个随机的、有安慰剂对照的试验已经证实了补充柠檬酸对预防结石的有效性。柠檬和一些富含柠檬酸的饮料已经用于治疗低柠檬酸尿,但效果不如含柠檬酸的药物明显。

7.特发性含钙结石 患者经全面检查后并没有发现可导致肾结石的代谢失衡,对这些患者的最佳治疗手段为大量饮水,使 24h 尿比重最高不超过 1.005。噻嗪类利尿药和柠檬酸盐可能有效,但尚无有关这类患者的前瞻性研究。每日口服磷 2g 可降低尿钙升高尿磷,进而减少结石复发。正磷酸盐可引起轻微恶心和腹泻,但会随着摄入量增多逐渐耐受。

尿酸结石

持续酸性尿是尿酸结石的重要危险因素,当尿液 pH 很低时,可溶性质子化的尿酸占主要地位,尿酸浓度高于 100mg/L 易形成结晶和结石。引起酸性尿和尿酸结石的常见原因有代谢综合征、慢性腹泻、痛风、原发性尿酸结石。因为肥胖人群越来越多,代谢综合征已成为尿酸结石的主要病因,胰岛素抵抗使肾产氨减少,代谢产生的多余的酸以可滴定酸的形式排出体外。高尿酸尿本身即可引起尿酸极度过饱和;即使每日尿酸排出量正常,尿液 pH 降低时尿酸也可呈过饱和状态。骨髓增生综合征、转移肿瘤的化疗、莱施-奈恩综合征均可产生大量尿酸,随之产生高尿酸血症,即使在 pH 正常时尿酸结石也能形成。尿酸结晶阻塞肾小管可引起肾衰竭。

治疗　尿酸结石

尿酸结石治疗目标,一是纠酸,二是达到每日尿酸排出 <1g。纠酸的方法是补碱,每日 $1\sim3$ mmol/kg,分 3 次或 4 次口服,睡前需补 1 次,目标使 24h 尿 pH 为 $6.0\sim6.5$。pH>6.5 对预防尿酸结晶形成的效果并非更佳,反而会促进磷酸钙结石形成。柠檬酸钾可降低形成含钙结晶的风险,而柠檬酸钠会增加该风险。高尿酸尿患者应坚持低嘌呤饮食,在大量饮水、碱化尿液、低嘌呤饮食都无效的情况下可加用别嘌醇。

胱氨酸尿和胱氨酸结石

在这种遗传性疾病中,肾近曲小管和空肠转运胱氨酸、赖氨酸、精氨酸及鸟氨酸功能障碍,大量氨基酸随尿排出,胱氨酸不溶于尿液引起胱氨酸结石。胱氨酸结晶堵塞集合管,在这些结晶的基础上形成胱氨酸结石,结石梗阻损伤肾乳头和肾髓质,肾功能受损。

1.发病机制　肾小管刷状缘和小肠上皮细胞转运二氨基胱氨酸功能障碍造成胱氨酸尿症。造成这种疾病的突变同时存在于肾近端小管杂聚肽氨基酸转运体的重链和轻链。根据杂合子患者尿中胱氨酸含量可将胱氨酸尿症大致分为两型,Ⅰ型胱氨酸尿症杂合子尿胱氨酸浓度正常,为常染色体隐性遗传,2 号染色体 SLC3A1 基因编码的转运体重链异常。而非Ⅰ型胱氨酸尿症编码杂聚肽转运体轻链的 19 号染色体 SLC7A9 基因突变,表现为不完全显性遗传,杂合子尿胱氨酸轻度升高,纯合子尿胱氨酸明显升高。有时 SLC7A9 基因突变导致Ⅰ型胱氨酸尿症表型。

2.诊断　胱氨酸结石只发生于胱氨酸尿患者,但有 10% 胱氨酸尿患者体内结石不含胱氨酸,因此,在诊断任意一种结石之前均应想到本病。许多纯合子胱氨酸尿症患者晨尿沉渣中可见典型六边形盘状胱氨酸结晶。尿硝普化钠试验可用于发现胱氨酸尿,这个试验敏感性高,可以发现很多没有症状的杂合子患者。硝普化钠试验阳性或尿样本中发现胱氨酸结晶的患者均应测定 24h 胱氨酸排出量;成人患者除非 24h 尿胱氨酸≥300mg,否则很少形成胱氨酸结石。

治疗　胱氨酸尿和胱氨酸结石

大量饮水是治疗本病的重要手段,即使是夜间也要大量饮水,每日尿量应大于 3L。碱化尿液使尿 pH>7.5 很有效,低盐饮食(100mmol/d)可使尿胱氨酸减少 40%。青霉胺和硫普罗林可与胱氨酸形成可溶性二硫化胱氨酸-药物复合物,但由于不良反应太大,仅在大量饮水、低盐饮食、碱化尿液都无效时才使用。低蛋氨酸饮食并不实际,但患者应注意避免摄入过多蛋白。

鸟粪石

鸟粪石来源于尿路感染,致病菌多数为变形杆菌属;该类致病菌含尿素酶,可将尿素降解为 NH_3 和 CO_2。NH_3 遇水生成 NH_4^+,将尿 pH 增高至 $8\sim9$,NH_4^+ 遇 PO_4^{3-} 和 Mg^{2+} 生成 $MgNH_4PO_4$,即鸟粪石。没有尿路感染时鸟粪石不会形成,因为生理刺激下碱性尿液中 NH_4^+ 浓度很低。尿路梗阻、泌尿系仪器操作后或泌尿系手术后可发生变形杆菌感染,尤其是长期抗生素治疗的患者,抗生素使变形杆菌成为泌尿道主要细菌。

治疗　鸟粪石

只要患者能够耐受,完全去除结石并消毒是鸟粪石的最佳治疗手段;对大部分患者来说,经皮肾镜取石术是最佳选择,有时也可用体外超声波碎石配合经皮肾镜取石。利用溶肾石酸素冲洗肾盂肾盏可溶解鸟粪石,能够有效防止术后结石复发。50%～90% 患者术后不再形成新结石。抗菌治疗对急性感染和保持术后尿液无菌非常有效。尿细菌培养和术中取出的结石碎块行细菌培养对指导抗生素选择意义重大。对不能耐受手术的患者,可以用醋羟胺酸抑制尿素酶,但醋羟胺酸有很多不良反应,如头痛、震颤、血栓性静脉炎等,大大限制了其使用。

（张　帝　汤晓静　译）

第三篇　急性肾损伤和慢性肾衰竭

第 10 章

急性肾损伤

急性肾损伤（acute kidney injury，AKI），过去称为急性肾衰竭，以肾功能突然受损为特点，导致正常情况下被肾清除的含氮产物及其他废物潴留。AKI 并不是单一疾病，而是指一组由各种原因造成的综合征。它们具有共同的诊断特征：血尿素氮（blood urea nitrogen，BUN）和血浆或血清肌酐（serum creatinine，Scr）水平升高，常伴尿量减少。AKI 的严重程度不一，有些可以没有明显的症状、仅有反映肾小球滤过率（glomerular filtration rate，GFR）实验室指标的短暂变化；也可以迅速出现有效循环容量调节及血浆电解质和酸碱组分的严重致死性失衡。

将"急性肾衰竭"这样一个众所周知的综合征更名的情况并不多见。更名为"急性肾损伤"的原因总结为以下几点：首先"衰竭"这个词仅仅反映了部分临床发生的肾损伤。在大多数受损的病例中，肾功能下降是轻微的；然而现已证明，即使是轻度的改变也与不良预后相关。相比之下，肾功能大幅降低伴随突发肾衰竭、需要急诊透析治疗的情况常常预后更差。此外，公众对"renal"这个词语的辨识度不高，因而在与患者及其家属进行沟通时容易产生不便；因此采用大家更为熟知的"kidney"取代了"renal"。

流行病学

AKI 在急诊入院患者中占 5%～7%，在重症监护室入院患者中约占 30%。AKI 也是发展中国家一大主要的医源性并发症，尤其在腹泻、感染性疾病（如疟疾和钩端螺旋体病），以及自然灾害（如地震）等情况下更容易发生。自 1988 年以来，AKI 在美国的发病率已经增长了超过 4 倍，预计年发生率为每 10 万人群 500 例，超过了卒中的年发生率。AKI 的发生显著增加了住院患者的死亡风险，尤其对于收住于 ICU 内的患者，住院死亡率可超过 50%。

AKI 与发展中国家

由于人口学、经济水平、地理位置以及合并症的不同，发达国家与发展中国家 AKI 的流行病学存在显著差异。但两者也存在某些共同的特点，尤其现在一些发展中国家的城市中心与发达国家越来越相似。然而许多 AKI 的病因依然具有地区特异性。如蛇、蜘蛛、毛毛虫和蜜蜂咬伤或蜇伤；感染性疾病，如疟疾和钩端螺旋体病；以及地震挤压伤导致的横纹肌溶解症。

病因和病理生理

一般来说 AKI 的病因可分为三大类：肾前性氮质血症，肾本身的实质性疾病（肾性）和肾后性梗阻（图 10-1）。

肾前性氮质血症

肾前性氮质血症（"azo"，意思是氮，后缀"-emia"表示血症）是 AKI 最常见的类型。指的是由于维持正常肾小球滤过的肾血浆流量及肾小球内静水压不足引起的肌酐或尿素氮水平升高。与肾前性氮质血症相关最常见的临床情况有低血容量、低心排血量及干扰肾自主调节反应的药物，如非甾体类抗炎药（NSAIDs）和血管紧张素 II 拮抗剂（图 10-2）。肾前性氮质血症可与其他类型肾源性 AKI 同时存在。但是如果肾前性氮质血症持续时间长也可造成肾缺血性损伤，常称为急性肾小管坏死或者 ATN。根据定义，肾前性氮质血症不对肾造成实质性损伤，一旦肾小球内血流动力学恢复以后是迅速可逆的。

正常 GFR 部分是由肾入球和出球小动脉的相对阻力所维持的，相对阻力决定了肾小球血浆流量和跨毛细血管静水压，驱动了肾小球滤过。轻度低血容量和心排血量减少引起肾代偿性生理改变。肾血流量占据了心排血量的 20%，有效循环血量或心排血量减少可以引起血流动力学应答，使肾血管收缩同时促进水盐重吸收，从而维持脑和冠状血管的灌注。参与上述应答的介质包括血管紧张素 II、去甲肾上腺素和血管加压素（也称为抗利尿激素）。尽管血管紧张素 II 介导的肾出球小动脉收缩减少了肾的血流量，但从另一角度而言上述血管收缩作用也维持肾小球毛细血管静水压接近正常。只要肾血流量不减少过多，GFR 就不会显著降低，肾小球滤过依然可以正常维持。

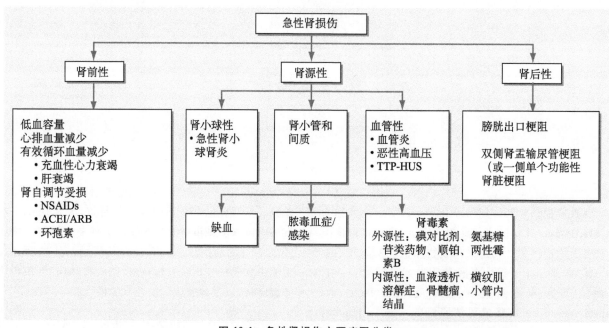

图 10-1 急性肾损伤主要病因分类

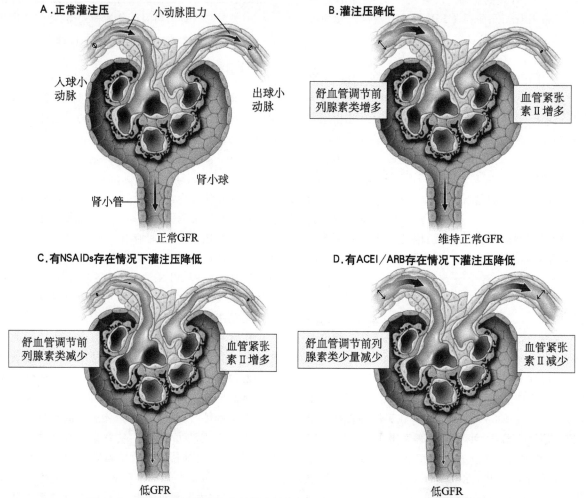

图 10-2 灌注压降低和药物引起肾小球滤过率(GFR)降低 GFR 自调节的肾内机制

A.显示正常情况和正常 GFR。B.显示灌注压降低但在自调节范围内。正常肾小球毛细血管压力由出球血管舒张和入球血管收缩维持。C.显示非甾体抗炎药(NSAID)引起的灌注压降低。血管舒张性前列腺素物质丢失增加入球阻力;这引起了肾小球毛细血管压力降低至正常值以下和 GFR 降低。D.显示血管紧张素酶抑制剂(ACE-I)或血管紧张素受体拮抗剂(ARB)引起灌注压降低。血管紧张素Ⅱ活性丢失降低出球阻力;这引起了肾小球毛细血管压力降低至正常值以下和 GFR 降低。(授权后引自 JG Abuelo:N Engl J Med 2007;357:797－805.)

此外,肌源性反射可以在低灌注压情况下舒张肾入球小动脉,维持肾小球灌注。肾内合成的血管舒张因子前列腺素类物质(前列环素、前列腺素 E_2)、激肽释放酶和激肽及一氧化氮(NO)表达相应升高。球管反射也参与了自体调节,溶质减少的信号传递到致密斑(位于远端小管的一种特殊细胞),引起对应的入球小动脉舒张,维持肾小球灌注,这种机制部分是由 NO 介导的。然而在循环低血压情况下,这些机制相互拮抗维持 GFR 的能力也存在极限。当收缩压低于 80 mmHg 时,健康成人的肾自调节常失效。

一些因子决定了自调节反应的强度,也因此增加了发生肾前性氮质血症的风险。动脉粥样硬化、长期高血压和高龄可导致各级动脉玻璃样变性和肌内膜增生,引起肾内小动脉狭窄及肾入球血管舒张能力受损。慢性肾病(CKD)功能性肾单位减少,因而肾入球血管舒张达到最大程度以最大化 GFR。药物也可以影响这些维持 GFR 的代偿性变化。NSAIDs 抑制肾脏前列腺素生成,限制入球血管舒张。血管紧张素转化酶抑制剂(ACEI)和血管紧张素受体拮抗剂(ARBs)限制肾出球血管收缩;这种效应在双侧或单侧肾动脉狭窄(或孤立肾)患者尤为显著,因为在低肾灌注的情况下,肾出球血管收缩是维持 GFR 所必需的。NSAIDs 与 ACE 抑制剂或 ARBs 联合使用可显著增加肾前性氮质血症发生的危险度。

许多严重的肝硬化患者存在一种独特的类似于肾前性氮质血症的血流动力学,尽管全身容量为超负荷状态。内脏循环的原发性动脉血管舒张引起系统性血管阻力显著降低,导致与低血容量相似的血管收缩反应的激活。在这种情况下,AKI 是一种常见并发症,常由容量丢失和自发性细菌性腹膜炎诱发。在 1 型肝-肾综合征的情况下有一种特别差的预后,即便进行容量补充和停用利尿药,仍可持续存在无任何原因的 AKI(如感染、休克、肾毒性药物)。2 型肝肾综合征相对严重程度较弱,主要表现为顽固性腹水。

内源性 AKI

内源性 AKI 最常见的病因是脓毒血症、缺血和内源或外源性肾毒素,在很多情况下肾前性氮质血症可进展至肾小管损伤(图 10-3)。经典的说法称为"急性肾小管坏死",但人组织活检证实的小管坏死通常不出现于脓毒血症和缺血的情况下;相比之下,如炎症、凋亡和局部肾脏灌注改变等可能是更相关的病理生理。其他肾性 AKI 的病因比较少见,并且可以根据肾实质损伤的主要部位进行相应的解剖学分类,包括肾小球、肾小管间质和肾血管性。

脓毒血症相关性 AKI

在美国,每年脓毒血症发病超过700 000例。严重脓毒血症 AKI 发生率超过 50%,显著增加了死亡危险。脓毒血症也是发展中国家 AKI 的很重要病因。脓毒血症出现 GFR 降低也发生在无明显低血压的情况下,尽管大多数严重的 AKI 通常发生在血流动力学衰竭需要使用血管收缩药物支持的时候。脓毒血症发生 AKI 也可以出现明显的肾小管损伤,表现为尿中肾小管细胞碎片和管型。严重脓毒血症患者尸检肾提示其他可能与炎症和间质水肿相关的因子参与了脓毒血症诱导 AKI 的病理生理。

脓毒血症的血流动力学效应,通常由于全身动脉舒张所引起,部分由细胞因子上调血管可诱导 NO 合酶表达所介导,导致 GFR 降低。运行机制可能是出球小动脉过度舒张,尤其在脓毒症早期,或者交感神经系统、肾素-血管紧张素-醛固酮系统、血管加压素和内皮素激活引起的肾血管收缩。脓毒血症可以导致内皮损伤,从而引起微血管栓塞,活性氧激活及白细胞黏附和迁移,这些均可损伤肾小管细胞。

缺血相关性 AKI

健康肾尽管仅占人体体重 0.5%,但接收 20% 心排血量,占静息氧耗量的 10%。肾髓质同时也是人体含氧量最低的区域之一。由于供给肾小管氧和营养物质的血管结构使外髓区对缺血损伤尤其敏感。小血管白细胞-内皮相互作用的增强引起炎症,从而使近端小管代谢非常活跃的 S3 段局部血流量降低。而且 S3 段的存活有赖于氧化代谢过程。在正常肾,缺血本身往往不足以引起严重的 AKI。鉴于即便是心脏停搏和肾动脉开口以上腹主动脉阻断期间肾血流完全受到阻断后,发生严重 AKI 风险仍不高。临床上,AKI 更常见于有限肾功能储备(如 CKD 或高龄)或合并有脓毒血症、使用血管活性或肾毒性药物、横纹肌溶解及与烧伤和胰腺炎相关的系统性炎症等情况下。肾前性氮质血症和缺血相关 AKI 代表了肾低灌注的一系列特征。持续的肾小球前血管收缩,是 AKI 所见的 GFR 下降常见的潜在原因;血管收缩的可能因素包括近端小管损伤后输送到致密斑的溶质增多从而激活球-管反射,基础血管张力增加,及对收缩和舒张血管物质的反应性降低。其他引起低 GFR 的因素包括滤过液通过缺血和裸露的肾小管上皮回漏以及细胞坏死碎片对肾小管的机械梗阻(图 10-4)。

1.手术后 AKI 缺血相关 AKI 是术后的严重并发症之一,尤其在大手术存在显著失血及术中低血压情况下。最常与 AKI 相关的手术操作就是使用心肺旁路的心脏手术(特别是瓣膜和旁路联合手术),主动脉阻断血管手术和腹腔内手术。约 1% 心脏和血管手术操作可出现需要透析的严重 AKI。在大的腹腔内手术中,发生严重 AKI 的风险虽然尚未得到充分的研究,

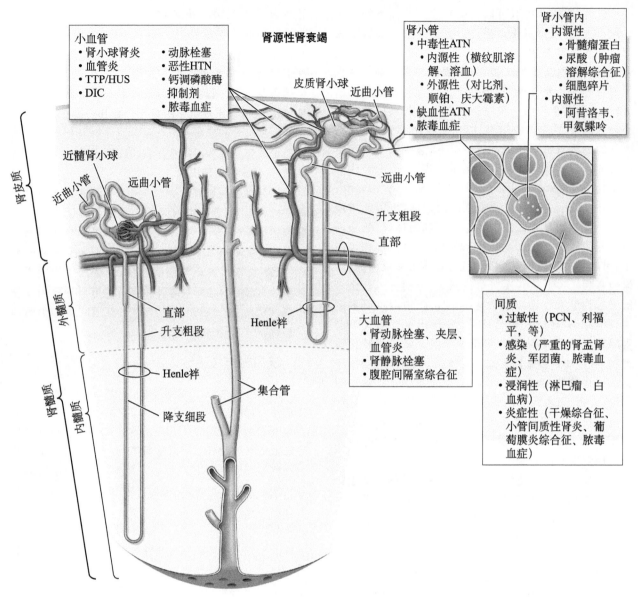

肾源性肾衰竭

小血管
- 肾小球肾炎
- 血管炎
- TTP/HUS
- DIC
- 动脉栓塞
- 恶性HTN
- 钙调磷酸酶抑制剂
- 脓毒血症

皮质肾小球

肾小管
- 中毒性ATN
  - 内源性（横纹肌溶解、溶血）
  - 外源性（对比剂、顺铂、庆大霉素）
- 缺血性ATN
- 脓毒血症

肾小管内
- 内源性
  - 骨髓瘤蛋白
  - 尿酸（肿瘤溶解综合征）
  - 细胞碎片
- 内源性
  - 阿昔洛韦、甲氨蝶呤

近髓肾小球

近曲小管

远曲小管

肾皮质

近曲小管

远曲小管

升支粗段

直部

直部

升支粗段

Henle袢

Henle袢

降支细段

集合管

外髓质

内髓质

肾髓质

大血管
- 肾动脉栓塞、夹层、血管炎
- 肾静脉栓塞
- 腹腔间隔室综合征

间质
- 过敏性（PCN、利福平，等）
- 感染（严重的肾盂肾炎、军团菌、脓毒血症）
- 浸润性（淋巴瘤、白血病）
- 炎症性（干燥综合征、小管间质性肾炎、葡萄膜炎综合征、脓毒血症）

图 10-3　内源性 AKI 的主要原因

但似乎也有相似性。术后 AKI 常见危险因素,包括 CKD、高龄、糖尿病、充血性心力衰竭和急诊手术。心脏手术后 AKI 病理生理是多因素参与的。在经历心脏手术的人群中存在危险因素的患者十分常见。心脏手术前使用包括碘造影剂进行心脏显影的肾毒性介质,可以增加 AKI 发生风险。心肺旁路是一种独特的血流动力学状态,其特征是形成非脉搏性的血流同时将原本的体内循环暴露于体外。心肺旁路持续时间延长是 AKI 的危险因素。除了持续低血压造成的缺血损伤,心肺旁路可以通过以下一些机制引起 AKI,包括体外循环激活白细胞和炎症过程,溶血导致色素性肾病(见后续章节),以及主动脉损伤导致的动脉粥样硬化。动脉粥样硬化性疾病导致的 AKI 也可以发生在皮下插管进入主动脉之后或者是自发性的,由于胆固醇结晶堵塞导致肾多发小动脉部分或完全阻塞。随着

时间的推移,异物反应会引起内膜增生,巨细胞形成,从而进一步使血管腔狭窄,造成通常所说的亚急性(在几周而不是几天的一段时间内)肾功能下降。

2.烧伤和急性胰腺炎　严重的烧伤和急性胰腺炎通常伴随了大量液体丢失进入身体血管外。烧伤出现 AKI 并发症是预后不良的因素之一,约占烧伤总体表面积超过 10% 患者的 20%。除了严重低血容量导致心排血量下降和神经激素活性的升高以外,烧伤和急性胰腺炎可导致失调性炎症及脓毒血症和急性肺损伤发生风险的升高,所有这些促进了 AKI 的发生和进展。创伤、烧伤和急性胰腺炎接收大量液体复苏的个体也可发生腹腔间隔室综合征,腹腔内压显著升高,通常超过 20mmHg,导致肾静脉受压和 GFR 降低。

3.微血管疾病导致缺血　引起 AKI 的微血管病因包括血栓性微血管病(抗心磷脂综合征、放射性肾炎、

恶性肾硬化症和血小板减少性紫癜-溶血性尿毒综合征(TTP-HUS))、硬皮病和动脉粥样硬化性疾病。与

AKI 相关的大血管疾病包括肾血管夹层、血栓栓塞、血栓形成和肾静脉受压或栓塞。

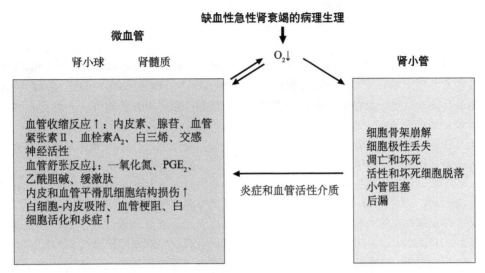

图 10-4 微循环和小管促进急性缺血性肾损伤的病理生理的相互作用因素

外源性肾毒素相关性 AKI

肾单位血供丰富且循环物质浓聚,同时水在髓质间质重吸收,因而肾对肾毒性物质非常敏感;这种特点导致了小管、间质和内皮细胞容易暴露于高浓度的毒素中。肾毒素性损伤的发生是对一些结构各异的药物化合物,内源性物质和环境暴露因素的反应。肾所有结构对毒性损伤均十分脆弱,包括小管、间质、血管和集合系统。与其他类型 AKI 相比,肾毒性危险因素,包括高龄、CKD 和肾前性氮质血症。低白蛋白血症可以通过增加循环游离药物的浓度增加某些类型肾毒素相关的 AKI 风险。

1.对比剂 用于心脏和 CT 扫描的碘对比剂是发生 AKI 的主要病因之一。此类 AKI 发生的风险,或者"对比剂肾病",在正常肾功能患者中很少,但在 CKD 患者,尤其是糖尿病肾病患者中显著增加。对比剂肾病最常见临床病程特征是暴露 24～48h 开始出现肌酐升高,3～5d 达到高峰,1 周之内缓解。出现更严重情况、需要透析治疗并不常见,除非此前存在显著的 CKD 基础,常与充血性心力衰竭或其他引起缺血相关 AKI 的共存因素有关。多发性骨髓瘤合并肾病的患者尤其敏感。常见特征包括(见章节后续内容)钠排泄分数低,同时缺乏肾小管坏死特征的相对良性的尿沉渣结果。对比剂肾病由多种因素联合引起,包括:①肾微循环紊乱和小血管闭塞引起的肾外髓质缺氧;②小管直接细胞毒性损伤或通过氧自由基产生,特别在小管内对比剂浓度显著升高的情况下;③沉淀的对比剂造成暂时性的小管阻塞。其他可引起 AKI 的诊断介质包括大剂量 MRI 造影剂钆

或肠道泻药口服磷酸钠溶液。

2.抗生素 多种抗生素常常与 AKI 发生相关。氨基糖苷类和两性霉素 B 均可引起肾小管坏死。非少尿型 AKI(即尿量无明显减少)常发生于 10%～30% 氨基糖苷类抗生素使用过程中,甚至在药物血浆水平处于治疗范围内也可出现。氨基糖苷类药物可自由滤过肾小球,因而积聚在肾实质中,药物浓度可大大超过血浆浓度。特征性 AKI 在氨基糖苷类药物使用后 5～7d 出现,而在药物停止后仍可存在。低镁血症是常见表现。

两性霉素 B 引起肾血管收缩,这是通过增加球-管反射和活性氧介导的直接肾小管毒性。两性霉素 B 肾毒性呈剂量和时间依赖性。该药与小管上皮胆固醇结合从而引起穿孔。两性霉素 B 肾毒性临床表现包括多尿、低镁血症、低钙血症和非阴离子间隙升高型代谢性酸中毒。

万古霉素也与 AKI 相关,尤其当药物浓度较高时,但与 AKI 发病的因果关系尚未完全确立。阿昔洛韦可沉积在肾小管内,阻塞肾小管引起 AKI,尤其在大剂量静脉内使用($500mg/m^2$)或低血容量时容易出现。膦甲酸钠、喷他脒(pentam idine)和西多福韦(处方较少的抗微生物药)也常引起肾小管毒性而与 AKI 相关。急性间质性肾炎的 AKI 可以继发于一些抗生素,包括青霉素、头孢菌素类、喹诺酮类和利福平。

3.化疗药物 顺铂和卡铂沉积在近端小管引起上皮细胞坏死和凋亡。强化水化方案已经降低了顺铂的肾毒性,但它仍存在剂量-限制性的毒性。异环磷酰胺可引起出血性膀胱炎和小管毒性,特征表现为 Ⅱ 型肾小管酸中毒(范科尼综合征)、多尿、低钾血症和 GFR

轻度下降。抗血管生成制剂,如贝伐单抗,可损伤肾小球毛细血管(血栓性微血管病)引起蛋白尿和高血压。其他抗血管生成制剂,如丝裂霉素 C 和吉西他滨可引起血栓性微血管病从而导致 AKI。

4.毒物摄入 乙二醇是机动车防冻液成分,进入体内代谢产生草酸、乙醇醛和乙醛酸可直接损伤小管引起 AKI。二乙二醇是一种工业原料,但因为药物制剂掺假因而在国际范围内引起过严重 AKI 暴发。代谢产物 2 羟乙氧基乙酸(HEAA)是引起小管损伤的元凶。食品三聚氰胺污染可通过小管内阻塞或者可能的直接小管毒性导致肾结石和 AKI。治疗用草药或者农业种植中污染了马兜铃酸成分是引起"中草药肾病"和"巴尔干肾病"的病因。虽然环境毒素的列表呈现不断增长的趋势,但人们对于它们的不断认识有助于更好地分析既往归类为"特发性"慢性肾小管间质性疾病,这是发达和发展中国家都存在的一种常见的诊断。

5.内源性毒素 AKI 也可以由多种内源性化合物引起,包括肌红蛋白、血红蛋白、尿酸和骨髓瘤轻链蛋白。肌红蛋白可以由受损的肌肉细胞释放,血红蛋白可以在大量溶血的过程中释放,导致色素性肾病。创伤性挤压综合征、血管或骨科手术期间肌肉缺血、昏迷或固定姿势的压迫、癫痫持续状态、过度运动、热休克或恶性高热、感染、代谢紊乱(如低磷血症、严重甲状腺功能减低症)以及肌病(药物诱导、代谢性或炎性)均可引起横纹肌溶解。引起 AKI 的病理生理机制包括引起肾内血管收缩,产生直接肾小管毒性,以及肌红蛋白

或血红蛋白在远端肾单位管腔内与 T-H 蛋白(尿调节素,尿液中最常见的蛋白,在 Henle 袢升支粗段产生)形成沉淀从而导致机械梗阻(在酸性尿条件下更容易发生)。溶瘤综合征可在高分化淋巴瘤和急性淋巴细胞白血病患者接收细胞毒治疗后出现;大量尿酸的释放(血清浓度常超过 15mg/dl)导致尿酸在肾小管中沉积和 AKI。溶瘤综合征的其他特征包括高钾血症和高磷血症。溶瘤综合征有时也可自发出现,或者在治疗实体肿瘤或多发性骨髓瘤的时候出现。骨髓瘤轻链蛋白也可通过直接的小管毒性和与 T-H 蛋白结合形成阻塞小管的管型而产生 AKI。多发性骨髓瘤也可出现高钙血症,可引起严重的肾血管收缩和容量丢失引起 AKI。

6.急性过敏性小管间质性疾病和其他肾性 AKI 的病因过去认为许多缺血和毒素因素造成的 AKI 可导致小管间质性疾病,许多药物也可产生一种过敏反应,表现为炎症浸润、常合并外周和尿嗜酸细胞增高。AKI 可以由严重感染和浸润性疾病引起。肾小球或血管疾病可通过影响肾灌注血流导致 AKI。肾小球肾炎或者血管炎相对不常见,但却是 AKI 的严重病因,需要使用免疫抑制剂或者治疗性血浆置换进行及时有效地治疗。

肾后性 AKI

当正常单向流向的尿液部分或完全急性阻断的时候可以出现肾后性 AKI,导致逆行静水压力升高以及干扰肾小球滤过(参见第 21 章)。尿流受阻可以由肾盂到尿道出口任何部位的功能或结构紊乱所引起(图 10-5)。

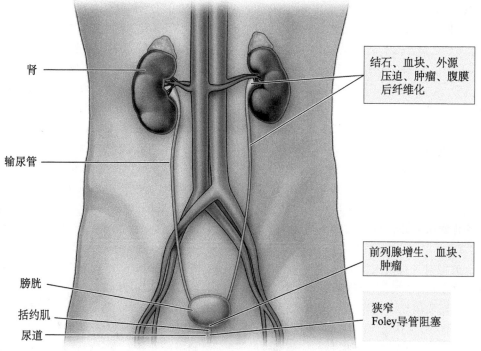

肾后性肾衰竭

肾

输尿管

膀胱

括约肌

尿道

结石、血块、外源压迫、肿瘤、腹膜后纤维化

前列腺增生、血块、肿瘤

狭窄
Foley导管阻塞

图 10-5 导致肾后性急性肾损伤的解剖位点和梗阻原因

由于 GFR 通常比尿流率高两个数量级,因而即使尿流率正常也不能排除部分梗阻存在的可能性。发生在健康个体的梗阻性 AKI 很可能同时影响双侧肾,除非只有一个肾是有功能的,在这种情况下单侧梗阻即可引起 AKI。单侧梗阻可在合并潜在严重 CKD 情况下引起 AKI,或者在很少见情况下由对侧肾反射性血管痉挛导致。膀胱颈部梗阻是肾后性 AKI 常见的病因,可以由于前列腺疾病(良性前列腺肥大或前列腺癌)、神经源性膀胱或使用抗胆碱能治疗药物引起。如果没有及时发现并解除 Foley 导管阻塞也可引起肾后性 AKI。其他下尿路梗阻原因有血块、结石和尿道狭窄。输尿管梗阻可由于管腔内梗阻(如结石、血块、脱落的肾乳头)、输尿管壁浸润(如肿瘤),或者外部压迫(如腹膜后纤维化、肿瘤、脓肿或意外手术损伤)引起。肾后性 AKI 病理生理包括了由小管内压突然升高触发的血流动力学改变。入球小动脉扩张在初始阶段引起充血,之后是血管紧张素 II、血栓素 A_2 和血管加压素生成、同时 NO 产生减少从而导致肾内血管收缩。GFR 降低是由于肾小球灌注不足以及可能的肾小球超滤系数改变。

诊断性评估

通过肌酐水平的升高作为出现 AKI 的提示(表 10-1)。目前 AKI 定义为 24～48h 升高至少 0.3mg/dl,或者较基线升高 50% 以上,或者尿量少于 0.5 ml/(kg·h)持续 6h 以上。重要的是,根据这个定义一些 AKI 患者是没有小管或小球的损伤(如肾前性氮质血症)。AKI 与 CKD 鉴别对正确的诊断和治疗十分重要。当有近期基线肌酐水平结果时鉴别十分简单,但在很多情况下不知道基线水平就比较困难了。在这种情况下,CKD 一些提示线索有影像学检查(如肾超声显示肾萎缩变小、皮质变薄或者有肾性骨病表现)或者实验室检查,如正细胞性贫血或高磷血症及低钙血症合并继发性甲状旁腺功能亢进,通常支持 CKD 诊断。然而由于 AKI 也是 CKD 患者常见的一种并发症,目前尚无检查能排除 CKD 基础上叠加 AKI,进一步混淆了鉴别。系列的血液检查提示肌酐持续显著升高是 AKI 的重要证据。一旦确立了 AKI 的诊断,就需要确定它的病因。

表 10-1　急性肾损伤主要原因、临床特征和诊断性试验

病因	临床特征	实验室特征	评价
肾前性氮质血症	液体入量不足或液体丢失病史(出血、腹泻、呕吐、血管外间隙积液);NSAID/ACE-I/ARB;心力衰竭;容量丢失证据(心动过速、绝对性或直立性低血压、低颈内静脉压力、黏膜干燥);有效循环容量降低(肝硬化、心力衰竭)	尿素/肌酐比值>20,FeNa <1%,尿沉渣见透明管型,尿特异性比重>1.018,尿渗透压>500mmol/L	在合并 CKD 基础或者使用利尿药的情况下可以不表现为低 FeNa、高比重和渗透压;尿素氮较肌酐超比例升高可以提示上消化道出血或者代谢增加可能。液体复苏后血流动力学反应最有诊断价值
脓毒症相关性 AKI	脓毒血症、脓毒综合征或脓毒性休克,轻度或中度 AKI 常无明显低血压	正常情况下无菌休液培养阳性,尿沉渣常含有颗粒管型,肾小管上皮细胞管型	FeNa 可低(<1%),尤其在病程的早期,但通常>1% 和渗透压<500mmol/L
缺血相关性 AKI	系统性低血压,常与脓毒血症叠加和(或)合并有限肾功能储备的原因,如高龄、CKD	尿沉渣常含有颗粒管型,肾小管上皮细胞管型。典型的可表现为 FeNa >1%	
肾毒素相关性 AKI:			
内源性			
横纹肌溶解症	创伤性挤压综合征,癫痫,固定姿势压迫	肌红蛋白升高,肌酸激酶升高;尿检血红蛋白阳性,但红细胞计数少	FeNa 可以低(<1%)
溶血	近期输血且有输血反应	贫血、LDH 升高、低结合珠蛋白	FeNa 可以低(<1%);输血反应评估
肿瘤溶解	近期化疗	高磷血症、低钙血症、高尿酸血症	
多发性骨髓瘤	年龄>60 岁,疾病本身症状,骨痛	尿或血清电泳单克隆峰;低阴离子间隙	骨髓或肾活检具有诊断性

续表

病因	临床特征	实验室特征	评价
肾毒素相关性 AKI: **外源性**			
对比剂肾病	碘对比剂暴露	特征性的病程表现为肌酐在 1~2d 升高,3~5d 达到峰值,7d 内恢复	FeNa 可以低(<1%)
肾小管损伤	氨基糖苷类抗生素、顺铂、替诺福韦、唑来膦酸	尿沉渣常含有颗粒管型、肾小管上皮细胞管型;典型的可表现为 FeNa >1%	
间质性肾炎	近期用药史;可有发热、皮疹、关节痛	嗜酸细胞增多,无菌性脓尿;常为非少尿型	尿嗜酸细胞诊断准确性有限;常缺乏药物反应的全身性体征;肾活检有助诊断
其他原因肾性 AKI			
肾小球肾炎/血管炎	症状多样(第 15 章)包括皮疹、关节痛、鼻窦炎(AGBM 病)、肺出血(AGBM、ANCA、狼疮)、近期皮肤感染或咽炎(链球菌性)	ANA、ANCA、AGBM 抗体,肝炎血清学,冷球蛋白,血培养,补体水平降低,ASO 滴度(这些检查的异常改变由病因决定)	肾活检对诊断十分必要
间质性肾炎	非药物相关的病因包括小管间质性肾炎-葡萄膜炎(TINU)综合征、军团菌感染	嗜酸细胞增多,无菌性脓尿;常为非少尿型	尿嗜酸细胞诊断准确性有限;肾活检对诊断十分必要
TTP-HUS	近期消化道感染或使用钙调磷酸酶抑制剂	外周血涂片破碎红细胞,LDH 升高,贫血、血小板减少	肾活检对诊断十分必要
动脉粥样硬化性疾病	近期经主动脉或其他大血管的操作;可以自发出现或抗凝后出现;视网膜斑块、皮肤紫癜、网状青斑、消化道出血	低补体血症、嗜酸细胞尿(可变的)、定量可变的蛋白尿	皮肤或肾活检具有诊断性
肾后性 AKI	肾结石病史、前列腺疾病、膀胱导管阻塞、后腹膜或盆腔新生物	除 AKI 外无特殊发现;可有脓尿或血尿	CT 或超声影像学检查

病史和体格检查

在具体的临床背景下,详细的病史采集和辅助检查通常缩小了 AKI 病因的鉴别诊断。在呕吐、腹泻、尿糖导致的多尿以及多种药物包括利尿药、NSAIDs、ACE 抑制剂和 ARB 使用时需考虑肾前性氮质血症的可能。肾前性氮质血症常见的体征有直立性低血压、心动过速、颈静脉压降低、皮肤弹性降低及黏膜表面干燥。前列腺疾病病史、肾结石或肾盂或腹主动脉旁肿瘤病史则提示肾后性 AKI 的可能。尿路梗阻早期是否出现症状取决于梗阻的部位。腹部绞痛向腹股沟放射提示急性尿路梗阻。前列腺疾病可见夜尿增多和尿频或排尿不尽。腹部胀满和耻骨上疼痛可伴随胀大膀胱。梗阻的确诊有赖于影像学检查。

在 AKI 患者,仔细全面评估其所有的用药情况十分必要。不仅仅是可引起 AKI 的常见药物,还要考虑根据 eGFR 进行调整后的给药剂量。多种药物的特质性反应可以导致过敏性间质性肾炎,还可伴随有发热、关节痛及瘙痒性红斑。然而缺乏系统性高敏性的特征并不能排除间质性肾炎的诊断。

AKI 合并有皮肤紫癜、肺出血或鼻窦炎提示可能存在系统性血管炎和肾小球肾炎。血管栓塞性疾病可能伴有网状青斑和其他下肢栓塞的体征。腹部紧张需要考虑急性腹腔间隔室综合征,需测量膀胱压力。肢体缺血的体征可能是诊断横纹肌溶解的线索。

尿液检查

AKI 早期完全无尿并不常见,除了以下几种情况:完全尿道梗阻、肾动脉阻塞、感染性休克失代偿、严重缺血(常合并皮质坏死)或严重的增生性肾小球肾炎或血管炎。与尿量变化不明显的情况相比,尿量减少(少尿,定义为<400ml/24h)常提示 AKI 程度更严重(即 GFR 更低)。尿量不变可见于长期尿道梗阻、小管间质性疾病,或者由顺铂或氨基糖苷类药物的肾毒性引起的肾性尿崩症。红色或棕色尿液可以表现或不表现为肉眼血尿;如果尿液样本离心后上清仍呈现颜色,则

应该考虑横纹肌溶解或溶血引起色素性肾病的可能性。

尿液分析和尿沉渣分析很有价值，但通常由于敏感性和特异性有限，需要和临床相结合（图 10-6）（参见第 4 章）。在没有 CKD 蛋白尿基础疾病情况下，缺血或肾毒素引起的 AKI 常导致轻度蛋白尿（<1g/d）。AKI 中蛋白尿较多提示肾小球滤过屏障受损或骨髓瘤轻链蛋白溢出，后者通过传统的尿试纸条（检测白蛋白）无法检测，需要进行磺基水杨酸试验或免疫电泳。动脉粥样硬化栓子造成的蛋白尿程度不一。严重大量蛋白尿（"肾病范围"，>3.5g/d）可见于部分肾小球肾炎、血管炎或间质性肾炎（尤其是 NSAIDs 造成的）。微小病变是肾病综合征的一种病因，可合并 AKI（见第 1 章）。如果尿试纸检测血红蛋白阳性，但尿沉渣红细胞增多不明显，那么需考虑横纹肌溶解或溶血诊断。

肾前性氮质血症尿沉渣检测可表现为透明管型或无明显变化。肾后性 AKI 尿沉渣也可无异常，但根据引起梗阻的原因可见血尿和脓尿。由于缺血损伤、脓毒症或特定肾毒素引起 ATN 造成的 AKI 具有特征性的尿沉渣结果：含色素的"泥棕色"颗粒管型和小管上皮细胞管型；但是有超过 20% 的病例可以缺乏上述表现。肾小球肾炎可导致异形红细胞或红细胞管型。间质性肾炎可产生白细胞管型。肾小球肾炎和间质性肾炎的尿沉渣结果可有部分重合，因而仅在尿沉渣基础上不一定能得出诊断。尿嗜酸性粒细胞在鉴别诊断中

价值有限；它们可见于间质性肾炎、肾盂肾炎、膀胱炎、动脉粥样硬化性疾病或肾小球肾炎。结晶尿对诊断十分重要。AKI 中如出现草酸尿需考虑评估有无乙二醇中毒。大量草酸尿也可见于肿瘤溶解综合征。

血液实验室检查

特定类型 AKI 与肌酐升降的特征性模式相关。典型肾前性氮质血症可导致肌酐轻度升高，在血流动力学状况改善后回复基线。对比剂肾病导致肌酐在 24~48h 升高，3~5d 达到峰值，然后 5~7d 缓解。相比之下，动脉粥样硬化性疾病常更容易表现为肌酐亚急性升高，尽管在这种情况下也可以出现肌酐迅速升高的严重 AKI。许多小管上皮细胞毒素，如氨基糖苷类抗生素和顺铂，特征性肌酐升高可以在初始暴露之后延迟 4~5d 至 2 周出现。

全血细胞计数可提供诊断线索。贫血在 AKI 十分常见，由多种因素造成，而不仅仅是 AKI 单独作用与红细胞生成相关，因为单独情况下这种效应需要更长时间才能表现。没有出血情况下的严重贫血可反映溶血、多发性骨髓瘤或者血栓性微血管病（如 HUS 或者 TTP）。其他血栓性微血管病实验室结果包括血小板减少、外周血涂片破碎红细胞、乳酸脱氢酶水平升高和结合珠蛋白减少。外周血嗜酸性粒细胞增多症可合并间质性肾炎、动脉粥样硬化性疾病、结节性多动脉炎和 Churg-Strauss 血管炎。

AKI 常可导致高钾血症、高磷血症和低钙血症。

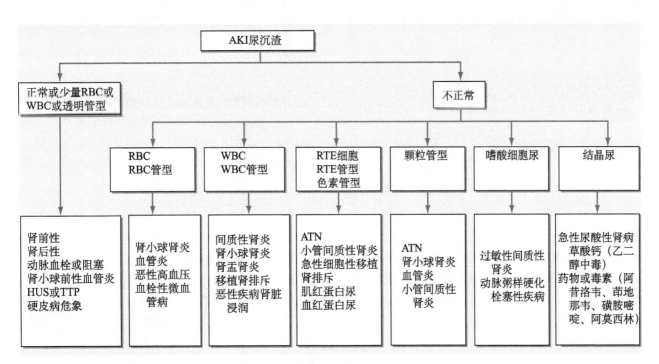

图 10-6　急性肾损伤尿沉渣结果分析

显著的高磷血症合并低钙血症可提示横纹肌溶解症或肿瘤溶解综合征。横纹肌溶解症肌酸磷酸激酶水平和血清尿酸升高,而肿瘤溶解综合征肌酸激酶水平正常或轻度升高,血清尿酸显著升高。任何原因引起的尿毒症由于磷、马尿酸盐、硫酸和尿酸等阴离子潴留,均可出现阴离子间隙升高。阴离子间隙合并渗透压间隙升高提示乙二醇中毒,也可引起草酸盐结晶尿。由于未测量阳离子蛋白的存在,阴离子间隙低提示了多发性骨髓瘤诊断。对肾小球肾炎和血管炎具有诊断价值的实验室血检验包括补体水平降低及抗核抗体(ANA)、抗中性粒细胞胞质抗体(ANCA)、抗肾小球基底膜抗体(AGBM)和冷球蛋白滴度高。

影像学评估

在 AKI 的鉴别诊断中始终应该考虑肾后性 AKI,因为早期治疗的效果往往十分成功。简单的膀胱插管可以除外尿道梗阻。通过肾超声或 CT 进行尿道显影可以评估 AKI 患者的梗阻情况,除非病因已经十分明显。提示梗阻的表现包括集合系统扩张和肾积水。在容量不足、后腹膜纤维化、肿瘤情况下,梗阻可以没有任何影像学异常。尽管影像学检查正常但如果临床持续高度怀疑梗阻存在,则应进行顺行或者逆行性肾盂造影。影像学也可提供肾大小和回声等其他有用信息,用于辅助急、慢性肾病的鉴别。肾体积增大提示糖尿病肾病、HIV 相关肾病、浸润性疾病或者急性间质性肾炎的可能性。如果怀疑静脉或动脉梗阻则血管造影十分有效,但应当警惕对比剂的风险。在严重 AKI 情况下,如果可能应尽量避免进行以钆作为造影剂基本成分的 MRI 检查,以免诱导肾源性系统性纤维化的可能性。这种情况虽然很少发生但很严重,最常见于终末期肾病。

肾衰竭指数

当小管功能出现障碍时,多种指数已经被用于区分肾前性氮质血症和肾性 AKI。在肾前性氮质血症中,小管流速降低和尿素再循环增多可以引起尿素氮升高,这与肌酐升高不成比例。然而也需要考虑其他引起不成比例尿素氮升高的原因,包括上消化道出血、胃肠外营养、组织代谢增加以及使用激素。

钠排泄分数(FeNa)指的是滤过钠负荷被肾小管重吸收的分数,用于同时衡量肾重吸收钠的能力及影响小管重吸收的内源性和外源性因素。这些因素有钠摄取、有效血管内容量、GFR 和完整的小管重吸收机制。在肾前性氮质血症,FeNa 可低于 1%,提示小管对钠的重吸收增强。在 CKD 患者,尽管存在肾前性因素,FeNa 仍可显著大于 1%。在使用利尿药治疗导致低血容量时 FeNa 也可以高于 1%。低 FeNa 常见于肾小球肾炎(和其他异常),所以不应作为肾前性氮质血症的初步诊断证据。因此低 FeNa 对于有效血管内容量丢失具有提示意义但并不是同义词,不应单独用于指导容量管理。在肾前性氮质血症,尿量对于晶体液或胶体液的反应也同时具有诊断和治疗价值。在缺血性 AKI,由于小管损伤和由此导致钠重吸收功能不全,FeNa 常大于 1%。多种缺血和肾毒素相关的 AKI 可表现为 FeNa 低于 1%,其他还包括脓毒血症(常在病程早期)、横纹肌溶解症和对比剂肾病。

肾产生浓缩尿液的能力有赖于多种因素及肾多部位良好的小管功能。在基础肾功能良好、未服用利尿药患者,肾前性氮质血症尿渗透压可以超过 500 mmol/L,同时可有完整的髓质梯度和血清血管加压素水平升高,引起水重吸收,导致尿浓缩。然而在老年和 CKD 患者,可存在基础浓缩功能不全,在许多情况下尿渗透压值不可靠。在脓毒血症和缺血性 AKI 常可出现浓缩功能丢失,导致尿渗透压低于 350mmol/L,但这个结果也并非特异性。

肾活检

根据临床病史、体格检查和实验室检查,如果 AKI 的病因不确定则应行肾活检。肾活检结果可以为急、慢性肾病提供确定性诊断信息并评价预后。如果肾前性氮质血症、肾后性 AKI 以及缺血或肾毒性 AKI 可能性均较小,而肾小球肾炎、血管炎、间质性肾炎、骨髓瘤肾病、HUS 和 TTP 及移植肾功能不全可能较大,肾活检有助于明确 AKI 病因。肾活检可能存在出血的风险,在血小板减少或者凝血功能障碍患者可十分严重,甚至危及脏器存活或生命。

新型生物标志物

尿素氮和肌酐反映肾小球滤过率的功能性变化而非组织损伤的生物标志物,因而在实际临床工作中利用其判断实质肾损伤可能并不是最理想的。在肾损伤后尿素氮和肌酐升高相对缓慢。一些新型肾损伤生物标志物已经得到研究而且在 AKI 早期准确诊断方面表现出很好的前景。肾损伤分子 1(KIM-1)是一种 1 型跨膜蛋白,当近端小管上皮细胞受到缺血或肾毒素如顺铂损伤后大量表达。KIM-1 在没有小管损伤或肾外组织表达量很低。KIM-1 功能作用可能是使小管上皮获得吞噬功能,使它们能够在肾损伤后清除小管管腔内的碎片。KIM-1 可在缺血或肾毒性损伤后很短时间内在尿液中检出,因此可能是临床情况下很容易检测到的生物标志物。中性粒细胞明胶酶相关脂质运载蛋白(NGAL,也称为脂质运载蛋白-2 或 siderocalin)是另一种主要的新型 AKI 生物标志物。NGAL 蛋白首次在人中性粒细胞颗粒中被发现。NGAL 可以和铁载体复合物相结合,可能在近端小管具有组织保护效应。NGAL 在炎症和肾损伤后显著上调,心肺旁路相关 AKI 后 2h 内可在血浆和尿液中检测到 NGAL。其他损伤标志物仍在研究中,以提高损伤的早期发现和预测 AKI 的结局,参见表 10-2。

表 10-2　急性肾损伤的生物标志物

生物标志物	评价	检测	种属
丙氨酸氨基肽酶(AAP)	1.近端小管刷状缘酶 2.不稳定,限制临床应用	比色法	大鼠、狗、人
碱性磷酸酶(AP)	1.近端小管刷状缘酶。人小肠碱性磷酸酶特异表达于近端小管 S3 段;人组织非特异性碱性磷酸酶特异表达于 S1 和 S2 段 2.水平与功能损伤的程度不相关 3.不稳定,限制临床应用	比色法	大鼠、人
α-谷胱甘肽-S-转移酶(α-GST)	1.近端小管胞质酶 2.标本储存和处理需要稳定缓冲液 3.在 AKI 和肾肿瘤上调	ELISA	小鼠、大鼠、人
γ-谷氨酰转肽(γGT)	1.近端小管刷状缘酶 2.不稳定,要求标本采集后立即检测,限制临床应用	比色法	大鼠、人
N-乙酰 β-(D)氨基葡萄糖苷酶(NAG)	1.近端小管溶酶体酶 2.较其他尿酶更稳定 3.在不同情况下大量的临床前和临床数据(肾毒物暴露、心肺旁路、移植肾功能延迟恢复等) 4.内源产生的尿素可限制其活性	比色法	小鼠、大鼠、人
β₂ 微球蛋白	1.表达于所有有核细胞表面 MHC I 分子轻链 2.单体形式由肾小球滤过并由近端小管细胞重吸收 3.在很多情况下是小管功能障碍的早期标志物 4.在酸性尿不稳定,限制其临床应用	ELISA、比浊法	小鼠、大鼠、人
α₁ 微球蛋白	1.由肝合成 2.由肾小球滤过并由近端小管细胞重吸收 3.小管功能障碍的早期标志物,表达水平高提示预后不良 4.在生理尿 pH 范围稳定	ELISA、比浊法	小鼠、大鼠、人
视黄醇结合蛋白	1.由肝合成,参与维生素 A 转运 2.由肾小球滤过并由近端小管细胞重吸收 3.小管功能障碍的早期标志物 4.与 β₂ 微球蛋白相比在酸性尿稳定性升高	ELISA、比浊法	小鼠、大鼠、人
胱抑素 C	1.半胱氨酸蛋白酶重要细胞外抑制剂 2.由肾小球滤过并由近端小管细胞重吸收 3.尿液中表达水平升高反映小管功能障碍,表达水平高提示预后不良	ELISA、比浊法	小鼠、大鼠、人
微量白蛋白	1.监测慢性肾病进展的确定性标志物 2.尿液中水平升高提示近端小管损伤 3.对 AKI 诊断缺乏特异性,限制其应用	ELISA、免疫比浊法	小鼠、大鼠、人
肾损伤分子-1(KIM-1)	1.I 型细胞膜糖蛋白,在去分化的近端小管上皮细胞内上调 2.临床前和临床研究随访 AKI 发现胞外段脱落后可在尿液中定量 3.尿液中表达水平升高对 AKI 具有高度敏感性和特异性 4.随访多种临床前和临床 AKI、纤维化、肾细胞癌和多囊性肾疾病模型显示表达上调	ELISA、基于 Luminex 的检测	斑马鱼、小鼠、大鼠、狗、猴、人

生物标志物	评价	检测	种属
凝聚素	1.表达在去分化的近端小管上皮细胞上 2.临床前模型显示肾和尿液表达水平升高对 AKI 非常敏感 3.多种啮齿动物 AKI、纤维化、肾细胞癌和多囊性肾疾病模型表达上调 4.尚无临床研究评价其应用	ELISA	小鼠、大鼠、狗、猴、人
中性粒细胞明胶酶相关脂质运载蛋白（NGAL）	1.最初发现与中性粒细胞特殊颗粒的明胶酶相结合,但也可在炎症和肿瘤的情况下诱导上皮细胞表达 2.在缺血性和顺铂诱导肾损伤后的肾近端小管细胞和尿液中表达上调 3.心肺旁路后 AKI 的早期预测因子 4.脓毒血症和脓尿情况下 AKI 的特异性有待进一步证实	ELISA、基于 Lu-minex 的检测	小鼠、大鼠、人
白介素-18（IL-18）	1.具有广泛免疫调节特性的细胞因子,尤其在缺血性损伤情况下 2.正常表达于远端小管；移植肾排斥的近端小管具有强免疫反应性 3.尿液表达水平升高是 AKI 的早期标志物,在危重症患者是死亡的独立预测因素	ELISA、基于 Lu-minex 的检测	小鼠、大鼠、人
富半胱氨酸蛋白（CYR-61）	1.在缺血性肾损伤后 3～6h 由肾近端小管直部诱导表达分泌入尿液中 2.在损伤进展的情况下尿液表达水平仍然迅速下降,提示了稳定性的问题 3.无临床研究证明其应用 4.未建立定量检测方法	Western blot	小鼠、大鼠、人
骨桥蛋白	1.在多种啮齿动物 AKI 模型表达上调 2.诱导表达与炎症和小管间质纤维化相关 3.无临床研究证明其应用	ELISA	小鼠、大鼠、猴、人
肝脂肪酸结合蛋白（L-FABP）	1.在近端小管上皮细胞表达 2.现有证据提示其临床应用可作为 CKD 和糖尿病肾病的生物标志物 3.需开展其他研究证明其在临床前和临床 AKI 的用途	ELISA	小鼠、大鼠、人
钠氢交换子亚型（NHE3）	1.肾小管内最多的钠转运子 2.尿液水平用于鉴别 ICU 患者肾前性氮质血症和 AKI 3.样本处理过程烦琐,限制检测效率	免疫印迹	小鼠、大鼠、人
胞外体胎球蛋白 A	1.肝合成的急性期蛋白,分泌进入体循环 2.近端小管细胞质水平与损伤程度相对应 3.ICU 内 AKI 患者与非 AKI 患者以及健康志愿者相比尿液中表达水平明显升高 4.样本处理过程烦琐,限制检测效率 5.需开展其他研究证明其在临床前和临床 AKI 的用途	免疫印迹	大鼠、人

AKI.急性肾损伤；ICU.重症监护室；ELISA.酶联免疫吸附测定

并发症

　　肾在容量状况、血压、血浆电解质构成和酸碱平衡、含氮和其他废物排泄的内环境控制方面具有核心作用。因此 AKI 相关并发症也是千变万化的,依赖于 AKI 的严重程度和其他相关情况。轻至中度的 AKI可以完全没有症状,尤其在病程的早期。

　　1.尿毒症　含氮废物累积,表现为尿素氮浓度升高,是 AKI 的标志之一。浓度<100mg/dl 的尿素氮自身直接毒性很低。较高浓度时可以产生精神状态改变和出血并发症。其他正常情况下通过肾清除毒素也与尿毒症造成的复杂症状有关。在许多可能尿毒症毒素中,只有很少得到了确认。尿素氮和肌酐浓度与尿毒

症症状之间的相关性其实不确定,一部分原因是因每个患者尿和肌酐生成率不同。

2.高血容量和低血容量 由于盐和水排泄能力受损,细胞内液体容量过多是 AKI 少尿和无尿的主要并发症之一。结果可导致体重增加、下坠部位水肿、颈静脉压力升高和肺水肿;其中肺水肿可危及生命。肺水肿也可出现于肺-肾综合征引起的容量过多和出血。AKI 也可诱发或加重急性肺损伤,表现为肺实质血管通透性增加和炎细胞浸润。AKI 恢复有时可伴随多尿,如未经治疗可导致严重的容量丢失。恢复时多尿期也可能由于体内潴留的尿素和其他代谢废物产生的渗透性利尿效应及小管重吸收功能恢复延迟。

3.低钠血症 给予过量低张晶体液或等张葡萄糖溶液可导致低渗透压和低钠血症,如果情况严重可引起神经系统异常,包括癫痫。

4.高钾血症 血浆电解质组成的异常可以很轻或危及生命。通常,AKI 最严重的并发症就是高钾血症。由于受损细胞内钾释放,显著的高钾血症在横纹肌溶解症、溶血和肿瘤溶解综合征中特别常见。钾影响了心肌和神经肌肉组织细胞膜电位。肌无力是低钾血症可能症状之一。高钾血症更严重并发症是对心脏传导的影响,导致潜在致死性心律失常。

5.酸中毒 代谢性酸中毒,常伴随阴离子间隙升高,在 AKI 十分常见,而且可以协同其他酸中毒因素,包括脓毒血症、糖尿病酮症酸中毒或呼吸性酸中毒等,进一步加重患者的酸碱和血钾平衡紊乱。

6.高磷血症和低钙血症 AKI 可以导致高磷血症,尤其在高代谢患者或特定类型 AKI 患者,如横纹肌溶解症、溶血和肿瘤溶解综合征。转移性磷酸钙沉积可进一步导致低钙血症。维生素 D-甲状旁腺轴异常也参与了 AKI 相关低钙血症的产生。低钙血症常没有症状,但也可出现口周感觉异常、肌肉抽搐、癫痫、手足痉挛和心电图 Q-T 间隙延长。血钙水平需根据低蛋白血症程度进行矫正,或者应随访离子钙浓度。轻度、无症状低钙血症无须治疗。

7.出血 AKI 血流学并发症包括贫血和出血,两者均可被合并疾病过程,如脓毒血症、肝病和弥散性血管内凝血加重。AKI 相关尿毒症造成的直接血液学效应包括红细胞生成减少和血小板功能障碍。

8.感染 感染是 AKI 主要参与因素,也是一种严重并发症。在终末期肾病可出现宿主免疫受损,同时在严重 AKI 病程中也起作用。

9.心脏并发症 AKI 主要心脏并发症是心律失常、心包炎和心包积液。

10.营养不良 AKI 常是一种严重高代谢状态,因此营养不良是一种主要并发症。

治疗 急性肾损伤

预防和治疗

AKI 患者或者高危患者的治疗和处理根据其潜在的不同病因而异(表 10-3),但也有一些共同的治疗原则。改善血流动力学,纠正液体和电解质失衡,停用肾毒性药物及给药剂量调整都十分重要。AKI 常见病因如脓毒血症和缺血性 ATN,一旦损伤造成且尚无特殊治疗措施,患者需要细致的临床观察直到 AKI 缓解。肾在严重甚至需要透析治疗 AKI 后仍可以恢复。然而,一些 AKI 患者无法完全恢复,可能仍然需要依赖透析。

表 10-3 缺血和肾毒素相关 AKI 的处理

一般原则

1.通过容量复苏和适当应用缩血管药物优化全身和肾的血流动力学

2.如果可能,停用并清除一切可能的肾毒性药物(如 ACE 抑制剂、ARBs、NSAIDs、氨基糖苷类药物)

3.符合指征时开始肾替代治疗

特殊注意事项

1.肾毒素特异性

(1)横纹肌溶解症:考虑强化碱化尿液

(2)肿瘤溶解综合征:别嘌醇或拉布立酶

2.容量超负荷 ①限制盐分和水分;②利尿药;③超滤

3.低钠血症 限制肠道饮水量、静脉内最小化使用包括含有葡萄糖在内的低渗性液体

4.高钾血症

(1)限制饮食内摄入钾

(2)停用保钾类利尿药、ACE 抑制剂、ARBs、NSAIDs

(3)使用袢利尿药促进钾排泄

(4)结合钾的离子交换型树脂(聚磺苯乙烯钠散)

(5)胰岛素(10U)和葡萄糖(50% 葡萄糖 50ml)促进钾离子进入细胞内

(6)吸入 β 受体激动药治疗促进钾离子进入细胞内

(7)葡萄糖酸钙或氯化钙(1g)稳定心肌

5.代谢性酸中毒

(1)碳酸氢钠(如果 $pH < 7.2$,维持血清碳酸氢根 $>15mmol/L$)

(2)给予其他碱性药物,如 THAM

(3)肾替代治疗

6.高磷血症:①限制饮食磷摄入 ②磷结合剂(随餐服用醋酸钙、盐酸司维拉姆、氢氧化铝)

7.低钙血症:如果有症状给予碳酸钙或葡萄糖酸钙

8.高镁血症:停用含 Mg^{2+} 的抑酸药

9.高尿酸血症:一般无须急诊处理除非在肿瘤溶解综合征的情况下(参见前述章节)

10.营养:摄入足够的蛋白质和能量,避免负氮平衡

11.药物剂量:密切关注药物剂量和使用频率,根据肾衰竭的程度调整

ACE.血管紧张素转化酶;ARBs.血管紧张素受体阻滞药;NSAIDs.非甾体抗炎药

1.肾前性氮质血症 肾前性氮质血症的预防和治疗需要优化肾灌注。补充进入体内液体的组成需要针对丢失液体的种类。严重急性失血需输红细胞治疗。等渗晶体液和(或)胶体应该用于烧伤或胰腺炎等相对不严重急性出血或血浆丢失。晶体液比胶体液廉价但治疗效果等同。有报道在创伤性脑损伤救治中晶体液甚至比白蛋白更有优势。等渗晶体液(如0.9%氯化钠注射液)或胶体可用于严重低血容量时的容量复苏,而相对严重程度较低的低血容量使用低渗晶体液(如0.45%氯化钠注射液)即可。过量输入0.9%氯化钠注射液造成氯摄入过多可导致高氯性酸中毒。可利用碳酸氢盐溶液治疗酸中毒(如含150毫克当量碳酸氢钠葡萄糖溶液)。

在心-肾综合征改善心功能(即心排血量差引起的肾低灌注)可能需要使用正性肌力药物、降低前负荷和后负荷的药物、抗心律失常药物和机械辅助装置(如主动脉内球囊泵)。有创的血流动力学监测用于指导治疗是必要的。

2.肝硬化和肝-肾综合征 由于明确血管内容量常比较困难,因而肝硬化、腹水和AKI患者的液体管理极具挑战性。静脉内补液进行容量试验既具有诊断价值,也具有治疗价值。当然,过量容量补充可导致腹水加重和肺功能不全,往往在肝-肾综合征或者AKI叠加自发性细菌性腹膜炎情况下出现。腹水培养可排除腹膜炎。人血白蛋白可预防抗生素治疗的自发性细菌性腹膜炎患者发生AKI。原位肝移植是治疗肝-肾综合征确定有效的方法。有一定效果的过渡治疗措施包括特利加压素(一种血管加压素类似物),可以与奥曲肽(一种生长抑素类似物)、米多君(一种α_1-肾上腺素能受体激动剂)和去甲肾上腺素联用,同时所有这些复方的使用均需与静脉补充人血白蛋白(25～50mg/d,极量100mg/d)联合。

3.肾性AKI 已有不少研究尝试使用一些制剂,然而它们在缺血性急性小管损伤治疗均没有显现出益处。这些制剂包括心房钠尿肽、低分子多巴胺、内皮素拮抗剂、祥利尿药、钙通道拮抗药、α_1肾上腺素能受体阻断药、前列腺素类似物、抗氧化剂、白细胞黏附分子抗体和胰岛素生长因子等其他许多药物。很多研究纳入了严重的AKI,因而开始治疗时可能已太晚。新型肾损伤生物标志物可能为在AKI病程早期检验这些药物的疗效提供了机遇。

由于急性肾小球肾炎或血管炎引起的AKI可对免疫抑制剂和(或)血浆置换产生应答(见第1章)。药物导致的过敏性间质性肾炎需要停用相关药物。停用可疑药物后AKI持续或加重的病例可以使用激素,但其效果并未通过随机试验证实。硬皮病导致的AKI(硬皮病肾危象)应使用ACE抑制剂治疗。

横纹肌溶解患者需要早期积极地补充容量,可能每天需要10L液体。碱性液体(如75mmol碳酸氢钠加入0.45%氯化钠注射液)可以有效预防小管损伤和管型形成,但可能加重低钙血症风险。如果容量补足但尿流率无法达到200～300ml/h,可以使用利尿药。除了严重病例给予透析或一般支持治疗,维持液体和电解质平衡和组织灌注以外,确诊AKI的横纹肌溶解症无特异治疗方法。需密切关注钙和磷,因为钙磷可沉积于受损组织,在组织愈合后可再次释放。

4.肾后性AKI 早期发现并解除尿道梗阻可防止因尿流阻断导致的永久性肾结构损伤。治疗方案的选择取决于梗阻部位。对尿道狭窄或功能性膀胱损害可以经尿道或耻骨上膀胱置管。输尿管梗阻可以通过经皮肾造瘘置管,或者放置输尿管支架治疗。梗阻解除后常伴随几天的利尿过程。在少部分病例,由于小管功能不全,可出现持续且严重的多尿,因而在一段时间内需要持续静脉内补充液体和电解质。

支持措施

1.容量管理 少尿或无尿AKI的高血容量可能由于急性肺水肿而危及生命,尤其当许多患者合并肺部疾病时,AKI可增加肺血管通透性。需限制液体和钠摄入,可使用利尿药增加尿流。目前没有证据显示尿量增加本身可以改善AKI的自然病程,但有时使用利尿药可以避免透析。对一些容量负荷特别重的病例,可以静脉弹丸式给予呋塞米(200mg)后静脉滴注维持(10～40mg/h),而噻嗪类利尿药并非必须治疗。如果治疗无应答,应停止利尿治疗。在肾前性AKI低剂量多巴胺可短暂增加肾排泄水和盐,但临床研究并未得出其在肾性AKI的治疗益处。由于可以增加心律失常和潜在肠缺血风险,因而多巴胺风险可能超过其治疗或预防AKI的益处,其应用尚存争议。

2.电解质和酸碱失衡 血钠紊乱和高钾血症的治疗见第6章。除非情况严重(pH<7.20和血清碳酸氢根<15mmol/L),代谢性酸中毒无须治疗。可通过口服或者静脉补充碳酸氢钠治疗酸中毒(见第5章),治疗中需避免矫枉过正,因为可能会引起代谢性碱中毒、低钙血症、低钾血症和容量超负荷。高磷血症常见于AKI,通常可通过使用磷结合剂减少小肠磷的吸收(碳酸钙、醋酸钙、司维拉姆或氢氧化铝)。低钙血症除非症状明显一般无须治疗。

3.营养不良 AKI常见蛋白质热量消耗,尤其在多系统功能衰竭情况下。营养不良可导致饥饿性酮症酸中毒和蛋白质分解代谢。营养过度会增加含氮废物的生成,加重氮质血症。全胃肠外营养需要给予大量液体,可能增加容量控制的复杂性。

4.贫血 AKI 中所见的贫血常是多因素的,由于起效较慢以及在危重患者存在骨髓抑制,红细胞生成刺激剂改善作用不明显。尿毒症出血可对去氨加压素或雌激素产生应答,但在长期或严重尿毒症情况下需要透析。给予质子泵抑制剂或组胺(H_2)受体抑制药预防消化道出血。应根据临床情况重视并预防深静脉血栓栓塞;在严重 AKI 情况下,低分子肝素和 Xa 因子抑制剂会产生无法预测的药动学,因而应避免使用。

5.透析指征和方式 参见第 12 章。当药物治疗无法控制容量超负荷、高钾血症、酸中毒、毒物摄入以及尿毒症严重并发症(扑翼样震颤、心包积液、脑病、尿毒症出血等)的情况下应进行透析治疗。透析时机仍然有争议。AKI 患者接受透析过晚会增加容量、电解质和代谢并发症的风险。从另一个角度而言,过早开始透析也使患者暴露于不必要的静脉通路和有创操作,同时伴随了感染、出血、手术操作并发症和低血压风险的升高。开始透析治疗无须等到肾衰竭出现危及生命并发症的出现。许多肾病学家经验性采用尿素氮超过 100mg/dl,无肾功能恢复临床体征作为开始 AKI 的透析治疗的标准。

AKI 肾替代治疗可用的模式主要通过腹腔(用于腹膜透析)或大血管(用于血液透析、血液滤过和其他杂合方式)。小分子溶质利用浓度梯度("弥散"清除)跨半透膜清除和(或)血浆水分的运动一起("对流"清除)。模式的选择常由技术的快捷可用性或者医疗人员的经验决定。腹膜透析通过临时的腹腔内导管进行。在美国很少用于成人 AKI,但在全世界应用广泛,尤其当血液透析技术无法获取情况下。根据规律的间隔向腹腔灌入和放出透析液,从而实现溶质跨腹膜的弥散和对流清除;水分超滤通过跨腹膜的渗透梯度,通常通过透析液中高浓度的葡萄糖实现。由于是连续治疗模式,腹透与间断治疗模式(如血液透析)相比在低血压患者中耐受性更好。由于其透析效率固有的局限性,对于高分解代谢患者腹膜透析治疗可能不充分。

血液透析可以间断地或者持续地进行,而且可以通过对流、弥散清除或两者相结合进行。血管通路可以选择股静脉、颈内静脉或锁骨下静脉。血液透析是一种间断治疗措施,通过弥散和对流清除溶质。血透每天治疗 3~4h,每周治疗 3~4 次,同时也是 AKI 最常用的肾替代治疗形式。血液透析最主要的并发症之一是低血压,尤其在危重症患者。

连续的静脉内治疗模式始于 20 世纪 80 年代早期,用于治疗血流动力学不稳定患者,避免引起间断血透常见的容量、渗透压和电解质的快速移动。连续肾替代治疗(CRRT)可以通过对流清除进行[连续静脉-静脉血液滤过(CVVH)],在此过程中大量血浆水分(及伴随的溶质)在静水压的作用下通过半透膜;随后血浆水分由生理性的晶体液替代。CRRT 也可通过弥散清除进行,连续静脉-静脉血液透析(CVVHD)是一种血流量、透析液流速更慢,类似于血液透析的技术。连续静脉-静脉血液透析滤过(CVVHDF)杂合治疗技术同时结合了弥散和对流清除。为了实现 CRRT 的优势而同时无须 24h 专人操作,衍生出了一种更新型的治疗模式,称为慢低效血液透析(SLED)或日间延长透析(EDD)。在这种疗法中,血流量和透析液流速高于 CVVHD,但治疗时间减少至 12h。

AKI 最佳治疗剂量还不清楚。每日间断血液透析和高剂量 CRRT 并不具有显著的生存或肾存活优势,但需注意避免治疗不足。研究未能显示连续治疗优于间断治疗。如果可能,在严重血流动力学不稳定、脑水肿或显著容量超负荷的患者常优先选用 CRRT。

结局和预后

AKI 的发生发展可以显著增高住院和长期死亡风险,延长住院时间,增加住院花费。肾前性氮质血症(除了心肾和肝-肾综合征及肾后性氮质血症)通常比大多数肾性 AKI 预后更好。即使肾病变严重到需要透析治疗,但治疗后肾功能仍可以部分或全部恢复。然而,历经了需要暂时性透析的 AKI 存活患者,是进展性 CKD 的高危人群,约 10% 可发生终末期肾病。在肾内科医师指导下的出院后护理,是积极的肾病二级预防的重要措施。即使肾功能已经恢复,AKI 患者在离开医院后也更容易发生过早的死亡。

(许 晶 梅长林 译)

第 11 章

慢性肾病

概述

慢性肾病(chronic kidney disease,CKD)是指由各种原因引起的肾结构异常,并伴有肾小球滤过率(glomerular filtrate rate,GFR)进行性降低的一类疾病。近年来,美国肾病基金会 K/DOKI 专家组对 CKD 分期提出了新的建议,见表 11-1。

表 11-1 慢性肾病分期

分期	GFR ml/(min · 1.73m²)
0	>90ᵃ
1	≥90ᵇ
2	60~89
3	30~59
4	15~29
5	<15

a.伴有 CKD 危险因素(见下文);b.伴有肾损害(如持续蛋白尿、管型尿、血尿生化异常及辅助检查异常)。(来源:美国肾病基金会 K/DOKI 临床实践指南.慢性肾病评估、分类及分层.2002 年版美国肾病 39 卷增刊 1)

CKD 3～5 期主要以慢性肾衰竭伴有不可逆肾单位减少为特征,本章节将重点阐述此阶段肾病理变化及肾功能改变。终末期肾病(end stage renal disease,ESRD)与尿毒症概念类似,主要表现为毒素在体内进一步蓄积,水、电解质紊乱,也就是说当慢性肾病进入 5 期就进入了终末期肾病阶段。该阶段病死率高,目前主要治疗方法为血液净化和肾移植。

慢性肾病理生理

CKD 病理机制主要包括两大方面:①潜在的特异性疾病(如遗传相关肾发育异常或孤立肾,免疫复合物沉积和炎症相关性肾小球肾炎,肾毒性导致的肾小管及肾间质疾病);②一系列进行性疾病相关肾损害,如持续高滤过导致的残存肾单位代偿性肥大相关的肾损害(见第 2 章)。起初,肾单位减少通过血管活性物质、细胞因子及生长因子活化来代偿肾高滤过需求。但是这种短期适应性高滤过进一步损伤了肾结构,导致残存肾单位硬化(图 11-1)。肾素-血管紧张素轴的激活一方面促使肾适应高滤过环境,另一方面与转化生长因子(transforming growth factorβ,TGFβ)协同作用,导致肾肥大及硬化。这阐明了为什么肾一部分功能缺失最终会导致肾功能进行性降低(图 11-2)。

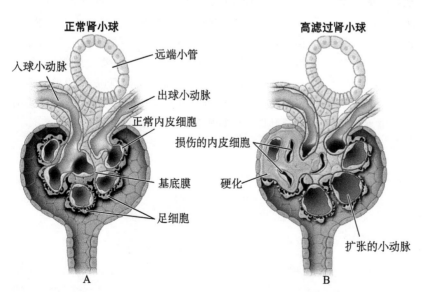

正常肾小球 　　　　高滤过肾小球

入球小动脉　　　　远端小管　　　出球小动脉　　　正常内皮细胞　　　损伤的内皮细胞　　　基底膜　　　硬化　　　足细胞　　　扩张的小动脉

A　　　　B

图 11-1　肾小球

A.正常肾小球结构;B.肾小球继发性改变,包括肾单位数目减少、毛细血管袢增大,常继发于高滤过导致的残存肾单位肥大(引自:新英格兰杂志,2003,348:99)

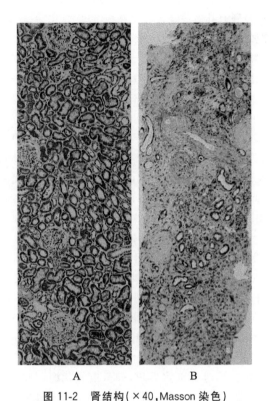

图 11-2　肾结构 (×40, Masson 染色)
A.低倍镜下正常肾结构:肾小球正常,无间质纤维化;B.低
倍镜下慢性肾病改变:肾小球硬化,严重小管间质纤维化

慢性肾病危险因素及分期

CKD 危险因素众多,包括高血压、糖尿病、自身免疫性疾病、年龄、种族或基因背景(非洲裔)、家族史、既往急性肾损伤病史伴有遗留性肾结构损害。充分认知 CKD 潜在危险因素非常重要,即使目前 GFR 值处于正常范围,仍不可忽视其潜在的危险因素。

近来,一项旨在探索常见复杂疾病基因的研究发现,DNA 序列某些位点突变体可能与 CKD 发生有关。其中较为突出的例子,即在西非人口中发现 APOL1 等位基因,这可能解释为什么某些 CKD 疾病(如局灶节段性肾小球硬化)在西非裔美国人中发病率远高于其他非裔及拉美裔美国人。这种高发病率是进化导致的,因为这些基因突变体能抵抗热带病。

GFR 常被用于评估 CKD 分期,结合血清肌酐值、年龄、性别和人种,目前常用的计算方法有两种(表 11-2)。

正常机体在 30 岁时 GFR 处于最高值[约 120 ml/(min·1.73m²)],之后每年以 1ml/(min·1.73m²)的速率减少,至 70 岁时趋于平稳,约 70ml/(min·1.73m²)。同期女性 GFR 数值较男性略低。如女性在 80 岁时,其 GFR 仅为 50ml/(min·1.73m²)。然而,对于大多数个体来说,血清肌酐值轻度升高,将预示着 GFR 大幅降低。

表 11-2　肾小球滤过率计算方法

1.简化 MDRD 公式[a]

$$GFR[ml/(min·1.73m^2)]=1.86×Pcr^{-1.154}×年龄^{-0.203}$$

女性再乘以 0.72;非裔美国人再乘以 1.21

2.Cockcroft-Gault 公式

$$Ccr(ml/min)=(140-年龄)×体重(kg)/[72×Pcr(mg/dl)]$$

女性再乘以 0.85

a.公式可以在手持式计算器和表格中使用.GFR.肾小球滤过率;Pcr.血清肌酐;Ccr.内生肌酐清除率。源自:Adapted form As levey et al:Am J Kidney pis 39:S1,2002,with permission

蛋白尿可作为 CKD 患者监测肾单位损伤的一个良好指标,尤其是慢性肾小球相关疾病。虽然收集 24h 尿液检测尿蛋白是大家普遍公认的指标,但是,实际上晨尿蛋白-肌酐更能反映相关性。成年男性尿白蛋白/肌酐比值>17mg/g 或成年女性尿白蛋白/肌酐比值>25mg/g,可以诊断为慢性肾损害。微量白蛋白尿是指尿液中白蛋白较少,无法使用试纸或者常规检测方法检出。检测微量白蛋白是发现早期肾病的良好指标,尤其是微血管疾病相关性肾病。但是如果一个患者已有大量蛋白尿,则无须进行微量白蛋白检测。

CKD1 期和 CKD2 期患者常无 GFR 降低所致相关症状,但是有可能伴有基础疾病表现,如肾病综合征的水肿,继发于其他多种疾病如多囊肾病、某些类型肾小球肾炎、肾实质或肾血管相关疾病引起的高血压。若 GFR 进一步降低,即进入 CKD 3 期和 CKD 4 期,此时往往伴有慢性肾病的临床表现及实验室检查异常。尽管肾病可影响到全身多个器官,但是最早可表现为贫血和易疲劳,食欲降低导致的营养不良,钙、磷等矿物质及调节激素紊乱[如骨化三醇(1,25(OH)₂D₃)、甲状旁腺激素(PTH)、成纤维细胞生长因子 23(FGF-23)及钠、钾、水和酸碱平衡紊乱]。许多患者,尤其是老年患者,eGFR 处于 CKD1 期和 CKD2 期,但是肾功能并没有进一步恶化,应建议患者再次进行肾功能检查,如果 eGFR 稳定且无蛋白尿,无须过多干预性治疗。然而,若检查提示 GFR 进一步降低,且伴有高血压和蛋白尿,建议寻求肾内科专家进一步治疗。如果患者肾功能进一步恶化,将最终进入 CKD5 期,即所谓的尿毒症期,出现毒素累积,影响日常生活,导致营养失衡,水、电解质紊乱。此阶段病死率高,往往需要肾替代治疗(血液透析或肾移植)。

病因和流行病学

据流行病学统计,在美国成人中至少有 6% 人群处于 CKD1 期和 CKD2 期。此外,有 4.5% 人口处于 CKD3 期和

CKD4 期。表 11-3 列出了导致 CKD 最常见的 5 种病因,全球约有 90% 的 CKD 患者患有一种或多种以上病因。统计发现病因分布往往和地域相关,如北美和欧洲的主要病因是糖尿病肾病,且最常继发于 2 型糖尿病;同时 CKD 研究发现,在无明显证据表明原发性肾小球疾病或肾小管间质疾病存在时,高血压往往是导致 CKD 一大主要因素。对于这类患者而言,目前主要分为两类。第一类是较为隐匿的原发性肾小球疾病,如局灶节段性肾小球硬化,不伴有其他肾病或肾炎表现(参见第 15 章)。另一类是渐进性肾小球硬化伴有高血压和其他血管病变,常包括心脑血管病变,多见于老年人。此外,慢性肾缺血导致的 CKD 极易被忽视。老年人中 CKD 发病率较高,降低动脉粥样硬化引起的心脑血管并发症,降低病死率,有助于对肾病变相关性血管变的进一步研究。但是值得一提的是,该类患者在 CKD 进一步发展前已有较为明显的心脑血管病,GFR 轻度降低或蛋白尿都是心血管疾病主要的危险因素。

表 11-3 CKD 主要病因ᵃ

1.糖尿病肾病
2.肾小球肾炎
3.高血压相关肾病:原发性高血压相关肾病和继发于血管性和缺血性肾病相关疾病
4.常染色体显性多囊肾病
5.其他一些肾囊肿疾病和小管间质性肾病

a.病因随地理区域而变化

尿毒症病理、生理学及生化检测

虽然血清尿素氮和肌酐常用于反映肾功能,但是这两个指标本身并不能真实反映尿毒症典型的症状和体征。尿毒症患者体内积聚有上百种毒素,包括水溶性的、疏水性的、蛋白相结合的、带电荷的及不带电荷的化合物;此外还有其他一些含氮化合物,包括胍化物、尿酸盐、马尿酸盐、核酸代谢产物、聚胺、肌醇、酚类、苯甲酸盐和吲哚类,这些物质与其他分子结合形成分子量在 500~1500 道尔顿,即所谓的中等大小的分子,是致残和致死的一大原因。所以说,检测血清尿素氮和肌酐并不能完全反映机体的真实状态,需结合其他一些检测指标。

尿毒症以及进一步肾损害相关疾病不仅仅表现为肾排泄功能下降,其合成和分泌某些物质的能力也大大降低,进而出现贫血、营养不良,糖类、脂肪和蛋白质代谢异常。此外,许多激素,如 PTH、FGF-23、胰岛素、胰高血糖素、类固醇激素(维生素 D、性激素、催乳素),由于肾功能降低出现代谢紊乱或调节障碍。进行性肾损害过程中,C 反应蛋白及其他一些急性期反应物质升高,而所谓的一些非急性期产物,如白蛋白和胎球蛋白则下降,即使是在非蛋白尿相关肾病中同样如此。因此,肾损害相关炎症不仅在营养不良-炎症-动脉粥样硬化、钙化综合征中起重要作用,而且提高了肾损伤相关的血管疾病发病率。

总的来说,尿毒症病理、生理机制可表现为三大方面:①经肾排泄的毒素累积,如蛋白质代谢产物;②经肾调节功能丧失,如电解质平衡和激素调节紊乱;③进行性系统炎症反应及相关血管损害。

慢性肾病和尿毒症的临床表现及实验室检查

尿毒症几乎会累及全身器官,近年来血液透析成为降低这些并发症较为有效的措施之一。然而,表 11-4 所示,由于某些因素干扰了肾透析的充分性,使得透析并不能完全成为理想的肾替代疗法。

表 11-4 尿毒症临床表现ᵃ

液体和电解质代谢紊乱	肌肉痉挛(P或D)	腹膜炎(D)	糖类抵抗(I)
容量过多(I)	透析失衡综合征(D)	**心血管和肺部异常表现**	高尿酸血症(I或P)
低钠血症(I)	肌病(P或D)	动脉高压(I或P)	高三酰甘油血症(I或P)
高钾血症(I)	**皮肤表现**	充血性心力衰竭或肺水肿(I)	脂蛋白A水平上升(P)
高磷血症(I)	苍白(I)ᵇ	心包炎(I)	高密度脂蛋白水平降(P)
神经肌肉系统异常	色素沉着(I,P或D)	肥厚型心肌病或(I,P或D)	蛋白-能量失衡(I或P)
疲劳(I)ᵇ	瘙痒(P)	扩张型心肌病(I,P或D)	生长发育受限(P)
睡眠障碍(P)	瘀斑(I)	尿毒症肺(I)	不育和性功能碍(P)
头痛(P)	肾性纤维化皮肤病(D)	动脉粥样硬化(P或D)	闭经(I/P)
情感障碍(I)ᵇ	尿毒霜(I)	低血压和心律失常(D)	β_2微球蛋白相关淀样变性(P或D)
嗜睡(I)ᵇ	**消化系统紊乱**	血管钙化(P或D)	**血液系统和免疫系统表现**
肌肉震颤(I)	厌食(I)	**内分泌系统紊乱**	贫血(I)ᵇ
周围神经病变	恶心、呕吐(I)	继发性甲状旁腺功能亢进(I或P)	淋巴细胞减少(P)
不宁腿综合征(I或P)	胃肠炎(I)	骨生成不良(D)	出血倾向(I或P)ᵇ
肌阵挛(I)	消化性溃疡(I或P)	维生素D(I)	易感染(I或P)
癫痫(I或P)	消化道出血(I,P或D)		白细胞减少症(I或P)
昏迷(I)	特发性腹水(D)		血小板减少症(D)

a.实际上这个表中所有异常都通过成功的肾移植完全逆转。这些异常对血液透析或腹膜透析治疗的反应则更为多变。(I)表示通过最优透析程度和相关疗法可改善的异常;(P)表示尽管通过最优处理程序,但趋于持续甚至进展的异常;(D)表示仅在透析治疗开始后才发生的异常。b.通过透析和促红细胞生成素治疗改善

液体、电解质和酸碱平衡紊乱

1.水、钠代谢紊乱 对于大多数稳定的 CKD 患者而言,其体内水、钠含量轻度升高,但在临床检查中易忽视,这是由于其肾功能正常,通过肾小管重吸收使水、钠的摄入与排出达到平衡。许多类型的肾病导致管球失衡(如肾小球肾炎),钠摄入量大于排泄量,出现钠潴留及容量负荷增多,进而导致高血压,进一步加重肾损害。一般保证水的摄入量与排出量平衡,可维持患者血钠含量及渗透压(见第 2 章)。CKD 患者并发低钠血症并不多见,如果出现,可通过限制摄水量来纠正。若患者出现容量负荷增加(外周水肿、高血压、顽固性水肿),应严格限制钠盐摄入。CKD3~5 期应避免使用噻嗪类利尿药,但可用袢利尿药,如呋塞米、布美他尼和托拉塞米,且常需提高剂量。袢利尿药与美托拉宗联合使用,不仅可以抑制远曲小管氯化钠的转运,而且可以促进肾钠盐排泄。对于顽固性水肿和高血压患者,利尿药作用无效可考虑透析治疗。

除了常见的水钠排泄异常外,一些 CKD 患者出现不同程度的肾水钠储备功能失调。当某些原因导致体液流失时(如通过胃肠道流失),患者由于肾钠重吸收不足,会引起细胞外液枯竭。而且,无论是胃肠道损失或是过度使用利尿药导致的细胞外液枯竭,都容易引起肾低灌注性损害,甚至出现慢性肾病合并急性肾损伤。此类情况,可通过及时补充生理盐水纠正,无须透析治疗。

2.钾代谢紊乱 由于尿钾主要受远端肾单位分泌的醛固酮调节,因此 CKD 患者 GFR 下降时并不能直接诊断患者尿钾降低。对于尿钾排泄降低的患者,其胃肠道中钾排泄量会相应增加。生理情况下,两者协同作用保持尿钾保持在正常水平。但是需警惕某些情况下导致的高血钾,如饮食摄入、蛋白质分解代谢、溶血、出血、输血以及代谢性酸中毒。此外,一些药物能够抑制钾的排泄,其中最常见的为肾素-血管紧张素转化酶抑制药(angiotensin converting enzyme inhibitor,ACEI)、血管紧张素受体阻滞药(angiotensin receptor blockers,ARB)、螺内酯及其他一些保钾利尿药(如阿米洛利、依普利酮和氨苯蝶啶)。

某些原因所致的 CKD 可能会影响远端肾单位,导致尿钾排泄异常。如糖尿病等引起的低肾素血症和低醛固酮相关病症及远端肾单位损伤相关疾病,如尿路梗阻和镰状细胞性肾病。

CKD 患者合并低钾血症并不常见,主要原因可能与钾摄入减少有关,特别是过度使用利尿药或并发胃肠道丢失。此外,低钾血症亦可见于原发性肾钾丢失或转运体障碍相关疾病,如范科尼综合征、肾小管酸中毒及其他遗传性或获得性小管间质性疾病。然而,即

便如此,随着 GFR 下降,仍可能会出现高钾血症。因此,在使用补钾和保钾利尿药时需经常评估肾小球滤过率水平。

3.代谢性酸中毒 代谢性酸中毒是 CKD 进展期常见并发症。此阶段多数患者仍可酸化尿液,但是由于无法产生足够的氨,导致质子排出减少及血液酸化。若合并高钾血症,将会进一步抑制氨的生成。高钾血症合并高氯代谢性酸中毒较常见,甚至是在 CKD 早期(1~3 期)也会发生。此外,亦可见于糖尿病肾病、肾小管间质性疾病或梗阻性肾病。该型酸中毒又被称为非阴离子间隙酸中毒。治疗高钾血症往往可以增加肾产氨,促进碳酸氢盐的合成,从而改善代谢性酸中毒。

随着肾功能进一步恶化,当每日尿中酸净排泄量为 30~40mmol 时,可出现阴离子间隙代谢性酸中毒。所以说非阴离子间隙代谢性酸中毒多见于 CKD 早期,但是随着 CKD 进一步发展,常会出现阴离子间隙代谢性酸中毒。多数患者出现代谢性酸中毒时,很少出现 pH<7.35,通常可以口服碳酸氢钠来纠正。动物及人体研究表明,即使少量程度的代谢性酸中毒也会导致蛋白质分解代谢加速。使用碱性制剂可降低分解代谢,并能减缓 CKD 进展,因此,在血清碳酸氢盐浓度在 20~23mmol/L 时,建议适当使用碱性制剂。值得注意的是,为避免钠负荷及水容量增加,酌情使用利尿药。

治疗 液体、电解质和酸碱平衡紊乱

由于每日膳食中盐的摄入,加之服用袢利尿药及偶尔配合使用美托拉宗,可能会导致水分丢失过多,需考虑维持体内容量平衡。相反,若过分限盐或过度使用利尿药也会导致细胞外液丢失、GFR 下降。较为罕见的是盐摄入不足相关肾病,则需要通过调整饮食或补充钠盐来纠正。对于低钠血症患者还需限制水量的摄入。即使充分限制盐的摄入量,使用利尿药,仍出现顽固性容量负荷过多,则需要进行肾替代治疗。高钾血症患者需注意控制饮食中钾的摄入,避免补充钾盐相关药物,避免使用抑制钾排泄的药物(如 ACEI 和 ARB)和保钾利尿药。排钾利尿药可以促进尿钾的排泄,钾结合树脂,如聚苯乙烯磺酸钙或聚苯乙烯钠,可以促进钾盐通过胃肠道排泄,降低 CKD 患者高血钾的发生率。顽固性高血钾,虽然较为少见,但是可能需要考虑改变透析模式。肾小管酸中毒及阴离子间隙代谢性酸中毒可考虑补充碳酸氢盐,如碳酸氢钠。最近研究表明,当血中碳酸氢盐浓度降至 20~23mmol/L 时,即使只有轻度酸中毒,仍需要适当补充碳酸氢盐来减慢 CKD 进展。

钙磷代谢紊乱

钙磷代谢紊乱主要可影响骨骼和心血管,严重时可累及骨外软组织。而且骨骼异常与血管及软组织钙化相当常见(图11-3)。

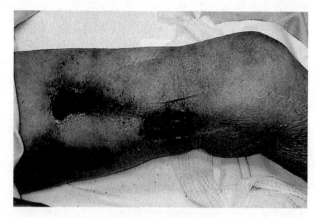

图11-3　钙化防御

该腹透患者长期使用华法林抗凝治疗,预防心脏瓣膜血栓形成。睡眠过程中透析管被挤压,造成管周围皮肤进行性坏死。尽管使用高压氧、停用硫代硫酸盐和华法林,但是无法逆转坏死导致的全身并发症

1.CKD患者骨骼表现　CKD患者常见的骨代谢异常相关病症可分为两大类:一类是PTH增高的骨代谢异常(如纤维囊性骨炎及继发于经典的甲状旁腺功能亢进的相关疾病);另一类是PTH减低或正常的骨代谢异常(如低转运型骨病和骨软化症)。

继发性甲状旁腺功能亢进症及其相关骨代谢异常的病理机制常与以下几种矿物质代谢紊乱相关:①GFR下降导致磷的排除减少;②磷酸盐增加,刺激PTH分泌增加及甲状旁腺腺体增生;③肾功能降低,骨化三醇生成减少,磷酸盐蓄积,不仅导致钙盐丢失,还进一步刺激PTH产生。骨化三醇降低导致甲状旁腺功能亢进,不仅与低钙血症有关,还可能与PTH基因转录水平异常有关。这些变化常在GFR低于60ml/min时开始出现。

成纤维细胞生长因子23(fibroblast growth factor 23,FGF-23)是促进肾排泄磷家族成员之一。最近研究表明,这种激素水平主要由骨细胞分泌,在CKD早期增加。它主要通过三种方式维持血清磷含量水平稳定:①肾排磷增加;②刺激PTH分泌,进一步增加肾排磷;③抑制$1,25(OH)_2D_3$的合成,从而降低胃肠道对磷的吸收。有趣的是,FGF-23水平还是影响透析患者左心室肥大和死亡率的独立危险因素。此外,即使血清磷水平处于正常水平,FGF-23的含量升高可能预示着需要增加干预性措施(如限制磷酸盐的摄入)。

甲状旁腺功能亢进刺激骨转化,导致纤维囊性骨炎。骨组织学显示异常骨样组织,骨和骨髓纤维化,后期阶段形成骨囊肿,有时由于囊内出血导致其为褐色,所以又称之为棕色瘤。临床上,严重甲状旁腺功能亢进症表现包括骨髓纤维化性骨痛及脆性增加、棕色瘤、压迫综合征、肿瘤以及骨髓纤维化相关的促红细胞生成受阻。另外,PTH本身也被认为是尿毒症毒素之一,高水平的PTH与肌无力、心肌纤维化及非特异性全身症状有关。

低PTH型骨病包括两大类:低转运型骨病和骨软化症。后一种情况可能与多种原因导致的骨矿化异常有关,如维生素D缺乏、代谢性酸中毒及铝中毒。低转运型骨病近年来发病率不断增加,主见于糖尿病患者和老年人。其主要特点是骨量减少和骨矿化减低,这可能由于PTH生成受到严重抑制或由慢性炎症引起,或这两个病因同时存在。而PTH降低可能与使用维生素D制剂有关,也可能与含磷酸钙黏合剂或高钙透析液导致的钙负荷增多有关。低转运型骨病的并发症包括骨折、骨痛及血管和心脏钙化。

2.钙、磷代谢紊乱及心血管系统异常　最新流行病学资料显示,CKD 5期,甚至是早期阶段,高磷血症与心血管疾病病死率明显相关。高磷血症和高钙血症与血管钙化相关,但该机制是否与高死亡率有关尚不清楚。研究采用CT和电子束CT扫描显示,CKD患者冠状动脉和心脏瓣膜钙化的发生率远高于无肾病变的患者。此外,钙化的大小还与年龄、高磷血症及低PTH和骨转化降低相关。这可能是由于晚期肾病导致钙不能沉积在骨骼中,而是主要沉积于骨外组织,如血管床和软组织。然而有趣的是,少部分患者中出现骨质疏松和血管钙化共存。近来更有研究表明,高磷血症可诱导血管细胞在基因水平向成骨细胞转化,导致血管钙化,甚至骨化。

3.矿物质代谢异常的其他并发症　钙化防御(钙化性尿毒症小动脉病)是CKD患者晚期致死性并发症之一。最初表现可为皮肤网状青斑,但可进展到缺血坏死,多见于小腿、大腿、腹部和乳房。病理学存在广泛的血管和软组织钙化,甚至血管闭塞。最初认为钙化防御在透析患者中较为多见,且与甲状旁腺功能亢进导致的钙磷代谢异常有关。然而,最近研究表明,即使不合并甲状旁腺功能亢进,钙化防御的发生率也越来越高。可能原因包括:增加使用口服钙作为磷结合剂及使用华法林等。华法林作为透析患者常用的抗凝血药,作用在于降低维生素K依赖的基质GLA蛋白的再生,而GLA蛋白在防止血管钙化方面起重要作用。所以说,华法林被认为是钙化防御的危险性因素之一,一旦患者出现钙化防御,应及时选用其他抗凝药物替代治疗。

治疗　钙磷代谢紊乱

继发性甲状腺功能亢进及纤维性骨炎的治疗在于预防。一旦出现甲状旁腺增大,病情将难以控制。平时需注意血磷水平,注意低磷饮食,必要时服用磷结合剂,从而在胃肠道水平抑制磷的吸收。钙磷结合剂主要有醋酸钙和碳酸钙,其主要不良反应是钙总量累积和高钙血症,尤其常见于低转运型骨病。司维拉姆和碳酸镧是不含钙磷结合剂,不仅可避免患者出现高钙血症,还能降低钙在血管的沉积。

骨化三醇可以直接抑制 PTH 分泌,还可通过提高钙离子浓度间接抑制 PTH 分泌。值得注意的是,骨化三醇的治疗很可能会导致矿物质经胃肠道吸收增多,从而产生高钙血症或高磷血症。然而某些药物,如帕立骨化醇不仅可以抑制 PTH 分泌,还可以降低高钙血症的发生率。

对细胞外钙敏感受体的认识促进了钙受体激动剂的研发,这类药物可增强甲状旁腺细胞发挥降钙作用的敏感性,此类药物包括西那卡塞,主要起剂量依赖性降低 PTH 和血浆钙浓度的作用。

目前 KDOQI 指南建议 PTH 目标值最好控制在 150～300pg/ml,过低 PTH 水平可能与低转运型骨病相关,也可能是由骨折和异位钙化所导致。

心血管异常

心血管相关疾病是导致 CKD 各期高发病率和死亡率的主要因素。与年龄、性别等因素相比,CKD 将心血管疾病危险度增加了 10～200 倍,增长幅度的变化与 CKD 分期有关。30%～45% 即将进入 CKD 5 期的患者已合并严重心血管疾病,结果导致多数 CKD 患者在进展为 CKD 5 期前已死于心血管疾病(图 11-4)。因此,早期 CKD 阶段应重点针对预防心脑血管并发症

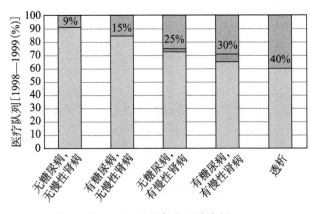

图 11-4　美国肾病系统资料

Adapted from RN Foley et al:J Amsoc Nephrol 16:489-95,2005.

的发生。

1.缺血性脑血管病　CKD 是缺血性心血管疾病,包括闭塞性冠状动脉、脑血管和周围血管疾病的主要危险因素。CKD 患者血管疾病发病率增加主要源于传统("经典")和非传统(CKD 相关)两大危险因素。传统危险因素包括高血压、高血容量、血脂紊乱、交感神经系统亢进及同型半胱氨酸血症。CKD 相关的危险因素主要有贫血、高磷血症、甲状旁腺功能亢进、睡眠呼吸暂停及炎症反应。肾功能下降相关炎症反应主要表现为循环急性期反应物增加,如炎细胞因子和 C 反应蛋白,同时常伴随有保护性急性期反应物降低,如血清清蛋白和胎球蛋白。此外,炎性反应还可加速血管闭塞性疾病,低水平胎球蛋白还会加重血管钙化,合并高磷血症时更易发生。CKD 其他一些表现,包括心肌缺血、左心室肥大和微血管病变。在满足冠状动脉血流量增加需求的同时,冠状动脉储备也相应减少。同时由于不对称二甲基-1-精氨酸浓度和反应性氧化产物的增加导致清除活性氧的一氧化氮减少。而且,血液透析伴随的低血压和低血容量可能会进一步加重冠状动脉缺血。然而透析合并心肌梗死并非是透析患者的主要死因,相反,充血性心力衰竭包括猝死才是其主要致死因素。

CKD 患者常常伴有肌钙蛋白升高,却没有急性缺血的证据。在诊断这类患者时需连续监测相关指标,若该指标保持稳定,可暂不考虑急性心肌缺血。倘若动态检测显示相关指标上升,则需要考虑心脏损伤相关疾病。因此,进行动态连续监测往往比单一数值升高更可信,而且这一指标又可以作为判断这类人群预后的独立因素。

2.心力衰竭　心功能异常可继发于心肌缺血、左心室肥大、弗兰克心肌病,加之 CKD 导致的水钠潴留,常可导致心力衰竭或肺水肿。心力衰竭可以被分为心脏收缩和舒张功能异常,或是两者兼具。在 CKD 晚期可发生"低压"肺水肿,表现为呼吸急促,胸部 X 线片则显示为"蝴蝶翼"样肺水肿液的分布。发生该情况的患者可表现为肺毛细血管楔压正常或轻度升高,可伴或不伴有容量增多。临床又称之为尿毒症肺水肿,需进行透析治疗。其他 CKD 相关的危险因素,包括贫血和睡眠呼吸暂停,也可能是导致心力衰竭的危险因素。

3.高血压和左心室肥大　高血压是 CKD 最常见的并发症,在 CKD 早期即可出现,且与左心室肥大及肾功能快速降低密切相关。许多研究表明,高血压参与了糖尿病肾病和非糖尿病肾病的进展。左心室肥大和扩张型心肌病是 CKD 患者心血管疾病发病率和死亡率增加的最主要因素,同时与高血压和容量负荷增加密切相关。此外,贫血和动静脉瘘可增加心排血量,是导致心力衰竭原因之一。

无高血压征象提示可能合并失盐性肾病,或正在接受降血压治疗,或血容量减少,也可能提示左心室功能降低。事实上,透析患者的流行病学资料显示,低血压者较高血压者预后差,其原因可能是"逆向因果关系",如传统意义上危险因素,如高血压、高血脂和肥胖似乎预示着预后更好。更为重要的是,晚期 CKD 患者的横断面研究结果提示,在 CKD 风险管理的早期阶段不应过多干预这些风险因素。相较于一般人群,晚期 CKD 患者呈现低血压、低身体质量指数及低脂血症,提示存在营养不良和微炎症状态,预后较差。

使用外源性促红细胞生成素可以增加血压、对抗高血压药物的作用。另外慢性容量负荷也可导致高血压。需通过限制饮食中钠摄入、使用利尿药及透析来控制血压。然而,由于肾素-血管紧张素-醛固酮系统及其他收缩和舒张平衡的紊乱,在控制容量的同时仍需警惕高血压。

治疗 心血管系统异常

1.控制高血压 控制患者高血压需达到两个目标,减缓肾病本身的进展,并防治高血压的肾外并发症,如心血管疾病和卒中。对于 CKD 患者,血压控制目标值应参照指南。CKD 患者合并糖尿病或尿蛋白 >1g/24h 时,在不影响机体的情况下血压应控制在 125/75mmHg。首先要限制盐摄入,在容量控制不理想时需考虑使用抗高血压药物进行治疗。ACEI 和 ARB 可延缓肾功能下降,但是需要警惕急性肾损伤的发生,尤其合并缺血性肾病时应慎用此类药物。同时该类降压药还易诱发高钾血症,需同时使用排钾利尿药,如美托拉宗。多数患者需尽量避免使用或慎用保钾利尿药。如临床上在心功能及肾功能不全时选择使用螺内酯利尿往往会导致高血钾。

2.心脑血管疾病的管理 虽然目前有较多干预传统和非传统危险因素的方法,但是对于进展性 CKD 患者而言,目前研究证据尚不充分,特别是那些透析患者。治疗时,可对 CKD 相关并发症如高血压、血清高半胱氨酸及血脂异常进行干预,但是还需警惕肾病综合征相关的动脉粥样硬化、血脂异常和高凝状态导致的闭塞性血管疾病发生率增高。糖尿病和高血压是引起 CKD 的两大主要因素,但是心血管疾病却是导致透析患者最常见死因。炎症在肾病发生过程中发挥重要作用,因此单方面干预传统危险因素往往并不能取得理想的治疗效果,应提倡改变生活方式,进行适当锻炼。CKD 患者的高脂血症应根据指南进行调整,若饮食控制效果不佳,则需要使用降脂药,如他汀类降脂药物。值得注意的是,该类药物在进展性肾病中的作用尚需证实。

4.心包疾病 胸痛伴有呼吸音加重,同时伴有摩擦音,可诊断为心包炎。其心电图表现为 P-R 间期延长,ST 段抬高。超声心动图可见液化暗区。然而,心包炎并不一定都合并心包积液,而心包积液有时也可无明显症状。

最初心包炎多见于尿毒症晚期或透析开始时,而如今多见于透析期间。

治疗 尿毒症心包炎

尿毒症心包炎是需进行紧急透析的指征之一,由于易出血,所以应进行无肝素透析。必要时可考虑心包穿刺引流,特别是超声心动图提示有心脏压塞倾向的患者。非尿毒症性的心包积液,其原因包括病毒、恶性肿瘤、结核和自身免疫性疾病。也可见于心肌梗死或降压药米诺地尔的不良反应。

血液系统异常

1.贫血 正常红细胞,即正色素性贫血,最早可见于 CKD 3 期患者,普遍存在于 CKD 4 期患者中。最主要的原因是 CKD 患者肾促红细胞生成素(EPO)生成不足,其他还包括铁缺乏、急慢性炎症导致的铁利用率下降、严重甲状旁腺功能亢进及骨髓纤维化以及尿毒症机体内红细胞寿命缩短。此外,合并有其他血液疾病,如血红蛋白病会加重贫血(表 11-5)。

表 11-5 CKD 患者贫血的原因

1.促红细胞生成素相对不足
2.尿毒症红细胞寿命缩短
3.出血素质
4.铁缺乏
5.甲状旁腺功能亢进/"慢性炎症"相关骨髓纤维化
6.叶酸或维生素 B_{12} 缺乏
7.血红蛋白病
8.合并有其他疾病:低/高甲状腺功能;妊娠;HIV 相关疾病;自身免疫性疾病;免疫抑制剂作用

CKD 导致的贫血会引起一系列病理变化,如组织供氧及氧利用率降低、心排血量增加、心室扩张和心室肥大。临床可表现为易疲劳、运动耐量降低、心绞痛、心力衰竭、认知和精神敏锐度下降及机体免疫防御能力降低。此外,贫血还会导致儿童 CKD 患者发育迟滞。诸多对 CKD 患者的研究表明,贫血及对外源性 EPO 拮抗患者的预后往往不良。但是,究竟是低血容量本身还是炎症相关性贫血影响患者预后,目前仍不清楚。

治疗　贫血

重组人促红细胞生成素（EPO）以及其他类型促红细胞生成素的使用，被认为是透析和肾移植患者治疗中最重要的方面。常规使用促红细胞生成素可以代替严重贫血 CKD 患者定期输血治疗，从而大大降低感染和铁超载的发生率。而且经常输血会导致机体产生抗体，从而引起一系列肾移植方面的问题。

使用 EPO 之前，为保证机体骨髓有足够的储备铁以满足机体需求，补充铁剂必不可少。因此对于尚未接受腹膜透析或血液透析的患者来说，应适当口服补充铁剂。若出现胃肠道不耐受，可静脉补充铁剂。对于进行血液透析的患者，静脉补铁可与透析同时进行。除了补铁，还应该补充红细胞生成相关的其他底物，如维生素 B_{12} 和叶酸。在铁储备量充足的情况下使用适当 EPO 仍出现贫血应考虑以下可能：急慢性炎症、透析不充分、严重甲状旁腺功能亢进、慢性失血或溶血、慢性感染、恶性肿瘤。患者若合并有血红蛋白病，则对 EPO 无反应，如镰状细胞病和珠蛋白生成障碍性贫血。输血容易感染肝炎、铁超载和移植排异性，除非遇到严重贫血或 EPO 无法纠正时才考虑使用。

目前，至少已有三项旨在研究 EPO 是否改善 CKD 患者心血管预后的研究均以阴性结果而告终。事实上，有证据表明，CKD 合并糖尿病患者使用 EPO，会增加卒中及血栓栓塞事件的概率，甚至可能加重患者病情进入透析。因此，在纠正贫血时需要权衡利弊，尽量避免潜在风险因素。由于尚未有研究表明血红蛋白含量纠正至正常水平对患者预后明显有利，所以目前建议将其目标值定为 $110\sim115g/L$ 即可。

2.凝血异常　晚期 CKD 患者出现出血时间延长、血小板因子Ⅲ降低、血小板聚集和黏附功能异常及凝血酶原消耗过多。临床上可表现为出血和瘀斑，如手术切口出血延长、月经增多和自发性胃肠道出血。奇怪的是，CKD 患者也易出现血栓栓塞，特别是伴有肾病，如蛋白尿。后者主要是由于蛋白流失过多，导致血清蛋白降低、抗凝血因子降低，机体呈高凝状态。

治疗　凝血异常

肾衰竭患者出现出血时间延长和凝血异常可暂时使用去氨加压素、冷沉淀、共轭雌激素、输血和 EPO 纠正。适当透析也可以纠正凝血异常。

考虑到 CKD 患者可同时合并出血倾向和血栓倾向，所以一般抗凝方法并不一定适用该类人群。如房颤时需用华法林抗凝，但是若合并 CKD，则需考虑到出血风险。

一些抗凝血药，如低分子量肝素，使用时需调整剂量，同时检测 Xa 因子活性。某些情况，更建议使用普通肝素，以便检测部分凝血酶原时间，尤其对于住院病人可使用该药替代华法林。

神经肌肉系统症状

中枢神经系统、外周和自主神经病变及肌肉结构和功能异常，是 CKD 常见的并发症。其主要原因可能与含氮的代谢产物及一些中间分子有关，如 PTH。尿毒症相关神经肌肉异常在 CKD 3 期逐渐明显。中枢神经系统的并发症早期可表现为记忆力减退、注意力不集中和睡眠轻度障碍。神经肌肉异常表现为打嗝、痉挛和肌束震颤或抽搐，后期更为明显。若肾功能进一步恶化，还会出现震颤、肌阵挛、抽搐和昏迷。

虽然神经系统异常早期仅能通过电生理和组织学检测显示，但是当患者进入 CKD 4 期时，上述反应更为明显。最初感觉神经表现比运动神经表现明显，常见肢断袜套样感觉丧失，下肢比上肢明显，远端比近端明显。"不宁腿综合征"的特点为末梢神经的异常放电，导致腿部异常活动。若出现感觉异常后不进行透析，就会牵连运动神经元，导致肌无力。若出现周围神经病变，即使不合并糖尿病，也应立即开始肾替代治疗。尽管透析治疗后仍存在某些并发症，但是其不失为解决多数并发症的良好选择。当然，成功地肾移植才可能逆转残留神经系统的功能。

胃肠道和营养异常

尿毒症口臭表现为上呼吸道氨样气味，主要是由于尿素氮在体内蓄积，不能排出体外，在含脲酶的微生物作用下产氨所致。尿毒症患者伴有胃肠道疾病，可表现为胃炎、黏膜溃疡，严重时可出现腹部疼痛、恶心、呕吐及胃肠道出血。患者会出现便秘；服用钙剂和铁剂，便秘情况更明显。同时，由于体内毒素的堆积，也可导致患者厌食、恶心和呕吐。

虽然限制蛋白饮食可减少患者恶心和呕吐，但是会引起营养不良，必要时可咨询专业营养师制订合理的饮食方案。蛋白质能量不足常见于 CKD 进展期，主要是由于低蛋白饮食不能提供足够热量导致，应尽早进行肾替代治疗。此外，患者还会出现胰岛素或其他一些生长激素抵抗现象。代谢性酸中毒和炎症状态还会加速蛋白质分解代谢。营养状况评估从 CKD 3 期即可开始，评估项目包括饮食史、净体重及尿蛋白。双能 X 线吸收法目前广泛被用于评估纤瘦型身体指数/ECFV。辅助标准包括一些临床症状，如皮肤皱褶、中间臂肌围及一些实验室检测指标（前蛋白和胆固醇水平）。对于 CKD 患者的营养指南主要见下文治疗部分。

内分泌代谢紊乱

CKD 常伴有糖代谢紊乱，表现为糖耐量降低。若空腹血糖多正常或仅轻度升高，糖耐量轻度受损，尚不需要特殊治疗。由于胰岛素主要经由肾排泄，因此，多数尿毒症患者血清胰岛素水平比正常值高。对于这类患者，胰岛素使用量应适当降低。其他降糖药物也应适当降低，当肾小球滤过率低于正常值一半时，禁用二甲双胍类药物，以免出现严重低血糖。

女性 CKD 患者，雌激素水平低，月经异常，常会导致不孕或者早产。当 GFR 下降至 40ml/min 时，妊娠自然流产率增加，只有不到 20% 的孕妇能正常分娩。由于妊娠可加速肾功能恶化，所以建议该类患者在决定妊娠前应咨询相关肾病专家及妇产科专家，权衡利弊。男性 CKD 患者血浆睾酮水平下降，导致性功能下降，男童患有 CKD 易出现发育延迟。但是若加强透析或是成功进行肾移植后，一般可改善。

皮肤异常

CKD 患者伴有皮肤异常十分普遍，瘙痒是尿毒症患者最为常见的症状之一。此外还会出现色素沉着。尽管透析能改善皮肤症状，但是瘙痒往往异常顽固。所以管理 CKD 患者皮肤病变首要目标是避免一些皮肤并发症，如疥疮。同时谨慎使用一些可能致痒的药物，如降磷药物或 EPO。适当使用保湿产品，局部使用少量糖皮质激素，口服抗组胺药物及紫外照射可能会减轻上述症状。

皮下硬结是 CKD 患者独有的一种称为肾性纤维化的皮肤病，常见于胳膊和腿部。该情况与 CKD 患者接受磁共振造影剂钆后的表现类似，因此在 CKD 2 期时（GFR 30~59ml/min），患者最好尽量减少使用该类检查，而 CKD 3~5 期（GFR＜30ml/min）患者，除非必须使用，患者应尽量避免使用此类检查。伴随着肝病似乎是一个危险因素。但是任何患者都不应该被拒绝做对临床处理至关重要的影像学检查。在这种情况下，在影像学检查后不久，通过血液透析迅速除钆（即使尚未接受肾替代治疗的患者）可能会减轻这种损害性的并发症。

CKD 患者的评估及管理

初步处理

1.病史及体检　肾病起病隐匿，症状不明显，往往至后期才易被发现。病因包括长期高血压史、糖尿病、尿检异常、子痫前期或早期流产。需详细询问用药史，如是否使用非甾体抗炎药、青霉胺、抗微生物制剂、抗病毒药物、质子泵抑制剂、磷酸盐类的泻药、锂制剂或其他一些造影剂。在评估尿毒症时，应询问患者是否出现食欲缺乏、体重减轻、恶心、打嗝、血管神经性水肿、肌肉痉挛、瘙痒和不宁腿等现象。同时应询问是否有肾病家族史，综合考虑其他系统，如听觉、视觉、皮肤等，以及其他一些遗传性肾病（Alport 综合征或 Fabry 综合征）和是否有肾毒药物接触史（如重金属和马兜铃酸）。值得注意的是，一些 CKD，虽病因各异，但是往往有家族聚集性。

平时检查应特别注意高血压及其相关靶器官受损情况。眼底检查可显示糖尿病视网膜病变，是糖尿病肾病的重要指征。其他体格检查包括水肿和感觉神经检查，排除其他疾病引起的扑翼样震颤和心包摩擦音往往预示着尿毒症的存在。

2.实验室检查　实验室检查应着眼于寻找潜在的肾病进展的致病原因。年龄大于 35 岁不明原因的 CKD 患者，尤其是伴有与肾功能损害不平行的贫血或血清钙异常升高时应根据血清蛋白电泳和尿蛋白电泳除外多发性骨髓瘤。肾小球肾炎时，需评估患者是否合并有自身免疫性疾病（如系统性红斑狼疮）和感染性疾病（如乙肝、丙肝和 HIV）。应同时进行多种检测，确定肾病程度，排除潜在的可逆性急性或亚急性肾损害。血清钙、磷、维生素 D、PTH、血红蛋白、维生素 B_{12} 和叶酸的检测可用于评估代谢性骨病。24h 尿蛋白收集有助于确定是否需要加用 ACEI 和 ARB 等药物。

3.影像学检查　肾超声检查可以测量肾大小，排除肾肿块和梗阻。由于肾萎缩是一个长期的过程，因此双侧肾体积缩小可作为 CKD 诊断依据。如果肾体积正常，则说明疾病有可能属于急性或亚急性。但是需要注意的是，糖尿病肾病晚期肾体积并不缩小，而是较正常肾增大；淀粉样变性和 HIV 相关性肾病患者的肾体积与正常肾差异不大。多囊肾病的典型特征是肾体积增大，伴有多个肾囊肿（参见第 16 章）。若双肾体积差超过 1cm，则需考虑肾发育不良或是肾血管疾病。多普勒超声、CT 或 MRI 检查常被用作肾血管检查。如果存在反流性肾病（多由于幼年尿路感染、肾单位瘢痕形成），可通过膀胱造影排除。然而，由于该类 CKD 患者患病时间长，即使纠正反流，肾功能也无法恢复。对于肾病患者而言，不建议使用 X 线造影检查，因为 CKD 患者对对比剂清除能力下降，易引起肾功能进一步损伤。若必须使用此项检查，应注意预防因血容量减低导致的对比剂体内蓄积造成肾损伤。适当使用碳酸氢盐溶液和 N-乙酰半胱氨酸可降低发生率。

4.肾活检 双侧肾体积较小,不建议行肾活检,主要原因在于:①出血可能性增大;②某些潜在疾病易引起瘢痕形成;③无明显行肾活检的指征。其他禁忌证包括:未控制的高血压、尿路感染、出血倾向(持续抗凝)和重度肥胖。虽然超声引导下经皮肾穿刺较为多见,但也可以考虑腹腔镜手术,尤其对先天性单侧肾患者,选择腹腔镜手术可视性高,利于控制出血。对于CKD患者开展肾穿刺活检术前,需充分考虑出血时间,如果出血时间延长,应提前使用去氨加压素。对于已透析患者,应选择无肝素透析。

CKD 患者病因及诊断

血清肌酐有助于用来区分慢性肾病和急性肾损伤,准确判断疾病的类型有助于选择合适的针对性治疗方案。若患者最近几个月甚至几年的血清肌酐较为稳定,肾功能突然恶化往往预示着肾出现了急性损伤。反之,过去血清肌酐值即开始上升,目前肾功能下降则多预示着慢性肾病的发生。但有时也会出现慢性疾病急性加重,如容量减少、尿路感染或梗阻、肾毒性导致肾功能急剧恶化。值得注意的是,若患者出现多个全身反应,如发热、关节炎和皮疹,此时肾功能不全可能仅仅是一过性的。

实验室检查结果,如代谢型骨病导致的高磷血症、低钙血症、PTH 升高、碱性磷酸酶水平异常及正色素性贫血,以及一些影像学资料,如双侧肾体积减小(<8.5cm)可用来作为诊断慢性肾病的依据。

虽然早期 CKD(1～3 期)患者可进行肾活检,但是并不推荐。如患有 1 型糖尿病患者,15～20 年已有视网膜病变和肾病范围的蛋白尿,即使不合并血尿,往往可无须肾活检即可诊断为糖尿病肾病。然而,若出现多种非典型的糖尿病肾病症状,如血尿或白细胞管型,但无糖尿病视网膜病变,可进行肾穿刺明确诊断。缺血性肾病通常可表现为持续存在的高血压,伴有其他器官的缺血性疾病(如心脏和外周血管病),可有非肾性蛋白尿伴或不伴有血尿和红细胞管型。对于这类患者,血管重建是否会受影响,目前仍存在争议。

若无临床诊断,肾穿刺是明确早期 CKD 病因的最佳选择。但是正如上文所说,若患者处于慢性肾衰竭进展期,肾体积较小也有疤痕形成倾向,肾穿刺风险较大。

治疗 慢性肾病

慢性肾病的基础治疗前文已叙述,包括控制血糖、使用免疫抑制剂控制肾小球肾炎以及延缓多囊肾囊肿形成。这些特异及非特异治疗往往在 GFR 进行性下降及 CKD 确立前作用较为明显(表 11-6)。及时纠正慢性肾病急性加重的原因,如细胞外液(ECFV)耗竭、未控制的高血压、泌尿道感染、尿路梗阻、肾毒性药物(如非甾体抗炎药或放射性染料)、基础性疾病的复发(如狼疮和血管炎),也许可减慢或逆转肾功能降低。

减慢 CKD 进展

由于 CKD 患者 GFR 下降是一个循序渐进的过程,因此预防性措施应建立在稳定肾功能的基础上进行。

降低肾小球内高压 由于各种疾病导致肾单位减少,肾需通过增加肾小球滤过压及肾小球适应性肥大来代偿机体需求。但是这种适应性改变并不能持久,而且会导致肾功能进一步下降。因此,控制全身性及肾小球内高压对防止心血管疾病和延缓肾功能恶化都是十分重要的。另外,控制高血压还可以降低蛋白尿。目前推荐 CKD 患者血压控制目标值为 125/75mmHg。

ACEI 和 ARB 不仅可以降低肾小球滤过压,还可以减少蛋白尿。几个对照研究表明,该类药物可延缓糖尿病肾病和非糖尿病肾病患者 CKD 进展。而且联合使用比单用任何药物效果更明显。然而,一项随机对照试验发现,联合使用这两类药物急性肾损伤和心脏不良事件的发生率明显增加。虽然证据尚不充分,但是联合使用仍需谨慎。同时,ACEI 和 ARB 也有一些不良反应,如咳嗽、ACEI 相关的血管性水肿、

表 11-6 临床 CKD 诊疗计划

分期	表现	GFR[ml/(min·1.73m²)]	治疗[a]
1	合并肾损害表现,GFR 正常或轻度上升	≥90	治疗并发症;延缓肾病进展;降低心血管并发症
2	肾损害合并 GFR 下降	60～89	评估疾病进展
3	GFR 中度下降	30～59	评估和治疗并发症
4	GFR 重度下降	15～29	准备肾替代治疗
5	肾衰竭	<15(或已透析)	肾替代治疗

a.包括前文所述措施

过敏及高钾血症。使用药物后血清肌酐明显上升，提示可能存在肾血管性疾病。如果不良反应明显，则需考虑更换二线降压药来替代 ACEI 和 ARB。与二氢吡啶类降压药相比，钙通道阻滞药、地尔硫䓬和维拉帕米降低蛋白尿作用更明显。总之，选择降压药时需考虑两点：一是进展性全身性的及肾小球内高压和蛋白尿（如糖尿病肾病和肾小球疾病），此时 ACEI 和 ARB 应作为首选；二是无蛋白尿或仅伴有轻度蛋白尿（如成人多囊肾病及肾小管间质疾病），此时肾小球内高压并非主要致病因素，因而可选择其他抗压药物。

延缓糖尿病肾病的进展

近年来，糖尿病肾病的发生率不断上升，成为 CKD 患者中需要替代治疗的首要原因。而且，糖尿病患者透析治疗后预后仍较差，生存率低，甚至和癌症生存率相当。因此，制订相应的防治策略阻止糖尿病肾病的进展刻不容缓。

控制血糖 优化血糖控制有助于延缓 1 型糖尿病、2 型糖尿病进展。其目标值建议控制在 $5.0 \sim 7.2 \text{mmol/L}$（$90 \sim 130 \text{mg/dl}$），糖化血红蛋白应 $< 7\%$。由于 CKD 患者 GFR 下降，需及时调整口服降糖药物的剂量。氯磺丙脲在肾功能降低时降糖作用延长，应适当降低用量；二甲双胍易引起乳酸中毒，因而在 GFR 下降时应禁用；噻唑烷二酮（如罗格列酮、吡格列酮等）易引起水钠潴留，导致容量超负荷，增加心血管事件。同样，由于胰岛素清除率下降，应适当减少胰岛素用量。

控制血压和蛋白尿 多数 2 型糖尿病患者合并高血压，这与白蛋白尿有关，也预示着心血管事件和肾病的高发病率。微量白蛋白尿发生较早，是肾和心血管并发症的有效预测指标，微量白蛋白尿出现时间一般先于 GFR 受损，但不能通过试纸法检测。对于所有糖尿病患者而言，均建议检测微量白蛋白尿。但是若已经出现蛋白尿，则无须再检测微量白蛋白尿。使用降压药物，特别是 ACEI 或 ARB，不仅可以控制血压，而且可以降低尿蛋白，因而即使血压正常的糖尿病患者仍建议适当服用降压药。其机制部分是通过抑制 TGF-β 途径，降低肾小球内压和阻断肾素-血管紧张素轴介导的肾小球硬化，从而达到降低血压和控制蛋白尿的作用。近来研究表明，阻断肾素-血管紧张素轴对控制糖尿病视网膜病变非常有效，而在蛋白尿出现早期给予干预却并未显出明显优势。

控制蛋白摄入 临床和实验数据表明，蛋白尿可导致肾小球高滤过，肾功能持续下降。因此尿毒症期间应主张限制蛋白质摄入。大量研究表明，限制蛋白质摄入可以有效延缓肾病进展，尤其是减少蛋白尿、延缓糖尿病肾病的进展。然而，晚期 CKD 患者限制蛋白摄入获益并不明显。尽管如此，仍需建议 CKD 患者控制饮食蛋白质的摄入。KDOQI 临床实践指南指出，根据患者的依从性、已有疾病、是否合并蛋白尿及营养状况，建议患者每日蛋白摄入量在 $0.6 \sim 0.75 \text{g/kg}$。由于 CKD 5 期患者食欲降低，主动蛋白摄入减少，此时建议每日优质高蛋白摄入量可增加至 0.9g/kg。同时建议合理的热量摄入（35kcal/kg），以免出现蛋白质-热量失衡。

控制慢性肾病的其他并发症

调整用药剂量 虽然 CKD 患者并不影响大多数药物的负荷量，但是由于慢性肾病对药物清除能力降低，应适当调整维持药物剂量。而对于那些 $>70\%$ 通过其他途径代谢的药物，如肝代谢，则无须调整用量。一些经由肾代谢的降糖药，如二甲双胍、哌替啶以及易导致肾损伤的非甾体抗炎药应禁用。抗生素、抗心律失常药需减量或延长药物间隔时间。具有肾毒性的对比剂应严格根据医疗需要，尽量避免使用。

准备肾替代治疗 控制蛋白摄入，可暂时缓解尿毒症的某些并发症（参见第 13 章），如厌食、恶心、呕吐、倦怠乏力、瘙痒，却极容易导致蛋白质-能量失常。

维持性透析和肾移植已经挽救了全世界成千上万 CKD 患者的性命。肾替代治疗的指征，包括尿毒症心包炎、脑病、顽固性肌肉痉挛、厌食、恶心，以及不可逆性疾病，如消化性溃疡、营养不良、容量负荷增加及电解质紊乱，如高钾血症。

KDOQI 指南指出，根据近来研究表明，肾替代治疗的绝佳时期是患者已出现营养不良及严重尿毒症并发症。由于个体差异性，所以不建议根据尿素氮及肌酐水平确定何时开始透析。

以往研究表明，在尿毒症并发症出现前即开始透析可延长患者生存期。这个观念有悖于"健康"一词，因为以往肾替代治疗仅是在患者出现尿毒症相关并发症时才开始纠正，而不是较早干预。虽然目前研究并未证实早期开展透析与改善患者生存质量有明显关系，但是实践证明，早期进行替代治疗，有助于避免透析本身所带来的不良反应，从而降低血液透析通路可能引起的败血症、出血和血栓形成风险。

患者教育 让患者接受肾替代治疗，需要诸多学科团队进行社会、心理、生理层面的疏导。正如上文所说，向患者解释透析时间、利弊及相关透析知识教育尤为重要。同时应向患者介绍血液透析、腹膜透析及肾移植的利弊，让患者在充分了解的情况下自行决定选择何种透析方式。知识宣讲不应晚于 CKD 4 期，从而使患者有足够的时间考虑选择何种替代治疗。

对于那些选择进行家庭透析或是肾替代治疗的患者,家庭成员的早期教育也尤为重要。同时,应在肾衰竭前,寻求合适的肾捐赠者。

由于透析仅仅能起到过滤作用(参见第 13 章),并不能替代肾的其他功能,所以肾移植是解决这一问题的根本方法。通常肾移植前先进行透析治疗,若确定肾功能无法逆转,则需要进行肾移植。

对全球健康的启示

与许多破坏性传染病的自然消退和成功消灭不同,发展中国家代谢和血管疾病的流行率迅速增长。在这些国家糖尿病正变得越来越普遍,可能部分原因是饮食习惯的改变,体力活动减少和体重增加。因此,随之而来的是血管和肾病会相应增加。这些国家的医疗机构必须为改进筛查方法以早期发现、预防和治疗进行计划,并且必须开始考虑改善肾替代治疗可行性的方案。

(梅淑钦　杨　杨　译)

第 12 章

肾衰竭透析治疗

急性或慢性肾病都有可能需要透析治疗。连续性肾替代治疗(CRRT)和慢速低效透析(SLED)只用于急性肾衰竭,这在第 10 章已讨论。这些方法要么连续进行(CRRT),要么每次 6～12h(SLED),这与每次 3～4h 的血液透析不同。CRRT 和 SLED 的优缺点也已在第 10 章讨论。

由于感染的风险较高(下文将详述)而透析效率较低,腹膜透析在发达国家极少用于急性肾衰竭的治疗。本章将主要讨论腹膜透析和血液透析在终末期肾病(ESRD)中的应用。

由于透析技术的广泛应用,成千上万的终末期肾病患者生命得以延长。仅在美国就有近 53 万终末期肾病患者,其中绝大多数需要透析。终末期肾病的发病率为每年 350 人/百万人口。相比美国白种人的每年 275 人/百万人口的发病率,非洲裔美国人终末期肾病的发病率尤其高,为 1000 人/百万人口。在美国终末期肾病的主要病因是糖尿病,约占到新诊断终末期肾病患者的 55%。接近 1/3 终末期肾病患者病因可归结于高血压,尽管对于其中某些患者而言,尚不能确定高血压是终末期肾病的病因还是血管疾病或其他疾病导致肾衰竭的结果。其他终末期肾病的常见病因包括肾小球肾炎,多囊肾病和梗阻性肾病。

全球范围内,终末期肾病患者病死率在欧洲和日本最低,而在发展中国家非常高,其原因是在这些国家透析治疗的普及性较差。在美国,透析患者死亡率每年为 18%～20%,5 年生存率接近 30%～35%。患者死因多为心血管事件和感染(分别约占 50% 和 15%)。老龄、男性、非黑人种族、糖尿病、营养不良和既往有心脏疾病都是死亡的重要危险因素。

终末期肾病患者治疗模式选择

终末期肾病患者开始进行维持性透析治疗的指征,包括尿毒症症状的出现、其他治疗措施无效的高钾血症、给予利尿治疗后仍无法缓解的细胞外容量负荷过重,反复酸中毒、出血倾向和肌酐清除率及肾小球滤过率低于 $10ml/(min \cdot 1.73m^2)$ 者(参见第 11 章估算

公式)。应尽早转诊至肾病专科医师处以便进一步进行治疗计划的制订、透析通路的建立,选择终末期肾病治疗模式的教育和 CKD 后期并发症(包括高血压、贫血、酸中毒和继发性甲状旁腺功能亢进症)的防治。最近的数据显示大部分终末期肾病患者都起因于急性肾衰竭,特别是之前即有 CKD 作为基础疾病。

治疗终末期肾病措施包括血液透析(医院或在家进行)、腹膜透析(连续性不卧床腹膜透析(CAPD)或连续性循环腹膜透析(CCPD))或肾移植(见第 13 章)。尽管有地方差异和具体类型的差别,在美国终末期肾病最普遍的治疗方式还是血液透析(>90% 患者接受该治疗)。相比较血液透析,腹膜透析是连续性的,但在溶质清除方面效率较低。目前还没有大规模的临床随机对照试验来验证这两种透析模式的患者预后,透析模式的选择目前基于个人倾向和生活质量考虑。

血液透析

血液透析依赖溶质在半透膜两侧的扩散。代谢废物顺浓度梯度由血液扩散至透析液中。扩散转运速率受以下几方面因素影响:浓度梯度大小、半透膜表面积及膜的传质系数。膜的传质系数是由半透膜孔径大小和厚度、溶质分子量及半透膜两侧流体状况共同决定的。根据扩散定律,分子越大,跨膜转运越慢。小分子(如尿素 60Da)有良好的清除。而大分子(如肌酐 113Da)则清除效率较低。除了扩散清除,超滤也是溶质由血液运动到透析液中的一种方式。对流清除的原理是溶剂拖拽,即溶质随着水由半透膜一侧运动到另一侧。

透析器

血液透析需要 3 个核心部件:透析器、透析液及其输送系统和血液输送系统(图 12-1)。透析器是一个塑料腔,其中有不同的室,能够同时以高流量灌注血液和透析液。现在成人患者所用透析器的半透膜表面积通常在 $1.5～2.0m^2$。中空纤维透析器在美国最为常见。中空纤维透析器是由一束毛细管组成的,血液在毛细管中流动而透析液在毛细管外流动。

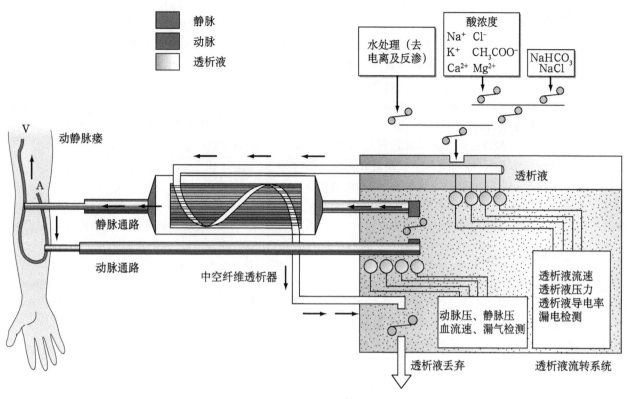

图 12-1　血液透析模式图

膜材料方面,最近开发出多种不同的先进材料。广义上讲,有四种不同的膜材料:纤维素膜、替代纤维素膜、合成纤维膜和合成膜。在过去的 30 年,合成膜以其更佳的生物相容性开始逐渐替代纤维素膜。生物相容性是指膜材料活化补体系统的能力。纤维素膜具有生物相容性是由于膜表面具有自由羟基。与此相对,替代纤维素膜(如醋酸纤维素膜)或合成纤维素膜上的自由羟基是被化学结合在醋酸根上或第三氨基上的,这就导致了其比较差的补体激活能力。而合成膜材料,如聚砜、聚甲基丙烯酸甲酯和聚丙烯腈的生物相容性更好,原因是无自由羟基。现在美国生产的大多数透析器是来自聚砜的或其最新合成的衍生物(聚芳醚砜)。

美国有些患者会遇到血液透析器再处理和复用的情况。但随着一次性透析器生产成本的下降,越来越多的门诊透析患者不再复用透析器。在大多数采取复用措施的透析中心,只有透析器部件是复用的。而在发展中国家,血液管路也会经常被复用。再处理过程可以手工完成也可以自动完成。过程包括按序用水漂洗血液和透析液室,采用反超滤方式由透析液侧向血液侧使用化学清洁剂清洁,测试透析器通透性和灭菌。甲醛溶液、过氧乙酸、戊二醛和漂白粉都是透析器再处理常用的试剂。

透析液

透析液中钾离子浓度在 $0\sim4mmol/L$,具体要靠患者透析前血钾水平来确定。在美国透析中心所使用的钙离子浓度为 $1.25mmol/L(2.5mEq/L)$,尽管在某些情况下透析液钙浓度也需要调整(如继发性甲状旁腺功能亢进或甲状旁腺切除术后患者的低钙血症需要使用高钙透析液)。通常透析液钠离子浓度为 $140mmol/L$,透析液中钠离子浓度过低尽管会缓解患者口渴症状,但会造成某些患者频繁发生低血压、抽搐、恶心、呕吐、疲劳、眩晕。在透析过程中频繁发生低血压的患者,经常会用到"调节钠离子浓度手段"以抵消尿素相关的渗透压梯度变化。在调节钠离子浓度过程中,透析液钠离子浓度缓慢地从 $145\sim155mmol/L$ 降至在透析结束时的等渗($140mmol/L$)。典型的下降程序是分级降低、线性降低或指数降低。透析液中高钠及"调节钠离子手段"都容易使患者发生正钠平衡,因此,这些用来缓解患者透析中低血压的措施可能并不适用于高血压患者或者透析过程中体重增加显著的患者。由于患者在治疗过程中暴露于 120L 的透析液环境,透析用水会经过过滤、软化、去离子化,最后恢复渗透压过程处理。在恢复渗透压过程中,水以高压状态通过半透膜以去除微生物污染和超过 90% 可溶性离子。

血液输送管路

血液输送管路包括透析机内体外循环管路和血管通路。透析机包括血泵、透析液输送系统和多重安全监测装置。血泵将血液从血管通路处引出,经过透析器再回输患者体内,血液流速为 $250\sim500ml/min$。流速很大程度上依赖血管通路的类型和完整性。透析液侧保持负静水压以达到理想的液体清除或超滤效果。透析膜有不同的超滤系数(即每毫米汞柱负静水压每分钟超滤多少毫升),所以随着静水压的改变,液体清除情况会有很大不同。透析液输送系统用水稀释了透析液浓度并监测透析液温度、电导率和流速。

血管通路

经由血管内瘘、人造血管或血管插管将血液引出体外。这是三种常见的血管通路。原位血管内瘘由动静脉吻合而成(如 Brescia-Cimino 瘘是由头静脉与桡动脉端侧吻合而成),这会导致静脉动脉化。这有利于接下来使用较大针头穿刺(通常 15G)。尽管内瘘在所有类型的血管通路中长期通畅率最高,在美国却只有少部分患者接受内瘘手术。很多患者接受了动静脉人造血管植入(即在动脉与静脉之间植入假体材料血管,通常是聚四氟乙烯)或血管内插管。最近几年,美国肾病专科医师、血管外科医师和卫生政策制定部门鼓励动静脉内瘘(内瘘优先)。不幸的是,即使手术制作了动静脉内瘘,也无法在短期内成熟以提供稳定血流,有时甚至在早期即因血栓形成而无法使用。新式外科技术(如将贵要静脉移至手臂表面制作头臂静脉贵要静脉瘘)为原位血管通路提供选择。

人造血管和血管插管经常在下述患者中使用:静脉较细或反复的静脉穿刺已经造成血管损伤或是长期住院患者。人造血管最重要的并发症是血栓形成导致的人造血管失去功能,这主要是由于人造血管和受体静脉吻合处内皮增生造成的。当人造血管或内瘘失去功能后,插管引导的血管再造能够扩张狭窄,透析过程中监测静脉压和瘘口流量可有助于早期发现血管通路功能不良。除了功能不良以外,人造血管和血管插管的感染并发症也远远多于内瘘。

中心静脉内插管经常用于急性或慢性肾病患者。而对于维持性血透患者,如果血管内瘘和人造血管失去功能,或由于解剖学原因不适宜使用时,经常使用的是隧道插管(双管或单管双腔)。这类插管通过皮下隧道,隧道减少了皮肤细菌的移位。较无皮下隧道的临时插管,这种方法发生感染并发症风险更小。大多数隧道插管是置于颈内静脉、颈外静脉、股静脉、锁骨下静脉也经常被使用。

肾病专科医师、介入放射科医师和血管外科医师都尽量避免行锁骨下静脉插管,尽管该通路通常流量尚可,但锁骨下静脉狭窄经常发生,而且一旦发生,无法再施行同侧其他永久血管通路(即内瘘和人造血管)。股静脉插管感染并发症较为多发。对于有多种血管通路并发症且并无其他永久血管通路建立可能的患者,隧道插管可能是其最后的"生命线"。若上腔静脉或其他身体上部中心静脉血管发生狭窄或血栓形成,则可能要用到经腰椎或经肝下腔静脉插管。

透析的目标

透析过程目标是清除低分子和高分子溶质。这个过程由以下步骤组成:泵将肝素化的血液泵入透析器,流量为 $300\sim500ml/min$,而透析液向相反方向流动,流量为 $500\sim800ml/min$。透析效率取决于血液和透析液的流速和透析器的特征(即其清除溶质的能力)。透析剂量由单次透析尿素氮清除率分数计算决定,还要参考患者体型、残肾功能、饮食蛋白摄入、同化代谢和异化代谢率和并患病。

Sargent 和 Gotch 曾做过有里程碑意义的全国协作透析研究:他们将尿素清除率和死亡率联系起来,在该研究中,透析剂量被测量,受到质控并被作为提升指标。尽管尿素氮的清除分数和与此相关的其他衍生指标被认为是衡量透析充分性的标准指标,但一项大规模多中心随机对照试验(HEMO 研究)没能发现尿素清除率的差异会造成总死亡率的差别。但是,多中心观察性研究和广泛的专家共识仍然认为应该保证更高的透析剂量。目前透析充分的标准包括尿素下降率(每次透析前后血尿素氮的比值)在 $65\%\sim70\%$,尿素清除指数率(Kt/V)高于 1.2 或 1.05(依据尿素氮是否平衡分布而定)。对于大多数 ESRD 患者,每周 $9\sim12h$ 的透析是必要的,这通常被分为 3 次等时长透析。某些研究认为更长时间的血液透析是有益的(独立于尿素清除率)。尽管这些研究受到患者多方面特征的混杂因素(包括体型和营养状况)干扰,血液透析剂量应该被个体化制定,除了血尿素氮外的其他指标也应该被考虑到,包括超滤的充分性,液体的清除和高血钾、高血磷的控制及代谢性酸中毒的纠正。几位学者强调了频繁透析(每周多于 3 次)的中期预后有一定改善,但这些研究也同样存在多种混杂因素干扰的问题。现在正在进行的一项随机对照试验考察了频繁透析与多种生理学和功能指标的改善是否有关。

透析过程中的并发症

低血压:血透中最常见的急性并发症,特别是糖尿病患者。多种因素与低血压发生有关,包括过度超滤、血容量不足、血管活性或自主神经功能不足、渗透压改变、过度使用降压药、心力储备不足等。以动静脉内瘘及人造血管作为血管通路患者由于存在血流短路,可能会出现高动力性心力衰竭,在极罕见情况下可能要结扎内瘘或人造血管。由于醋酸盐血管扩张性和心血管抑制效应,以其作为缓冲液的透析液经常引起低血压。自从含有碳酸氢盐缓冲液的透析液引进以来,透析相关的低血压发生率则下降了。透析过程中出现低血压的处理方式,包括停止超滤,给予 100～250ml 的生理盐水或23%的饱和高渗生理盐水 10ml 或人血白蛋白。通过正确评估干体重和超滤方案以使液体清除更多地在透析开始阶段而非透析末尾阶段来避免透析中低血压。其他手段包括透析之前的序贯超滤,低温透析,透析中避免大量进食等。有学者提议使用米多君(一种肾上腺素 α_1 受体激动药),但目前证据还不足以支持其在常规使用时的安全性和有效性。

透析过程中骨骼肌痉挛也很常见。透析相关的骨骼肌痉挛病因不明。由于过度容量清除(特别是低于干体重)导致的肌肉灌注下降和使用低钠透析液有可能与透析相关的骨骼肌痉挛有关。防止透析过程中骨骼肌痉挛的措施包括减少容量清除,改变超滤模式,使用较高钠浓度的透析液及使用钠调节模式(见本章前述)。

对透析器有过敏反应(尤其是首次应用),经常在使用了生物不相容性的含纤维素膜透析器的患者中报道。随着铜纺膜在美国逐渐过时退出市场,透析器反应越来越少见。透析器反应可以分为 A 和 B 两种类型:A 型透析器反应被认为是 IgE 介导的对新透析器消毒剂环氧乙烷的超敏反应。这种反应通常在透析一开始(往往几分钟之内)即发生,如果治疗没有立即停止,可以发展为严重的过敏反应。如果症状严重,糖皮质激素及肾上腺素治疗是必要的。B 型反应是由一系列症状组成的,包括非特异性的胸背痛,这可能来自于补体活化及细胞因子释放。这些症状通常在透析开始后几分钟发生,随着透析继续进行,这些症状会逐渐缓解。

心血管疾病构成了终末期肾病患者的主要死因。心血管疾病的发生率和病死率在透析患者中要高于肾移植患者,尽管这两类患者的心血管事件发生率都要高于普通人群。尽管心血管事件的直接原因并不清楚,但可能与一些共有的危险因素(如糖尿病、高血压、动脉粥样硬化与动脉粥样硬化性心瓣膜病)、慢性炎症、细胞外液容量显著变化(特别是高透析液吸收)、高血压未控制、血脂异常、贫血、营养不良性血管钙化、高同型半胱氨酸血症和透析过程中的血流动力学改变等有关。很少有研究将终末期肾病患者心血管风险降低作为治疗靶目标,也没有哪项研究明确提出对终末期肾病患者心血管风险降低的措施。两项研究发现他汀类药物能显著降低终末期肾病患者的低密度脂蛋白胆固醇浓度,而不能显著降低死亡率和心血管事件发生率(4D: Die Deutsche Diabetes Dialyse 研究和 AURORA 研究)。尽管如此,大多数专家还是基于透析患者的心血管风险推荐传统的心血管保护方案,如应用降血脂药、阿司匹林、β 受体阻滞药;透析患者的心血管风险要明显大于其他人群。

腹膜透析

腹膜透析使用 1.5～3L 含有葡萄糖的透析液注入腹膜腔并停留一段时间(通常为 2～4h)。和血液透析一样,代谢废物是通过超滤对流和按浓度梯度弥散清除的。溶质和水的清除决定于溶质和水向腹膜透析液中的转移和被从腹透液中吸收的平衡。弥散的效率随时间流逝而下降,直至透析液和血浆平衡后溶质和水的清除即终止。由腹透液中吸收的溶质和水需要经过腹膜到腹膜毛细血管和腹膜淋巴管中进入血液和淋巴循环。腹膜溶质转运效率在患者之间差异很大,出现感染(腹膜炎),应用药物和其他一些生理因素(体位和锻炼)都会影响吸收效率。

腹膜透析模式

腹膜透析可以有 CAPD、CCPD 模式或两者的混合。在 CAPD 中,日间将透析液注入腹腔,交换 3～5 次。晚间将腹透液停留在腹腔中保持一夜。交换结束后腹透液也是通过手动操作和重力排出腹腔。CCPD 模式下,交换都是自动完成的。通常在夜间,患者与腹膜透析机相连接,在患者睡眠时腹膜透析机自动为患者交换腹透液。由腹膜的特征和交换效率来决定交换的次数;和血液透析一样,专家建议监测溶质清除率以保证透析充分。

腹膜透析溶液体积为 1.5～3L,乳酸盐是首选的腹透液缓冲物质。腹透液中最常见的添加剂是肝素,这可以防止腹透管堵塞。在急性腹膜炎时加用纤维蛋白和抗生素。糖尿病患者可能在腹透液中还需加入胰岛素。

进入腹腔的通路

进入腹腔的通路由腹透置管术建立。用于维持性腹透的管路是由有弹性的硅胶材料制成。其远端有很多侧孔。腹透管有两个涤纶环。这能促进成纤维细胞增生,肉芽组织形成及肉芽组织长入涤纶环。在涤纶环周围形成的瘢痕组织能够封闭细菌由皮肤进入腹腔的通道,也能防止液体从腹膜腔漏出。涤纶环放置于腹直肌前鞘处和皮下 2cm 处。

腹膜平衡实验评价腹膜的肌酐和葡萄糖转运效

率,以此来评估腹膜特性。患者被分为低转运,低于平均转运,高于平均转运,高转运效率。腹膜为高转运效率者倾向于吸收更多的糖,在较长的留腹时间内更快的丧失超滤率。高转运腹膜往往也更容易通过腹膜丢掉更多白蛋白和其他蛋白。一般而言,高转运患者需要更频繁的更短时间的腹膜透析,此时连接腹膜透析机更为便利。更慢(低或低于平均)转运患者往往需要更少交换次数。溶质清除也与腹透液的灌入量有关。较大的灌入量往往能达到较好溶质清除,这在低和低于平均转运的CAPD患者中尤为明显。有意思的是,活动量增加,溶质清除率也会增加,这被认为和腹腔内流体动力增加有关。

腹膜透析与血液透析相同,其理想剂量也是未知的。有些观察性研究认为更高的尿素和肌酐清除率(后者单位为升/周)可以降低死亡率,并且能减少尿毒症并发症。但是一项随机临床研究(墨西哥腹透充分性研究(ADE-MEX))没能显示出较大的尿素清除率有上述作用。一般而言,腹透患者还有残肾功能时能较好生存,随着透析时间增加,技术问题会出现较多,残肾功能下降也越来越明显,腹膜透析能力也会下降。最近,一种不吸收的糖类(艾考糊精)被作为维持透析液渗透压的物质,有研究证实艾考糊精比含葡萄糖透析液超滤更有效。艾考糊精通常被作为CCPD患者或CAPD患者长时间留腹最后的选择。对于某些CCPD不能提供充分透析效率的患者,可以采用混合模式,即在日间的时候加入一次或几次腹透液交换。虽然通过这种方式可以提高患者的溶质清除效率,延长患者腹透充分的时间,但是这种混合模式对某些患者的负担太重。

腹膜透析并发症

腹透主要并发症有腹膜炎、导管相关性非腹膜炎性感染、体重增加、其他代谢问题及尿毒症症状(特别是无残肾功能者)。

某次或某几次腹透液交换的无菌原则被破坏之后,腹膜炎就有可能发生。腹膜炎通常定义为腹透液中白细胞计数$>100/mm^3$,其中多型核白细胞$>50\%$,这些标准要低于自发性细菌性腹膜炎,因为透析液中

有葡萄糖,如果没有抗生素干预,细菌繁殖会很快。临床表现通常包括腹痛、腹透液浑浊、发热和其他系统性症状,最常见的致病菌是革兰阳性链球菌,包括葡萄球菌,这反映了感染来源是皮肤。革兰阴性杆菌感染不常见,真菌和分枝杆菌感染可能在某些患者可见,特别是在接受过抗生素治疗的患者。大多数腹膜炎可以由腹腔内或口服抗生素治疗,这要视病原菌而定。许多腹膜炎患者不需要住院。而对一些亲水性的革兰阴性杆菌(如假单胞菌)或酵母菌,仅用抗微生物治疗是不够的。此时需要拔管以确保根除感染。非腹膜炎性导管相关性感染(常称为隧道感染)在症状轻重程度上差异很大。一些患者局部使用抗生素或硝酸银即可,而另一些患者则需要腹腔内给予抗生素治疗和拔除腹透管。

腹膜透析与多种代谢并发症相关。如上述,白蛋白和其他蛋白都可以通过腹膜与代谢废物一同丢失,由腹膜透析导致的低蛋白血症可以通过饮食中增加蛋白以维持氮平衡,高血糖和体重增加也是腹透患者常见的并发症,每天都有数百卡路里的热量通过腹透吸收。腹透患者(特别是有2型糖尿病患者)往往更容易发生胰岛素抵抗,包括高甘油三酯血症,腹透积极方面是其连续性透析的特性使得患者的饮食更加自由,由于钾和磷这两种对ESRD患者非常危险的物质可以被连续性的清除。

环球视野

ESRD的发病率在全球都随着人类预期寿命的延长和抗感染技术及心血管疾病治疗技术的改善而增加。ESRD在世界各国及在一国地区之间的治疗差距都相当大,这受到经济及其他主要因素的影响。一般而言,由于腹透花费相对较低,而建立血透中心花费较高,所以较贫穷国家多使用腹透。

致谢

我们感谢 Ajay Singh 医生和 Barry Brenner 医生的贡献,他们是第 16 版《哈里森内科学》"肾衰竭的透析治疗"的作者。

(杨 博 梅长林 译)

第 13 章

肾衰竭移植治疗

肾移植是终末期肾病的首选治疗方法。目前全世界已经完成了数以万计的肾移植手术。自 20 世纪 60 年代开始使用硫唑嘌呤和泼尼松作为免疫抑制药物,亲属供肾的肾移植结果优于尸体供肾移植,移植肾 1 年存活率分别为 75%～90% 和 50%～60%。在 20 世纪 70～80 年代,尸体供肾移植的 1 年存活率逐渐上升。目前,尸体供肾移植的 1 年移植肾存活率上升到 89%,而活体供肾移植 1 年的存活率高达 95%。尽管长期存活率有所改善,但仍有提升空间。目前活体供肾的"平均"($t_{1/2}$)寿命是 20 年左右,而相应的尸体供肾寿命约为 14 年。

移植术后 1 年的患者死亡率最高,且与年龄相关:18～34 岁的死亡率为 2%,35～49 岁为 3%,50～60 岁及以上为 6.8%。即使对年龄、糖尿病和心血管状态进行风险调整后,上述死亡率仍低于慢性透析人群的死亡率。有时候,尤其当患者未服用免疫抑制药物时,在肾功能状态正常几个月后,也会发生急性排斥反应。但大多数肾移植会因慢性排斥以不同速度逐渐丧失功能,这些慢性过程包括间质纤维化、肾小管萎缩、血管病变和肾小球疾病等,其发病机制尚不完全清楚。总的来说,与透析患者相比,肾移植使大多数患者的生活方式得以改善,预期寿命得以提高。在美国至少有 10 万例患者因肾移植手术恢复了肾功能,如果放到世界范围,这一数值会增加 1 倍。

肾移植近况

2008 年美国共有超过 10 500 例尸体供肾肾移植和 6000 例活体供肾肾移植,其尸体与活体供肾的比例在过去几年中一直保持稳定。终末期肾病(ESRD)患者的数量逐年增加,而供者数量远远不能满足这一需求,且随着终末期肾病患者数量的升高,对供肾的需求也持续攀升。2008 年有 33 051 例新注册患者加入等候名单,只有不到 17 000 例患者完成了移植手术。未来几年,随着世界范围内预期肥胖和糖尿病发病率的上升,这种供需之间的失衡会更加恶化。为了增加尸体供肾的利用率,降低器官的废弃率,已建立了扩展标准供者

(ECD)肾和心死亡供者(DCD)肾的使用标准(表 13-1)。ECD 供肾通常用于预计透析治疗效果不佳的老年患者。

移植肾的存活率和患者的存活率,见表 13-2。手术 1 年后,活体供肾移植的移植肾存活率较高,最有可能的原因是活体供肾的缺血损伤较小。目前使用的免疫抑制药物的功能很强大,所有患者第 1 年发生移植肾排斥反应的风险几乎相同。但在术后第 5 年和第 10 年时,尸体供肾移植患者的存活率有大幅下降。

表 13-1　扩展标准供者(ECD)和心脏死亡器官捐献(DCD)的定义

扩展标准供者(ECD)

尸体供者 >60 岁

尸体供者 >50 岁,有高血压病史,血肌酐 >133μmol/L (1.5mg/dl)

尸体供者 >50 岁,有高血压病史,死因为脑血管意外(CVA)

尸体供者 >50 岁,死因为 CVA,血肌酐 >133μmol/L

心脏死亡器官捐献[a](DCD)

Ⅰ.入院时已死亡

Ⅱ.复苏失败

Ⅲ.将发生心脏骤停

Ⅳ.脑干死亡后心脏骤停

Ⅴ.住院患者心脏骤停

a.Ⅱ～Ⅴ类肾可用于移植,但通常只使用Ⅲ类和Ⅳ类。尚未显示这些肾的存活率低于尸体供肾(注:已经证实 ECD 肾的存活率较差,但 ECD 肾的等待名单单独列出且较短,通常用于肾移植益处远大于风险的患者)

受者筛选

肾移植的绝对禁忌证很少,移植手术也相对损伤较小,只是将器官放置到髂窝而不进腹腔。未发生围术期并发症的患者一般术后 5d 状态良好,可以出院。

与风险相同、接受透析治疗的 ESRD 患者相比,几

乎所有接受肾移植治疗的 ESRD 患者的预期寿命都更长。虽然糖尿病患者和老年患者比其他移植患者的死亡率更高,但相比维持透析治疗的患者,肾移植后生存期有所提高。因为可用尸体肾源的数量远远不能满足目前患者的需求,移植受者筛选方案为政策制定者带来了大量的道德问题。目前的标准是,候选者的预期寿命>5 年才能进入尸肾等待名单。即使是活体捐献,候选者的预期寿命也应该>5 年。之所以建立这样的标准是因为只有在术后一段时间后,肾移植的获益才高于透析治疗,而在这段时间内,与具有类似风险的透析患者相比,肾移植患者的死亡率更高。

在最终批准移植前,要对所有候选者进行彻底的风险与获益评估。特别是要诊断患者是否患有可治愈的冠状动脉疾病、潜伏性或隐性感染(HIV、乙型或丙型肝炎、结核等),当然肿瘤也是候选者常规检查的一部分。大多数移植中心认为,由于存在高风险的机会性感染,伴有症状的艾滋病和活动性肝炎是移植的绝对禁忌证。但目前也有一些中心在严格操作前提下为肝炎甚至是 HIV 感染者进行移植手术,以此确定移植的风险和获益是否高于透析治疗。

肾移植"免疫学"绝对禁忌之一是受者在移植时存在针对供肾的抗体。可能引起移植肾早期丢失的抗体,包括抗 ABO 血型抗原的抗体和抗人白细胞抗原(HLA)Ⅰ类(A、B、C)或Ⅱ类(DR)抗原的抗体。可以通过筛查候选者的 ABO 血型相容性、供受者的 HLA 分型以及淋巴毒试验来排除这些抗体。

表 13-2　1992—2002 年美国肾移植的平均移植肾和患者生存率[a]

	1 年随访		5 年随访		10 年随访	
	移植肾(%)	患者(%)	移植肾(%)	患者(%)	移植肾(%)	患者(%)
尸体供者	89	95	67	81	41	61
活体供者	95	98	80	90	56	6

a.包括了所有移植患者,给出了未调整的 1 年、5 年和 10 年生存数据以展示两种类型器官随时间的丢失率(数据来自:2004 和 2005 年度报告,移植受者科学登记的汇总表)

供者筛选

器官捐献可以是尸肾或活体供者,后者通常是 HLA 抗原部分相合的家庭成员。活体供者应该体检正常,且 ABO 血型相容,因为血型不相容会损害移植肾。应该对供者进行肾动脉造影,排除多根或异常肾动脉,否则手术会非常困难,而且当存在血管异常时,移植肾缺血时间变长。现在,移植医师使用腹腔镜来获取活体供肾。这种手术的优点是手术瘢痕不明显,并且,由于组织创伤较少,相比传统手术,采用腹腔镜手术的供者的住院时间会大大缩短,不适感更低。尸体供者应无恶性肿瘤、肝炎和艾滋病,否则可能传播给受者。当供者是老年人或伴有肾衰竭,或当肾长时间缺血或保存时间较长时,移植失败的风险增加。

美国有个负责协调肾移植、分配和结果分析的国家系统,称为器官移植网络(OPTN)。现在可以取出尸体供肾并通过 Lifeport 灌注或简单地冲洗和冷却将其保存至 48h。这为交叉配血、运输并解决受者选择问题提供了充足的时间。

组织分型和临床免疫遗传学

HLA 抗原主要组织相容性匹配是肾移植供者选择的重要标准。每一种哺乳动物都有一个单独的染色体区域用于编码移植抗原,人类的这一复合体位于第 6 号染色体,被称为 HLA 的区域。通常采用血清学方法检测 HLA 抗原,但采用 DNA 中特定核苷酸序列来检测 HLA 抗原的方法也得到越来越广泛的应用。此外,其他"次要的"抗原也可能发挥重要的作用。Rh 系统在移植肾组织中不表达。亲属活体供肾和骨髓移植的成功率及来自 HLA 相合的兄弟姐妹之间的移植的良好结果,使得我们认为 HLA 指定为编码主要移植抗原的基因区域。然而,5% 的 HLA 相合条件下,移植肾会发生排斥,而且往往都是在移植后的第 1 周发生。这种移植失败是由于受者对非 HLA 抗原的预致敏状态导致的。首次接触时非 HLA 抗原相对较弱,因此可以通过常规免疫抑制治疗得以抑制。但是,一旦排斥反应启动,就更难治疗。

1.活体供者　当供者是一级亲属时,移植肾的 1 年存活率比尸体供肾高 5%～7%,部分相合(3/6 HLA 非相合)的家属供者的 5 年存活率仍高于随机选择的尸体供者(表 13-3)。此外,活体供者具有即时可用的优势。对于活体和尸体供者,如果 HLA 完全不相合(6/6),则 5 年预后很差。

非亲属的活体肾移植的存活率与 HLA 高度相合的尸体供肾移植的一样高,与活体亲属供肾移植的存活率也相当。可能的原因是冷缺血时间较短以及非亲属活体供者可以通过额外护理使身体状况和肾功能处于最佳状态。在美国器官买卖是违法的。

表 13-3　HLA-A、-B、-DR 不相合对移植肾存活率的影响

供者不相合程度	1 年存活率(%)	5 年存活率(%)
尸体供者(全部)	89.2	61.3
0/6-HLA 不相合	91.3	68.2
3/6-HLA 不相合	90.1	60.8
6/6-HLA 不相合	85.2	55.3
亲属活体供者(全部)	94.7	76.0
0/6-HLA 不相合	96.7	87.0
3/6-HLA 不相合	94.3	73.2
6/6-HLA 不相合	92.7	57.7

完全相合亲属供者实际上均来自 HLA 相同的同胞兄弟姐妹,而 3/6 不相合移植可以是来自父母、孩子或同胞兄弟姐妹的半倍型相合(1-A、1-B 和 1-DR 抗原);6/6-HLA 不相合活体亲属供肾可以来自兄弟姐妹或核心家庭成员之外的亲属

也有人对自愿捐肾者的风险表示担忧,因为剩下的一个肾的血流量增加,每个肾单位呈超滤状态,几年后可能导致供者发生早期肾衰竭。有报道称,在长期随访中供者发生高血压、蛋白尿、甚至出现局灶节段性硬化病变。然而,在 >20 年的随访观察发现供者中上述问题并不常见,但是,当发生其他疾病,如高血压时,则供者需要警惕。同时要考虑为糖尿病肾病尿毒症者供肾的家庭成员,可能会发生 1 型糖尿病。要监测这些供者的抗胰岛素和抗胰岛细胞抗体,也要进行葡萄糖耐量试验,排除他们处于糖尿病前期的状态。

2.预致敏　淋巴细胞毒交叉配型呈阳性时,通常预示着可能发生急性血管事件,这种事件被称为超急性排斥反应。这种致敏的已知来源是输血、既往移植和妊娠。透析患者的抗体滴度具有波动性和特异性模式。在进行尸体供肾移植时,要用最近一次的血清进行交叉配型,并根据情况重新检测曾经阳性的抗体和交叉配型。交叉配型的基本目的是避免受者发生抗供者 HLA I 型抗原的抗体介导的超急性排斥反应。流式细胞等其他更敏感的测试可避免二三次移植的患者出现加速排斥反应。

受者存在抗供者 II 类(HLA-DR)抗原的抗体,也会导致移植物丢失风险升高,尤其是在既往移植中发生过移植物早期丢失的患者。在这些检测中使用的是同时表达 I 类和 II 类抗原的 B 淋巴细胞。非 HLA 抗原的仅表达于内皮细胞,有时也在单核细胞中表达,但其临床意义尚未确定。次要组织相容性抗原不产生抗体,而检验太麻烦,不适于常规使用。通过血浆置换和

(或)免疫球蛋白处理,降低抗体滴度,可降低受者超急性排斥反应的危险。

移植排斥的免疫学

细胞和体液(抗体介导的)效应机制在肾移植排斥反应中发挥作用。部分受者细胞含有免疫球蛋白 Fc 部分,也可以启动抗体依赖的、但由细胞介导的细胞毒作用。

细胞免疫排斥反应由淋巴细胞介导,可以作用于器官上表达的 HLA 抗原。通过细胞增殖和释放促炎性细胞因子,CD4[+] 淋巴细胞对不相容的 II 类(HLA-DR)抗原产生反应,而这些促炎性细胞因子可以促进 CD4[+] 和 CD8[+] 细胞的增殖反应。CD8[+] 细胞毒性淋巴细胞前体主要对 I 类(HLA-A,B)抗原产生反应,使其成熟,成为细胞毒性效应细胞。而细胞毒性效应("杀手")T 细胞可以与供者靶细胞直接接触,并使之裂解而引起器官损害。HLA 抗原分子的作用是将加工好的抗原肽段呈递给 T 淋巴细胞,这种加工好的肽段位于 HLA 分子细胞表面远端的一个"沟"中。供者实质细胞和残余的供者白细胞上表达的 HLA 分子可以直接刺激 T 细胞。此外,T 细胞可以通过各种各样的抗原呈递方式接受供者 HLA 分子,并进行处理(图 13-1)。有证据表明,非 HLA 抗原也在肾移植排斥反应中发挥作用。接受 HLA 相合的同胞肾的受者也会发生排斥反应,需要维护性免疫抑制,而同卵双胞胎移植则不需要免疫抑制。非 HLA 抗原,如多态性受限的内皮细胞特异性抗原和肾小管抗原,分别是体液排斥反应和细胞排斥反应的目标。

免疫抑制治疗

目前使用的免疫抑制疗法一般可以抑制所有的免疫反应,包括对细菌、真菌、甚至恶性肿瘤产生的免疫反应。在 20 世纪 50 年代开始临床肾移植时,采用的是亚致死性全身放射治疗。现在已经进入使用免疫抑制药物的时代,但仍然有促进感染和恶性肿瘤的危险。一般情况下,所有临床有用的药物都具有选择性,只针对原发性免疫反应而非记忆免疫反应。在下面段落中我们将讨论免疫抑制药物,目前临床上使用的免疫抑制药物,见表 13-4。

药物

1.硫唑嘌呤　硫嘌呤类似物,是免疫抑制治疗的基石,有 20 多年的应用历史,现已让位于更有效的药物。该药物可以抑制 DNA、RNA 或两者的合成。每日 1.5～2mg/kg 硫唑嘌呤与环孢素联合使用可以降

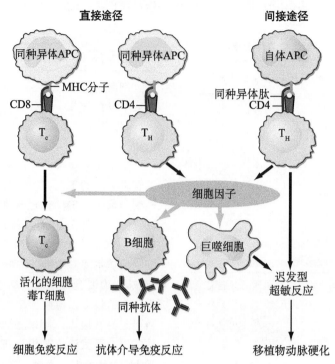

图 13-1 主要组织相容性复合体(MHC)抗原的识别途径

移植排斥是由 CD4 辅助性 T 淋巴细胞(T$_H$)发起的。T$_H$有抗原受体,可以与抗原呈递细胞(APCs)上的肽段和 MHC Ⅱ类分子的特异性复合物结合。与其他免疫反应相比,在移植中有 2 组 T 细胞克隆参与排斥反应。在直接通路中,供体来源的 APC 中的 MHC Ⅱ类分子被 CD4 T$_H$ 细胞识别,而该细胞可以与完整的 MHC 分子结合,Ⅰ类 MHC 异体细胞可以被 CD8$^+$ T 细胞识别。后者开始增殖并形成细胞毒细胞(Tc)。在间接途径中,不相容的 MHC 分子被加工成多肽,可以被受者的自体 APC 呈递。这种间接的,而非直接的途径是非自体抗原 T 细胞识别的正常生理过程。一旦 T$_H$ 细胞被激活,这些细胞开始增殖,并通过分泌细胞因子和直接接触,对巨噬细胞、T$_c$ 和 B 细胞产生强大的辅助作用(自:*MH Sayegh.LH Turka;N Engl J Med*,338;1813,1998.版权 1998,马萨诸塞州医学会,版权所有)

低后者的用量。出现白细胞减少以及血小板减少时,需降低剂量。硫唑嘌呤过量用药可引起黄疸、贫血和脱发。如果有必要同时使用异嘌呤,必须降低硫唑嘌呤剂量。由于抑制黄嘌呤氧化酶可延迟药物的降解,最好避免二者联合用药。

2.霉酚酸酯或霉酚酸钠　两者均被代谢生成霉酚酸。在大多数移植中心,该药物取代了硫唑嘌呤。它具有与硫唑嘌呤类似的作用模式和轻微的胃肠道毒性,但骨髓抑制风险小。该药物的优点是它可有效防止或逆转排斥反应。高尿酸血症患者使用嘌呤醇而无须调整霉酚酸的剂量。通常剂量为 2~3g/d,分次服用。

3.糖皮质激素　是免疫抑制治疗的重要辅助。在所有药物中,泼尼松的作用最容易评估,并且大剂量使用对逆转排斥反应特别有效。总的来说,在移植前或移植时给予 200~300mg 泼尼松,一周内剂量减少到 30mg。由于糖皮质激素的不良反应,特别是对伤口愈合和感染的影响,必须在术后尽快减少药量。由于类固醇对骨、皮肤和葡萄糖代谢有长期不利影响,现在许多移植中心都有早期停用或避免使用类固醇类药物的协议。治疗急性排斥反应时,一旦诊断有排斥反应,立即采用 0.5~1g 甲泼尼龙静脉给药,每日 1 次,持续 3d。若药物有效,通常 96h 内效果就很明显,这样的"脉冲"剂量对慢性排斥反应无效。大多数 6 个月或 1 年后肾功能稳定的患者不需要大剂量泼尼松;维持剂量为 10~15mg/d。许多患者可以耐受隔天类固醇激素给药,且不增加排斥反应的风险。类固醇主要作用于单核-巨噬细胞系统,防止白细胞介素-6(IL-6)和白细胞介素-1(IL-1)的释放。

4.环孢素 A　是一种具有强效免疫抑制活性的真菌肽。它通过作用于钙通路,阻断 IL-2 和其他促炎细胞因子的 mRNA 转录,从而抑制 T 细胞增殖。虽然环孢素 A 可单独起作用,但它与糖皮质激素和霉酚酸酯联合使用时更有效。数以万计的肾移植临床结果证明该药物表现出色。其毒性反应(肾毒性、肝毒性,多毛症、震颤、牙龈增生、糖尿病)中,只有肾毒性是一个严重问题,下面会进一步讨论。

5.他克莫司(以前称为 FK506)　是一种真菌大环

内酯类药物,具有与环孢素 A 相同的作用模式和类似的不良反应;然而,该药物不会引起多毛症或牙龈增生,使用他克莫司通常可诱发糖尿病。该药物首次使用是用于肝移植,可完全替代环孢素,或可以作为替代药物用于环孢素控制排斥反应效果不佳的肾移植患者。

表 13-4　维持性免疫抑制药物

药物	药理学	作用机制	不良反应
糖皮质激素	提高生物利用度,引起低蛋白血症和肝疾病;一般使用泼尼松/泼尼松龙	与胞内受体和热休克蛋白结合,阻断 IL-1、IL-2、IL-3、IL-6 以及 TNF-α 和 IFN-γ 的转录	高血压、葡萄糖耐受不良、血脂异常、骨质疏松症
环孢素(CsA)	脂溶性多肽,吸收性不同,乳化后更佳	与亲环素和钙调神经磷酸酶三分子复合物,阻断细胞因子(如 IL-2)的生成;但可刺激 TGF-β 的生成	肾毒性、高血压、血脂异常、葡萄糖耐受不良、多毛、牙龈增生
他克莫司(FK506)	大环内酯类,吸收良好	与 FKBP-12 和钙调神经磷酸酶形成三分子复合物,阻断细胞因子(如 IL-2)的生成;可刺激 TGF-β 的生成	与 CsA 类似,但多毛、牙龈增生不常见,更可能引发糖尿病
硫唑嘌呤	嘌呤类似物	肝代谢物抑制嘌呤的合成	骨髓抑制(WBC ＞RBC ＞血小板)
霉酚酸酯(MMF)	代谢生成霉酚酸	通过肌苷酸脱氢酶抑制嘌呤合成	腹泻/抽筋;剂量相关的肝和骨髓抑制,但不常见
西罗莫司	大环内酯类,口服生物利用度差	与 FKBP-12 形成复合物,然后阻断细胞增殖中的 IL-2 受体通路中的 p70 S6 激酶	高脂血症、血小板减少症

FKBP-12.FK506 结合蛋白 12;IFN.干扰素;IL.白细胞介素;RBC.红细胞;TGF.转化生长因子;TNF.肿瘤坏死因子;WBC.白细胞

6.西罗莫司(以前称为雷帕霉素)　是另一种真菌大环内酯类药物,有不同的作用方式,它能阻断 T 细胞生长因子信号通路,防止对 IL-2 和其他细胞因子产生应答。西罗莫司可与环孢素或他克莫司,或与霉酚酸结合使用,从而降低钙调磷酸酶抑制剂的影响。它与他克莫司联合用于无类固醇治疗方案具有广阔的前景,特别适用于胰岛细胞移植、而类固醇对胰岛有不利影响的患者。

抗淋巴细胞抗体

宿主淋巴细胞免疫动物后制备出的动物血清,可显著抑制受者的细胞免疫。细胞介导的免疫作用大于体液免疫作用。血清球蛋白[抗淋巴细胞球蛋白(ALG)]是一种经常使用的药物。将人外周血淋巴细胞、胸腺细胞、脾或胸导管淋巴细胞注入马、兔、山羊来制备抗淋巴细胞抗血清,再从抗血清中分离球蛋白。兔抗胸腺细胞球蛋白(即复宁)是目前最常用的药物。抗特定淋巴细胞亚群的单克隆抗体可提供更精确和标准化的治疗。OKT3 是针对 CD3 分子的单克隆抗体,而 CD3 是 T 细胞抗原-受体复合物的一部分,在所有成熟 T 细胞表面表达。

另外一种多选择性治疗方法针对 55kDa 的 IL-2 受体的 α 链,该受体只在刚激活的 T 细胞上表达。有两种针对 IL-2 受体的抗体,一种是小鼠 Fab 和人 Fc 的嵌合蛋白(巴利昔单抗),另一种是将小鼠抗体的结合位点与 90% 人 IgG 分子拼接的"人源化"抗体(赛尼哌)。在移植后立即使用两种抗体,预防急性免疫排斥反应。它们在降低急性排斥反应率上非常有效。且不良反应很少。

最近有两种新治疗方案:一种是消耗 T 细胞的抗体(阿仑单抗),用于诱导治疗,使维持免疫抑制降到最低;一种是融合蛋白(贝拉西普),阻断 B7 T 细胞共刺激信号。后者在 1 期临床试验中显示大有前途,目前正在进行肾移植 3 期试验。在移植中,越来越多地使用这两种生物制剂和抗淋巴细胞球蛋白进行诱导治疗,尽可能地降低或消除类固醇或钙调磷酸酶抑制药的使用,以避免它们的毒性反应。这种治疗策略的下一个发展阶段是消除所有维持免疫抑制,而这在少量匹配患者中以及在短时间内已经得以实现。

受者的临床治疗过程与管理

手术前 48h 内应进行充分的血液透析,并注意应采取措施保证血清钾水平不显著升高,从而避免术中发生心律失常。必须对术后经多尿进行严密监测。在某些情况下，尿量可能很大，这是缺血性肾小管无法调节钠和水排泄的结果；大量多尿可能会引起钾的大量损失。大多数慢性尿毒症患者都有一定程度的水肿，而术后早期容量轻度升高是有好处的。急性肾小管坏死（ATN）可能直接导致少尿，ATN 可能在移植肾开始发挥功能的短期内出现。当尸体供者灌注不足或热缺血时间过长，都可能出现 ATN。一般 3 周内可恢复，也有 6 周恢复的报道。常见排斥反应与 ATN 叠加出现，不进行移植肾活检很难对二者进行鉴别诊断。环孢素治疗可延长 ATN，有些患者直到降低环孢素剂量后尿量才能增加。许多移植中心避免在术后前几天使用环孢素，而是使用 ALG 或单克隆抗体和霉酚酸酯和泼尼松，直到肾功能建立。图 13-2 展示了许多移植

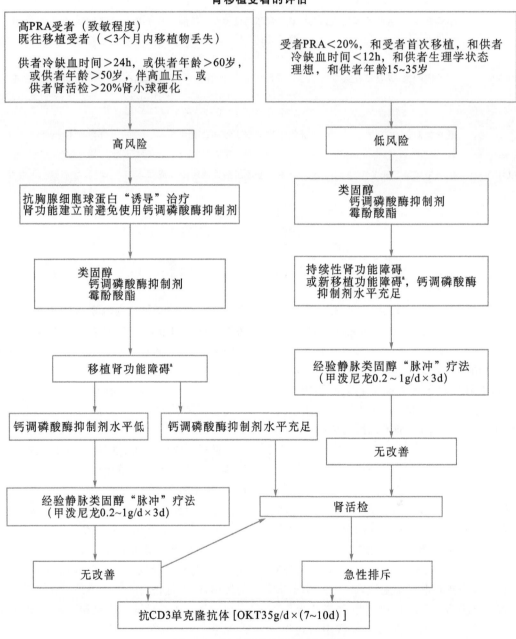

图 13-2 肾移植后早期护理的程序

如果存在受者或供者"高风险"因素，将采取更积极的处理方法，而低风险患者可采用标准免疫抑制治疗方案进行治疗。肾移植排斥反应、早期缺血、移植功能障碍等高风险患者常采用抗淋巴细胞球蛋白诱导治疗以提供更有效的早期免疫抑制或避免钙调神经磷酸酶治疗的肾毒性。a.当出现早期移植功能障碍时，一定要通过超声检查排除肾前性、阻塞性和血管原因。群体反应性抗体（PRA）是对供者中有多少抗群体淋巴细胞抗体的定量测定，这组细胞代表了供者抗原的分布情况

中心使用的、用于早期肾功能障碍高或低风险患者的移植后早期管理程序。

排斥反应

排斥反应的早期诊断有利于肾功能的保持,预防肾损伤。有极少患者的排斥反应的临床表现为发热、肿胀和移植物压痛。可能仅仅是血清肌酐上升,伴或不伴尿量减少就表示排斥反应的存在。重点应放在排除其他引起肾功能下降的诱因上。

即使在尿量无变化的情况下,也可以采用多普勒超声或磁共振血管成像来确诊肾血管和肾血流的变化。肾静脉血栓形成很少发生;如果是由技术因素引起的,而且积极干预,血栓形成可逆。超声诊断可以排除尿路梗阻或尿液、血液和淋巴液的肾周积液情况。如果最初肾功能良好,那么,血清肌酐水平上升就是发生排斥反应的最敏感和可靠的指标,也可能是唯一的临床迹象。

钙调神经磷酸酶抑制剂(环孢素和他克莫司)可能会引起类似于排斥反应的肾功能恶化。事实上,排斥过程往往因这些抑制剂的存在而变得更缓慢,而唯一的诊断方法就是进行肾活检。钙调磷酸酶抑制剂可使肾入球小动脉缩窄,持续大剂量治疗后可能使肾产生永久性血管和间质损伤。添加血管紧张素转化酶(ACE)抑制剂或非甾体类抗炎药可能会引起血清肌酐水平升高。前者在早期几个月后使用一般是安全的,而后者是所有肾移植患者都最好避免使用的。目前还没有哪种病理改变谱可以诊断为钙调磷酸酶抑制剂毒性作用,尽管有人发现间质纤维化、肾小管空泡化以及小动脉壁增厚等病变可能与该抑制剂有关。基本上,如果活检未显示有活动性细胞排斥反应,可以根据血清肌酐水平降低药物剂量。如果血药浓度非常高或非常低,但不确定与肾功能相关,那么可以认为可能与血药水平有关。如果活检发现有排斥,应采取适当的治疗。首次排斥反应可以通过甲泼尼龙静脉注射治疗,每天 500~1000mg,连续 3d。如果治疗失败,则采用抗体治疗,一般使用 OKT3 或抗胸腺细胞球蛋白。

如有必要可以进行活检确定排斥反应是否存在;当证据表明有抗体介导的损伤和内皮细胞损伤时,采用荧光标记方法检测补体成分 C4d 沉积,通常可以在受者血液中检测到抗体。预后差的,通常采用血浆置换、免疫球蛋白注射或针对 B 淋巴细胞的抗 CD20 单克隆抗体(利妥昔单抗)治疗。

治疗问题

移植后感染的常见临床表现受到免疫抑制治疗的影响。硫唑嘌呤的主要毒性反应是骨髓抑制,霉酚酸酯的这种作用很小,而钙调磷酸酶抑制剂对骨髓无影

响。但所有药物均可以引起机会性感染。最常见的移植后机会性感染的发生时间,如表 13-5 所示。感染的体征和症状可能被掩盖。最常见的是没有明显原因的发热,几天或几周后可能发现是病毒或真菌引起的。移植后 1 个月内最常见的是细菌感染。虽然切口感染最常见,但因为此类全身性感染无明显病灶,所以对这类患者进行血液培养非常重要。特别是肺部感染,可能会导致患者在发病 5d 内死亡。当感染变得明显时,应终止免疫抑制剂的使用,只保留维持剂量的泼尼松。

表 13-5　肾移植受者中最常见的机会性感染

肾移植围术期(<1 个月)	后期(>6 个月)
切口感染	曲霉菌
疱疹病毒	诺卡菌
口腔念珠菌病	BK 病毒(多瘤)
尿道感染	带状疱疹
早期(1~6 个月)	乙型肝炎
卡氏肺孢子虫	丙型肝炎
巨细胞病毒	
军团菌	
李氏杆菌	
乙型肝炎	
丙型肝炎	

需要时可采用包括经支气管和开胸肺活检在内的激进方法来进行诊断

如果感染了卡氏肺孢子虫,甲氧苄氨嘧啶-磺胺甲噁唑(TMP-SMX)是治疗的首选;而两性霉素 B 可以有效地治疗系统性真菌感染。每日或隔日低剂量 TMP-SMX 对预防卡氏肺孢子虫感染非常有效。口咽感染念珠菌可以通过局部使用制霉菌素。组织侵袭性真菌感染需要全身药物治疗,如氟康唑,而 2 周内给予小剂量(共 300mg)两性霉素对氟康唑难治性真菌感染十分有效。在 P450 分解代谢中,大环内酯类抗生素,特别是酮康唑和红霉素,以及某些钙通道阻滞药(地尔硫草、维拉帕米)都可以与钙调磷酸酶抑制剂发生竞争,导致这些免疫抑制药物水平升高。另外一些药物,如苯妥英钠和卡马西平,可以使分解代谢增加,使得这些药物水平降低。

CMV 是肾移植受者中常见而危险的病毒,在移植后第 1 个月前这种病毒一般不会出现。活动性 CMV 病毒感染有时与排斥反应有关,或偶尔也与排斥反应混淆。如果患者没有抗 CMV 病毒抗体,但接受了来自 CMV 抗体阳性供者的移植物,那么该患者发生严重 CMV 疾病的危险极高(死亡率 15%)。缬更昔洛韦

是更昔洛韦的一种口服药物剂型,已证明它在 CMV 疾病的预防和治疗中非常有效。通过对血液中 CMV 病毒载量的测定可以对临床疑似 CMV 疾病的发热患者进行早期诊断。抗 CMV IgM 抗体升高也可以诊断,而从血液中培养 CMV 的敏感性较差。受者胃肠道和肺组织中 CMV 的组织浸润比较常见。如果未经治疗,在病程晚期会发生 CMV 病毒性视网膜病变。一般使用缬更昔洛韦治疗活动性 CMV 疾病。对于许多携带 CMV 的受者,免疫抑制治疗方案会激活病毒。

多瘤病毒(BK、JC、SV40)是一类能在肾中休眠的 DNA 病毒,可被免疫抑制激活。当 BK 被激活时,移植物会纤维化且在 1 年内出现移植失败的机会为 50%。病毒感染的风险与整体免疫抑制程度有关,而与单独使用的免疫抑制药物无关。有必要采用肾活检进行诊断。来氟米特、西多福韦和喹诺酮类抗生素(对多瘤病毒解旋酶有效)等药物在治疗中显示出可喜的成果,但最重要的是降低免疫抑制。

糖皮质激素治疗带来的并发症是众所周知的,包括消化道出血、切口愈合缓慢、骨质疏松、糖尿病、白内障、出血性胰腺炎等。对肾移植患者中出现的不明原因的黄疸,如果怀疑有肝炎或药物毒性,一般采用停药或降低免疫抑制药物的剂量。在这种情况下,至少在几周内,治疗一般不会引起移植物排斥反应。阿昔洛韦可有效地治疗单纯疱疹病毒感染。

移植肾慢性病变

虽然移植物 1 年存活率已经非常高,但大多数受者的肾功能都会随着时间的推移逐步下降。原发性肾病复发、高血压、环孢素或他克莫司的肾毒性、慢性排斥反应、继发性肾小球硬化,或这些病理生理学因素综合在一起,都可以引起慢性移植肾失功能。常见慢性血管变化伴血管内膜增生和内膜肥厚。使用 ACEI 控制全身和肾性高血压对慢性移植肾失功能的进展有益处。采用肾活检可将亚急性排斥与原发性肾病复发或继发性局灶硬化区分开来。

恶性肿瘤

免疫抑制治疗患者中肿瘤的发生率为 5%～6%,约为同年龄段普通人群的 100 倍。最常见的病变是皮肤癌、癌唇和宫颈原位癌以及淋巴癌,如非霍奇金淋巴瘤等。风险随免疫抑制程度和移植后时间的增加而成比例增加。有必要对患者进行皮肤癌和宫颈癌监测。

其他并发症

移植后的高钙血症表明甲状旁腺增生未能消退,而先前存在的甲状旁腺功能亢进可以引起股骨头无菌性坏死,糖皮质激素治疗后加重。随着慢性透析过程中的钙磷代谢改善,甲状旁腺相关并发症的发生率显著下降。持续性甲状旁腺功能亢进可能需要通过甲状旁腺次全切除术来治疗。

高血压可能是由以下疾病引起的:①肾病;②移植物排斥反应;③行髂内动脉端-端吻合术后移植肾动脉狭窄;④肾钙调磷酸酶抑制剂的毒性。这种毒性可因剂量的降低而有所改善。ACEI 也可能有用,而钙通道阻滞药则更经常使用。对于所有患者来说,血压范围在 120～130/70～80mmHg 是高血压控制的目标。

虽然大多数移植受者的促红细胞生成素的生成一直很平稳,血红蛋白正常,但移植后贫血很常见。一般来说,贫血是由免疫抑制药物引起的骨髓抑制,如硫唑嘌呤、霉酚酸酯、西罗莫司等。胃肠道出血是高剂量和长期使用类固醇治疗的常见不良反应。许多移植患者的肌酐清除率为 30～50ml/min,可以采用与其他慢性肾功能不全的患者相同的方法来治疗贫血,包括补充促红细胞生成素等。

慢性肝炎特别是乙肝病毒引起的慢性肝炎,可逐渐发展并致命。一些研究认为,持续性乙型肝炎表面抗原阳性患者的风险更高,但在移植受者接受免疫抑制治疗过程中,丙型肝炎病毒也是一个值得关注的问题。

慢性透析和肾移植患者因心肌梗死和卒中而导致的死亡率均高于普通人群。高死亡率的促成因素包括糖皮质激素和西罗莫司的使用以及高血压。肾移植受者的冠状动脉和周围血管疾病的患病率很高。随着肾移植糖尿病患者数量的增加以及受者平均年龄的增长,这些原因导致的死亡率正在缓慢上升,有超过 50% 的受者死亡率归因于心血管疾病。除了严格控制血压和血脂水平外,密切监测患者,以明确是否需要进一步药物或手术干预,这也是疾病管理的重要组成部分。

(雷 迪 隋明星 朱有华 译)

第 14 章

肾移植受者感染

肾移植感染

肾移植感染,见表 14-1。

表 14-1　肾移植术后共有的感染

时期	感染
移植后不同时期	
早期(<1个月)	细菌和真菌(念珠菌)引起的导尿管相关性尿路感染(膀胱炎、肾盂肾炎),肾移植术后风险是最高的
中期(1~4个月)	移植肾:BK 病毒感染(伴随有肾病);JC 病毒感染
后期(>6个月)	移植肾:细菌(尿路感染后期,通常与菌血症无关);BK 病毒(肾病,移植物失功,全身性的血管病变)

早期感染

细菌引发的感染经常在肾移植术后早期发生,因此,围术期的抗生素预防十分重要,大部分中心使用头孢菌素类药物降低术后感染的风险。移植术后短期内经常发生尿路感染,这与手术造成的解剖位置改变有关。早期感染可能需要延长治疗时间,如 6 周的抗生素使用来治疗肾盂肾炎。移植术后超过 6 个月发生的尿路感染可能需要治疗的疗程较短,因为它们不太可能是肾盂肾炎或者是早期的肾盂肾炎复发。

在移植术后前 4~6 个月以双倍剂量的复方新诺明(800mg 磺胺甲基异噁唑;160mg 甲氧苄啶)作为日常的预防可以减少早期和中期感染的发病率(表 14-1 和表 14-2)。

表 14-2　用于减少移植受者感染的通用预防制度

危险因素	微生物	预防性药物	检查[a]
旅行地或居住地中已知的地方流行性真菌感染	组织胞浆菌、芽生菌、球孢子菌	根据临床和实验室评估考虑咪唑类药物	胸部 X 线摄片、抗原检测、血清学
潜在的疱疹病毒	HSV、VZV、CMV、EBV	在 HSC 移植后用阿昔洛韦预防 HSV 和 VZV 感染;在某些时候用更昔洛韦预防 CMV(EBV 或 KSHV)	血清学检测 HSV、VZV、CMV、HHV-6、EBV、KSHV;PCR
潜在的真菌和寄生虫	耶氏肺孢子虫、刚地弓形虫	复方新诺明(氨苯砜或阿托伐醌)	血清学检测弓形虫属
活动或潜在肺结核暴露史	肺结核分枝杆菌	如果是新近的胸部成像转变为阳性或先前没有治疗,使用异烟肼	胸部成像、TST 或细胞水平检测

a.血清学检查、TST(结核菌素试验)和干扰素试验在移植后可靠性可能降低。CMV.巨细胞病毒;EBV.EB 病毒;HHV-6.人类疱疹病毒 6 型;HSC.造血干细胞;HSV.单纯疱疹病毒;KSHV.卡波西肉瘤相关疱疹病毒;PCR.聚合酶链反应;VZV.水痘带状疱疹病毒

中期感染

由于存在易感倾向,肾移植受者容易发生缺乏 T 细胞的患者特有的肺部感染,即细胞内细菌、分枝杆菌、诺卡菌、真菌、病毒及寄生虫引起的感染。嗜肺军团菌感染的高死亡率导致嗜肺军团菌流行地区医院的肾移植科室都关闭了。

在所有移植后 1~4 个月出现发热症状的肾移植受者中,约有 50% 患者有证据显示为巨细胞病毒

(CMV)感染;而 CMV 本身在发热病例中占的比例超过 2/3,因此它是术后中期主要的病原体。CMV 感染也可以表现为关节痛、肌痛或器官特异性症状等,这种感染可能出现在原发病(如一个血清阴性的受者接受一个血清阳性供者的肾)、潜伏感染重新激活或者二重感染中,患者还可能表现为非典型的淋巴细胞增多,但不同于免疫功能正常的人群,他们很少发生淋巴结病或者脾大。因此,对于诊断来说,临床怀疑和实验室检查确认都是必要的。如上述临床症状伴随有骨髓抑制,要考虑白血病。CMV 感染还会引起肾小球疾病以及其他条件致病菌感染。因为该疾病的高发病率和严重性,医师们已经做了相当大的努力来预防和治疗肾移植受者的 CMV 感染。过去许多医疗中心曾使用一种浓缩的 CMV 免疫球蛋白抗体制剂来保护那些高危患者(如移植了血清阳性肾的血清阴性受者)。然而,随着有效的口服抗病毒药物的发展,CMV 免疫球蛋白制剂已经不再使用。更昔洛韦(缬更昔洛韦)有效,并且其对严重 CMV 感染的治疗也有好处,缬更昔洛韦更是可以口服预防、治疗。其他疱疹病毒感染可能在移植后 6 个月内或稍后变得明显。术后早期,单纯疱疹病毒(HSV)可能引起口唇或肛门的损害,并且通常对阿昔洛韦敏感。肛门部大量的溃疡损害将导致膀胱和直肠功能障碍,并引起细菌感染。水痘带状疱疹病毒(VZV)可能会导致无免疫力的肾移植受者发生致命的弥漫性感染,对于那些免疫过的病人会使潜伏的带状疱疹复发。因此,相对于造血干细胞(HSC)移植来说,弥散性 VZV 感染是肾移植的一个较少见的可怕并发症。人类疱疹病毒 6 型感染也可能复发,大部分通常无症状,少部分可能伴随发热、皮疹、骨髓抑制等症状,极少数者出现脑炎。

EB 病毒(EBV)感染更加严重,它仅在 B 淋巴细胞中增殖,能伪装为淋巴结外增殖的 B 淋巴细胞,从而侵犯中枢神经系统、鼻咽、肝、小肠、心及其他器官,包括移植的肾。该病可通过传代培养后发现大量 EBV 阳性的 B 淋巴细胞来诊断。EB 病毒相关的淋巴细胞增殖性疾病,在那些供者 EBV 阳性及大剂量使用环孢素、他克莫司、糖皮质激素以及抗 T 淋巴细胞抗体的病人中发病率较高,一旦病人免疫力恢复了,该病能自行好转。卡波西肉瘤相关疱疹病毒(KSHV)能通过供肾传播,导致卡波西肉瘤的生长,虽然它经常被认为是受者本身的潜伏感染复发。尽管卡波西肉瘤的发病时间从 1 个月到 20 年不等,但它通常在移植后 1 年内发病。减少钙调磷酸酶用药可以减少卡波西肉瘤和 EBV 感染的发生,甚至减少 CMV 的复制,而单独使用西罗莫司(雷帕霉素)可以治疗卡波西肉瘤。

可以从过度免疫抑制的肾移植受者的尿液中培养到 BK 病毒和 JC 病毒(人多瘤病毒 1 型和 2 型)。从尿液和血液中通过聚合酶链反应(PCR)检测到 BK 病毒高度复制预示着发病前兆,尤其是对肾移植受者来说。BK 病毒的尿排泄率和 BK 病毒血症与输尿管狭窄、多瘤病毒相关性肾病(1%~10% 肾移植受者出现)与全身血管病变(很少见)的发生与发展有关,所以适时的检测和提早降低免疫抑制水平很关键,可以将多瘤病毒相关性肾病导致的移植物失功率从 90% 降到 10%~30%。静脉滴注人免疫球蛋白、喹诺酮类、来氟米特以及西多福韦等药物的治疗效果早已有过报道,但是这些药物的疗效没有足够的临床研究数据证实,大部分中心是通过增强宿主免疫力和减少病毒数量来解决问题。JC 病毒在肾移植受者中很少引发和其他感染相似的症状,但其与罕见的进行性多灶性白质脑病有关。随着免疫抑制的继续,腺病毒可以导致这些患者持续出现出血性肾炎/膀胱炎,但是很少出现造血干细胞移植受者中发现的弥散性损害。

肾移植受者也会被其他胞内微生物感染,这些病人可能发生分枝杆菌、曲霉菌、毛霉菌属引起的肺部感染以及其他病原体造成的感染,其中在 T 淋巴细胞/巨噬细胞里增殖的病原体是感染的主要来源。单核细胞增多性李斯特菌通常会导致超过 1 个月的菌血症,当肾移植受者同时表现为发热和头痛时应该慎重考虑该病。肾移植受者还可能发生沙门菌败血症,这将导致血管内感染并且需要更长的治疗。除非患者预防性使用复方新诺明,否则肺部发生肺孢子虫感染是很常见的。诺卡菌感染可能发生在皮肤、骨头、肺部或者中枢神经系统,当其侵犯中枢神经系统时,通常表现为单个或多个脑脓肿,诺卡菌病通常在移植 1 个月后发病,并可能伴随免疫排斥,其肺部影像普遍出现伴或不伴空洞的局限性病灶,但个别病例也可能表现为弥散性病灶,该病的确诊依赖痰培养或肺结节组织病理活检。同肺孢子虫感染一样,预防性使用复方新诺明通常可以有效地预防该病的发生。

弓形虫病发生于血清反应阳性的患者,比移植其他器官或组织少见,通常在肾移植术后前几个月发病,同样的,复方新诺明也能有效的预防该病。在流行地区,组织胞浆菌病、球孢子菌病及芽生菌病将导致肺部炎性浸润或弥散性病灶。

后期感染

后期感染(肾移植后大于 6 个月)主要涉及中枢神经系统,包括 CMV 视网膜炎及 CMV 感染的其他中枢神经系统表现。肾移植患者,尤其是那些免疫抑制程度高的患者,是新型隐球菌引发的亚急性脑膜炎的危险人群。隐球菌病的临床表现较为隐匿,某些时候在发展到有明显的中枢神经系统症状之前表现得像普通的皮肤感染一样。李斯特菌脑膜炎表现为急性病程,需要迅速治疗以避免死亡。预防性使用复方新诺明可以降低李斯特菌感染率。

长期使用糖皮质激素的病人容易反复发生感染。"移植肘"，一种在肘部及其周围反复发作的细菌感染，被认为是长期服用激素治疗的病人因皮肤抗张力强度降低和激素诱导的近端肌强直性肌肉病变（要求患者使用肘部发力让自己站起来离开椅子）共同作用的结果，常表现为蜂窝织炎（通常由金黄色葡萄球菌感染所致）反复发作，直到患者给自己的肘部提供保护装置。

肾移植受者易患侵袭性真菌感染，包括曲霉菌和根霉菌病，其在全身播散之前仅表现为浅表病变。分枝杆菌感染（尤其是分枝杆菌）可以通过皮肤菌素试验诊断，魏氏原壁菌（一种无叶绿素的藻类）的感染能通过皮肤活检诊断。感染人乳头状瘤病毒（HPVs）产生疣是长期免疫抑制后期的结果，咪喹莫特或者其他的局部治疗通常有效。梅克尔细胞癌是一种罕见的具有侵袭性的神经内分泌皮肤肿瘤，它在年老的实体器官移植（SOT）受者，尤其是肾移植受者中的发病率增加了 5 倍，已经被证实与一种新型多瘤病毒（梅克尔细胞多瘤病毒）相关。

值得注意的是，虽然 BK 病毒的复制及病毒相关的损害能够在很早期就被检测到，但是等到多瘤病毒相关性肾病被临床诊断约需要 300d，因此它被认为是一种迟发性疾病。随着更好的检测方法的出现，如血样 PCR，该病有可能被更早确诊（见前面的"中期感染"）。

（雷　迪　隋明星　朱有华　译）

第四篇　肾小球和肾小管疾病

第 15 章

Chapter 15

肾小球疾病

人的两侧肾约有 180 万个毛细血管丛。每个毛细血管丛位于鲍曼囊内。鲍曼囊是由壁层上皮细胞线性排列形成的独立空间结构,它们转换成肾小管上皮细胞,形成近端肾单位;或者移行至血管丛作为足细胞的补充。肾小球毛细血管丛来源于入球小动脉,形成毛细血管网,嵌入系膜内(图 15-1)。毛细血管网再汇集成出球小动脉,经滤过的血液流进肾髓质毛细血管和皮质直小血管。因此,肾小动脉是供应肾小球毛细血管网的门户系统。依附于肾小球基底膜(GBM)、有窗孔的内皮细胞沿着肾小球毛细血管排列。自上皮足细胞延伸而来的巧妙的足突覆盖在毛细血管外,足细胞靠裂孔膜相互连接,形成选择性的滤过屏障。

肾小球每天滤过 120~180L 含各种溶质的血浆,再经肾小管重吸收和分泌。大分子蛋白和所有细胞均不能通过由孔径和负电荷构成的理化屏障。溶质的滤过和重吸收机制非常复杂,举个例子,对血清清蛋白而言,肾小球是一个不完美的滤过屏障。白蛋白带负电荷,理应与同样带负电荷的 GBM 相斥,但由于清蛋白

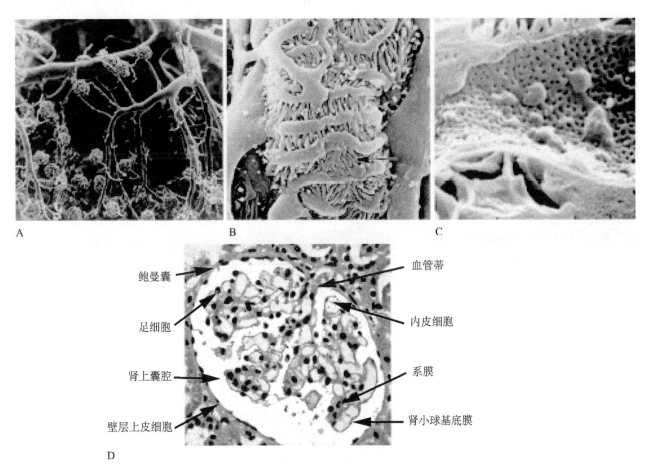

图 15-1　肾小球结构

A.肾小球毛细血管从肾动脉(动脉)分支形成,肾小球是位于入球小动脉和出球小动脉之间的一团反复分支形成的毛细血管床(丛) (VH Gattone II 等.《Hypertension》5:8,1983.);B.扫描电镜显示足细胞线样位于毛细血管基底膜外侧(箭头所示为足突);C.扫描电镜显示有孔型内皮细胞位于毛细血管基底膜内侧;D.正常肾小球各区域的光镜表现(A~C 经印第安纳大学的 Vincent Gattone 博士允许并提供)

半径为 3.6nm,GBM 和裂孔膜半径为 4nm。因此,白蛋白不可避免地通过滤过膜,被近端小管的受体糖蛋白重吸收。值得注意的是,正常肾每天排出的白蛋白少于 8～10mg,占总排泄蛋白质的 20% ～60%,超过该排泄量会引起肾损伤。

多种原因可导致肾小球毛细血管损伤,产生许多不同的病变和独特的尿检分析结果。所以有学者将各种各样的病变归纳为一些临床综合征。

肾小球疾病发病机制

许多肾小球疾病的发病机制与基因突变、感染、中毒、自身免疫、动脉粥样硬化、高血压、栓塞、血栓形成、糖尿病等有关。尽管如此,仍有很多疾病病因不明,称之为特发性病变。本章节将具体阐述各个肾小球疾病的发病机制。

一些肾小球疾病和家族遗传性基因突变有关,先天性肾病综合征与 NPHS1(nephrin)和 NPHS2(podocin)基因突变有关,它们影响了裂孔膜的功能。TRPC6 阳离子通道基因突变也会引起成人局灶节段性肾小球硬化(FSGS);载脂蛋白 L1(APOL1)基因多态性是非洲裔美国人非糖尿病肾病性终末期肾病(ESRD)的主要危险因素,特别是 FSGS。补体因子 H 的突变和膜增殖性肾小球肾炎(MPGN)或者非典型性溶血尿毒症综合征(aHUS)有关。源于核纤层蛋白 A/C 或 PPARγ 基因突变引起的 II 型脂肪代谢异常导致和 MPGN 相关的代谢综合征,有些 MPGN 与致密物沉积和 C3 致肾炎因子有关。Alport 综合征由编码基底膜 IV 型胶原 α₃、α₄ 或 α₅ 链的基因突变引起,导致基底膜分裂和肾小球硬化。溶酶体贮积症,如 α-半乳糖苷酶的缺乏导致 Fabry 病,乙酰神经氨酸水解酶的缺乏会引起肾唾液酸贮积症,产生 FSGS。

系统性高血压和动脉粥样硬化可产生压力刺激、缺血或者脂质氧化剂,从而引起慢性肾小球硬化症。恶性高血压病引起动脉和肾小球纤维素样坏死,可快速引起肾小球硬化、血栓性微血管病(TMA)和急性肾损伤。糖尿病肾病是继发性肾小球硬化性病变,高血糖、晚期糖基化终末产物和活性氧自由基的长期影响导致肾小球基底膜增厚,引起肾小球硬化。

肾小球毛细血管炎症被称为肾小球肾炎,大部分肾小球或系膜抗原参与免疫介导的肾小球肾炎的机制不明(图 15-2)。肾小球上皮细胞或系膜细胞呈现或表达某些具有免疫原性的抗原表位,这些抗原表位在身体其他部位也可产生。

细菌、真菌或病毒会直接感染肾从而使肾具有其自身的抗原表位。自身免疫性疾病,如特发性膜性肾病(MGN)或 MPGN 仅局限于肾,但系统性炎症性疾病肾损伤是继发性的,如狼疮性肾炎或韦格纳肉芽肿。抗肾小球基底膜病和肺出血-肾炎综合征是由于体内针对基底膜 IV 型胶原 α₃ 链的非胶原结构域 1(NC1)的自身抗体而导致的肾小球和肺的严重损伤。

肾小球细胞 toll 样受体的局部活化、免疫复合物沉积、肾小球的补体损伤引起单核细胞浸润,进而通过趋化因子的局部释放导致了肾适应性免疫应答。中性粒细胞、巨噬细胞、T 淋巴细胞通过趋化因子进入肾小球毛细血管丛,在体细胞或其附近与抗原和抗原表位发生反应,产生了多种细胞因子和蛋白酶,破坏系膜、毛细血管祥和(或)GBM。适应性免疫应答类似于其他组织,早期 T 细胞活化在肾小球肾炎的发病机制中起到重要作用。巨噬细胞和树突细胞上的 II 型主要组织相容性复合体(MHC)分子通过表达抗原并利用辅助识别分子增加 CD4/CD8 T 细胞的抗原识别库。

单核细胞本身就会损伤肾,但是造成肾小球损伤的经典自身免疫事件会产生体液免疫应答。链球菌感染后肾小球肾炎、狼疮性肾炎、特发性膜性肾病都与免疫复合物沉积于 GBM 有关。抗 GBM 抗体产生抗 GBM 病的线样沉积。循环免疫复合物可沉积在 GBM 内皮侧,原位免疫复合物沉积在上皮下,当血液循环中游离抗体与肾小球 GBM 上皮下固有抗原相结合,即形成原位免疫复合物。肾小球系膜的免疫复合物沉积可能与循环免疫复合物沉积或原位抗原抗体相互作用有关。免疫沉积物刺激局部蛋白酶释放并激活补体级联反应,产生 C5b-9 攻击复合物。另外,局部氧化作用会损害肾小球结构,产生蛋白尿和足细胞融合。相似的病因或病理生理机制可产生类似的肾小球疾病,这表明下游的分子和细胞反应往往形成相似的损伤模式。

肾小球疾病进展

持续的慢性肾小球肾炎导致肾功能恶化,总是伴有间质性肾炎、肾纤维化和肾小管萎缩(参见第 4 章图 4-27)。但有一点容易忽略,即在组织学上肾小球肾炎导致的肾衰竭与肾小管间质性肾炎最为相关,而与引起肾小球损伤的类型关系不大。

关于间质性损害引起的肾功能损伤,有几个可能的发病机制。最简单的解释是肾间质炎症和小管纤维化导致肾小管阻塞,从而引起尿流阻断。第二个机制表明间质改变,包括间质水肿或纤维化,改变了小管和血管的体系架构,从而影响肾小管的重吸收功能,如可导致等渗尿或多尿。与管球反馈相关的机制也出现了问题,肾间质炎症会引起球旁器分泌肾素减少。因此,血管紧张素 II 对肾小血管的局部收缩影响力下降,小动脉张力减少导致滤过降低。第三个机制是因为肾小

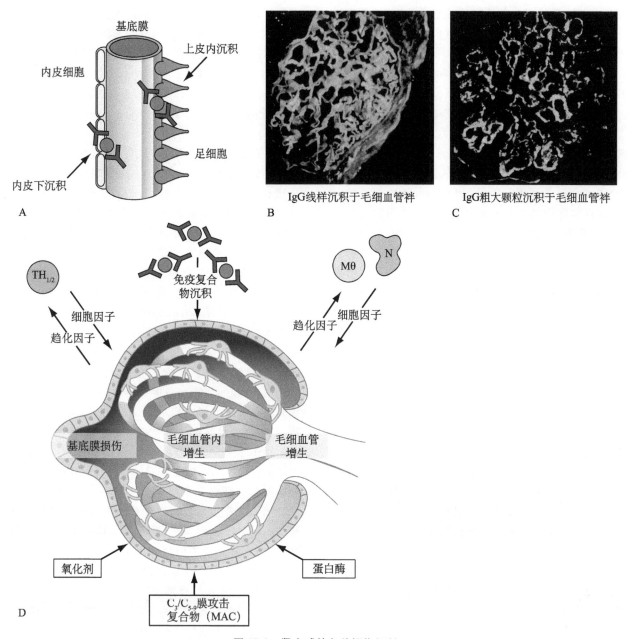

图 15-2　肾小球的各种损伤机制

　　A.循环免疫复合物可沉积于肾小球基底膜内皮下,或在上皮下形成原位免疫复合物;B.抗肾小球基底膜病或膜性肾病的患者免疫荧光检查均可见 IgG 沿肾小球毛细血管袢线样沉积;C.肾小球损伤的发病机制很复杂。免疫复合物和补体沉积引起较多的巨噬细胞或中性粒细胞进入肾小球而发病,T 淋巴细胞可能参与其中;D.局部产生的氧化剂和蛋白酶可加重肾小球炎症反应,取决于靶抗原位置和宿主遗传多态性,毛细血管内或毛细血管外增生都可以导致基底膜损伤

　　管周围毛细血管的损伤引起血管阻力的改变。这些毛细血管的横截面容积因为间质炎症、水肿和纤维化而减少。这些血管阻力引起血管结构改变,通过两种机制可影响肾功能。第一,肾小管上皮细胞代谢很活跃,带来的结果是灌注减少可引起缺血损伤。第二,肾小球小动脉流出道受损,引起肾小球内高压;这种选择性的小球内高压可加重系膜硬化和小球硬化。无论哪一个机制,急性间质性肾炎(参见第 4 章图 4-27)都有恢复肾功能的可能,而慢性间质纤维化则是永久性的肾功能损伤(参见第 4 章图 4-30)。

　　持续的肾小球毛细血管损伤会导致肾间质病变,引起蛋白尿。有一个未经证明的假说,出球小动脉从肾小球输送炎症介质到间质导致间质性肾炎,进而形成纤维化。肾小球滤过液可经受损的与鲍曼囊粘连的毛细血管袢进入球旁间质。多数学者认为,含蛋白质的肾小球滤液形成小管液是形成小管间质损伤的主要原因,然后,所有这些机制都不是相互排斥的。尿蛋白的多少与间质性肾炎的严重性成正比,其可以携带活性细胞因子和脂蛋白产生活性氧自由基,使肾小管上皮细胞产生下游的炎症级联反应。这些反应诱导肾间质 T 淋巴细胞和巨噬细胞浸润,间质纤维化和小管萎缩。

小管坏死后直接损伤基底膜,在损伤部位形成上皮-间充质转分化,形成更多的间质成纤维细胞。参与该转分化的因子主要有转化生长因子 β(TGF-β)、成纤维细胞生长因子 2(FGF-2)、低氧诱导因子 1α(HIF-1α)和血小板源性生长因子(PDGF)。随着持续的肾炎,成纤维细胞增殖并分泌黏蛋白和纤连蛋白支架供新的间质 I/III 型胶原聚合。在一些研究中,骨形态发生蛋白 7(BMP7)和肝细胞生长因子可逆转早期的纤维化、保护小管结构。当成纤维细胞远离这些存活因子时,发生细胞凋亡,肾永久性的无细胞瘢痕形成,进而发展成不可逆肾衰竭。

走进患者　接诊肾小球疾病患者方法

1.血尿、蛋白尿和脓尿　肾炎患者在有不同程度蛋白尿的同时常常伴有血尿,血尿无明显临床症状,晨尿中有 3～5 个红细胞疑似血尿。肾病的诊断常被拖延,是因为镜下血尿患者多无症状,肉眼血尿多发生在 IgA 肾病和镰状细胞疾病。出现镜下血尿时,可伴有少量蛋白尿(<500mg/24h),同时要首先排除解剖病变引起的血尿,如老年男性患者中需特别考虑有无尿路恶性肿瘤。镜下血尿也常出现于如前列腺肥大、间质性肾炎、肾乳头坏死、高钙尿症、肾结石、囊性肾疾病或者肾血管损伤等疾病。但是,当尿中出现红细胞管型(参见第 4 章图 4-34)或异形红细胞时,可考虑为肾小球肾炎。

当蛋白尿持续为 1～2g/24h 时考虑存在肾小球疾病,但患者往往不容易发觉自己有肾炎,除非存在水肿或泡沫尿。持续性蛋白尿需与所谓的良性蛋白尿区分(表 15-1),后者蛋白尿是一过性的,通常<1g/24h,有时也称为功能性或短暂性蛋白尿。发热、过度运动、肥胖、睡眠呼吸暂停、情绪紧张及充血性心力衰竭都可以引起短暂性蛋白尿。直立时出现的蛋白尿称为直立性蛋白尿,预后良好。多次发现孤立性蛋白尿常见于糖尿病肾病、系膜增生性肾小球肾炎和 FSGS。大多数成年人蛋白尿是非选择性的,包括白蛋白和其他血清蛋白混合物,而儿童多为选择性蛋白尿,微小病变多见,尿中含有大量的白蛋白。

一些炎症性肾小球疾病的患者出现脓尿,即尿中有大量的白细胞,如急性感染后肾小球肾炎或者 MPGN。后者必须与细菌感染造成的脓尿鉴别。

2.临床综合征　不同形式的肾小球损伤,可归纳为几个临床综合征(表 15-2)。这些临床综合征并不是互相排斥的。急性肾炎综合征表现为蛋白尿 1～2g/24h,有红细胞管型的血尿、脓尿、高血压、水肿和血肌酐升高。如果肾小球炎症发展缓慢,血肌酐升高的速度也相对较慢。但是如果血肌酐几天内迅速升高,急性肾炎也被称为快速进展性肾小球肾炎(RPGN),病理学上称为新月体性肾小球肾炎。急性肺炎-肾炎综合征(goodpasture syndrome)是有肺出血表现的 RPGN。抗中性粒细胞质抗体(ANCA)相关小血管炎、红斑狼疮或者冷球蛋白血症经常被诊断为肺-肾综合征。肾病综合征表现为大量蛋白尿(尿蛋白>3.0g/24h)、高血压、高血脂、低蛋白血症、水肿以及镜下血尿。如果出现没有临床症状的大量蛋白尿,这种情况被称为肾病范围的蛋白尿。这些病人的肾小球滤过率(GFR)通常是正常的,很少偏高,但随着持续性的高滤过和肾单位减少,GFR 会下降。基底膜综合征患者有先天性基底膜异常(如 Alport 综合征),或者是对基底膜 IV 型胶原产生自身免疫反应(Goodpasture 综合征),多表现为镜下血尿、肾功能减退,很少有大量蛋白尿和高血压。肾小球-血管综合征因为血管损伤引起血尿和少量的蛋白尿。可以表现为血管炎、血栓性微血管病、抗凝脂抗体综合征;或者更常见的系统性疾病,如动脉粥样硬化、胆固醇栓塞、高血压、镰状细胞性贫血等。从世界范围来看,感染性疾病相关综合征还是最常见的。全球范围内,疟疾和血吸虫可能是引起肾小球肾炎最常见的原因,HIV、慢性乙型肝炎病毒和丙型肝炎病毒紧随其后,亚急性细菌性心内膜炎相关肾小球肾炎主要局限于西半球。这些感染性疾病在肾小球毛细血管产生各种炎症反应,临床表现从肾病综合征到急性肾损伤,

表 15-1　白蛋白尿/蛋白尿的尿液分析

	24h 白蛋白ª(mg/24h)	白蛋白ª/肌酐值(mg/g)	试纸测蛋白尿	24h 尿蛋白ᵇ(mg/24h)
正常	8～10	<30	—	<150
微量白蛋白尿	30～300	30～300	-/Trace/1+	—
蛋白尿	>300	>300	Trace-3+	>150

a.白蛋白采用放射免疫法测定;b.白蛋白占尿液排泄总蛋白的 30%～70%

尿检显示为血尿和蛋白尿。

这 6 个综合征可以通过病史、体格检查、血检验、肾超声和尿检诊断。为了明确疾病诊断，还需通过蛋白质血清学相关检查（HIV、丙肝和乙肝病毒）、抗体检测（抗 GBM 抗体、抗磷脂抗体、抗链球菌溶血素 O（ASO）、抗 DNA 酶、抗透明质酸酶、ANCA、抗 DNA、冷球蛋白、抗 HIV、抗乙型肝炎或丙型肝炎抗体）或者补体的检测（补体 C3、C4 的降低）。病史询问和体格检查可以帮助确诊肾疾病是原发于肾（原发性肾小球肾炎）还是继发于系统性疾病（继发性肾小球肾炎）。

面对一个尿检异常、血清肌酐升高的患者，无论有没有水肿和充血性心力衰竭，首先要考虑的是急性

还是慢性肾小球肾炎。这主要依靠详细的病史采集（怀孕或体育保险期间最近的尿液分析和血清肌酐结果，感染的证据，服药或娱乐性用药），通过超声诊断肾大小以及患者临床症状。慢性肾小球疾病的肾体积是偏小的，肾功能快速进展的患者临床表现为疲乏和虚弱，尿毒症时有恶心、呕吐、水肿以及乏力等症状。有肾功能损伤的原发性肾小球肾炎因为发展缓慢可能无明显症状，然而，如无明显肾功能丧失的急性肾小球肾炎可能症状明显。一旦最初的信息收集完，病情稳定、凝血功能正常、希望并能接受治疗的患者均应积极鼓励行肾活检。可通过 B 超引导下的活检枪安全地完成肾活检。

表 15-2 临床肾小球疾病综合征

肾小球综合征	蛋白尿	血尿	血管损伤
急性肾炎综合征			
链球菌感染后肾小球肾炎[a]	1+/2+	2+/3+	—
亚急性细菌性心内膜炎[a]	1+/2+	2+	—
狼疮性肾炎[a]	1+/2+	2+/3+	—
抗肾小球基底膜病[a]	2+	2+/3+	—
IgA 肾病[a]	1+/2+	2+/3+[c]	—
ANCA 小血管炎[a]			
血管炎性肉芽肿（韦格纳）	1+/2+	2+/3+	4+
显微镜下多血管炎	1+/2+	2+/3+	4+
Churg-Strauss 综合征	1+/2+	2+/3+	4+
Henoch-Schönlein 紫癜[a]	1+/2+	2+/3+	4+
冷球蛋白血症[a]	1+/2+	2+/3+	4+
膜增殖性肾小球肾炎[a]	2+	2+/3+	—
系膜增生性肾小球肾炎	1+	1+/2+	—
肺-肾综合征			
Goodpasture 综合征[a]	2+	2+/3+	—
ANCA 小血管炎[a]			
血管炎性肉芽肿（韦格纳）	1+/2+	2+/3+	4+
显微镜下多血管炎	1+/2+	2+/3+	4+
Churg-Strauss 综合征	1+/2+	2+/3+	4+
Henoch-Schönlein 紫癜[a]	1+/2+	2+/3+	4+
冷球蛋白血症[a]	1+/2+	2+/3+	4+
肾病综合征			
微小病变	4+	—	—
局灶节段性肾小球硬化	3+/4+	1+	
膜性肾小球肾炎	4+	1+	
糖尿病肾病	2+/4+	−/+	
AL 和 AA 淀粉样变	3+/4+	1+	1+/2+

续表

肾小球综合征	蛋白尿	血尿	血管损伤
轻链沉积病	3+	1+	—
纤维-免疫触须样肾病	3+/4+	1+	1+
Fabry 病	1+	1+	—
基底膜综合征			
抗肾小球基底膜病	2+	2+/3+	—
Alport 综合征	2+	2+	—
薄基底膜肾病[a]	1+	2+	—
指甲-髌骨综合征	2+/3+	2+	—
肾小球血管综合征			
动脉粥样硬化性肾病	1+	1+	3+
高血压性肾病[b]	1+/2+	1+/2+	2+
胆固醇栓塞	1+/2+	2+	3+
镰状细胞病	1+/2+	2+[c]	3+
肾小球综合征			
血栓性微血管病	2+	2+	3+
抗磷脂综合征	2+	2+	3+
ANCA 小血管炎[a]			
血管炎性肉芽肿(韦格纳)	1+/2+	2+/3+	4+
显微镜下多血管炎	1+/2+	2+/3+	4+
Churg-Strauss 综合征	3+	2+/3+	4+
Henoch-Schönlein 紫癜[a]	1+/2+	2+/3+	4+
冷球蛋白血症[a]	1+/2+	2+/3+	4+
AL 和 AA 淀粉样变	3+/4+	1+	1+/2+
感染性疾病相关综合征			
链球菌感染后肾小球肾炎[a]	1+/2+	2+/3+	—
亚急性细菌性心内膜炎[a]	1+/2+	2+	—
HIV	3+	1+/2+	—
乙型和丙型肝炎	3+	1+/2+	—
梅毒	3+	1+	—
麻风病	3+	1+	—
疟疾	3+	1+/2+	—
血吸虫病	3+	1+/2+	—

a.可表现为快速进展性肾小球肾炎,也称新月体性肾炎;b.可表现为恶性高血压危象,导致严重的小动脉和小的动脉纤维素样坏死,伴微血管性溶血性贫血;c.可表现为肉眼血尿;AA.淀粉样蛋白 A;AL.淀粉样蛋白 L;ANCA.抗中性粒细胞胞质抗体;GBM.肾小球基底膜

肾病理

肾活检可以帮助患者更早明确诊断,并指导临床治疗。活检后进行光镜检查时,苏木精-伊红染色(HE)来评估细胞的种类和数量,过碘酸雪夫反应(PAS)可显示肾小球和肾小管的基底膜以及增生的系膜基质等细胞外基质,六胺银染色在 PAS 基础上使基底膜显色更清楚,刚果红染色可观察到淀粉样物质的沉积,Masson 染色可观察到肾小球硬化和间质纤维化的程度。肾活检还可以通过多种抗体的直接免疫荧光法观察免疫复合物的多少,如 IgG、IgM、IgA 的团块状沉积,IgG、IgA 线性沉积在 GBM,另外还有补体 C3、

C4 及其他特殊抗体的检测。高分辨率的电镜可以观察到沉积物的性质和基底膜的状态。

肾活检需要对每个部位进行评估，光镜至少应含 10 个肾小球（理想肾小球数是 20 个），否则不易判断肾小球病变的严重性。如<50% 肾小球病变为局灶性，>50% 为弥漫性。每一个肾小球的病变程度小于毛细血管袢 50% 为节段性，>50% 为球性。肾小球细胞数增加称为增殖。当细胞在毛细血管袢内增殖，称为内皮细胞增殖；当细胞增殖延伸至鲍曼囊，称为毛细血管外增殖。肾小球损伤时，上皮细胞黏附于鲍曼囊形成粘连。新月体在某种意义上可以说是粘连的扩展，囊内成纤维细胞增生；肾小球毛细血管袢和系膜的无细胞性增殖，而以无定型蛋白质沉积，形成肾小球硬化。年龄相关的肾小球硬化在成人中较常见，通常认为正常失用小球比例为患者年龄的一半减十的百分数。免疫荧光和电镜可以观察肾小球上皮下、内皮下的免疫复合物沉积部位和特点，以及基底膜是否增厚及断裂。除肾小球和小管外，累及其周围的血管可出现血管病、血管炎、纤维化以及血栓等病变。正常小管是紧挨着的，当间质水肿时，小管与小管分离，间质纤维化导致胶原沉积。间质纤维化是进展性不可逆性肾衰竭的前奏。

急性肾炎综合征

急性肾炎综合征，临床上主要表现为高血压、血尿、红细胞管型、脓尿和轻微蛋白尿。肾小球过度炎症损害导致 GFR 下降，最后产生尿毒症症状，伴有水钠潴留，导致水肿和高血压。

链球菌感染后肾小球肾炎

链球菌感染后肾小球肾炎是典型的急性毛细血管内增生性肾小球肾炎，该病发病率在发达国家逐年减少且呈散发性。但在不发达国家，该病仍威胁着 2～14 岁的儿童；在发达国家，多发生在老年人，特别是体质差的老年人。男性多发，家族性或同居者发病率高达 40%。皮肤或口腔 M 型链球菌（致肾炎菌株）感染先于肾炎发生，M 型 47、49、55、2、60 和 57 在皮肤感染后 2～6 周的脓疱病和 M 型 1、2、4、3、25、49 和 12 链球菌性咽炎后的 1～3 周，均可诱发链球菌感染后肾小球肾炎。

肾活检证明肾小球系膜细胞和内皮细胞增生，中性粒细胞浸润，IgG、IgM、C3、C4 和 C5b-9 在内皮下颗粒状沉积，上皮下致密物沉积（驼峰状沉积）（参见第 4 章图 4-6）（见示意图 15-3）。链球菌感染后肾小球肾炎是一个免疫介导的疾病，参与因素包括已得到公认的链球菌介导抗原、循环免疫复合物及与细胞介导的损

伤相关的补体激活。许多候选抗原多年前即被提出，来源于致肾炎链球菌可能是一种被称为链球菌致热外毒素 B（SPEB）的阳离子半胱氨酸蛋白酶，它是由发酵酶前体（zSPEB）和肾炎相关的纤溶酶受体 NAPlr 水解而来。这两种抗原对纤溶酶都有生物化学亲和力，形成复合物，激活补体的替代途径。致肾炎抗原 SPEB 已经在活检中被证实在上皮细胞下"驼峰状"电子致密物沉积。

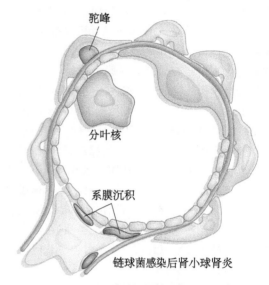

图 15-3　肾小球示意图 1

典型症状包括血尿、脓尿、红细胞管型、水肿、高血压和少尿性肾衰竭，严重时可发展为 RPGN。50% 患者出现头痛、萎靡、食欲缺乏、侧腹痛（因为肿胀的肾包膜），5% 儿童和 20% 成人有肾病范围蛋白尿。在出现症状的第 1 周，90% 患者总补体活性（CH50）、C3 下降，C4 正常。30% ～ 40% 患者类风湿因子阳性，60% ～70% 有冷球蛋白和循环免疫复合物沉积，10% 抗过氧化物酶抗体阳性。培养出溶血性链球菌（10% ～70%）并不能诊断为急性链球菌感染后肾小球肾炎，但是 ASO（30%）、抗 DNA 酶增加（70%）和抗透明质酸酶（40%）滴度增加可以帮助确诊。因此，感染后肾小球肾炎很少需要靠肾活检诊断。亚临床疾病发病率常常是临床确诊病例的 4～5 倍，仅表现为无症状的镜下血尿和补体 C3 减少。

支持治疗为主，控制血压和水肿，必要时透析。链球菌感染患者以及同居者均需要抗生素治疗。即使有新月体的患者，免疫抑制治疗也是无用的。即使重复链球菌感染，复发性链球菌感染后肾小球肾炎也是罕见的。早期死亡在儿童患者很少见，在老年人可能发生。总体来说预后较好，造成永久性肾衰竭的可能性较少，儿童中<1%。大部分儿童患者在感染 3～6 周

后蛋白尿和血尿缓解,但是3%～10%儿童患者有持续性镜下血尿、非肾病范围蛋白尿或高血压。老年人预后较差,氮质血症高达60%、肾病范围蛋白尿和终末期肾病的发生率很高。

亚急性细菌性心内膜炎

心内膜炎相关肾小球肾炎是亚急性细菌性心内膜炎的一个典型并发症,特别是在长时间未治疗、血培养阴性或右侧心内膜炎的患者。肾小球肾炎在急性细菌性心内膜炎中不常见,因为发展到免疫复合物介导的损伤需要10～14d,在这段时间患者已经得到治疗,通常是紧急外科手术。大体上,亚急性细菌性心内膜炎中的肾有呈"蚤咬"样外观的包膜下出血,肾活检光镜下可见围绕坏死部位的局灶增生,伴有大量系膜区、内皮下和上皮下IgG、IgM及C3免疫沉积。临床上表现为快速进展性肾小球肾炎(RPGN)的患者有新月体。血栓性梗死或脓点也可能存在。发病关键机制是循环免疫复合物在肾沉积并激活补体。患者表现为肉眼或镜下血尿、轻微蛋白尿,较少表现为肾功能迅速下降的快速进展性肾小球肾炎。经常存在正常红细胞性贫血、血沉升高、低补体血症、高滴度的类风湿因子、Ⅲ型冷球蛋白和循环免疫复合物。诊断时血清肌酐水平可能升高,但在现代治疗后很少进展到慢性肾衰竭。主要治疗是使用4～6周抗生素根治感染病灶,如果治疗及时,肾预后良好。有时ANCA相关性血管炎会伴随亚急性细菌性心内膜炎或易将二者混淆,应予以排除,因为治疗方案是不同的。

因为血液中持续细菌感染的变异,肾小球肾炎可能存在于以下患者:室房和脑室-腹腔分流术,肺、腹内、盆腔或皮肤感染及人工血管感染。这些情况临床表现多变,包括蛋白尿、镜下血尿和急性肾衰竭。血培养通常阳性,血清补体水平降低,可能有C反应蛋白、类风湿因子、抗核抗体和冷球蛋白升高。肾病变包括膜增殖性肾小球肾炎(MPGN)、弥漫增殖性肾小球肾炎(DPGN)或系膜增殖性肾小球肾炎,有时导致快速进展性肾小球肾炎。治疗的焦点是根除感染,如果有心内膜炎,绝大多数患者需要治疗。

狼疮性肾炎

狼疮性肾炎是系统性红斑狼疮的一个常见和严重的并发症,在非洲裔美国成年女性中尤为严重。30%～50%的患者在诊断时有肾病的临床表现,60%成人和80%儿童在疾病过程中的某个时间点出现肾异常。狼疮性肾炎由循环免疫复合物的沉积引起,它们激活补体级联,导致补体介导的损伤、粒细胞浸润、促凝血因子激活及各种细胞因子释放。肾小球内核抗原结合后的原位免疫复合物形成,特别是坏死性核小

体也在肾损伤中起作用。在少数患者抗磷脂抗体的存在也可以触发血栓性微血管病。

狼疮性肾炎的临床表现、病程及治疗与肾病理紧密相关。肾病最常见的表现是蛋白尿,但血尿、高血压、不同程度的肾衰竭及活动性有红细胞管型的尿沉渣也会出现。尽管在尿检没有异常时肾活检病理上也可能有明显病变,但多数肾病学家只有在确定尿检异常时才进行肾活检。狼疮的肾外表现在明确系统性红斑狼疮的诊断上很重要,血清学异常在狼疮性肾炎很常见,但不能用于确诊。固定补体的抗双链DNA抗体和肾疾病相关性很好。低补体血症在急性狼疮性肾炎很常见(70%～90%),下降的补体水平可能预示着狼疮活动。尽管一些狼疮性肾炎的尿液标志物被用于辅助预测肾发作,肾活检仍然是确定狼疮性肾炎形态学变化唯一可靠的方法。

世界卫生组织(WHO)工作组在1974年首次描述了一些不同模式的狼疮相关性肾小球损伤。在2004年国际肾病协会联合肾病理协会再次修改了分类。最新版本(表15-3)定义临床病理联系,提供有价值的预后信息,构成现代治疗推荐的基础。Ⅰ型狼疮在任何技术或光镜下表现正常,免疫荧光或电镜下可见少量系膜区沉积。Ⅱ型狼疮肾炎有系膜区免疫复合物和系膜增殖。典型的,Ⅰ型和Ⅱ型狼疮肾炎与肾轻微病变和正常的肾功能相关;肾病综合征很罕见。肾损伤局限于系膜的患者预后良好,通常他们的狼疮性肾炎不需要治疗。

表15-3 狼疮性肾炎的分类

Ⅰ型	轻微病变	组织学正常,伴系膜沉积
Ⅱ型	系膜增殖	系膜区细胞增多,系膜基质增生
Ⅲ型	局灶肾炎	局灶毛细血管内±毛细血管外增殖,伴局灶内皮下免疫沉积和轻微系膜扩张
Ⅳ型	弥漫肾炎	弥漫毛细血管内±毛细血管外增殖,伴弥漫内皮下免疫沉积和系膜改变
Ⅴ型	膜性肾炎	基底膜增厚伴弥漫上皮下免疫沉积;可与Ⅲ型或Ⅳ型同时存在,称为混合性膜性和增殖性肾炎
Ⅵ型	硬化性肾炎	几乎所有肾小球毛细血管的球性硬化

修订自2004年国际肾病协会-肾病理协会研究组分类

因为Ⅲ型到Ⅴ型狼疮性肾炎中可见显著增殖性病变,患者表现为急性肾炎综合征。Ⅲ型描述为局灶性增殖或硬化性病变,通常只有一个肾小球节段参与(参见第4章图4-12)。Ⅲ型病变病程最多变。高血压、活动性尿沉渣改变和蛋白尿很常见,25%～33%患者有肾病范围蛋白尿。25%患者可有血清肌酐增高。仅累及少数肾小球且轻度增殖的患者对激素单独治疗反应良好,5年内少于5%患者进展到肾衰竭。严重增殖和

累及广泛肾小球的患者预后相对更差,缓解率更低。这些患者的治疗和Ⅳ型病变一样。多数肾病学家认为Ⅲ型病变仅仅是Ⅳ型病变的早期表现。也有学者认为严重的Ⅲ型病变是独立病理学改变,也需要积极治疗。Ⅳ型描述为累及广泛肾小球的球性、弥漫性增殖性病变。Ⅳ型病变患者通常有高滴度抗 DNA 抗体、血清补体降低、血尿、红细胞管型、蛋白尿、高血压及肾功能下降;50%患者有肾病范围蛋白尿。活检有新月体患者常常有肾功能快速下降(参见第 4 章图 4-12)。如果治疗不及时,这种严重肾病变预后是最差的。但是,如果接受治疗后缓解(肾功能接近正常,每日蛋白尿≤330mg/dl),肾预后很好。现在的证据指出使用大剂量激素注射加环磷酰胺(CTX)或吗替麦考酚酯(MMF)2~6 个月诱导缓解,继以小剂量激素和 MMF 维持治疗,这种方案可以最大程度上平衡缓解成功率和治疗不良反应。使用高剂量甲泼尼松龙时选择静脉给药还是口服?在环磷酰胺治疗时选择每月静脉还是每日口服?以及使用其他免疫抑制剂(如环孢素、他克莫司、利妥昔单抗或硫唑嘌呤)这些问题尚没有一致意见。对于那些没有保存精子或卵子的育龄期患者,肾病学家还是倾向于避免在长时间使用环磷酰胺。

Ⅴ型病变描述为上皮下免疫沉积,形成膜性肾病表现;Ⅴ型病变的一个亚类与增殖性病变相关,因而被称为混合型和增殖性疾病(参见第 4 章图 4-11)——这类病变治疗类似Ⅳ型肾炎。60%患者表现为肾病综合征或较少量蛋白尿。狼疮性肾炎Ⅴ型患者和原发性膜性肾病患者类似,易发生肾静脉血栓和其他血栓性并发症。少数Ⅴ型患者将出现高血压和肾功能不全。Ⅴ型病变患者的临床过程、预后及适宜治疗的数据存在争议,这源于Ⅴ型狼疮性肾病患者自身的异质性。激素联合其他免疫抑制剂可能使严重肾病综合征、血清肌酐升高和进展性病程的患者获益。肾素-血管紧张素系统抑制剂治疗也减轻蛋白尿。在多达 20%狼疮性肾炎中抗磷脂抗体的存在可能引起肾小球微血栓和使病程复杂化。即使给予抗凝治疗肾预后也很差。

具有以上任何一种类型病变的患者也可能转化为其他类型,因此患者经常需要重新评估,包括重复肾活检。Ⅵ型狼疮性肾炎患者有超过 90%肾小球硬化,并伴有间质纤维化,即终末期肾病。作为一组,有约 20%狼疮性肾炎患者将最终发展到终末期肾病,需要透析或移植。一旦肾衰竭,系统性红斑狼疮倾向于停止活动,可能是因为尿毒症免疫抑制作用。狼疮患者肾衰竭后进行肾移植,通常在狼疮不活动后 6 个月,移植物生存率和其他原因移植的患者相仿。

抗肾小球基底膜病

因肾小球基底膜抗原而产生自身抗体的患者常发展为肾小球肾炎,这被称为抗肾小球基底膜病。当他们同时有肺出血和肾小球肾炎时,称为肺出血-肾炎综合征,即 Goodpasture 综合征。这种自身免疫性疾病的靶抗原位点在Ⅳ型胶原 α_3 链 NC1 区的四级结构。MHC 限制的 T 细胞启动自身抗体反应,因为人类不能耐受这种四级结构形成的表位。正常情况下这种表位掩盖于Ⅳ型胶原六聚体中,在暴露于感染、吸烟、氧化剂或某些有机溶剂情况下该表位可能暴露出来而致病。Goodpasture 综合征出现于两个年龄组:20 多岁的年轻男性和六七十岁的男性及女性。年轻组患病通常是爆发性的,表现为咯血、血红蛋白突然降低、发热、呼吸困难和血尿。咯血一般局限在吸烟者中,表现为肺出血老年患者可伴有长期的无症状性肾损伤;少尿则常预示着极差的临床预后。Goodpasture 患者尽早行肾活检以明确诊断和评估预后是十分必要的。典型的病理表现为肾小球局灶或节段性坏死,随之而来的是细胞增殖引起毛细血管袢破坏,最终导致鲍曼囊内新月体形成(参见第 4 章图 4-14)。病变进展时可伴随间质性肾炎、纤维化和小管萎缩。

免疫荧光检查可见荧光标记的抗 GBM 的 IgG(罕见 IgA)抗体和补体呈"线样"沉积在肾小球基底膜上。在检测血清抗肾小球基底膜抗体时,尤其要注意将Ⅳ型胶原 α_3 链 NC1 区单独作为靶点。类癌综合征患者也查到 α_1 链 NC1 区,但其是非肾来源的,因此用整个基底膜片段作为筛查位点可能难以鉴别。10%~15% Goodpasture 综合征患者血清中也可检测到抗髓过氧化物酶(MPO)的 ANCA 抗体。这部分患者存在血管炎相关的变异,及时治疗后预后极佳。出现以下情况往往提示预后较差:肾活检有>50%的新月体和严重纤维化,血清肌酐为 442~530μmol/L,少尿或需要急诊透析。即使积极治疗,多数这类患者对血浆置换和激素无反应。但严重肾衰竭和咯血的患者仍然应当积极给予治疗,因为血浆置换可能对控制肺出血有效并可能因此挽救生命。一般情况下,较轻的患者在最初 2 周接受 8~10 次血浆置换及口服泼尼松和环磷酰胺治疗即可见效。可以考虑行肾移植,但因为存在复发的风险,根据经验建议等待 6 个月直至抗体消失。

IgA 肾病

Berger 最早描述了现在被称为 IgA 肾病的肾小球肾炎。典型表现为间断血尿和系膜区 IgA 沉积。在世界范围内 IgA 肾病是最常见的肾小球肾炎之一。男性更易患该病,在 20 岁及 30 多岁可见发病小高峰,罕有家族聚集。IgA 肾病的患病率有地理学上的差异,在亚洲及环太平洋地区为 30%,在南欧为 20%,在北欧和北美则低很多。最初以为这种差异性部分是因为地理差异,但随着肾病临床诊断标准逐渐趋于一致,该病的患病率的差异更倾向于反映不同种族和人种之间的真实差异。

IgA 肾病主要是一个散发的疾病,因为对它的易感性并没有多少遗传学因素,而更依赖于地理和"奠基者效应"的存在。家族性 IgA 肾病更常见于意大利北部和东肯塔基。目前尚未发现 IgA 肾病的单个致病基因。临床和实验室证据证实 Henoch-Schönlein 紫癜和 IgA 肾病关系密切。Henoch-Schönlein 紫癜和 IgA 肾病在临床上主要依赖全身性症状区分,即更小的年龄(<20 岁)、是否有前驱感染和腹部不适等。在许多系统性疾病中也可以发现肾小球系膜区 IgA 沉积,包括慢性肝病、Crohn 病、胃肠道腺癌、慢性支气管扩张、原发性间质性肺炎、疱疹样皮炎、蕈样真菌病、麻风病、强直性脊柱炎、复发性多软骨炎和 Sjögren 综合征。在这些疾病中 IgA 沉积通常并不和临床上明显的肾炎症或肾功能异常相关,因此不能称 IgA 肾病。

IgA 肾病是一个免疫复合物介导的肾小球肾炎,定义为弥漫系膜区 IgA 沉积,常常和系膜区细胞过多相关(图 15-4)。IgM、IgG、C3 或免疫球蛋白轻链可能和 IgA 分布区域一致。沉积在系膜区的 IgA 典型地是多聚体 IgA1 亚型,病理意义尚不清楚。IgA 肾病中的一些异常现象已有所描述,如浆细胞产生的 IgA,特别是分泌类 IgA;IgA 主要依靠肝清除;系膜 IgA 的清除和 IgA 受体的异常;生长因子和细胞因子介导的事件。但现在,IgA 铰链区的 O-糖基化异常似乎是散发性 IgA 肾病发病机制的最好解释。尽管 20%~50% 患者血清 IgA 水平升高,15%~55% 患者皮肤活检有 IgA 沉积,或者分泌型 IgA 和 IgA-纤连蛋白复合体水平升高,要明确诊断仍然需要肾活检。虽然在合适的临床背景下通过肾活检观察 IgA 的免疫荧光模式来定义 IgA 肾病,但光镜下已可见不同的组织病变(参见第 4 章图 4-8),包括弥漫增殖性肾小球肾炎、节段硬化及少见的节段坏死伴细胞性新月体形成,后者常见于快速进展性肾小球肾炎。

IgA 肾病最常见的两个表现分别是上呼吸道感染期间或紧随其后的反复发作性的肉眼血尿或持续性无症状镜下血尿,常伴有蛋白尿。但肾病范围的蛋白尿不常见。蛋白尿也可能出现在病程晚期。患者很少表现为急性肾衰竭和肾病的快速进展。对多数患者来讲 IgA 肾病是一个良性疾病,5%~30% 的患者可能完全缓解;另有很多患者虽有血尿表现但长期保持肾功能良好。少数患者为进展性疾病,但进展缓慢,在 20~25 年仅有 25%~30% 患者可见肾衰竭。这一风险在人群中变化很大。综合分析,有以下危险因素可以解释肾功能丢失<50% 的原因,即存在高血压或蛋白尿、发作性肉眼血尿、男性、年龄、初发年龄和肾病理提示广泛的肾小球硬化或间质纤维化。一些大样本人群分析发现蛋白尿持续 6 个月或更长时间很有可能预示着肾预后较差。

没有最佳治疗共识。无论是涵盖多种肾小球疾病谱的大型研究还是仅研究 IgA 肾病的小型研究均提示血管紧张素转化酶抑制剂可以使表现为蛋白尿或肾功能下降的患者获益。一些小型的研究提示扁桃体切除术、激素治疗和鱼油对一些 IgA 肾病患者有效。当表现为快速进展性肾小球肾炎时,患者通常接受激素、细胞毒药物和血浆置换。

ANCA 小血管炎

一组有小血管炎(微小动脉、毛细血管和微小静脉;罕见小动脉)和肾小球肾炎的患者有血清 ANCA;这种抗体分两种类型,抗蛋白酶 3(PR3)和抗髓过氧化物酶(MPO);实验中 Lamp-2 抗体也被报道有致病性。ANCA 在 T 细胞辅助下产生,激活粒细胞和单核细胞,它们一起损伤小血管壁。内皮损伤也吸引更多的粒细胞,扩大炎症。肉芽肿性血管炎(韦格纳)、显微镜下多血管炎和 Churg-Strauss 综合征属于这组疾病,因为它们是 ANCA 阳性,表现为寡免疫肾小球肾炎,很少免疫复合物沉积在小血管和肾小球毛细血管壁上。有以上三种疾病任何一种的患者可能有上述血清学抗体的任意组合,但抗 PR3 抗体更常见于肉芽肿性血管炎(韦格纳),MPO 抗体更常见于显微镜下多血管炎或 Churg-Strauss 综合征。每种疾病有一些独特的临床特点,多数特点不能预测复发或进展,作为一组疾病它们以同样的方法治疗。因为不治疗死亡率高,几乎所有患者都应接受紧急治疗。诱导治疗通常包括血浆置换、甲泼尼松

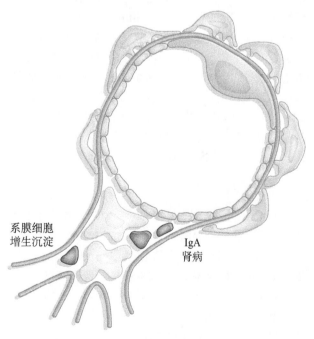

系膜细胞增生沉淀

IgA 肾病

图 15-4 肾小球示意图 2

龙和环磷酰胺的一些联合。这种情况下血浆置换的益处不确定。与每日口服环磷酰胺相比,每月环磷酰胺冲击对 ANCA 相关性血管炎诱导缓解率类似,但累积不良反应更小,但可能与复发增加有关。在急性炎症消失后应快速减少激素用量,可给予为期 1 年的维持量环磷酰胺或硫唑嘌呤治疗以减少复发。

1.肉芽肿性血管炎(韦格纳)　患此病者典型表现为发热、脓性鼻漏、鼻溃疡、鼻窦痛、多关节痛、关节炎、咳嗽、咯血、呼吸急促、镜下血尿和 0.5～1.0g/24 h 的蛋白尿;偶尔会有皮肤紫癜和多神经炎。受累部位不包括肾的称之为局限性血管炎性肉芽肿(韦格纳),但这类患者以后会表现出肾损伤。胸部 X 线常常有结节和慢性浸润,有时可见空洞。组织活检提示小血管炎和周围的非干酪样肉芽肿。疾病活动期间肾活检证实为免疫复合物阴性的节段坏死性肾小球肾炎(参见第 4 章图 4-13)。血管炎性肉芽肿(韦格纳)病因不明。病例对照研究提示暴露于二氧化硅粉尘环境增高罹患该病的风险。α₁ 抗胰蛋白酶是 PR3 的抑制剂,因此该酶缺陷的患者更易罹患此病。较其他 ANCA 相关性血管炎,血管炎性肉芽肿(韦格纳)更易在缓解后病情再次复发,因此需要密切随访观察。

2.显微镜下多血管炎　这些患者在临床上与血管炎性肉芽肿(韦格纳)存在某些方面的相似性,只是少有明显的肺病或破坏性鼻窦炎。鉴别依赖肾活检,显微镜下多血管炎中的血管炎性病变缺少肉芽肿。一些患者也伴有局限于毛细血管和小静脉的损伤。

3.Churg-Strauss 综合征　当小血管炎和外周嗜酸粒细胞增多、皮肤紫癜、单神经炎、哮喘和过敏性鼻炎相关时,要考虑 Churg-Strauss 综合征的诊断。有时过敏状态中可出现高丙种球蛋白血症、血清 IgE 水平升高或类风湿因子阳性。肺部炎症表现为短期咳嗽和肺部浸润,先于系统性表现数年,也很少有患者不合并肺部异常而发病。1/3 的患者可能有嗜酸粒细胞相关的渗出性胸腔积液。肾活检可能同时见到小血管炎和局灶节段坏死性肾小球肾炎,但无嗜酸性粒细胞或肉芽肿。Churg-Strauss 综合征的病因是自身免疫,但始动因素尚不清楚。值得注意的是,一些接受白三烯受体拮抗剂治疗的哮喘患者会发生这种血管炎。

膜增生性肾小球肾炎

膜增生性肾小球肾炎(MPGN)有时也叫作系膜毛细血管性肾小球肾炎或分叶性肾小球肾炎。它是免疫介导的肾小球肾炎,表现为肾小球基底膜增厚并伴有系膜增殖性改变;70% 患者有低补体血症。MPGN 在非洲裔美国人很罕见,原发性疾病通常发病于儿童或年轻成人。MPGN 在病理上分为三型,Ⅰ型、Ⅱ型和Ⅲ型。Ⅰ型 MPGN 通常和持续的丙型肝炎病毒感染,

如狼疮或冷球蛋白血症之类的自身免疫性疾病或肿瘤疾病相关(表 15-4)。Ⅱ型和Ⅲ型 MPGN 通常是特发性的,除了补体因子 H 缺陷患者,C3 肾炎因子存在和(或)部分脂肪代谢障碍导致Ⅱ型疾病,Ⅲ型疾病中的补体受体缺陷。

Ⅰ型 MPGN 是三型中增殖最多的,肾活检表现为系膜增殖和分叶状,系膜插入到毛细血管基底膜和内皮细胞之间,导致双层结构,有时被称为双轨征(参见第 4 章图 4-9)。(图 15-5)典型者可见 C3 在内皮下沉积和低 C3 血症,但 50% 患者 C3 水平正常,偶有系膜间沉积。血清 C3 低和含有带状致密物沉积和 C3 的肾小球基底膜增厚是Ⅱ型 MPGN 的典型表现,有时也成为致密物沉积病(参见第 4 章图 4-10)。经典地,肾小球呈分叶状外观;电子致密物很少沉积于系膜区,一般也不会沉积于内皮下。Ⅲ型 MPGN 增殖少于其他两型,常是局灶的;系膜插入罕见,上皮下沉积可能沿着增宽的肾小球基底膜节段,表现为分层和断裂。

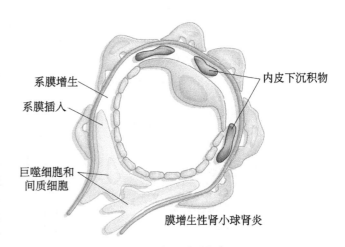

图 15-5　肾小球示意图 3

Ⅰ型 MPGN 病因是循环免疫复合物沉积在肾小球或免疫复合物在肾小球上原位形成抗原表位。Ⅱ型和Ⅲ型 MPGN 可能和"肾病因子"相关,它是稳定 C3 转化酶的自身抗体,允许激活血清 C3。MPGN 患者表现为蛋白尿、血尿和脓尿(30%),全身性疲劳和不适在Ⅰ型 MPGN 儿童最常见,在多达 25% 的患者表现为急性肾炎伴 RPGN 和肾功能快速恶化。常见血清 C3 水平减低。50% MPGN 患者在诊断后 10 年内发展为终末期肾病,90% 在 20 年后有肾功能不全。肾病综合征、高血压和肾功能不全都提示预后不佳。在患者表现为蛋白尿时,应谨慎选择肾素-血管紧张素系统抑制剂。尚无确切证据证实双嘧达莫、华法林或环磷酰胺治疗的有效性。如某些研究报道了血浆置换和其他免疫抑制药物治疗 MPGN 的有效性类似,也有一些证据认为激素治疗原发性 MPGN 是有效的。治疗相关的

感染、自身免疫性疾病或肿瘤对控制继发性 MPGN 的益处已经证实。在治疗感染方面,需要特别提的一点是,重组干扰素和利巴韦林可以有效减轻病毒负荷。尽管任何原发性肾小球疾病随着病程的进展均可能再次发生在移植肾上,但 MPGN 不仅仅在组织学上,在临床上同样始终让患者处于病情再发及移植肾失用的风险之中。

表 15-4　膜增生性肾小球肾炎

分型	表现
Ⅰ型(最常见)	原发性
	亚急性细菌性心内膜炎
	系统性红斑狼疮
	丙型肝炎病毒±冷球蛋白血症
	混合性冷球蛋白血症
	乙型肝炎病毒
	肿瘤:肺、乳腺和卵巢(生殖细胞)
Ⅱ型(致密物沉积病)	原发性
	C3 肾炎因子相关
	部分脂肪代谢障碍
Ⅲ型	原发性
	补体受体缺陷

系膜增生性肾小球肾炎

系膜增生性肾小球肾炎特点是系膜区扩张,部分情况下与系膜区细胞增殖过多有关;有薄的、单层波状起伏的毛细血管壁;此外系膜区有免疫复合物沉积。临床上,表现为不同程度的蛋白尿,也常有血尿。系膜增生性病变也可见于 IgA 肾病、恶性疟疾、感染后肾小球肾炎恢复期及Ⅱ型狼疮性肾炎,这些疾病都有相似的组织学表现。在排除这些继发因素后,可做出原发性系膜增生性肾小球肾炎的诊断,其比例低于肾活检总数的 15%。作为 IgM、C1q 和 C3 沉积引起的免疫介导的肾损伤,临床过程多变。孤立性血尿患者往往预后良好,而部分重度蛋白尿患者会进展到肾衰竭。该病在治疗上几乎无共识,但一些临床研究提示肾素-血管紧张素系统抑制剂、激素治疗甚至细胞毒性药物可能使患者获益。

肾病综合征

肾病综合征经典的表现是大量蛋白尿、血尿少见、低白蛋白血症、高脂血症、水肿和高血压。如果误诊或未治疗,这些综合征将进行性地损害大量的肾小球,引起肾小球滤过率(GFR)下降,导致肾衰竭。不同原因肾病综合征的治疗将在随后的章节中提到。高脂血症通常会增加心血管风险,因此肾病综合征引起的高脂血症均应当给予降脂治疗。适当使用利尿药可以控制因水钠潴留导致的水肿,但应当同时避免血容量不足。继发于肾病综合征相关高凝状态的静脉并发症可以使用抗凝药治疗。不同血清结合蛋白如甲状腺结合球蛋白的丢失导致功能性改变。最后,蛋白尿本身被认为是肾毒性的,使用肾素-血管紧张素系统抑制药治疗能降低尿蛋白排泄。

微小病变

微小病变(MCD)有时也被称为无病变性肾病,占儿童肾病综合征的 70%～90%,仅占成人肾病综合征 10%～15%。微小病变通常是一种原发性肾小球疾病,但也可能和其他一些情况相关,包括霍奇金病、变态反应或使用非甾体类抗炎药;非甾体类药物使用的病例常伴随有明显的间质性肾炎。微小病变肾活检在光镜下没有明显肾小球病变,或偶有少量系膜区 IgM 沉积(参见第 4 章图 4-1)。(图 15-6)但电镜下始终可见支撑上皮足细胞的足突融合,伴随裂孔膜减弱。病变机制尚不清楚。多数认为存在一种循环细胞因子,也许和 T 细胞反应有关,因为其可改变毛细血管电荷和足细胞完整性。与细胞因子相关免疫损伤的证据是详细的,如前驱过敏反应、病毒感染时细胞免疫的改变和激素使用的高缓解率都提示了这一点。

微小病变临床表现为突发水肿和伴无细胞性尿沉渣的肾病综合征。报道的平均尿蛋白排泄是 10g/24h,伴严重低白蛋白血症。其他较少出现的临床表现包括高血压(在儿童 30%,成人 50%)、镜下血尿(在儿

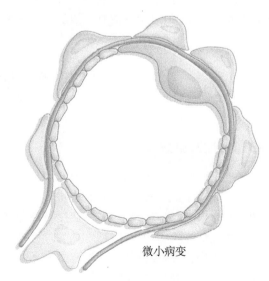

微小病变

图 15-6　肾小球示意图 4

童 20%，成人 33%）、特应性或过敏反应（在儿童 20%，成人 30%）及肾功能下降（在儿童<5%，成人 30%）。成人急性肾损伤多见于低血清清蛋白和肾水肿（ne-phrosarca）的患者，其对静脉使用人血白蛋白和利尿药反应好。这必须与继发于低血容量的急性肾衰竭相鉴别。急性肾小管坏死和间质性炎症也有报道。在儿童，蛋白尿主要含有白蛋白和少量高分子蛋白，有时也叫选择性蛋白尿。尽管高达 30% 儿童能自发缓解，目前所有儿童都使用激素治疗；这种情况下只有对激素没反应的儿童才进行活检。主要有效者指单一疗程泼尼松治疗后完全缓解（尿蛋白<0.2g/24h）的患者；激素依赖型患者在激素减量时复发。频繁复发者在 6 个月内激素减量时有两次或更多复发，激素抵抗者对激素治疗无反应。成人在治疗 4 个月后出现复发才考虑激素抵抗。90%～95% 的儿童可在 8 周后获完全缓解，80%～85% 成人得到完全缓解，但需要更长时间，20～24 周。激素抵抗患者通过重复肾活检可能会发现局灶节段性肾小球硬化（FSGS）。有人假设如果首次肾活检没有取到更深的皮髓质肾小球样本，可能错过 FSGS 的早期诊断。

在首次缓解后 70%～75% 儿童存在复发，早期复发意味着以后多次复发。复发频率在青春期后下降，但在所有组激素快速减量导致复发风险增加。成人复发较少见，但对随后的治疗会更多抵抗。泼尼松用于一线治疗，每日或隔日使用。对于那些频繁复发和激素依赖或抵抗患者可考虑合用其他免疫抑制药物如环磷酰胺、苯丁酸氮芥和吗替麦考酚酯。环孢素能诱导缓解，但撤药时易复发。当急性肾衰竭或激素抵抗存在时成人患者的长期预后不乐观。

局灶节段性肾小球硬化

局灶节段性肾小球硬化（FSGS）是指肾损伤的一种模式，特点是只有部分肾小球参与的节段性肾小球硬化；FSGS 的主要临床表现为蛋白尿。当 FSGS 继发因素（表 15-5）被排除后，剩下的患者考虑为原发性FSGS。本病的发病率在升高，占成人肾病综合征的近1/3，在非裔美国人中更常见，可能高达 50%。多种因素可能导致 FSGS 发病。可能的机制包括 T 细胞介导的循环通透因子，TGF-β 介导的细胞增殖和基质合成，及基因突变相关的足细胞异常。编码表达在足细胞上载脂蛋白 L1（APOL1）位点的风险多态性，从根本上解释了有或没有 HIV 相关疾病的非裔美国人上 FSGS的发病率增加。FSGS 的病理学改变主要在皮髓质交界处的肾小球（参见第 4 章图 4-2），所以如果肾活检取材于表面组织，病变可能被错过，有时候导致误诊为MCD。除了局灶和节段性硬化，其他病变也被描述，包括毛细血管内细胞过多和严重蛋白尿的细胞型病变；有节段或球性肾小球塌陷和肾功能快速下降的塌陷性肾小球病（参见第 4 章图 4-3）；门部病变（参见第 4 章图 4-4）或肾小球顶端病变（参见第 4 章图 4-5），它们的预后可能更好（图 15-7）。

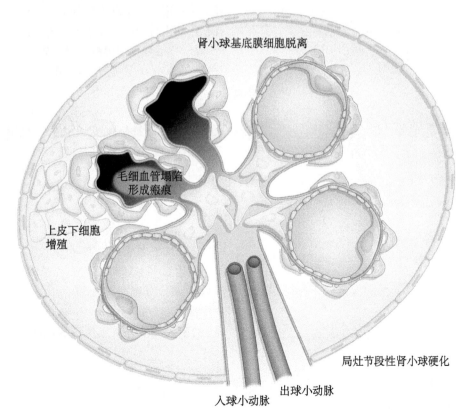

图 15-7　肾小球示意图 5

FSGS 可能表现为血尿、高血压、不同程度蛋白尿或肾功能不全。肾病范围蛋白尿、非裔美国人和肾功能不全与更差的预后相关，在 6～8 年一般患者发展为肾衰竭。FSGS 很少自发缓解，但治疗诱导的缓解能显著改善预后。原发性 FSGS 患者的治疗应当包括肾素-血管紧张素系统抑制药。基于回顾性研究，肾病范围蛋白尿患者可以使用激素治疗，但远期治疗反应性仍远差于 MCD。仅有 20%～45% 的患者在接受 6～9 个月的激素治疗后蛋白尿出现部分缓解。有限的证据建议在激素反应患者使用环孢素可帮助缓解。在停止环孢素治疗后频繁出现复发，环孢素因为其肾毒性本身也可能导致肾功能损伤。其他免疫系统抑制药物的作用尚未证实。原发 FSGS 发展到尿毒症进行肾移植后有 25%～40% 复发，导致这些患者中有 50% 移植肾失用。继发性 FSGS 的典型治疗包括治疗原发病和控制蛋白尿。在继发性 FSGS 中激素或其他免疫抑制剂无效。

表 15-5　局灶节段性肾小球硬化

原发性局灶节段性肾小球硬化

继发性局灶节段性肾小球硬化

　病毒：HIV/乙型肝炎病毒/细小病毒

　高血压性肾病

　反流性肾病

　胆固醇栓塞

　药物：海洛因/镇痛药/氨羟二磷酸二钠

　先天性肾单位减少症伴代偿肥大

　肾发育不全

　Alport 综合征

　镰状细胞病

　淋巴瘤

　放射性肾炎

　家族性足细胞病

　　NPHS1 突变/nephrin

　　NPHS2 突变/podocin

　　TRPC6 突变/阳离子通道

　　ACTN4 突变/actinin

　　α-半乳糖苷酶缺陷/Fabry 病

　　N-乙酰神经氨酸水解酶缺陷/肾唾液酸沉积症

膜性肾小球肾炎

膜性肾小球肾炎（MGN）有时也称为膜性肾病，约占成人肾病综合征30%，在30～50岁男性中有个发病高峰，男女比例为 2∶1。它很少发病于儿童，是老年肾病综合征患者最常见的类型。MGN 患者中 25%～30% 与恶性肿瘤（乳腺、肺、结肠实体瘤）、感染（乙型肝炎病毒、疟疾、血吸虫病）或类风湿性疾病（狼疮或罕见的类风湿关节炎）相关（表 15-6）。

表 15-6　膜性肾小球肾炎

原发/特发性膜性肾小球肾炎

继发性膜性肾小球肾炎

　感染：乙型和丙型肝炎、梅毒、疟疾、血吸虫、麻风病、丝虫病

　肿瘤：乳腺、结肠、肺、胃、肾、食管、神经母细胞瘤

　药物：金、水银、青霉胺、非甾体抗炎药、丙磺舒

　自身免疫病：系统性红斑狼疮、类风湿关节炎、大疱性类天疱疮、重症肌无力、Sjögren 综合征、桥本甲状腺炎

　其他系统性疾病：Fanconi 综合征、镰状细胞贫血、糖尿病、Crohn 病、肉样瘤病、Guillain-Barré 综合征、Weber-Christian 病、血管滤泡淋巴结增生

肾活检光镜可见沿着外周毛细血管袢基底膜均一的增厚（参见第 4 章图 4-7）；这种增厚需要与糖尿病和淀粉样变鉴别。（图 15-8）免疫荧光证实 IgG 和 C3 弥漫性颗粒状沉积，电镜经典表现为上皮下电子致密物沉积。进展性膜性病变的不同期（Ⅰ～Ⅴ）已经被描述，也有学者指出在预测肾病进展上，小管萎缩或间质纤维化程度比肾小球疾病分期更有价值。内皮下沉积或管网状内含物的存在强有力地指出膜性狼疮性肾炎的诊断，这可能早于狼疮的肾外表现。MGN 的一个动物模型 Heyman 肾炎上的工作提示肾小球损伤来自 megalin 受体相关蛋白作为假定抗原的免疫复合物原位形成。人类足细胞上没有发现这个抗原，但据描述人类抗体可对抗足细胞表达的中性肽链内切酶、乙肝/丙肝抗原、幽门螺杆菌抗原和肿瘤抗原。一个新近研究中针对循环中的抗-M 型磷脂酶 A2 受体（PLA2R）的自身抗体可以结合到人足细胞相应受体，产生原发性膜性肾病特征性的原位沉积。其他肾病和继发性膜性肾病看起来没有这样的自身抗体参与。80% MGN 患者表现为肾病综合征和非选择性蛋白尿。多达 50% 患者可见镜下血尿，但少于 IgA 肾病和 FSGS。自发缓解可见于 20%～33% 的患者，但通常在数年肾病综合征后发生，这使得很难做出治疗决定。1/3 的患者持续有复发性肾病综合征，但肾功能维持正常。差不多另 1/3 的患者发展到肾衰竭或死于肾病综合征并发症。男性、老年、高血压和蛋白尿持续存在与更差的预后相关。尽管血栓性并发症是肾病综合征的一个特点，据报道 MGN 中肾静脉血栓、肺栓塞和深静脉血栓的发病率最高。预防性抗凝治疗是有争议

的,但推荐在严重或延长的蛋白尿且没有出血风险的患者使用。

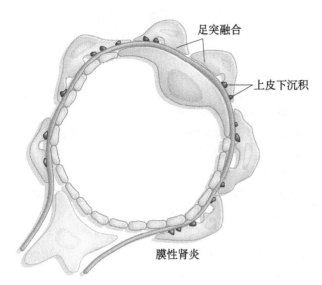

足突融合

上皮下沉积

膜性肾炎

图 15-8 肾小球示意图 6

除了治疗水肿、血脂异常和高血压,推荐抑制肾素-血管紧张素系统。免疫抑制药物治疗也推荐给原发性 MGN 和持续蛋白尿患者(>3.0g/24h)。免疫抑制药物的选择是有争议的,但现在基于小型临床研究的推荐是激素联合环磷酰胺、苯丁酸氮芥、吗替麦考酚酯或环孢素。在复发或对治疗没反应的患者,有个案报道使用利妥昔单抗(一种针对 B 细胞的抗 CD20 抗体)或合成的促肾上腺皮质激素获益。

糖尿病肾病

糖尿病肾病在美国是导致慢性肾衰竭最常见的原因,占接受肾替代治疗患者的 45%,在世界范围内也成为日益显著的难题。糖尿病肾病患者数量急剧增长也反映肥胖、代谢综合征和 2 型糖尿病发病率的增加。1 型或 2 型糖尿病患者近 40% 发展到肾病,但因 2 型糖尿病患病率(90%)较 1 型(10%)更高,糖尿病肾病患者主要是 2 型糖尿病。肾病变在非裔美国人、美洲土著、波利尼西亚人和毛利人群中更常见。发展为糖尿病肾病的危险因素包括高血糖、高血压、血脂异常、吸烟、糖尿病肾病家族史和影响肾素-血管紧张素-醛固酮轴活性的基因多态性。在临床糖尿病出现 1~2 年内,肾出现形态学改变。基底膜增厚是存在糖尿病的敏感提示,但和临床上是否出现明显肾病相关性不强。肾小球基底膜成分改变,特别是构成负电荷滤过屏障的硫酸乙酰肝素丢失。这种改变导致血清滤过到尿液中的蛋白增加,主要是负电荷的白蛋白。细胞外基质积聚导致的系膜区扩张与临床表现相关(参见第 4 章图 4-20 分期)。这种系膜基质扩张与系膜硬化的发展相关。一些患者也有嗜酸性、PAS 阳性的结节,称为结节性肾小球硬化或 Kimmelstiel-Wilson 结节。免疫荧光镜下可见 IgG(线性模式)或补体染色的非特异性沉积,电镜下没有免疫沉积。玻璃样变和高血压性动脉硬化作为最主要的血管改变常见。这与不同程度的慢性肾小球硬化和小管间质改变相关。1 型或 2 型糖尿病患者的肾活检基本不能区分。

这些病理学改变是很多假定因素的结果。多种证据支持在肾结构和功能改变中肾小球毛细血管内压升高(肾小球内高压)的重要作用。原因可能是高血糖对肾系膜和血管平滑肌细胞肌动蛋白细胞骨架的直接作用和心房利钠因子、血管紧张素Ⅱ及胰岛素样生长因子一样。持续肾小球内高压增加基质产生、肾小球基底膜改变(滤过膜屏障损伤,导致蛋白尿)和肾小球硬化。许多因素也被证实可以改变基质产生,包括晚期糖基化终末产物的积聚、包含生长激素在内的循环因子、胰岛素样生长因子-Ⅰ、血管紧张素Ⅱ、结缔组织生长因子、转化生长因子 β 和血脂异常。

在 1 型或 2 型糖尿病患者糖尿病肾病的自然病程相仿。但是,因为 1 型糖尿病患者容易确定发病时间,而 2 型糖尿病患者难以确定发病时间,新诊断为 2 型糖尿病患者可能在糖尿病肾病被发现前就已合并多年其他肾病,将表现为严重的糖尿病肾病。在糖尿病发病时,肾肥大和肾小球高滤过已经存在。肾小球高滤过的程度和随后临床肾病的风险相关。糖尿病患者约有 40% 发展到糖尿病肾病,最早期表现是敏感的放射免疫法测得的白蛋白尿增加(表 15-1)。范围 30~300mg/24h 白蛋白尿被称为微量白蛋白尿。在 1 型或 2 型糖尿病患者,微量白蛋白尿在糖尿病发病 5~10 年后发病。目前推荐 1 型糖尿病患者在诊断 5 年后每年检测微量白蛋白尿,因为 2 型糖尿病的发病时间常不清楚,在诊断时即开始检测,每年 1 次。

白蛋白尿轻度增加的患者尿白蛋白排泄水平升高,典型地在早期蛋白尿发现 5~10 年后达到试纸阳性水平的蛋白尿(>300mg/24h)。微量白蛋白尿是 2 型糖尿病心血管事件和死亡的高危险因素。许多 2 型糖尿病和微量白蛋白尿患者在进展到蛋白尿和肾衰竭之前死于心血管事件。在明显的糖尿病肾病蛋白尿可能变化很大,从 500mg/24h 到 25g/24h,常和肾病综合征联系在一起。超过 90% 的 1 型糖尿病和肾病患者有糖尿病视网膜病,所以没有视网膜病的 1 型糖尿病伴蛋白尿患者要及时考虑非糖尿病肾病诊断;仅仅 60% 的 2 型糖尿病肾病患者有糖尿病视网膜病。视网膜病和 Kimmelstiel-Wilson 结节的存在有高度相关性(参见第 4 章图 4-20)。严重糖尿病肾病患者肾特征性地保持正常或增大,和其他肾病的肾缩小不同。通过上述的流行病学和临床数据,在没有支持其他疾病的临床或血清学数据时,糖尿病肾病通常不需要肾活检即可诊断。发现蛋白尿后,肾功能下降,50%的患者在5～10年到达肾衰竭;因此,从最早的微量白蛋白尿开始,通常经过10～20年到达终末期肾病。高血压可能预测什么患者发展为糖尿病肾病,因为高血压加速肾功能恶化速度。一旦出现肾衰竭,糖尿病患者的透析生存时间远远短于其他透析患者。从活体捐赠者接受肾移植的1型糖尿病患者生存率最佳。

优质证据支持血糖血压控制及抑制肾素-血管紧张素系统在减缓糖尿病肾病发展上的益处。在1型糖尿病患者,严格的血糖控制明确地防止糖尿病肾病的发展和进展。在2型糖尿病患者严格血糖控制获益的证据不那么确定,现在的研究结果有争议。有一些但不是所有研究报道严格血糖控制带来死亡率增加,目前在2型糖尿病患者糖化血红蛋白靶目标低于7%的安全性还不清楚。

在高危人群控制全身血压可以减少肾和心血管不良事件。绝大多数糖尿病肾病患者需要三种或以上的降压药来达到目标。大量临床试验证实,抑制肾素-血管紧张素系统的药物在独立于降压作用之外,可以减慢糖尿病肾病早期(微量白蛋白尿)和晚期(蛋白尿和肾小球滤过下降)的进展。血管紧张素Ⅱ增加出球小动脉阻力进而增加毛细血管内压力,而血管紧张素转化酶抑制药(ACEI)或血管紧张素受体阻断药(ARB)可减轻肾小球内高压。有蛋白尿或肾功能下降、5年以上的1型糖尿病患者应该给予ACEI治疗。2型糖尿病患者有微量白蛋白尿或蛋白尿可以给予ACEI或ARB治疗。少量证据支持两种药物(ACEI、ARB、肾素抑制剂或醛固酮拮抗剂)联合治疗。

肾小球沉积病

浆细胞病产生大量轻链免疫球蛋白,有时导致肾小球或小管沉积形成,引起严重蛋白尿和肾衰竭;在一些严重炎症性疾病中血清淀粉样蛋白A片段积聚沉积也导致同样的后果。这组蛋白尿患者有肾小球沉积病。

1.轻链沉积病 恶性肿瘤患者产生肾毒性的轻链的生化性质常反映在肾损伤特殊的表现形式上;管型肾病(参见第4章图4-17)导致肾衰竭而不是严重蛋白尿或淀粉样变,轻链沉积病(参见第4章图4-16)导致伴肾衰竭的肾病综合征。后者产生的κ轻链没有形成淀粉样纤维的生化特点。实际上,它们自行聚集,沿着肾小球毛细血管和系膜、小管基底膜和鲍曼囊形成颗粒状沉积。当以肾小球为主时发展为肾病综合征,约70%患者进展到透析。轻链沉积不是纤维性的,刚果红染色阴性,但很容易用抗轻链抗体采用免疫荧光检

测到,或者电镜下可见颗粒状沉积。轻链沉积病的治疗主要是治疗原发病。因为许多轻链沉积病患者进展到肾衰竭,总体预后不良。

2.肾淀粉样变 多数肾淀粉样变是免疫球蛋白轻链(淀粉样蛋白L,AL)原发性纤维样沉积或继发性血清淀粉样蛋白A(AA)片段纤维样沉积的结果。尽管两者是不同原因,它们的临床病理很相似,在一起讨论。淀粉样蛋白浸润肝、心、外周神经、腕管、上鼻咽部和肾,导致限制性心肌病、肝大、巨舌症和严重蛋白尿,有时还有深静脉血栓。在系统性AL淀粉样变,也称原发性淀粉样变,单克隆浆细胞病产生过多轻链,被巨噬细胞变成片段,在酸性pH情况下可以自行聚集。不成比例的轻链蛋白(75%)是λ型。这些患者有10%有明显的骨髓瘤和溶骨样病变,骨髓浆细胞浸润>30%;肾病综合征常见,20%患者进展到透析。AA淀粉样变也称继发性淀粉样变,也表现为肾病综合征。这是因为血清淀粉样蛋白A的β层沉积,其急性期反应物的功能包括胆固醇转运、免疫细胞趋化和金属蛋白酶激活。AA淀粉样变患者40%有类风湿关节炎,另外10%有强直性脊柱炎或银屑病性关节炎;剩下的来自更少见的原因。在西方国家更少见但在地中海区域常见,特别是在西班牙和伊拉克犹太人多见的是家族性地中海热(familial Mediterranean Fever,FMF)。FMF是因为编码pyrin的基因突变造成,而一个相关疾病Muckle-Wells综合征是因为编码cryopyrin的基因突变;两种蛋白都在炎症早期粒细胞凋亡中起重要作用;这些有pyrin区的蛋白是一个叫作炎性小体的新通路一部分。肿瘤坏死因子受体1(TNFR1)受体突变相关的周期性综合征也产生慢性炎症和继发性淀粉样变。血清淀粉样蛋白A片段增加、自行聚集,黏附细胞外环境中高级糖基化终末产物受体;肾病综合征常见,40%～60%患者进展到透析。用刚果红染色可检测到AA和AL淀粉样纤维,但该结构在电镜下更清晰(参见第4章图4-15)。目前已可通过血清游离轻链比浊法检测进行早期诊断和疾病随访中。当前期检查高度提示该病时,肝或肾活检可确诊90%病例,而腹部脂肪抽吸阳性率约70%,但在寻找AA淀粉样蛋白上低很多。肾淀粉样沉积沿着血管和系膜区分布。治疗原发性淀粉样变特别有效,马法兰和自体造血干细胞移植可以延缓30%患者疾病进程。除非原发病得到控制,否则继发性淀粉样变治疗也较困难。一些新的药物正在研究中,作用机制是破坏纤维形成,将来可用于临床治疗。

3.纤维-免疫触须样肾小球病 纤维-免疫触须样肾小球病(Fibrillary-immunotactoid glomerulopathy)是一个罕见的(占肾活检<1.0%)形态学定义的疾病,特点是肾小球内不分支的、随机排列的纤维积聚。有人把淀粉样蛋白和非淀粉样蛋白纤维相关的肾病都分

类为纤维性肾小球病,而伴免疫触须样肾小球病的纤维性肾病保留为和系统性疾病无关的非淀粉样蛋白纤维性疾病。其他有人定义纤维性肾小球肾炎为一种纤维 12～24nm 的非淀粉样蛋白纤维性疾病,而免疫触须样肾小球肾炎纤维＞30nm。任何一种情况下,寡克隆或单克隆免疫球蛋白和补体的纤维/微管沉积出现在系膜区和沿着肾小球毛细血管壁。刚果红染色是阴性的。这种"非淀粉样蛋白"肾病的原因多数是原发性的;免疫触须样肾小球肾炎的报道描述了一种和慢性淋巴细胞性白血病或 B 细胞淋巴瘤的偶然联系。两种异常都出现在 40 多岁的成人,有轻到中度蛋白尿、血尿和广泛的组织学病变,包括 DPGN、MPGN、MGN 或系膜增殖性肾小球肾炎。近 50% 的患者在过些年可发展到肾衰竭。这些少见病的治疗没有共识。有报道少数病例在肾移植后疾病复发。

Fabry 病

Fabry 病是一个 X 连锁的先天性代谢缺陷性疾病,该病由于溶酶体 α-半乳糖苷酶活性不足导致三聚己糖神经酰胺在细胞内过量蓄积而致病,受累器官包括血管内皮、心、脑和肾。经典型 Fabry 病发病于男童,表现为肢端感觉异常、血管角质瘤和少汗。随着病情进展男性患者进展为心肌病、脑血管疾病和肾损伤,平均死亡年龄在 50 岁左右。亚效等位基因突变的杂合子有时在 40 岁或 60 岁发病,只有单器官受累。而显性抑制的 α-半乳糖苷酶 A 突变或有相反的 X 灭活的女性杂合子表现为轻微的单器官受累则罕见。女性

很少发展到严重症状如肾衰竭,发病时间上晚于男性。肾活检可见肥大的肾小球脏层上皮细胞充满了含有三聚己糖神经酰胺的透明小泡;壁层和小管上皮细胞也可见空泡(参见第 4 章图 4-18)。在电镜下很容易观察到这些充满空泡细胞,空泡内含有平行排列的电子致密物,即斑马小体。最后,肾活检提示 FSGS。Fabry 病肾病典型地发病于 30 多岁,表现为轻到中度蛋白尿,有时有镜下血尿或肾病综合征。尿液分析可见椭圆形脂肪小体和在偏振光下为双折射的糖脂小球(Maltese cross)。确诊必须通过肾活检。40 多岁或 50 多岁进展为肾衰竭。推荐使用肾素-血管紧张素系统抑制剂。重组 α-半乳糖苷酶 A 清除肾、心和皮肤的微血管三聚己糖神经酰胺上皮沉积。器官累及程度是影响酶替代治疗的关键因素。在累及器官损害严重患者,即使采用酶替代治疗,病情仍然进展。对酶替代治疗的不同反应性可能源于中和性抗体或酶摄取的差异。Fabry 病患者肾移植后移植物和患者生存率与其他原因导致的终末期肾病患者类似。

肺-肾综合征

一些疾病可能表现为大咯血和与不同程度肾衰竭相关的肾小球肾炎。常见的原因包括 Goodpasture 综合征、血管炎性肉芽肿病(韦格纳)、显微镜下多血管炎、Churg-Strauss 血管炎和罕见的 Henoch-Schönlei 紫癜或冷球蛋白血症。这些疾病中的每一种也可能没有咯血,在"急性肾炎综合征"章节中讨论。(见图 15-9)这

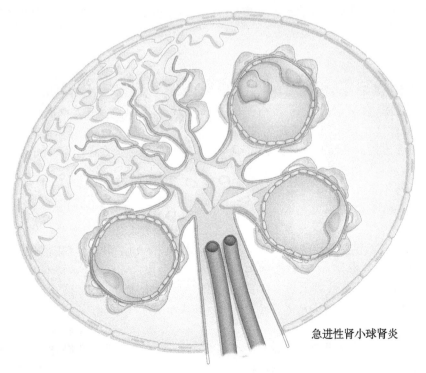

急进性肾小球肾炎

图 15-9　肾小球示意图 7

种情况下肺出血是致命性的,常导致气管插管和需要透析的急性肾衰竭。早期诊断很难,因为活检和血清学检查需要时间。除非有检查结果作为依据,否则血浆置换和甲泼尼松龙也仅为经验性和姑息性的。

基底膜综合征

包括足细胞在内的所有肾上皮细胞都依附于基底膜组成的平整表面,它是通过Ⅳ型胶原与层粘连蛋白、巢蛋白和硫酸蛋白聚糖交织在一起形成的。与血尿相关的一些肾小球基底膜结构异常是一些Ⅳ型胶原基因表达相关的家族性疾病的特点。Ⅳ型胶原家族蛋白包含6条链,表达于不同胚胎发育时期的不同组织。在人类发育早期所有的基底膜由富含Ⅳ型胶原α_1、α_1、α_2链的三螺旋结构交联而成。一些特别组织在发育过程中由Ⅳ型胶原α_3、α_4、α_5链替代α_1、α_1、α_2链;这种转换发生于肾(肾小球和小管基底膜)、肺、睾丸、耳蜗和眼睛,而Ⅳ型胶原α_5、α_5、α_6链出现在皮肤、平滑肌、食管和肾鲍曼囊。这种转换的存在可能是因为Ⅳ型胶原α_3、α_4、α_5链铰链而成的"网"对蛋白酶更耐受,保证关键组织的结构寿命。当基底膜成为肾小球疾病的靶点时,它们产生轻度蛋白尿、一些血尿和进展性的肾衰竭。

抗基底膜病

自身抗体直接针对Ⅳ型胶原α_3 NC1区的自身免疫病导致抗肾小球基底膜病,经常表现为RPGN和(或)也称Goodpasture综合征的肺-肾综合征。本病在"急性肾炎综合征"一节中讨论。

Alport综合征

经典的Alport综合征发展为血尿、肾小球基底膜变薄和分裂及轻度蛋白尿(为1~2g/24h),蛋白尿出现较晚,后期可导致慢性肾小球硬化及肾衰竭、感应神经性耳聋。一些患者出现前晶状体囊圆锥形晶状体、"斑点状"视网膜病和少见的精神发育迟缓或平滑肌瘤病。近85%Alport综合征患者有X连锁遗传的Ⅳ型胶原α_5链基因突变,定位在X染色体q22~24位点。女性携带者外显率不一,依赖于突变类型或X染色体失活造成的镶嵌现象程度。15%患者有定位于染色体2q35~37的Ⅳ型胶原α_3或α_4链造成的常染色体隐性疾病。非常罕见的是,一些家族有Ⅳ型胶原α_3或α_4链显性抑制突变造成的常染色体显性遗传疾病。

X连锁综合征家族在发病率和导致器官衰竭的组织损伤频率上变化很大。70%患者为青少年型,存在无义或错义突变、阅读框转换或大的删除,通常到30岁发展为肾衰竭和感音神经性耳聋。有剪切变异或α-螺旋甘氨酸错义突变患者通常在30岁后发病(成人型),有轻微或迟发耳聋。早期严重耳聋、圆锥形晶状体或蛋白尿提示更差的预后。通常X连锁家族的女性仅有微量血尿,但多达25%女性携带者被报道有更严重的肾表现。常染色体隐性遗传疾病家族的男性和女性早期即有严重疾病,即使父母都无症状。临床评估应该包括仔细的眼科检查和听力测试。但是,缺少肾外症状并不能排除诊断。因为Ⅳ型胶原α_5链表达在皮肤,一些X连锁的Alport患者可能靠皮肤活检诊断,表现为免疫荧光分析下Ⅳ型胶原α_5链缺失。其他可疑患者需要肾活检。Alport患者在疾病早期肾活检的典型表现是基底膜变薄(参见第4章图4-19),但随着病程进展基底膜开始增厚,围绕常常含有不同密度颗粒的半透明区形成多层结构,即基底膜分裂。在任何Alport综合征患者肾,都有肾小球基底膜变薄与分裂混合区域。小管细胞脱落,肾小球硬化,肾最终发展至间质纤维化。主要治疗是控制全身血压和使用ACEI减慢肾病进展。尽管接受肾移植的患者通常产生针对他们本身肾缺乏的胶原表型的抗肾小球基底膜抗体,但严重的Goodpasture综合征罕见,移植物生存率良好。

薄基底膜病

薄基底膜病(TBMD)特点是持续或复发性血尿,而很少合并蛋白尿、高血压、肾功能丢失或肾外疾病。尽管不是所有病例都是家族性的(也许是建立者效应),它通常在多个家庭成员的儿童期发病,也称良性家族性血尿。TBMD患者有Ⅳ型胶原的遗传性缺陷,但和Alport综合征相反,表现为常染色体显性遗传,在多达40%家族同时有Ⅳ型胶原α_3/α_4位点缺陷。这些位点突变引起的疾病谱从TBMD到常染色体显性或隐性Alport综合征。和同龄的其他患者相比,肾小球基底膜弥漫变薄(参见第4章图4-19)。绝大多数患者表现为一个良性病程。

指甲-髌骨综合征

指甲-髌骨综合征患者表现骨盆上的髂骨角和背侧肢体发育不良,累及髌骨、肘和指甲、神经-感音性听力损伤、青光眼和肾小球基底膜及足细胞异常,引起血尿、蛋白尿和FSGS。本综合征是常染色体显性,有LIM同源结构域转录因子LMX1B单倍剂量不足;家族成员在疾病所有特点的外显率方面变化极大。LMX1B调节编码Ⅳ型胶原α_3和α_4链、间质Ⅲ型胶原、podocin和帮助裂孔膜连接足细胞的CD2AP的基因表达。LMX1B的LIM区域突变与出现在30%患者上的肾小球病及肾衰竭相关。终身可有蛋白尿或孤立性血尿,但通常到 30 岁发病,但为何女性更常见尚难解释。肾活检可见肾小球基底膜致密层半透明样损伤,Ⅲ型胶原纤维沿着肾小球毛细血管在系膜区增加及裂孔膜损伤,导致与先天性肾病综合征不同的严重蛋白尿。肾衰竭患者移植后恢复良好。

肾小球-血管综合征

许多疾病导致肾小球毛细血管出现经典的血管损伤。多数这种过程也损伤体内其他部位的血管。此处讨论的这组疾病引起血管炎、肾内皮损伤、血栓、缺血和(或)脂肪栓塞。

动脉粥样硬化性肾病

在发达国家,老年化通常与冠状动脉和全身血管的闭塞相关。原因包括肥胖、胰岛素抵抗、吸烟、高血压和高脂饮食,脂肪可沉积在动脉或小动脉循环中,导致局部炎症和小血管纤维化。当累及肾动脉循环时,肾小球微循环受损,导致慢性肾硬化。相对于肾功能更好的患者,肾小球滤过率＜60ml/min 的患者罹患心血管事件的概率和住院率均更高。一些严重的脂质异常能加速这一过程发展,但多数时间动脉粥样硬化进展到慢性肾硬化和控制不佳的血压有关。到 40 岁近10% 肾小球正常硬化,到 60 岁 20%、80 岁为 30%。人类血清脂质情况主要受载脂蛋白 E 基因多态性影响;E4 等位基因与血清胆固醇增加有关,特别是在肾衰竭患者中与致动脉粥样硬化模式联系更紧密。E2 等位基因突变,特别是在日本患者,导致称为脂蛋白肾小球病的特异性肾异常,与肾小球脂蛋白血栓和毛细血管扩张相关。

高血压性肾硬化

约 6% 高血压患者因全身血压未控制导致肾永久性损伤。多达 27% 终末期肾病患者原发病是高血压。尽管高血压程度或持续时间与终末期器官损伤之间并无明确联系,但高血压肾硬化在非裔美国人发病率较白种人高 5 倍。表达于足细胞的载脂蛋白 L1 的功能性基因(APOL1)这一风险等位基因解释了非裔美国人为何更易进入终末期肾病的根本原因。进展到终末期肾病的相关危险因素包括年龄、性别、种族、吸烟、高胆固醇血症、高血压时间、低出生体重以及预先存在的肾损伤。高血压、微量血尿和轻度蛋白尿的患者肾活检证实有非免疫沉积导致的小动脉硬化、慢性肾硬化和间质纤维化(参见第 4 章图 4-21)。当今,基于仔细的病史、体检、尿液分析和一些血清学检查,慢性肾硬化的诊断通常不需要活检。治疗高血压是避免进行性肾衰竭的最好方法;多数指南推荐如果有糖尿病或肾

病应将血压控制在＜130/80 mmHg。在存在肾病时,多数患者开始使用两种药物治疗,经典的噻嗪类利尿药和 ACEI;大多数患者将需要三种药物。有强有力的证据显示在有高血压性肾硬化的非裔美国人中开始使用 ACEI 能延缓肾功能下降,且这种作用独立于单纯降压。高血压的恶性加速使得慢性肾硬化过程复杂化,特别是在硬皮症或可卡因滥用者(参见第 4 章图 4-24)。恶性高血压的血流动力学刺激导致小血管的纤维素样坏死、血栓性微血管病、肾炎性的尿检结果及急性肾衰竭。在有肾衰竭、胸痛、视神经盘水肿时,作为高血压危象治疗。当血管损伤减轻和血管张力自我调节功能恢复时,轻度降低血压常导致改善的肾小球滤过率直接下降。

胆固醇栓塞

有动脉粥样硬化临床并发症的老年患者,有时突发胆固醇结晶进入血液循环,有时自发性的,或更多见于主动脉操作的血管内手术或使用全身抗凝。自发性栓塞可能急性或亚急性发作,有时候也是无症状的。无规律的栓子阻塞微循环,导致缺血性改变,诱导炎性反应。根据释放这些胆固醇片段的动脉粥样斑块位置,可见脑缺血短暂发作、下肢网状青斑,伴视野缺失的 Hollenhorst 视网膜斑块,肢端坏死及导致局灶节段性肾小球硬化的急性肾小球毛细血管损伤,有时表现为血尿、轻度蛋白尿、在数年内肾功能进行性丢失。患者偶有发热、嗜酸性粒细胞增多或嗜酸性粒细胞尿。累及区域的皮肤活检有诊断意义。因为组织修复溶解胆固醇,也可能在累及血管仅见残留的、双面突起的裂缝(参见第 4 章图 4-22)。血栓性梗死无法恢复,激素也无效。该病主要在于预防,一般推荐控制血压和血脂以及戒烟。

镰状细胞病

尽管有镰状血红蛋白的患者常无症状,但因肾髓质的亚临床性梗死,大多数患者会逐渐发展成低渗尿,因此存在发生血容量不足的风险;令人惊异的是非裔美国人接受透析后红细胞出现镰状特征的比例极高。纯合子 SS-镰状细胞病患者发展为许多器官的慢性血管阻塞性疾病。还原的 SS-血红蛋白多聚体使红细胞变形。这些细胞黏附到内皮,阻塞小血管,随着病情进展成为频繁且非定期发作的并伴随疼痛的"镰状细胞危象"。肾血管阻塞导致肾小球高压、FSGS、间质性肾炎、镜下血尿甚至肉眼血尿;一些患者也表现为MPGN。到 20 岁或 30 岁,持续肾血管阻塞性疾病引起不同程度的肾衰竭,一些患者需要透析。治疗主要是使用 ACEI 并减少疼痛危象的发生率,有望延缓肾功能下降的进展。在肾移植的镰状细胞病患者中,肾

移植物生存率和其他常规移植人群中的非裔美国人相似。

血栓性微血管病

血栓性微血管病包括血栓性血小板减少性紫癜（thrombotic thrombocytopenic purpura，TTP）和溶血尿毒综合征（hemolyticuremic syndrome，HUS）。血栓性血小板减少性紫癜和溶血尿毒综合征都有原发性血小板减少性紫癜的常见特点，即溶血性贫血、发热、肾衰竭和神经系统异常。当患者，尤其是儿童患者，肾损伤证据更充分时，倾向于被称为 HUS。而以神经系统疾病为主要表现的成人，则考虑 TTP。两者混合常见于成人，这也是将其称为 TTP/HUS 的原因。在检查肾组织时，有证据显示存在和血小板栓塞相关的肾小球毛细血管内皮增生，损伤毛细血管壁，形成肾小球内和周围的纤维蛋白（参见第 4 章图 4-23）。这些组织学发现与先兆子痫/HELLP（溶血、肝酶升高和低血小板计数综合征）、恶性高血压及抗磷脂综合征中所见类似。TTP/HUS 也见于妊娠；使用口服避孕药或奎宁；在给予 OKT3 注射的肾移植患者；服用钙调磷酸酶抑制剂环孢素和他克莫司的患者，或服用抗血小板药物噻氯匹定和氯吡格雷的患者；或 HIV 感染者。

这两种疾病在病理生理学机制上存在多大的共性尚无一致意见，但仍有办法鉴别与出血性腹泻相关的儿童型 HUS 和成人型 HUS/TTP。儿童 HUS 是由大肠埃希菌 O157：H7 释放的毒素导致，偶尔是志贺菌性痢疾导致。这种志贺毒素（verotoxin）直接损伤内皮、肠上皮细胞和肾细胞，导致凋亡、血小板凝集和结合糖脂受体引起的血管内溶血。在儿童期血管上皮这些受体分布较成人期更加丰富。志贺毒素也抑制内皮细胞产生 ADAMTS13。在家族性 TTP/HUS 成人患者存在 ADAMTS13 金属蛋白酶的遗传缺陷，它能剪切大的 von Willebrand 因子多聚体。缺少 ADAMTS13 时，这些大得多聚体导致血小板凝集和血管内溶血。在许多散发 TTP/HUS 成人患者中发现了 ADAMTS13 抗体，但并非全部；许多患者也有针对表达于选择性小血管内皮的凝血酶敏感素受体的抗体，或者纤溶酶原激活物抑制剂 1（PAI-1）水平升高。一些有补体蛋白缺陷的儿童表现为非典型 HUS（aHUS），可以通过肝移植治疗。每日血浆置换可能挽救成人 TTP/HUS 的生命。血浆置换直到血小板计数升高，但对于复发患者，即使血小板计数升高后通常仍继续给予血浆置换；而对治疗抵抗每日 2 次血浆置换可能有效。多数患者在接受为期 2 周的每日血浆置换治疗后会见到疗效。因为 TTP/HUS 常具有自身免疫原性，复发患者采取脾切除术、激素、免疫抑制药物或抗 CD20 抗体——利妥昔单抗可能有效。因抗生素可加速毒素释放，且痢疾通常有自限性，所以感染性痢疾导致的儿童型 HUS 患者不建议使用抗生素，在痢疾后 HUS 的儿童没有干预措施比支持治疗更有优势。

感染性疾病相关的综合征

作为全身反应的一部分，很多感染性疾病损伤肾小球毛细血管，产生免疫反应或者直接造成肾组织感染。肾小球免疫沉积损伤肾可以证实这种免疫反应，导致轻度蛋白尿和血尿。在世界上许多地区这些感染性疾病是导致肾小球肾炎的最常见原因。

1.链球菌感染后肾小球肾炎　这种肾小球肾炎是链球菌感染的经典并发症之一。本病的讨论见"急性肾炎综合征"章节。

2.亚急性细菌性心内膜炎　长期菌血症而没有异物造成的肾损伤，不管其原因，按假定患者有心内膜炎治疗。本病的讨论见"急性肾炎综合征"章节。

3.人类免疫缺陷病毒　肾病是 HIV 疾病的重要并发症。在 HIV 感染的非洲裔美国人，发展到终末期肾病的风险要远高于白种人。约 50% HIV 感染且伴有肾病的患者活检发现有 HIV 相关性肾病（HIVAN）。HIVAN 的主要病变是 FSGS，特点是塌陷性肾小球病（参见第 4 章图 4-3），伴有脏层上皮细胞水肿，肾小管微囊性扩张和管网状包涵物。肾上皮细胞表达复制的 HIV 病毒，但宿主免疫反应也在发病中起作用。MPGN 和 DPGN 也有报道，但更多见于 HIV 感染的白种人及合并乙型或丙型肝炎病毒感染者。HIV 相关 TTP 也有报道。其他肾病变包括 DPGN、IgA 肾病和 MCD。肾活检可以区分这些病变。有 FSGS 的 HIV 患者典型地表现为肾病范围蛋白尿和低蛋白血症，但是和其他原因的肾病综合征患者不一样，他们通常没有高血压、水肿或高脂血症。肾超声也显示肾增大及回声增强，然而部分患者肾功能迅速下降。可使用 ACEI 降低蛋白尿。无论从消除病毒本身还是从保护肾的角度，有效的抗病毒治疗都会使患者受益，且能改善伴有 CKD 或 ESRD 的 HIV 感染者的生存率。对尚未治疗的 HIV 感染患者来说，只要诊断了 HIVAN 就要开始治疗。随着抗病毒治疗的发展，HIV 感染者接受透析后的生存率得到显著改善，且血液透析与腹膜透析无差异。病毒检测阴性或机会性感染的 HIV 患者接受肾移植，其获益更优于透析。即使排异反应频繁，此类患者移植后和移植物的生存率和其他常规移植人群相似。

4.乙型和丙型肝炎病毒　感染患者典型表现为镜下血尿、非肾病或肾病范围蛋白尿和高血压。乙型肝炎病毒感染和结节性多动脉炎密切相关，血管炎通常出现在感染后最初 6 个月内。肾表现包括肾动脉瘤、肾梗死和缺血性硬化。此外,乙型肝炎病毒携带状态可引起在儿童比成人更常见的膜性肾病,或者成人比儿童常见的 MPGN。无法通过组织学将其与原发型膜性肾病或Ⅰ型 MPGN 区分开来。可见病毒抗原沉积于肾。该病尚无可靠的治疗指南以供参考,但已有小样本的研究报道干扰素 α_{-2b} 和拉米夫定在该病治疗中有效。儿童预后好,60%～65% 在 4 年内自发缓解。与此相反,30% 成人患者出现肾功能不全,10% 患者在诊断后 5 年出现肾衰竭。高达 30% 丙型肝炎病毒感染患者有一些肾表现。患者常表现为Ⅱ型混合性冷球蛋白血症、肾病综合征、镜下血尿、肝功能异常、C3 水平下降、血中抗丙型肝炎病毒抗体和病毒 RNA 阳性。按发病率从高到低排列,常见的肾病变有冷球蛋白血症性肾小球肾炎、膜性肾病和Ⅰ型 MPGN。重组干扰素和利巴韦林是减少病毒复制的经典治疗方案。

5.其他病毒　其他病毒感染也偶见并发肾小球疾病,但均缺乏明确的因果关联。这些病毒感染和各自的肾小球病变包括:巨细胞病毒导致 MPGN;流感病毒和抗肾小球基底膜病;麻疹相关的毛细血管内增殖性肾小球肾炎,麻疹病毒抗原在毛细血管袢和系膜区;细小病毒导致轻度增殖或系膜增殖性肾小球肾炎或 FSGS;腮腺炎和系膜增殖性肾小球肾炎;EB 病毒导致 MPGN、弥漫增殖性肾小球肾炎或 IgA 肾病;登革出血热导致毛细血管内增生性肾小球肾炎;柯萨奇病毒导致局灶性肾小球肾炎或 DPGN。

6.梅毒　二期梅毒通常在梅毒下疳首次出现后数周到数月内发展到皮疹和全身症状,偶尔表现为肾病综合征,病理改变多为膜性肾病,病因是含有螺旋体抗原在上皮下沉积导致该病发生。其他病变包括间质性梅毒性肾炎等罕有描述。确诊依靠针对梅毒螺旋体的非螺旋体和螺旋体检测。肾脏病变对青霉素或过敏改用的其他药物治疗有反应。其他性传播疾病的附加检测也是疾病处理的重要部分。

7.麻风病　尽管目前已有有效措施根除该病,在世界范围内每年还是有近 400 000 例新发麻风病例。有多处皮肤病变并伴有受影响区域感觉丧失的患者易确诊,皮肤涂片显示少菌型或多菌型感染(WHO 标准)。麻风病是麻风分枝杆菌感染引起的,根据 Ridley-Joplin 标准分为多种类型:结核样、可疑结核样、中度可疑和可疑麻风结节及麻风结节。麻风病的肾累及和体内杆菌数量有关,肾是内脏定位的靶器官之一。在一些系列,所有可疑麻风结节和麻风结节型的麻风病患者有不同形式的肾受累,包括 FSGS、系膜增殖性肾小球肾炎或肾淀粉样变;少见的有肾 DPGN 和 MPGN。氨苯砜、利福平和氯苯吩嗪治疗可以根治几乎所有患者的感染。

8.疟疾　每年在世界范围内有 3 亿～5 亿疟疾患者,肾常受累。肾小球肾炎是因为含有疟疾抗原的免疫复合物植入到肾小球。在恶性疟原虫引起的疟疾,轻度蛋白尿和内皮下沉积、系膜区沉积及系膜增殖性肾小球肾炎相关,通常随着治疗缓解。在三日疟原虫感染引起的三日疟,儿童更易感染,肾受累更严重。暂时的蛋白尿和镜下血尿可随着感染控制而缓解。但是,可能发生抵抗型肾病综合征,会在 3～5 年进展到肾衰竭的,不到 50% 的患者激素治疗有效。受累肾综合征患者肾小球毛细血管壁增厚,IgG、IgM 和 C3 沉积在内皮下,与稀疏的膜增殖性病变相关。据报道间日疟原虫或卵形疟原虫引起罕见的系膜增殖性肾小球肾炎,多为良性病程。

9.血吸虫病　血吸虫影响世界范围内超过 3 亿人,主要累及泌尿道和胃肠道。肾小球受累因血吸虫感染的种属不同而变化,曼氏血吸虫感染最常表现为临床肾病。肾小球病变分类如下:Ⅰ型,是系膜增殖性肾小球肾炎;Ⅱ型,是毛细血管外增生性肾小球肾炎;Ⅲ型,是膜增殖性肾小球肾炎;Ⅳ型,是局灶节段性肾小球肾炎;Ⅴ型,是淀粉样变。Ⅰ型和Ⅱ型经常随着感染治疗而缓解,但Ⅲ型和Ⅳ型和 IgA 免疫沉积相关,即使给予抗寄生虫和(或)免疫抑制治疗仍然进展。

10.其他寄生虫　弓形虫感染的肾受累很罕见。当出现时,患者表现为肾病综合征及 MPGN 的组织学改变。利什曼病患者 50% 有轻到中度蛋白尿和镜下血尿,但肾功能不全罕见。活检中也观察到急性 DPGN、膜性肾病和系膜增生性肾小球肾炎。丝虫病和旋毛虫病是线虫引起的,有时和肾小球损伤有关,表现为蛋白尿、血尿和一些组织学病变,典型地在根除感染后缓解。

(卞蓉蓉　吴　明　译)

第 16 章

多囊肾病及其他遗传性肾小管疾病

引言

在所有遗传性疾病中,多囊肾病是世界范围内导致患者发生肾衰竭并威胁患者生命的最主要原因。常染色体显性多囊肾病(ADPKD)多在成年发病,而常染色体隐性多囊肾病(ARPKD)则多在儿童时期发病(图16-1)。除了多囊肾病以外(表16-1),在一些其他的遗传性肾病中也能够见到肾囊肿,其中部分疾病可能与常染色体显性多囊肾病和常染色体隐性多囊肾病一样,存在共同的信号通路缺陷。其他遗传性肾小管疾病大多表现在水电解质、酸碱及矿物质调节失衡(表16-2)。

常染色体显性多囊肾病

病因及发病机制

常染色体显性多囊肾病是由 PKD1 基因或者PKD2 基因变异所导致的一种系统性疾病。由 PKD1基因编码的多囊蛋白-1(polycystin-1)是一种受体样大分子,而 PKD2 基因编码的多囊蛋白-2(polycystin-2)则有着钙通道蛋白的特征。以上两种蛋白均为跨膜蛋白,并且在整个肾单位中都有表达。它们定位在肾小管细胞管腔侧的初级纤毛上,并起到液体流动感受器的作用;同时,这类蛋白还在基底侧的黏着斑及细胞侧面连接处有表达。这些蛋白可以单独起作用,也可以通过形成复合物之后起作用,它们在胎儿及成人肾小管上皮细胞的基因转录、凋亡、分化和细胞空间构象形成方面起着重要作用。干扰上述过程会导致上皮细胞去分化、增殖和凋亡调控紊乱、细胞极性改变、细胞周围骨架结构混乱、液体分泌过多及若干基因表达异常,其中的一些基因能够编码生长因子。血管加压素能够介导囊肿衬里上皮细胞内 cAMP 水平升高,这在通过促进上皮细胞增殖和囊液分泌从而促进囊肿形成中起着重要的作用,其中顶端膜氯离子通道和水通道与囊液分泌相关。囊泡从胎儿时期开始形成,尽管受累肾单位<5%。随着囊液增加,囊肿开始压迫周围肾实质,并且逐渐开始影响肾脏功能。

遗传学背景

常染色体显性多囊肾病在世界人群中的发病率为1/1000～1/400,在美国终末期肾病患者中大约占4%。常染色体显性多囊肾病发病没有种族和人种差异,超过90%患者为常染色体显性遗传所致,剩余患者可能为基因自发突变所引起。85%患者为 16 号染色体上的 PKD1 基因(ADPKD1)突变,剩余患者为第4号染色体上 PKD2 基因(ADPKD2)突变。有一少部分家系表现为其他基因缺陷。对分离出来的囊肿进行直接基因测序,发现其存在等位基因缺失的现象,这可能是正常肾小管上皮细胞中一小部分发生体细胞突变,从而导致细胞发生非调控性克隆性增殖,最终形成囊肿衬里上皮。

1.临床特征 基因表型的异质性是常染色体显性多囊肾病的特征之一,即具有相同变异的同一家族成员,其疾病的临床进程不甚相同。患者在 40 岁或50 岁之前通常并没有临床症状,而后逐渐出现包括腹部不适、血尿、尿路感染、继发性高血压、腹部肿块、血肌酐升高以及肾囊性影像学改变等症状和体征(图16-1A、B)。通常情况下,对患者的诊断应该在出现症状之前,有多囊肾病家族史的无症状患者需要进行筛查。对于大多数患者,在确诊多囊肾病 10～20 年之后肾功能会逐渐下降,约有 60% 患者在其 70 岁时会发展到终末期肾病,但并不是所有常染色体显性多囊肾病最终都会进展至这一阶段。常染色体显性多囊肾病 2 型患者发病较晚且病情进展较缓慢。高血压在常染色体显性多囊肾病患者中很常见,并且可能通过激活肾素-血管紧张素系统,加快肾功能恶化进程。患者仅表现为轻度蛋白尿,然而患者肾浓缩功能会出现障碍,因此在发病早期便会出现多尿和夜尿增多。预示患者病情将较快进展的危险因素,包括确诊年龄较早、黑种人、男性、多囊蛋白-1 发生突变及高血压。患者通过 MRI 测量所得的肾容积增大率与其肾功能恶化速度有着密切的联系。很多患者还会因为增大的肾和肝的占位效应,出现腹部及侧腰部的持续性钝痛和腹胀症状。囊肿破裂或者囊内出血可能引起侧腰部急性疼痛和局限性腹膜炎的症状和体征。当囊肿破裂进入肾集合系统或者存在尿酸、草酸钙结石时，可能导致严重出血。约 20% 患者会发生肾结石，而包括急性肾盂肾炎在内的泌尿系感染在常染色体显性多囊肾病患者中的发病率也较普通人高。肾囊肿感染是一种非常严重的并发症，致病菌通常为革兰阴性菌，并会导致侧腰部疼痛、发热和寒战。血液培养通常有阳性结果，但由于发生感染的肾囊肿可能并没有与集合系统直接连通，其尿液培养可能为阴性。囊肿感染与囊肿出血之间鉴别比较困难，目前主要通过临床表现和病原学诊断进行鉴别，超声和核磁影像学方法通常不能提供有效证据。

常染色体显性多囊肾病是一种全身性系统性疾病，因此除了肾表现外，还存在许多肾外表现。同正常人群相比，常染色体显性多囊肾病患者因颅内动脉瘤破裂而发生蛛网膜下隙出血和脑实质内出血的风险要高 2～4 倍。通过 MRI 检测，10% 无症状患者存在大脑前动脉的囊性动脉瘤，但其中大多数直径较小，破裂风险低，并不需要介入治疗。通常情况下，以下患者更易发生动脉瘤破裂出血：①＜50 岁；②存在颅内出血家族史；③曾经发生过颅内出血；④动脉瘤直径＞10 mm；⑤存在未经控制的高血压。部分患者还会出现主动脉根部及主动脉瓣扩张等其他类型的血管畸形。25% 患者会发生心血管系统畸形，最常见二尖瓣脱垂和主动脉反流。尽管大多数瓣膜损伤都是无症状的，但随着病情进展部分患者可能需要进行瓣膜置换手术。在 15～46 岁患者中，肝囊肿 MRI 检出率为 83%。大多数患者没有症状且肝功能正常，然而肝囊肿也可能发生出血、感染、破裂并引发疼痛。尽管肝囊肿的发生并没有性别差异，但巨大囊肿在女性中的发生率更高（图 16-1C）。结肠憩室在常染色体显性多囊肾病患者中也很常见，并且容易发生穿孔。其腹壁疝和腹股沟疝的发生率也较正常人群高。

2.诊断和筛查　大多数情况下，常染色体显性多囊肾病是通过家族史、肾增大伴双侧多发性囊肿并可能伴有肝囊肿的影像学结果做出诊断（图 16-1）。在未知患者和家系突变基因的情况下，对无症状常染色体显性多囊肾病患者的影响学诊断标准是按照迟发型常染色体显性多囊肾病-2 患者制定的。在 15～39 岁患者中，若其单侧或双侧肾囊肿总数≥3 个，则其常染色体显性多囊肾病阳性诊断的特异性为 100%，敏感性在 15～29 岁为 82%，在 30～39 岁为 96%。在 40～59 岁患者中，如果双侧肾分别出现 2 个及以上囊肿时，其诊断的敏感性和特异性分别为 90% 和 100%。由于良性单纯性肾囊肿发生率随年龄增长而增高，因此，对于 60 岁以上患者，当其每侧肾出现≥4 个囊肿时才考虑诊断常染色体显性多囊肾病；而≥40 岁疑诊患者，若其肾囊肿数目少于 2 个，便可以排除患有此病的可能性。计算机断层扫描（CT）和 T_2 加权的 MRI 在对年轻无症状患者的诊断上更敏感。对难以确诊的病例，以及有常染色体显性多囊肾病家族史的年轻肾移植供体捐献者，均需要进行 ADPKD1 基因和 ADPKD2 基因的遗传连锁分析和变异筛查。基因咨询对于筛查患者尤为重要。对无症状颅内动脉瘤的筛查应该限制在有颅内出血家族史及颅内高危占位的患者中，而当动脉瘤直径＞10mm 时才考虑进行介入治疗。

治疗　常染色体显性多囊肾病

目前没有能够减缓肾体积增大和肾功能恶化的治疗方法。美国国家联合委员会（Joint National Committee，JNC）第 7 版指南推荐将患者血压控制在 130/80mmHg 以下，这通常需要使用包括肾素-血管紧张素系统抑制药在内的多种降压药物进行联合治疗。有研究显示，血管紧张素转化酶抑制药（ACEI）

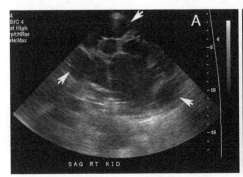
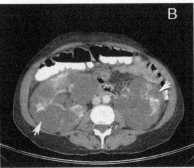
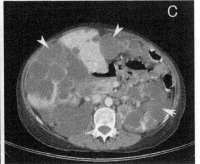

图 16-1　肾超声及增强 CT 扫描（56 岁女性常染色体显性多囊肾病患者）

A.右肾超声显像示多个不同大小的囊肿（箭头所指）；B.腹部 CT 扫描示双侧肾增大伴大囊肿（箭头所指）；C.上腹部扫描图像可见多发性肝囊肿（三角箭头所指）和肾囊肿（箭头所指）

和血管紧张素受体阻滞药（ARB）类药物能够减慢肾囊肿生长并减缓肾小球滤过率下降进程。在治疗肾囊肿和肝囊肿感染时，倾向于使用能够穿透囊壁的脂溶性抗生素，如复方磺胺甲噁唑和氟喹诺酮类药物。大多数情况下，采取囊肿穿刺抽液并注入无水乙醇来治疗囊肿引发的疼痛，只有少数情况会采取外科手术排液治疗。常染色体显性多囊肾病患者进行腹膜透析和血液透析的生存率与其他病因导致的终末期肾病患者并无明显差异。当患者自体肾过大或存在顽固性感染灶时，在行肾移植的同时可能需要进行双侧肾切除术。常染色体显性多囊肾病患者肾移植术后的生存率与其他病因肾衰竭患者行肾移植术后的生存率相近似，然而这些患者仍有发生常染色体显性多囊肾病导致的肾外性疾病的可能。在对遗传性囊性疾病动物模型的研究中发现，以下几种治疗方案有广阔前景，其中包括血管加压素 V2 受体拮抗药（通过降低细胞内 cAMP 水平从而抑制囊肿生长）和细胞去分化及增殖抑制剂（靶点为生长因子受体酪氨酸激酶和哺乳动物雷帕霉素受体 mTOR）。目前这些药物正在进行临床试验。

常染色体隐性多囊肾病

1.遗传学背景 常染色体隐性多囊肾病患者主要为新生儿和儿童，新生儿中的发病率为 1/20 000。患者肾增大，并长满直径＜5mm 的囊肿，囊肿主要分布在集合管区域。ARPKD 的致病基因为 PKHD1，位于染色体 6p21 上，编码多个选择性剪接转录本（表 16-1）。最大的转录产物是一种叫作 fibrocystin 的多区域跨膜蛋白（polyductin），这种蛋白在皮髓质集合管、Henle's 袢升支粗段以及胆管和胰腺导管的上皮细胞上均有表达。同多囊蛋白一样，fibrocystin 也有受体样作用，并且参与细胞间以及细胞-基质间的相互作用。Fibrocystin、多囊蛋白及其他几种参与 PKD 动物模型发病的蛋白均定位于小管上皮细胞管腔侧的初级纤毛上；这说明，它们可能通过一种机械感应通路协同作用。在 PKHD1 基因上发现了大量突变位点，且这些突变具有家族特异性。大多数患者为复合杂合子。两条等位基因都发生截短突变的患者在出生后不久便会死亡，而那些存活过新生儿阶段的患者，至少一条基因发生的是错义突变。患有先天性肝硬化（Caroli's 综合征）的儿童，其 PKHD1 基因突变的阳性检出率约为 30%，这些患儿通常没有明显的肾病变。

2.临床特征 常染色体隐性多囊肾病临床表现非常多变。患有常染色体隐性多囊肾病新生儿中，高达 50% 死于肺发育不全，而子宫内肾病则是导致羊水过少的主要原因。约 80% 存活过新生儿期的患儿能够存活至 10 岁；然而，其中 1/3 会发展为终末期肾病。由于患儿会出现明显的双侧腹部肿块，因此出生后不久便会发现患儿肾增大。紧接着，由于患儿肾小管功能恶化，会相继出现尿液浓缩功能减退和代谢性酸中毒。患儿在出生后的几年内便会出现高血压。随着患者从儿童期进入青少年期，其肾功能会进行性恶化。生存期较长的患者会因汇管区肝硬化而逐渐并发门脉高压。

表 16-1 遗传性囊性肾病

疾病名称（OMIM）	遗传方式	基因位点	基因名称	编码蛋白	肾表现	肾外表现
常染色体显性多囊肾病（601313,173920）	AD	16p13	PKD1	多囊蛋白-1	皮髓质囊肿	颅内血管瘤,肝囊肿,其他[a]
	AD	4q21	PKD2	多囊蛋白-2	皮髓质囊肿	颅内血管瘤,肝囊肿,其他[a]
常染色体隐性多囊肾病（263200）	AR	6p21	PKHD1	Fibrocystin (polyductin)	远端小管和集合管囊肿	肝硬化;Caroli's 病
肾消耗病 I（青少年型/成人型,256100）[b]	AR	2q13	NPHP1	Nephrocystin	肾萎缩并纤维化;髓质囊肿	视网膜色素变性
肾消耗病 II（婴儿型,602088）[b]	AR	9q31	NPHP2 (INVS)	Inversin	肾增大;广泛囊肿形成	内脏逆位
肾消耗病 III（青少年型/成人型）[b]	AR	3q22	NPHP3	Nephrocystin -3	肾萎缩并纤维化;髓质囊肿	视网膜色素变性;肝硬化
髓质囊性病（174000,603860）	AD	1q21	MCKD1	不清楚	肾萎缩并纤维化;髓质囊肿	无

续表

疾病名称（OMIM）	遗传方式	基因位点	基因名称	编码蛋白	肾表现	肾外表现
	AD	16p12	MCKD2（UMOD）	不清楚（Tamm-Horsfall 蛋白）	肾萎缩并纤维化；髓质囊肿	高尿酸血症和痛风
结节性硬化症	AD	9q34	TSC1	Hamartin	肾囊肿；血管平滑肌瘤；肾细胞癌	面部血管纤维瘤；中枢神经系统错构瘤
	AD	16p13	TSC2	Tuberin	肾囊肿；血管平滑肌瘤；肾细胞癌	面部血管纤维瘤；中枢神经系统错构瘤
Von Hippel-Lindau 病（608537）	AD	3p26-p25	VHL	pVHL	肾囊肿；肾细胞癌	视网膜血管瘤；中枢神经系统血管母细胞瘤；嗜铬细胞瘤

a.详情见正文；b.表中列出的 3 种肾消耗病类型为其 11 个类型中最常见的 3 种。每个类型肾表现类似，但肾外表现不同。AD.常染色体显性；AR.常染色体隐性；OMIM.在线人类孟德尔遗传

3.诊断　超声能够见到呈强回声表现的增大肾。在部分病例中，妊娠 24 周便可做出常染色体隐性多囊肾病诊断，然而大部分病例还是要等到出生之后才能见到肾脏囊肿形成。对于年龄较大的患儿来说，可以通过其父母是否均患有多囊肾而鉴别常染色体隐性多囊肾病和常染色体显性多囊肾病。尽管当一个家系中有确诊的常染色体隐性多囊肾病患者时，可以通过 PKHD1 基因在该家系中的变异位点以及基因连锁方法对患儿进行产前诊断；然而由于基因变异种类过多以及基因碱基数目过大，导致其分子诊断非常复杂。

目前没有针对 ARPKD 的有效治疗方案。加强对患病新生儿的护理，血压监控，透析和肾移植可以使患者存活至成年。当发生肝硬化及其并发症时，患者可能需要肝移植。未来的治疗发展方向可能倾向于靶向异常的细胞信号通路，一如 ADPKD。

肾消耗病

1.病因及遗传学背景　肾消耗病（NPHP）是导致儿童及青少年发生终末期肾病的最常见遗传学病因。到目前为止，已经鉴定出 11 种不同的能够导致肾消耗病肾及肾外表现的常染色体隐性遗传病（表 16-1）。尽管目前其功能尚未彻底明确，然而其主要的缺陷蛋白 nephrocystin 和 inversin 与多囊蛋白（polycystin）及 fi-brocystin 相似，也定位在初级纤毛上，并与肾小管上皮细胞基体功能相关。肾消耗病根据患者发生终末期肾病的年龄，分为婴儿型、少年型和青少年型。在少年型肾消耗病中最常见的表现是肾萎缩，其病理表现为肾小管萎缩、肾小管基底膜增厚、弥漫性间质纤维化及微小髓质囊肿形成。在婴儿型中，其病理表现为肾体积增大、髓质囊肿更明显且发生更早，除此之外，其余病理改变均相同。

2.临床特征　婴儿型肾消耗病通常在 1 岁时便会出现症状。肾小管功能损伤导致盐分排出过多、尿液浓缩功能和酸化功能受损。患者会出现多尿、多饮、容量不足或者全身性酸中毒。由于盐分耗竭，患者通常不会有高血压表现，但进行性肾功能下降和容量剥夺导致患儿生长迟缓。婴儿型患者平均在 3 岁之前便会进入终末期肾病阶段，少年型在 13 岁，而青少年型患者要到 19 岁才会出现肾衰竭。高达 15% 青少年型患者还会合并肾外病变（表 16-1），其中最常见的是色素性视网膜炎（Senior-Loken 综合征）。其他病变还包括黑矇和失明、动眼运动障碍、小脑共济失调（Joubert 综合征）、多指（趾）畸形、智力缺陷、肝硬化和室间隔缺损。在部分新生儿型 NPHP 患者中可见内脏完全性逆位，此类患者常同时存在 INVS（NPHP2）基因突变，该基因在胚胎阶段对调控内脏左右生长模式极为重要。

3.诊断　当患者双亲有肾病家族史，尿液稀释伴随少量蛋白尿时考虑肾消耗病诊断。超声检查提示儿童型肾消耗病存在多发小型高回声影，而新生儿型则可见增大的肾及囊肿。

目前没有能够防止 NPHP 患者肾功能恶化的治疗方案。当患者存在盐分耗竭和多尿时，需要补充足够的水分和电解质。目前的治疗方案，包括应用碳酸氢钠和枸橼酸钠来治疗酸中毒、针对慢性肾病进行治疗、适时进行透析和肾移植。肾消耗病在肾移植后不会复发。

髓质囊性肾病

1.遗传学背景 髓质囊性肾病（medullary cystic kidney diseases，MCKDs）的发病人群主要为年轻成人。目前已经确定两个与其发病相关的遗传位点，这两个位点均遵守常染色体显性遗传方式（表 16-1）。MCKD1 型致病基因定位在染色体 1q21 上；而 MCKD2 型致病基因为尿调节素基因（UMOD 基因），定位于染色体 16p12，编码黏蛋白 Tamm-Horsfall。

2.临床特征 同肾消耗病患者表现相近，MCKD 患者也会有肾萎缩伴肾间质弥漫性硬化、局限于肾髓质的多发性囊肿、盐分耗竭和多尿等症状。然而其发病较肾消耗病晚，因此，MCKD 患者不会出现生长发育迟缓，盐分耗竭较轻，并且进入终末期肾病阶段也更晚（通常为 20～70 岁）。MCKD1 型患者不合并肾外病变，但大多数 MCKD 2 型患者的血尿酸会升高，并且更容易发生痛风。

3.诊断 当患者为年轻成人，临床表现为尿液稀释伴微量或不伴有蛋白尿，影像学显示肾回声增强伴髓质囊肿，并有常染色体显性遗传性肾病家族史时，考虑 MCKD 诊断。当患者出现高尿酸血症和痛风时，考虑进一步诊断为 MCKD 2 型，并可通过对 UMOD 基因进行突变分析来确诊。

目前并没有有效的治疗方案。对于伴发痛风的患者以及无症状血尿酸升高的患者，可以应用别嘌醇控制血尿酸，但目前并没有证据证实其能够预防 MCKD2 型患者肾功能下降。

结节性硬化症

结节性硬化症（tuberous sclerosis，TS）是一种常染色体显性遗传性疾病，其发病率为 1∶6000。编码错构瘤蛋白（hamartin）的 TSC1 基因或编码薯球蛋白（tuberin）的 TSC2 基因发生突变均会导致 TS 发病（表 16-1）。错构瘤蛋白和薯球蛋白能够形成复合体，该复合体能够通过抑制 mTOR 而负向调节细胞生长并抑制增殖。该复合体中任一蛋白发生突变均会导致多种组织增殖失去调控，其中包括肾、皮肤、中枢神经系统和心脏。80% 的患者会出现肾受累。肾 TS 发病表现在三个方面：肾血管平滑肌瘤、肾囊肿和肾细胞癌，其中肾血管平滑肌瘤最为常见。肾血管平滑肌瘤通常为多发性，并且分布在双侧肾，大多时候为无症状性，然而会导致自发性出血、侧腰痛、血尿以及危及生命的腹膜后出血。>4cm 的病灶更容易伴有临床症状，并且可能需要经动脉导管栓塞术或者外科手术切除治疗。肾囊肿通常没有临床症状，在患者成年之前其影像学表现也不明显。只有极少数情况下患者才会出现多发性大囊肿，其中有一部分会发展为终末期肾衰竭，因其临床症状同常染色体显性多囊肾病非常近似，尤其当患者肾外表现缺乏的时候，很容易将 TS 误诊为常染色体显性多囊肾病。多发性肾细胞癌在 TS 患者中发生率增加。TS 患者一旦确诊，便应该行 B 超或 CT 检查以明确其肾是否受累。合并有肾囊肿或肾血管平滑肌瘤的患者应该定期行影像学检查，以便随访其是否发生肾细胞癌。

VON HIPPEL-LINDAU 综合征

Von Hippel-Lindau 综合征（VHL）是一种很少见的常染色体显性遗传疾病，其特征为血管发育异常、累及多组织器官的良恶性肿瘤。该病遗传学病因是 VHL 等位基因中的一条发生变异。正常等位基因的体细胞突变会导致视网膜血管瘤、中枢神经系统血管母细胞瘤、嗜铬细胞瘤及肾多发性透明细胞囊肿、血管瘤和腺瘤。3/4 患者会出现肾受累，其中一半患者的肾囊肿会发展为肾透明细胞癌。值得关注的是，60% 自发性肾透明细胞癌患者存在 VHL 基因突变。VHL 综合征平均诊断年龄为 44 周岁，存活至 60 岁的患者中，70% 会发生肾细胞癌。由于 VHL 患者发生肾细胞癌的概率非常高，因此需要定期（成人通常 1 年）进行 CT 或 MRI 随访。由于规律筛查以及对疾病进展充分了解，VHL 患者并发肾细胞癌时，可行肾部分切除术。当肿瘤<3cm 时，需要对其生长情况进行密切随访，而当肿瘤>3cm 并且未发生转移时，可行肾部分切除术。而非手术性去除部分肾的治疗方案，如经皮射频消融术和选择性动脉栓塞，在短期实验中显示了良好的治疗前景。

髓质海绵肾

1.病理学和临床特征 髓质海绵肾（medullary sponge kidney，MSK）是一种较为常见的良性肾病，目前病因不明，表现为单侧或双侧肾乳头处集合管扩张。尿液潴留于扩张的集合管内、低枸橼酸尿、偶发非完全性远端肾小管酸中毒（dRTA）等因素会导致含钙小结石的形成。大多数病例无症状，或者仅仅由于无症状血尿而被检出。大多数有症状的患者为年轻成人，表现为肾绞痛伴肾石症或反复尿路感染；然而，MSK 也会发生于儿童。大部分 MSK 为散发病例，只有少部分与先天性尿路发育异常及先天性肝导管扩张（Caroli's 综合征）相关。

2. 诊断 在超声或腹部 X 线片中见到高密度肾乳头影和成串的小结石是 MSK 的特征（图 16-2）。在静脉肾盂造影中，扩张的集合管可以显像，体现为 MSK 经典的"画笔样"特征。然而，这一检查目前逐渐被高分辨增强螺旋 CT 以及数字三维重建所取代（图 16-2）。

治疗 髓质海绵肾

除了多饮水以预防肾石症之外，无症状患者并不需要治疗。对于反复发作肾石症的患者，需要在结石再次形成前进行代谢评估并治疗（见第 9 章）。对于低枸橼酸尿和非完全性 dRTA 患者来说，应用枸橼酸钾治疗可以预防新结石生成。患者发生尿路感染时需要对症治疗。

遗传性肾小管疾病

多种位于 Henle 袢升支粗段（TAL）和远曲小管（DCT）的离子转运体和离子通道发生突变，会导致不伴有高血压的遗传性低氯性碱中毒和低钾血症（表 16-2 和图 16-3）。1962 年，Bartter 发现两例表现为代谢性碱中毒、血容量减少和发育停滞的患者，这些患者还并发肾小球球旁器增生、高醛固酮血症，但其血压正常。随后，Gitelman 诊断了一种同 Bartter 综合征相似的疾病，但症状较轻并伴有尿镁排出增加所导致的低镁血症，其主要发病人群为儿童和青少年。这些疾病可能为散发性疾病，也可能是由于常染色体隐性突变所导致的失盐性肾小管疾病。

Bartter 综合征和 Gitelman 综合征

定位于 TAL 的 5 种离子转运蛋白中任何一个发生变异都可能导致 Batter 综合征。相关蛋白包括髓袢管腔侧利尿剂敏感的 Na^+-K^+-$2Cl^-$ 协同转运子 NKCC2（1 型），管腔侧 K^+ 通道 ROMK（2 型）和基底侧 Cl^- 通道 ClC-Kb（3 型）。4 型 Bartter 综合征是由 barttin 蛋白变异导致的，这个蛋白是负责将氯通道蛋

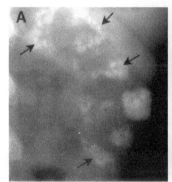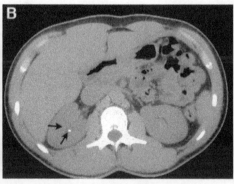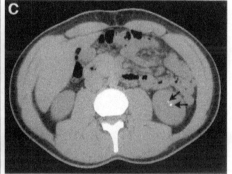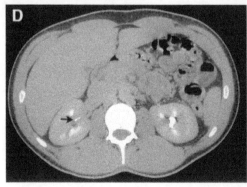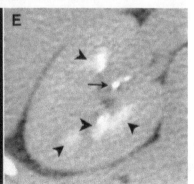

图 16-2 髓质海绵肾 X 线图像

A. 一名反复发作肾石症患者的 X 线片可见其肾乳头处有成簇小结石（箭头所指）；B～E. 一名持续性镜下血尿的 18 岁男性患者的 CT 扫描图像；B、C.CT 片示肾乳头处少量小结石；D、E. 同部位 CT 增强扫描；B. 除外肾结石（箭头所指），可见扩张的集合管中有云雾状增强影（三角箭头所指）

白转运至细胞表面的 ClC-Ka 和 ClC-Kb 的重要亚基。Barttin 蛋白在内耳也有表达,因此,4 型 Bartter 综合征通常伴有耳聋。类 Bartter 表型(5 型)临床表现为常染色体显性低钙血症,其病因为细胞外钙敏感受体(calcium-sensing receptor,CaSR)发生激活性突变。G 蛋白偶联受体失控性活化会抑制 TAL 段钠离子重吸收。TAL 转运体协同作用,来保持细胞和小管液之间的电位差和钠浓度梯度(图 16-3)。带正电的小管液能够促进钠、钙和镁的细胞旁重吸收途径,当该电位梯度失去时,会导致 NaCl 排出过多,高钙尿症和轻度低镁血症。其临床表现与长期服用袢利尿药的效应相同。

Gitelman 综合征是由远曲小管上噻嗪类敏感的 Na-Cl 共转运体——NCCT——发生变异所导致的。Gitelman 综合征中 NCCT 缺陷干扰了远曲小管对钠

和氯的重吸收(图 16-3),因此其临床表现就如同长期服用噻嗪类利尿药产生的效果。目前仍不清楚该缺陷导致大量镁丢失的机制。

在 Bartter 综合征和 Gitelman 综合征中,髓袢升支粗段或远曲小管段钠和氯重吸收功能受损导致的低容量血症均会导致肾素-血管紧张素-醛固酮系统(RAAS)激活。随之而来的高醛固酮血症、远端小管流量增加及钠转运增多刺激了集合管功能,使其通过上皮钠通道(ENaC)对钠的重吸收增强。这又促进了钾离子和氢离子的分泌,导致低钾血症和代谢性碱中毒。除此之外,在 Bartter 综合征中,RAAS 活化导致了环氧合酶 2(COX-2)水平增加以及肾前列腺素 E_2(PGE$_2$)合成明显过量,这又加剧了多尿和电解质紊乱症状。

表 16-2　遗传性肾小管疾病

疾病名称(OMIM)	遗传方式	基因位点	基因名称	编码蛋白	肾脏表现	肾外表现
Bartter 综合征						
1 型(601678)	AR	15q15	SLC12A1	NKCC2	盐分排出过多;低钾血症	感音性耳聋
2 型(241200)	AR	11q24	KCNJ1	ROMK	盐分排出过多;低钾血症	
3 型(607364)	AR	1p36	CICNKb	CLC-Kb	盐分排出过多;低钾血症	
4 型(602023)	AR	1p31	BSND	Barttin	盐分排出过多;低钾血症	
5 型(601199)	AD	3q13	CASR	CASR	盐分排出过多;低钾血症	
Gitelman 综合征(263800)	AR	16q13	SLC12A3	NCCT	盐分排出过多;低钾血症;低镁血症	
I 型假性醛固酮减少症(264350,177735)	AR	16p13	SCNN1B	ENaC 的 α、β 或 γ 亚基	高钾血症;盐分排出过多	呼吸道分泌物增加并肺部感染
		16p13	SCNN1G			
		12p13	SCNN1A			
	AD	4q31	NR3C2	盐皮质激素受体(I型)	高钾血症;盐分排出过多	
家族性低镁血症伴高尿钙及肾钙化(FHHNC)(248250,248190)	AR	3q27	CLDN16	Claudin16	低镁血症;肾钙化	眼部病变(仅在 claudin19 突变型发生)
		1p34	CLDN19	Claudin19		
低镁血症伴继发性低钙血症(HSH)(602014)	AR	9q22	TRPM6	TRPM6	低镁血症;低钙血症	
常染色体显性低镁血症(154020)	AD	11q23	FXYD2	DCT 基底部 Na/K-ATP 酶的 γ 亚基	低镁血症;低钙血症	
常染色体显性甲状旁腺功能减低	AD	3q13	CASR	CASR	低钙血症;高钙尿症;低镁血症	

续表

疾病名称（OMIM）	遗传方式	基因位点	基因名称	编码蛋白	肾脏表现	肾外表现
孤立性常染色体隐性低镁血症（611718）	AR	4q25	EGF	EGF	低镁血症	
Liddle 综合征（177200）	AD	16p13	SCNN1B SCNN1G	ENaC 的 β 和 γ 亚基	高血压；低钾血症；碱中毒	
Ⅱ型假性醛固酮减少症（Gordons 综合征，145260）	AD	12p13 17q21	WNK1 WNK4	WNK1 WNK4	高血压；高钾血症	
Ⅰ型遗传性尿崩症（304800）	XL	Xq28	AVPR2	AVPR2	肾浓缩、功能减退	
Ⅱ型遗传性尿崩症（125800）	AR、AD	12q13	AQP2	AQP2	肾浓缩、功能减退	
抗利尿激素不适当综合征（300539）	XL	Xq28	AVPR2	AVPR2	低钠血症	
远端肾小管酸中毒（267300，602722，259730,179800）	AR	2cenq13 7q33	ATP6V1B1 ATP6VOA4	H⁺-ATP 酶（B1） H⁺-ATP 酶（α4）	高氯性代谢性酸中毒；肾钙化	感音性耳聋（仅出现于 B1 缺陷型）；生长迟滞
	AR	8q22	CA2	CA2	近端及远端 RTA	骨硬化症；身材矮小；智力发育迟缓
	AD	17q21	SLC4A1	AE1	远端 RTA	
近端肾小管酸中毒（604278）	AR	4q21	SLC4A4	NBC-1	轻度高氯性代谢性酸中毒	青光眼；带状角膜病变
高胱氨酸尿症（220100）	AR	2p16 19q13	SLC3A1 SLC7A9	rBATbᵒ⁺AT1	胱氨酸结石；二碱基氨基酸尿症	
哈特纳普病（234500）	AR	5p15	SLC6A19	BᵒAT1	中性氨基酸尿症	皮炎；共济失调；痴呆
Dent 病（300009）	XL	Xp11	CLCN5	CLC-5	Fanconi 综合征；肾钙化	软骨病；佝偻病
胱氨酸贮积症（219800）	AR	17p13	CTNS	Cystinosin	Fanconi 综合征；进行性肾衰竭	眼、肌肉、肝、生殖腺及甲状腺受累
肾性糖尿（233100）	AR	16p11	SLC5A2	SGLT2	葡萄糖尿	
遗传性低磷血症佝偻病伴高钙尿症（HHRH，241530）	AR	9q34	SLC34A3	钙-磷共转运子	低磷血症；高钙尿症	佝偻病
Ⅰ型维生素 D 依赖性佝偻病（VDDRI，264700）	AR	12q14.1	CYP27B1	25-VitD₃-1-α-羟化酶	低钙血症	佝偻病

AD.常染色体显性；AE1.阴离子交换子 1；AR.常染色体隐性；AT1.氨基酸转运子；AVPR2.精氨酸加压素受体 2；CA2.碳酸酐酶Ⅱ；CASR.钙敏感性受体；CLC-5.氯离子通道 5；CLC-Kb.氯离子通道 Kb；DI.尿崩症；ENaC.阿米洛利敏感性上皮钠离子通道；NBC.钠-碳酸氢根共转运子；NCCT.噻嗪类敏感性 Na-Cl 共转运子；NKCC2.Na-K-2Cl 共转运子；OMIM.在线人类孟德尔遗传；rBAT.肾碱性氨基酸转运糖蛋白；ROMK.肾外髓质钾通道；SGLT2.钠/葡萄糖共转运子；TRPM6.瞬时受体电位阳离子通道，M 亚家族，6 型；WNK.无赖氨酸（K）；XL.X-连锁

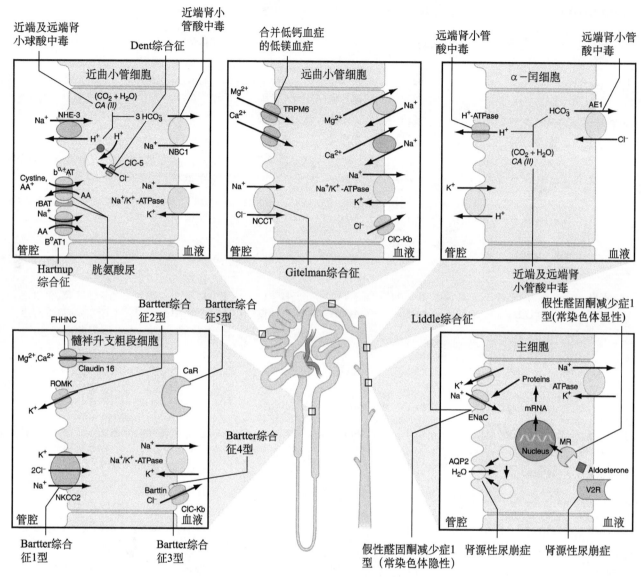

图 16-3　遗传性肾小管疾病相关通道、转运体和酶

AA.氨基酸；AD.常染色体显性遗传；AE1.阴离子交换子 1；AQP2.水通道蛋白-2；AR.常染色体隐性遗传；AT1.氨基酸转运体；CLC-5.氯离子通道-5；CLC-Kb.氯离子通道 Kb；DI.尿崩症；ENaC.阿米洛利敏感的上皮钠离子通道；MR.盐皮质激素受体；NBC1.钠-碳酸氢根共转运子；NCCT.噻嗪类药物敏感的 Na-Cl 共转运子；NKCC2.Na-K-2Cl 共转运子；rBAT.肾碱性氨基酸转运糖蛋白；ROMK.肾外髓质钾通道；TRPM6.瞬时受体电位阳离子通道，M 亚家族，6 型；V2R.精氨酸加压素受体 2

1.临床特征

（1）Bartter 综合征：Bartter 综合征是一种罕见病，常出现于新生儿阶段或者儿童阶段早期，其临床表现为多尿、烦渴、需盐增多及生长迟缓。血压正常或偏低。代谢紊乱包括低钙血症、低氯性代谢性碱中毒、尿浓缩和稀释功能下降、高钙尿症伴肾钙化、轻度低镁血症以及肾前列腺素分泌增加。高前列腺素 E 综合征是Bartter 综合征中非常严重的一种类型，新生儿会出现明显的容量不足、生长发育停滞及 PGE2 过多所导致的发热、呕吐和腹泻。在产前阶段，胎儿多尿可能导致

羊水过多和早产。Barttin 基因突变（4 型）的患者会出现感音性耳聋。存活过儿童期早期的严重 Bartter 综合征患者可能会因为肾钙化以及持续性低钾血症导致的肾小管萎缩和间质纤维化，从而发展为慢性肾病。3型 Bartter 综合征患者的临床表现介于 Bartter 综合征和 Gitelman 综合征之间，其髓袢升支粗段和远曲小管上氯通道转运蛋白 ClC-Kb 缺失，但髓袢升支粗段的ClC-Ka 仍旧有表达。该病患者主要为非裔，并且表现为 Bartter 综合征的经典临床特征，在儿童中发病较晚，伴有轻度或不伴有肾钙化，且其前列腺素分泌水平

正常。

（2）Gitelman 综合征：Gitelman 综合征较 Bartter 综合征更加常见，发病年龄较晚且临床症状也更轻。其特征为神经肌肉症状和体征明显，包括疲劳，虚弱和手足抽搐痉挛。

2.诊断 与 Bartter 综合征和 Gitelman 综合征相比，不伴有高血压的低血钾和低氯性代谢性碱中毒更常见于隐匿性呕吐和滥用利尿药的患者。但与 Bartter 综合征和 Gitelman 综合征相反的是，隐匿性呕吐患者尿氯水平较低。而滥用利尿药的患者可以通过检测尿液中的药物成分来确诊。而 Gitelman 综合征可以通过其严重的低血镁和低血钙表现，同 Bartter 综合征区分开来。

治疗　Bartter 综合征和 Gitelman 综合征

以上两种疾病均需要患者终身服用钾剂和镁剂，并增加日常生活中的盐分摄入。高剂量螺内酯和阿米洛利能够治疗低钾血症、碱中毒和镁丢失。非甾体类抗炎药（NSAIDs 类药物）能够减轻 Bartter 综合征患者的多尿和盐分丢失症状，然而在 Gitelman 综合征中无效；这类药物在前列腺素 E 综合征中甚至可以起到挽救生命的作用，在长期大剂量服用 NSAIDs 药物时，可以同时服用 COX-2 抑制药来拮抗其胃肠道不良反应。在 Gitelman 综合征中，给患者补充足够的镁剂对纠正低钾血症，控制肌肉无力、抽搐痉挛和代谢性碱中毒都极为必要；然而，对于镁丢失严重的患者，这一点很难做到。

Ⅰ型假性醛固酮减少症

患有Ⅰ型假性醛固酮减少症的患者表现为严重的肾性失盐和高钾血症。尽管这些症状看起来同盐皮质激素缺乏相似，然而患者血浆中的肾素活性和血管紧张素水平是升高的。盐分处理功能受损是由于 ENaC 的 α、β 或 γ 亚基的常染色体隐性失活性突变，或者盐皮质激素受体的一条等位基因发生常染色体显性突变所导致的（表 16-2 和图 16-3）。常染色体隐性突变类型会累及多系统并且表型严重，通常在新生儿阶段便会出现盐分耗竭、呕吐、低钠血症、高钾血症、酸中毒和发育停滞等表现。皮肤和肺部离子通道功能受损会导致患者通过汗液丢失过多的钠和氯，呼吸道分泌物增多以及下呼吸道感染概率增加，这点与囊性纤维化类似。然而，常染色体显性突变类型的病情却比较轻微，其表现通常局限于肾盐分丢失和高钾血症。如果积极补充电解质并且控制高钾血症，患者能够存活至成年，并且其症状也会随着时间推移减轻，尤其是常染色体

显性遗传类型。对于后者来说，大剂量氟氢可的松或者生胃酮能够提高醛固酮活性并部分恢复突变受体功能，从而改善患者预后。

失镁性代谢紊乱

除了 Gitelman 综合征以外，还有若干种遗传性疾病能够导致尿液失镁（表 16-2 和图 16-3）。这些疾病，包括常染色体隐性家族性低镁血症伴高钙尿症及肾钙化（familial hypomagnesemia wiht hypercalciuria and nephrocalcinosis，FHHNC）、常染色体隐性低镁血症伴继发性低钙血症（hypomagnesemia with secondary hypocalcemia，HSH）、常染色体显性低镁血症和孤立性常染色体隐性低镁血症。其临床症状通常表现为早发的痉挛、抽搐、癫痫以及与之相关或继发的钙平衡紊乱。

1.家族性低镁血症伴高钙尿症及肾钙化（FHHNC） 其是第一个被发现的，因介导细胞间离子转运的蛋白发生突变，功能受损所导致的疾病。CLDCN16 基因编码紧密连接蛋白 16（claudin 16，之前被称为 paracellin-1），该蛋白是参与形成细胞紧密连接的紧密连接蛋白家族成员之一。紧密连接蛋白 16 在髓襻升支粗段和远曲小管均有表达，目前认为，该蛋白在髓襻升支粗段通过细胞旁途径转运和重吸收 Mg、Ca 的过程中起到重要作用。患者在婴儿阶段便会出现诸如难以通过口服镁剂纠正的低镁血症、高钙尿症和肾钙化一类的临床表现。部分患者还会出现反复发作的泌尿系统感染和肾石症。存在紧密连接蛋白 19 基因突变的患者除了上述症状外，还伴发包括角膜钙化和脉络膜视网膜炎在内的眼部疾病。

2.低镁血症伴继发性低钙血症（HSH） 其中的低镁血症是由 TRPM6 通道功能障碍导致的，该通道是阳离子转运通道中瞬时感受器电位（transient receptor potential，TRP）家族成员之一。TRPM6 在肠道及远曲小管上皮均有表达，并且目前认为其介导镁离子跨上皮细胞转运过程。其一系列的症状均由低镁血症及继发性甲状旁腺功能受损和低钙血症所引发。在新生儿阶段患者便会出现癫痫发作和肌肉痉挛，并且需要口服大剂量镁剂才能够使体内镁和钙的水平恢复正常。

3.其他遗传性低镁性疾病 Na^+-K^+-ATP 酶 γ 亚基突变会导致常染色体显性低镁血症。CaSR 激活性突变所导致的常染色体显性甲状旁腺功能减退主要表现为低钙血症，然而 50% 患者仍会出现低镁血症。表皮生长因子（epidermal growth factor，EGF）突变会导致 EGF 受体活化受阻，以致 TRPM6 激活失败，从而导致孤立性常染色体隐性低镁血症。

遗传性肾小管疾病导致盐潴留所引起的高血压

LIDDLE 综合征

Liddle综合征的表现与醛固酮分泌过多时的表现相似,主要为早发且严重的高血压,通常伴有低钾血症和代谢性碱中毒,但血浆醛固酮和肾素水平很低。该病是由于皮质集合管上ENaC通道过度激活,Na离子重吸收过度导致的(图16-3)。ENaCβ亚基和γ亚基细胞内区域缺失突变(表16-2),使靶定通道并将其通过蛋白酶体降解的泛素化连接酶Nedd4-2不能够与该通道结合,离子通道下调受阻,导致细胞内Na浓度过高。Na-Cl同向转运减弱,导致管腔内处于负电位,从而引发K离子和H离子分泌增加。阿米洛利或者氨苯蝶啶能够阻断ENaC,同时限制患者盐摄入,能够有效控制高血压和低血钾。

Ⅱ型假性醛固酮减少症(家族性高钾血症高血压;GORDON 综合征)

Ⅱ型假性醛固酮减少症是一种罕见的常染色体显性疾病,通常在青春期或成年早期发病,伴有噻嗪类药物敏感的低肾素性高血压,高钾血症和代谢性酸中毒,患者肾功能大多正常。1型和4型WNK激酶会出现变异,并且导致噻嗪类敏感的Na-Cl离子通道(NCCT)活性增加。而远曲小管Na离子重吸收增加以及K离子、H离子分泌减少会导致患者出现高血压症状,上述的所有病变均可被噻嗪类利尿药纠正。

遗传性水代谢紊乱

遗传性肾源性尿崩症

遗传性肾源性尿崩症(nephvogenic diabetes insipidus,NDI)是一种罕见的单基因遗传病,通常在新生儿期发病,其表现为严重的血管加压素抵抗性多尿、脱水及发育停滞。患者尽管有高钠血症,然而其尿液仍为稀释状态。

1.遗传学及发病机制 血管加压素[抗利尿激素(ADH)]刺激的集合管水重吸收是通过分布在主细胞基底侧的2型血管加压素受体(type 2 vasopressin receptor,V2R)介导的。水通道蛋白(aquaporin-2 AQP2)平时被包裹在囊泡里,存在于细胞质中,腺苷酸环化酶-cAMP通路的活化能够使囊泡上的AQP2磷酸化,并且促进水通道蛋白嵌入顶端侧细胞膜。水通过AQP2从肾小管管腔进入细胞,并顺着渗透压梯度,

通过细胞基底侧AQP3/AQP4通道,到达髓质高渗梯度区域,并被重吸收至直小血管中(图16-3)。V2R蛋白的编码基因为AVPR2基因,90%以上的NDI是因为该基因发生X连锁突变,使细胞表面受体表达减低所导致的。剩余的10%左右患者可能是由于AQP2基因发生常染色体显性或隐性突变,使水通道被限制在细胞质内(表16-2)所致。所以尽管患者血浆中血管加压素水平很高,但仍旧不能有效保留水分和浓缩尿液。带有X连锁的杂合子女性NDI患者,其外显率变化很大。部分仅有轻度浓缩功能障碍的女性,可能由于胎盘血管加压素酶的分泌,在妊娠期间病情严重恶化。

2.临床特征 成人型NDI通常继发于锂药物治疗过程中,表现为高钙血症和慢性不全性泌尿系梗阻;遗传性NDI在婴儿期便出现典型临床表现。与Bartter综合征及Gitelman综合征等其他有多尿症状的综合征不同,NDI综合征患者并不出现电解质平衡紊乱,其高钠血症的出现仅仅由于水分排出过多。反复出现的脱水和高钠血症导致患者出现癫痫及智力减退等症状。尽管患者肾功能正常,但长期的高尿流量会使输尿管和膀胱扩张,从而可能导致膀胱功能障碍及梗阻性尿路疾病。

3.诊断 遗传性新生儿型及儿童型NDI患者可通过家族史及临床表现拟诊该病。如果患者出现血浆血管加压素增高以及多尿和低比重尿,则可确诊该病。以上实验室检查对于鉴别成人不全性NDI的多尿症状与中枢性尿崩症及精神性烦渴的多尿症状尤为重要。对于出生于NDI家系的新生儿,可以对AVPR2基因和AQP2基因进行变异分析筛查,从而早期诊断,预防其发生脱水以及由脱水引起的一系列症状。

治疗 遗传性肾源性尿崩症

早期诊断并补足水可以使大部分患者正常发育并存活至成年。外源性摄入血管加压素并不能起到治疗效果,然而由于这些患者每天可以排尿达20L以上,保持充分水分摄入非常难。噻嗪类利尿药和盐限制能够通过使机体处于轻微容量限制状态,促进近端小管对等张液的重吸收,减少到达集合管的自由水,来减少排尿量。噻嗪类药物-阿米洛利联合使用的方案能够避免噻嗪类药物导致的低钾血症,且吲哚美辛能够通过减少前列腺素的合成,进一步减少排尿量。

抗利尿激素不适当综合征

V2R受体的激活性突变导致男性患者出现低钠

血症、尿液渗透压异常升高以及血液中无法测得精氨酸加压素(arginine vasopressin,AVP)。此综合征的病因是 X 性染色体上的 AVPR2 基因发生缺失突变,从而导致 V2R 的构成性活化以及水不适当重吸收。女性杂合子在摄入大量低渗液体时可能会出现低钠血症。

遗传性肾小管酸中毒

原发性(散发或遗传)肾小管功能障碍或者由其他疾病引起的获得性近端小管碳酸氢根排出过多或者远端小管泌酸障碍,均可引起非阴离子间隙性(高氯性)代谢性酸中毒(第 5 章)。目前存在三种类型的肾小管酸中毒(renal tubular acidosis,RTA)。1 型和 2 型可能为获得性或原发性,而最常见的类型——4 型 RTA——通常是由肾调节功能异常导致的获得性 RTA,其特征为高钾血症。

1 型(远端小管)RTA

1.临床特征和诊断 在远端小管型 RTA 中,系统性代谢性酸中毒,肾单位远端氢离子分泌功能或碳酸氢根重吸收功能受损,会导致机体酸负荷过度,以致肾不能够将尿液 pH 酸化至<5.5。其他特征包括低钾血症、低枸橼酸尿症、高钙血症、肾钙质沉着症和(或)肾结石。慢性酸中毒如不治疗可能导致佝偻病或骨软化。遗传性原发性 dRTA 包括常染色体显性和常染色体隐性两种,其临床表现多样。常染色体隐性 dRTA 最常发于新生儿,其表现为严重酸中毒,发育停滞及肾钙化导致的肾功能受损。很多患有常染色体显性 dRTA 的患者以及部分患有常染色体隐性 dRTA 的患者并无临床症状,是在其青春期或成年后由于发生肾结石而检查出患有 RTA 的。不全性 dRTA 患者不发生系统性酸中毒,当其出现低枸橼酸尿症和高钙血症时,疑诊患有 dRTA,当酸负荷后,不能够将尿液 pH 酸化至<5.5,便可确诊 dRTA。

2.遗传学及发病机制 原发性 dRTA 可能为散发性或家族性的常染色体显性遗传或常染色体隐性遗传。目前,在东南亚及其他家系记载较明确的地区已鉴定出若干个常染色体隐性 dRTA 家系。dRTA 发病的细胞学基础是皮质集合管 α 型间细胞功能障碍(图 16-3)。大部分常染色体隐性 dRTA 的遗传学发病机制为管腔侧 H+-ATP 质子泵亚基突变所导致氢离子分泌障碍,通常伴有早发的感音性耳聋(表 16-2)。常染色体显性 dRTA 是由基底膜侧氯离子-碳酸氢根离子交换泵(AE1)发生突变导致的。AE1 突变体交换阴离子的功能是正常的,但异常 AE1 错误定位在管腔膜而不是基底膜,使碳酸氢根不被重吸收,而被分泌入原

尿。AE1 两个等位基因同时发生突变可能会使其转运活性受到影响,并可能是一部分隐性遗传病的发病机制(表 16-2)。碳酸酐酶Ⅱ突变会导致骨硬化症、身材矮小以及智力发育迟缓,即与 dRTA 伴发的所谓大理石脑病(marble-brain disease)。dRTA 的特征为尿钾排出过多以及尿液浓缩功能障碍。钙会作为体内酸性物质的缓冲介质而被从骨骼中释放出来,导致高钙尿症。近端小管枸橼酸盐重吸收增加,导致低枸橼酸尿症的出现,这与高钙尿症一起,使肾出现钙化倾向,并形成磷酸钙结石。

2 型(近端小管)RTA

大部分原尿中滤出的碳酸氢盐在近端小管被重吸收,而当其重吸收功能受损时,便会发生近端小管 RTA(pRTA)(图 16-3)。

pRTA 大多继发于各种免疫性肾小管疾病、药物引发性肾小管疾病、浸润性肾小管疾病(infiltrative tubulopathies)或其他肾小管性疾病(见第 5 章),某些遗传性疾病也会引起该类型的肾小管疾病,其内源性代谢产物在肾小管处积累,加剧肾小管损伤。这类遗传性疾病,包括 Wilson 病、胱氨酸病、酪氨酸血症、半乳糖血症、遗传果糖不耐受症、Ⅰ 型糖原贮积症以及 Lowe 综合征。在这种情况下,pRTA 只是组成 Fanconi 综合征的众多表现之一,其他特征性症状还包括高磷酸尿症、高尿酸尿症、高钙尿症、非选择性氨基酸尿症以及葡萄糖尿症。除此之外,高氯性酸中毒、佝偻病和骨软化症也是 Fanconi 综合征的主要表现。

原发性新生儿型 pRTA 很少见,通常为近端小管基底部钠-碳酸氢根共转运体 NBC-1 发生纯合突变所致(表 16-2),表现为孤立性近端小管碳酸氢盐排出过多。这个共转运体参与碳酸氢盐由肾小管细胞重新进入血液的主要途径。患儿会并发身材矮小及智力发育迟缓,其眼部表现包括双侧青光眼、白内障和带状角膜病变。这些异常体现了 NBC-1 在维持眼部正常液体循

环和晶状体透明度上的作用。

pRTA 需要摄入大量碱性药物才能够重新恢复酸碱平衡,因此治疗起来非常困难。患者持续性大量排出碳酸氢盐(排泄分数＞15%),直到患者血浆中碳酸氢盐低于阈值(通常为 15~17mmol/L),此时远端肾小管可将尿液中的碳酸氢盐完全重吸收,使尿液酸化至 pH<5.5,当血浆中碳酸氢盐浓度通过碱性药物治疗升至阈值以上时,会再次发生碳酸氢盐过量排出,此时为了维持小管液电中性,钾离子也会被分泌到小管液中,以致患者发生低钾血症。因此,pRTA 治疗要求患者每天摄入 5~15mmol/kg 碳酸氢盐,并适当补钾。

其他导致肾小管功能异常的单基因遗传病

胱氨酸尿症

胱氨酸尿症是一类导致胱氨酸及其他二碱基氨基酸(赖氨酸、精氨酸、鸟氨酸)在近端小管和肠道上皮细胞转运异常的常染色体隐性遗传病。其发病率约为 1/10 000,在遗传性疾病中算是比较常见的种类。肾小管对胱氨酸重吸收能力受损导致其在小管液中浓度升高,在酸性小管液中溶解度下降。该病临床表现轻重不一,杂合突变患者可能只出现无症状的胱氨酸结晶尿,而纯合突变患者可能会出现串珠状小结石和胱氨酸结石、肾小管梗阻、反复发作的尿路感染、鹿角形结石形成并逐渐发展为肾衰竭。患者出现肾结石中位时间是 12 岁。该疾病是由于 SLC3A1 基因和 SLC7A9 基因之中的一个发生突变所致(表 16-2)。SLC3A1 基因编码 rBAT 是一个高度保守的钠依赖性碱性氨基酸转运子。SLC7A9 基因编码的蛋白产物、$b^{0,+}$、AT,是与 rBAT 活化过程相关的一种催化亚基。胱氨酸尿症的诊断基于以下三点:阳性家族史、尿液中找到六边形胱氨酸结晶及 24h 尿胱氨酸排出量＞400mg(正常水平低于 30mg/d)。

胱氨酸尿症的治疗关键是水合作用,需要使患者尿量至少达到 2.5L/d,从而使尿液胱氨酸浓度<300mg/L,并通过补充枸橼酸钾使尿液碱化至 pH 7.0~7.5,同时限制钠盐摄入。胱氨酸是由两个半胱氨酸残基通过-SH 基团形成的二硫键链接起来的氧

化二聚体。因此,在一些难治性病例中,会加用青霉胺、硫普罗宁和卡托普利等硫醇衍生物,使胱氨酸分解为溶解性更高的二硫化物。治疗过程中也会应用到各种结石移除术和尿路引流术。

哈特纳普病(HARTNUP DISEASE)

哈特纳普病是一种表现为肠道及肾中性氨基酸转运障碍的常染色体隐性遗传病。其主要临床表现为小脑性共济失调和糙皮病样皮疹。除了氨基酸尿外,肾并没有其他表现。该病的突变基因为 SLC6A19 基因,其编码一种钠依赖性-氯非依赖性中性氨基酸转运子(sodium-dependent and cholride-independent neutral amino acid transporter),这种转运子主要在小肠上皮和肾近端小管细胞表达(表 16-2)。色氨酸等氨基酸滞留在肠腔中,并转化为对 CNS 有毒性的吲哚类化合物。色氨酸代谢异常还会导致烟酸缺乏,引起一系列皮肤症状。当患者蛋白质摄入不足时症状加重,而高蛋白饮食及补充烟碱能够使症状缓解。

DENT 病

Dent 病和 X 连锁隐性遗传性肾结石病是 Fanconi 综合征的不常见表现形式,其突变位点位于 X 染色体上编码 CLC-5 的基因,CLC-5 是一种电压门控的氯离子通道(表 16-2)。该病特点为儿童时期出现小分子蛋白尿、高钙尿症、肾钙化和肾石症。25% 患者首先出现佝偻病和骨软化症,而成年之后才出现肾间质纤维化、肾小管萎缩和肾小球硬化导致的进行性肾衰竭。CLC-5 能够维持近端小管细胞内吞小泡中的电位梯度及酸性环境,这依赖于质子泵,并且是肾小球滤出的低分子量蛋白降解的必要环境。CLC-5 缺陷会干扰这一过程,并导致肾小管细胞功能障碍。

目前的治疗方案是通过限制日常生活盐摄入及应用噻嗪类利尿药增加钙的重吸收,直接控制高钙尿症。不推荐限制日常钙盐补充摄入。

胱氨酸贮积症

胱氨酸贮积症是一种罕见的累及多系统的常染色体隐性遗传病,其病因是氢离子驱动转运蛋白 cystinosin 发生突变,这种蛋白可将胱氨酸运至溶酶体外;相反,该蛋白异常将导致胱氨酸不能溶解,其结晶在肾小管细胞和其他器官中积累从而致病。该疾病分为婴儿型(肾型)、青少年型和成年型。肾型最常见,患

儿在出生 3～6 个月便会出现临床症状，包括 Fanconi 综合征、水盐耗竭、生长发育迟滞、佝偻病、呕吐、便秘和不明原因的发热。肾型患儿在 10 岁之前便会发生终末期肾病，而青少年型要在 15 岁之后才会出现。由胱氨酸在其他器官积累导致的肾外表现包括畏光和失明、肉碱缺乏导致的肌无力、肝大、甲状腺功能减退、青春期发育延迟及迟发型神经系统疾病。成人型胱氨酸贮积症除畏光外，几乎没有临床症状。其诊断依据为外周血白细胞中胱氨酸含量上升。

治疗　胱氨酸贮积症

治疗措施包括通过替代治疗纠正由 Fanconi 综合征和多尿导致的液体及电解质丢失。摄入足够量的左旋肉碱从而使血浆中肉碱水平达到正常也是至关重要的。半胱胺通过将胱氨酸转化为能够转运出溶酶体的半胱氨酸，达到了对该病的直接治疗。应该在确诊后便开始半胱胺治疗，从而保护肾功能，防止发生甲状腺功能减退，并促进患儿生长发育。终末期肾病患者可以进行肾移植治疗，且胱氨酸贮积在移植肾中不会复发，但该病的其他肾外表现仍会持续并且可能继续进展。

肾性糖尿

血糖浓度正常时发生的孤立性糖尿是由于 SLC5A2 基因突变导致的，该基因编码近端小管的高通量钠-葡萄糖共转运子 SGLT2（表 16-2）。该病患者通常没有临床症状，并且除了近端小管功能障碍外并无其他特征。而当患者基因缺陷症状严重时，肾小管对葡萄糖的重吸收功能可能完全丧失，以致尿液中葡萄糖浓度与血液中相同，在这种情况下，患者每天可能

丢失＞50g 葡萄糖，并因渗透性利尿而出现多尿症状。

肾磷酸盐排泄过多

肾磷酸盐排出过多可导致低磷酸盐血症以及佝偻病或软骨病，其可能为肾小管功能障碍的一部分（如 Fanconi 综合征），也可能为单发症状。导致孤立性高磷酸盐尿的最常见因素是肾小管磷酸盐重吸收功能障碍，其中 FGF-23 起到了重要作用。伴尿钙过多的遗传性低血磷性佝偻病（hereditary hypophosphatemic rickets with hypercalciuria，HHRH）是例外，该病病因为发生在 SLC34A3 基因的常染色体隐性突变，其编码蛋白为近端小管钠-磷共转运体，NPT-2c（表 16-2）。磷酸盐重吸收障碍会引起肾性失磷以及佝偻病所致的生长迟缓。血清磷酸盐水平过低能够刺激维生素 D_1 位发生羟基化，促进肠道对钙离子的吸收，抑制甲状旁腺素（PTH）分泌，并导致高钙血症。1,25-2(OH)D_3 水平增高可以将 HHRH 和激素导致的高磷血症鉴别出来。其治疗直接针对血磷耗竭情况。

维生素 D 依赖性佝偻病

维生素 D 依赖性佝偻病以两种方式存在，表现为低钙血症、低磷血症，PTH 水平升高以及佝偻病和骨软化性骨骼发育异常。一些严重的病例会出现手足抽搐症状。Ⅰ 型维生素 D 依赖性佝偻病是一种由 CYP27B1 基因突变导致的常染色体隐性遗传性疾病，该基因编码 25(OH)D_3-1α-羟化酶，这个酶在近端小管处催化 25(OH)D_3 发生羟基化，使之变为激活体-1,25(OH)$_2$$D_3$（表 16-2）。该病可通过给予生理剂量的 1,25(OH)$_2$$D_3$ 进行替代治疗。然而，Ⅱ 型常染色体隐性维生素 D 依赖性佝偻病是由于维生素 D 受体突变，引起靶器官 1,25(OH)$_2$$D_3$ 抵抗所致。

（吕佳颐　吴　明　译）

第 17 章

肾小管间质性疾病

各种肾小球及肾血管病变最常见的结局即是肾间质炎症、纤维化及肾小管萎缩。然而,除此之外还有许多直接影响肾小管及间质功能的疾病,这些病变与肾小球及肾血管功能关系不大,可分为急性及慢性肾小管间质性肾炎(tubulointerstitial nephritis,TIN)(表17-1)。

表 17-1 肾小管间质性疾病病因分类

急性肾小管间质性疾病

急性间质性肾炎

药物类

- 抗生素(β内酰胺类、磺胺类、喹诺酮类、万古霉素、红霉素、米诺环素、利福平、乙胺丁醇、阿昔洛韦)
- 非甾体抗炎药、COX-2 抑制药
- 利尿药(少见噻嗪类、袢利尿药、氨苯蝶啶)
- 抗惊厥药(苯妥英钠、丙戊酸钠、卡马西平、苯巴比妥)
- 杂类(质子泵抑制剂、H$_2$ 受体阻滞药、卡托普利、美沙拉嗪、茚地那韦、别嘌醇)

感染

- 细菌(链球菌、葡萄球菌、军团菌、沙门菌、布鲁菌、耶尔森菌、白喉棒状杆菌)
- 病毒(EBV、巨细胞病毒、汉坦病毒、多瘤病毒、HIV)
- 杂类(钩端螺旋体,立克次体,支原体)

自身免疫性

- 肾小管间质性肾炎伴葡萄膜炎(TINU)
- 干燥综合征
- 系统性红斑狼疮
- 肉芽肿性间质性疾病
- IgG4 相关全身性疾病
- 特发性自身免疫性间质性肾炎

急性梗阻性疾病

- 轻链型肾病(骨髓瘤肾病)
- 急性磷酸盐肾病
- 急性尿酸性肾病

慢性肾小管间质性疾病

膀胱输尿管反流/反流性肾病

镰状细胞病

长期接触毒物或药物

- 镇痛药,尤其是非那西丁
- 锂
- 重金属(铅,镉)
- 马兜铃酸(中国草药和巴尔干半岛肾病)
- 钙调磷酸酶抑制剂(环孢素,他克莫司)

续表

代谢紊乱

　高钙血症和(或)肾钙化

　高尿酸血症

　长期低血钾

　高草酸尿症

　胱氨酸(见第 16 章)

囊性和遗传性疾病(见第 16 章)

　多囊肾病

　肾结核

　成人髓质囊性病

　髓质海绵肾

杂类

　老化

　慢性肾小球肾炎

　慢性尿路梗阻

　缺血性血管疾病

　放射性肾炎(少见)

COX.环氧化酶；EBV.Epstein-Berr 病毒

急性 TIN 通常发生于急性肾损伤时(见第 10 章),一般认为可能是由于炎症浸润导致的组织水肿、小管细胞损伤及管型形成所引起。急性 TIN 有时伴有因肾囊扩张产生的腰痛。尿沉渣通常出现白细胞及细胞管型,但取决于具体的病理类型。

慢性 TIN 的临床表现通常取决于肾小管功能的受损情况,包括肾小管浓缩功能受损导致的多尿(肾性尿崩症),肾小管重吸收功能障碍导致的 Fanconi 综合征[糖尿、磷酸盐尿、氨基酸尿、低钾血症及 Ⅱ 型肾小管性酸中毒(RTA)],由于氨合成受损导致的非阴离子间隙代谢性酸中毒和高钾血症(Ⅳ 型 RTA)及进行性氮质血症[血肌酐及尿素氮(BUN)升高]。慢性 TIN 通常伴有因肾小管重吸收减少产生的少量蛋白尿(很少＞2g/d),肾病范围内的蛋白尿一般由局灶节段性肾小球硬化(FSGS)引起。肾超声检查可显示"肾内科疾病",特征包括肾实质回声增强,皮髓质分界不清及皮质瘢痕形成。慢性 TIN 的主要病理改变为间质纤维化伴片状单核细胞浸润及广泛肾小管萎缩、管腔扩张及肾小管基底膜增厚。由于组织病理学变化并不特异,肾穿刺活检很难提供明确诊断。因此,诊断依赖于详细的病史、用药史、相关症状及影像学检查。

急性肾小管间质性疾病

1897 年波士顿城市医院医生 Councilman 首次报道了 8 例急性间质性肾炎(AIN),其中 3 例为猩红热感染后并发症,2 例来自白喉病人。之后他将肾典型病变描述为"以细胞内液外渗为特征的非化脓性急性炎症,伴上皮细胞退行性改变,病变可能既分散又局限"。如今,AIN 在药物急性过敏反应中更为常见(表 17-1)。免疫介导的 AIN 可能发生于自身免疫综合征,但在某些情况下,虽然临床症状提示存在免疫因素却不能找到确切原因(表 17-1)。

过敏性间质性肾炎

AIN 虽然经肾穿刺活检证实占不明原因急性肾损伤的约 15%,这可能造成对真实发病率的大幅低估。这是因为当患者血肌酐升高时可能存在违规治疗和经验性停药,而此时肾活检明确 AIN 诊断意义不大。

1.临床特征　甲氧西林或 β-内酰胺类抗生素用药 7~10d 后出现的 AIN 典型症状为血肌酐升高或急性肾衰竭的相应症状(见第 10 章),其他症状包括发热、出疹、嗜酸细胞增多,少尿型肾衰竭并不常见。其他病因引起的非典型 AIN 中以非类固醇类抗炎药(NSAID)诱发的 AIN 最常见,典型症状以急性肾衰竭伴大量蛋白尿较为常见,但发热、出疹、嗜酸细胞增多仍少见。特别严重及发展迅速的 AIN 可能发生在利福平无药期后重复给药时。表 17-1 中列出的药物存在导致进展性小管间质性损害的潜在危害,如质子泵抑制药、氨苯磺胺及 5-氨基水杨酸盐衍生物(美沙拉秦和柳氮磺吡啶)及抗反转录病毒药物。

2.诊断　寻找可能导致不明原因的伴或不伴少尿的急性肾衰竭的潜在危害药物接触史有助于明确诊断。外周血嗜酸细胞增多也是有力证据,但只有少数患者有此表现。尿检显示脓尿伴白细胞管型和血尿。尿嗜酸细胞增多对 AIN 诊断既不敏感也不特异,因此,不建议检查。肾穿刺活检一般不作要求,但可显示广泛的肾间质及肾小管白细胞浸润,包括嗜酸细胞增多。

治疗　过敏性间质性肾炎

停用肾毒性药物通常可以逆转肾损伤,但这取决于用药时间长短及是否已发生严重的肾小管萎缩及间质纤维化。糖皮质激素治疗可能有助于受损肾的修复,但对远期预后影响不大,最好用于严重的肾衰竭急需透析治疗或虽已停药肾功能却持续恶化的病例(图 17-1 和表 17-2)。

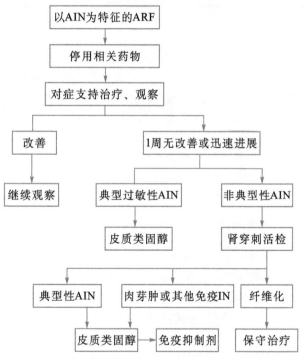

图 17-1　过敏性和其他免疫介导的急性间质性肾炎(AIN)的治疗

详见免疫抑制药物用于难治性或复发性 AIN(Modified from S Reddy,DJ Salant:Ren Fail 20:829,1998.)

干燥综合征

干燥综合征是一种系统性自身免疫性疾病,主要累及外分泌腺,尤其是泪腺及唾液腺,因此产生一系列症状,如口干、眼干等,组成"sicca 综合征"。肾小管间质性肾炎伴淋巴细胞浸润是干燥综合征常见的肾表现,并与远端 RTA、肾性尿崩症及中度肾功能衰竭相关。抗-Ro(SS-A)和抗-La(SS-B)抗体检查阳性可明确诊断。大多数干燥综合征患者同时患有多克隆球蛋白血症。初始治疗一般为糖皮质激素,后续可能需要硫唑嘌呤或骁悉预防复发(图 17-1 和表 17-2)。

表 17-2　皮质类固醇和免疫抑制剂在间质性肾炎中的适应证

绝对适应证
- 干燥综合征
- 结节病
- SLE 间质性肾炎
- 成人 TINU
- 特发性肉芽肿性间质性肾炎

相对适应证
- 药物或特发性 AIN 伴肾衰竭迅速进展、弥漫性病变、透析临界、延迟恢复
- 儿童 TINU
- 感染后 AIN 延迟恢复(?)

AIN.急性间质性肾炎;SLE.系统性红斑狼疮;TINU.肾小管间质性肾炎伴葡萄膜炎(引自:Source:Modifed from S Reddy,DJ Salant:Ren Fail 20:829,1998.)

小管间质性肾炎伴葡萄膜炎(TINU)

其是一类病因不明的系统性自身免疫性疾病,这类疾病占 AIN 所有病例比例中不到 5%,与男性相比,对女性的影响大于 3 倍以上,且发病年龄中位数为 15 岁。其主要特征除淋巴细胞为主的间质性肾炎外,还存在疼痛性葡萄膜炎伴视物模糊及畏光(图 17-2)。先于肾表现的眼部症状通常会增加诊断的难度。另外还常有发热、厌食、体重下降、腹痛、关节痛等肾外症状。肾表现通常包括肌酐升高、无菌性脓尿、微量蛋白尿、Fanconi综合征等。血沉加快也是其特征之一。提示自身免疫性疾病的血清学指标常为阴性,因此 TINU 的诊断一般需要排除葡萄膜炎的其他病因和肾病,如干燥综合征、Behcet病、结节病、系统性红斑狼疮。儿童的临床症状呈典型自限性,但成年后有复发趋势。肾和眼部症状对口服糖皮质激素敏感,但可能需要甲氨蝶呤、硫唑嘌呤或骁悉维持治疗以防复发(图 17-1 和表 17-2)。

系统性红斑狼疮

大多数Ⅲ型或Ⅳ型狼疮性肾炎为间质单核细胞性炎症反应伴肾小球病变(见第 15 章),50%的患者可检测到小管基底膜免疫复合物沉积。少数情况下以小管间质性炎症为主,并可能表现为氮质血症和Ⅳ型 RTA

而不是肾小球肾炎的表现。

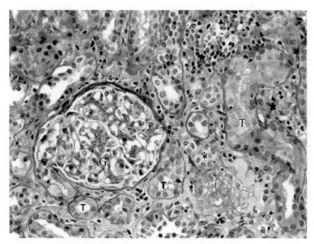

图 17-2　急性间质性肾炎(AIN)患者肾穿刺活检 PAS 染色

该 AIN 患者表现为急性虹膜炎、低热、血沉 103mm/h,尿检显示脓尿、细胞管型,血清肌酐水平近期上升至 2.4mg/dl。静脉注射甲泼尼松龙后 AIN 及虹膜炎均有好转。单核细胞浸润(*)、肾小管水肿(T)、正常肾小球(G)。一些小管中可见细胞碎片以及炎症细胞浸润。此结果尚不能区分药物诱发的 AIN。PAS,碘酸-希夫染色

肉芽肿性间质性肾炎

部分病例表现为 AIN 但呈长期和复发过程,肾穿刺活检显示为慢性炎症伴肉芽肿和多核巨细胞浸润。一般无相关疾病或病因,但一些病例可存在肺部、皮肤或其他结节病的全身表现,如高钙血症。大部分病例在发展为间质纤维化及小管萎缩前经糖皮质激素治疗可提高肾功能(表 17-2)。对于激素停用后反复发作性病例可能需要联合其他免疫抑制药(图 17-1)。考虑到结核也是肉芽肿性间质性肾炎的少见病因,在治疗前应该排除结核。

IgG4 相关性系统性疾病

AIN 的另一种类型以严重炎症浸润为特征,如表达 IgG4 浆细胞浸润,被称为 IgG4 相关性系统性疾病。可能同时存在自身免疫性胰腺炎、硬化性胆管炎、腹膜后纤维化及慢性硬化性涎腺炎(类似干燥综合征)。受累及器官纤维化性病变形成假瘤取代了最初的炎症浸润,通常需要进行活检或切除以排除恶性肿瘤。虽然对 IgG4 在发病中的作用并不清楚,但糖皮质激素常作为对这类疾病有效的一线用药。

特发性 AIN

有些病例存在典型的 AIN 临床及组织学表现,但是没有药物接触史或相关系统性疾病的临床及血清学表现。一些病例存在类似于大鼠间质性肾炎模型中发

现的抗肾小管抗原的抗体,提示自身免疫反应可能参与其中。类似于 TINU 和肉芽肿性间质性肾炎,特发性 AIN 对糖皮质激素治疗敏感,但需要服用其他免疫抑制药预防复发(图 17-1 和表 17-2)。

感染相关性 AIN

AIN 也可能由病原微生物的感染引起(表 17-1),但应该区别于急性细菌性肾盂肾炎(见第 20 章)。除非双侧肾受累及脓毒血症休克,急性细菌性肾盂肾炎一般不会引起急性肾衰竭。目前,感染相关性 AIN 最常见于免疫抑制状态的患者,特别是肾移植受体伴多瘤病毒 BK 再活化者(第 13 章和第 14 章)。

晶体沉积症及梗阻性肾小管疾病

当多种晶体沉积在肾小管细胞和肾间质或阻塞肾小管时可能引起急性肾衰竭。少尿型急性肾衰竭通常伴有肾小管梗阻引起的腰痛,一般在磺胺嘧啶治疗弓形虫病或茚地那韦治疗 HIV 感染时易发生,也可见于静脉注射阿昔洛韦治疗严重疱疹感染时。尿检显示"麦穗样"磺胺晶体、单独或簇状针尖样茚地那韦晶体或红绿双折射针尖样阿昔洛韦晶体。这些不良反应一般由低血容量引起,生理盐水足量补液或停药可纠正。与其他梗阻性疾病不同,因茚地那韦沉积导致的单纯 AIN 已有报道。

急性肾小管梗阻是急性尿酸性肾病患者发生少尿型急性肾衰竭的原因之一。急性肾小管梗阻常见于接受细胞毒性药物治疗淋巴细胞或骨髓异常增殖的患者,其严重的高尿酸血症来源于肿瘤溶解综合征,但也可在治疗前自发。在肾小管和集合系统的尿酸结晶导致集合管、肾盂及输尿管部分或完全梗阻。尿中可见双折射尿酸结晶的大量沉积,一般与镜下及肉眼血尿有关。预防性的给予别嘌醇可减少尿酸性肾病的风险,但对治疗尿酸导致的肾损伤并无益处。一旦发展到少尿,增加小管流量和碱化尿液增加尿酸溶解度可能有效,然而,通常需要血液透析和拉布立酶(一种重组尿酸氧化酶)治疗迅速降低尿酸水平恢复肾功能。

乙二醇中毒、回肠切除或小肠旁路吻合手术后肠源性草酸盐过多以及遗传性高草酸尿患者草酸钙结晶沉积在小管细胞和间质可能引起永久肾功能丧失(见第 9 章)。急性磷酸盐肾病是由口服磷酸-苏打引起的一种罕见但严重的并发症,常见于用该药物导泻或做结肠镜检查术前肠道准备时。草酸钙结晶沉积在肾小管及间质而导致肾损伤,尤其当患者已有潜在性肾损害和血容量不足时更易发生。因此,慢性肾病患者应该禁用磷酸-苏打。

轻链管型肾病

骨髓瘤患者可能发生急性肾衰竭由于血容量不

足、感染、血钙过高、长期服用 NSAIDs 或使用放射性对比剂。当患者发生难以解释的急性肾衰竭，且年龄较大或存在诱因时，应该考虑轻链型肾病（LCCN）的诊断。

滤过的单克隆免疫球蛋白轻链（本-周蛋白）与分泌的 TH 糖蛋白在远曲小管中聚合。管型除了阻塞小管影响肾小球外，还可引起外源性反应并造成因小管破裂产生的间质纤维化（图 17-3）。虽然 LCCN 一般发生在患骨髓瘤以及存在大量浆细胞负荷的患者，但那些存在单克隆免疫球蛋白病的患者也应该考虑此诊断。滤过的单克隆免疫球蛋白轻链也可能存在直接近端小管细胞毒性及细胞内晶体形成而导致明显的肾表现，可能造成单纯小管功能失调，如 RTA 或 Fanconi 综合征。

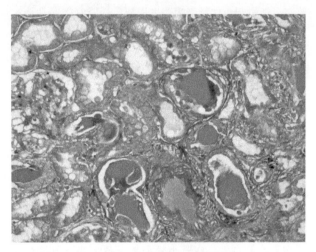

图 17-3　骨髓瘤肾病组织学表现

肾穿刺活检组织苏木精-伊红染色显示大量肾小管萎缩，管腔充满嗜酸性管型周围有巨细胞反应（包括本-周蛋白）

诊断

临床表现包括贫血、骨痛、高钙血症以及由于低白蛋白血症和高丙种球蛋白血症导致的异常阴离子间隙。由于尿试纸可检测白蛋白而不是免疫球蛋白轻链，故尿标本实验室检测结果显示蛋白总量增加但尿试纸为阴性，则表示尿中含有本-周蛋白。血清和尿应该同时做蛋白电泳和免疫学检测以确定单克隆条带。目前最灵敏的方法是检测血清和尿中的自由轻链。

治疗　轻链管型肾病

目标是明确诱因，比如血容量不足、高钙血症，中止肾毒性药物，治疗潜在浆细胞失调，而血浆轻链清除意义仍存在争议。

淋巴瘤浸润性肾病

间质浸润恶性 B 淋巴细胞可见于慢性淋巴细胞性白血病和非霍奇金淋巴瘤，少数情况下，可因此导致肾增大和少尿性急性肾衰竭。虽然大剂量糖皮质激素和化疗可使肾功能恢复，但预后一般较差。

慢性肾小管间质性疾病

近年来随着北美地区医疗水平的提高和禁止开具含非那西丁的非处方镇痛药，使得重金属摄入（特别是铅和镉）及镇痛药导致的慢性肾小管间质性肾炎（CIN）的发病率明显下降。如今，肾缺血或原发性肾小球疾病成为 CIN 的主要病因（参见第 15 章）。其他病因包括一些遗传性疾病比如反流性肾病及镰状细胞性肾病，一般在青春期或成年之前很难发现。因此几乎不可能逆转，但通过治疗肾小球高压（FSGS 进展和肾功能丧失的共同病理变化）有可能延缓其进展。因此，早期发现高危患者可能阻止其发展到终末期肾病（ESRD）。

膀胱输尿管反流和反流性肾病

反流性肾病是膀胱输尿管反流（VUR）或其他婴幼儿期的其他泌尿系统异常的并发症。以前称之为慢性肾盂肾炎，因为认为其病因为反复发作的尿路感染（UTIs）。由于输尿管膀胱瓣异位或功能失调，尿从膀胱逆流入输尿管或肾（图 17-4）。虽然高压无菌回流可影响肾正常生长，加之婴幼儿期反复尿路感染，但仅导致斑片状间质瘢痕形成和肾小管萎缩。肾功能丧失导致残余肾小球肥大，最终发生 FSGS。反流性肾病往往到成年后才通过体检或孕检方式被发现。患者往往无明显症状，但有童年时期长期遗尿或反复尿路感染史，并表现为不同程度的肾功能不全、高血压、轻度至中度蛋白尿及尿沉渣轻度改变。即使没有活动性泌尿系统感染或反流，双侧肾受累后本病也会迅速进展为 ESRD。除非合并高血压，否则单侧肾受累一般难以发生。肾超声检查显示不对称性肾萎缩伴轮廓不规则且皮质变薄，部分区域代偿性肥大（图 17-4）。

治疗　膀胱输尿管反流和反流性肾病

保持婴幼儿期的无菌尿可以减少肾瘢痕形成。输尿管再植入膀胱手术对婴幼儿持续性高流量反流无效，对青春期或成人已发生的肾瘢痕亦无效。用血管紧张素酶抑制药（ACEI）和血管紧张素受体拮抗药（ARB）积极控制血压可以有效减少蛋白尿，可以显著阻止肾功能恶化。

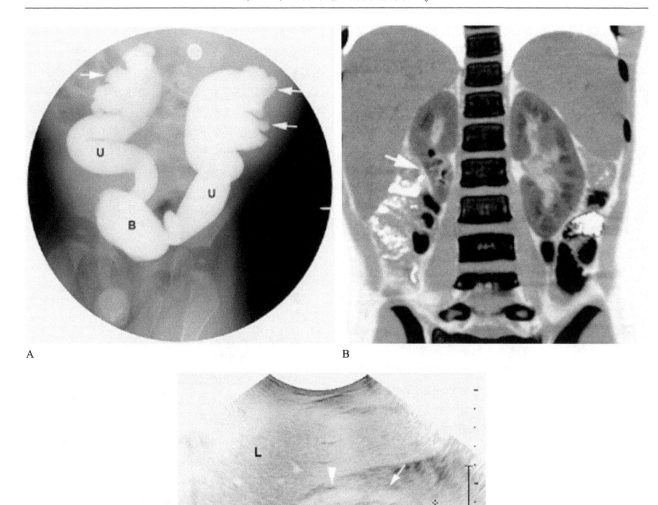

图 17-4　膀胱输尿管反流(VUR)反流性肾病影像学

A.7 个月龄婴儿双侧 VUR,杵状盏(箭头处)及输尿管扩张纡曲(U)进入膀胱(B);B.腹部 CT 扫描(冠状面重建)显示右肾下极严重的瘢痕形成(箭头处);C.右肾超声显示由于中间区瘢痕和肥大使下部实质回声消失(箭头处)

镰状细胞肾病

　　镰状细胞肾病的病理和临床表现在第 18 章中描述。肾小管损伤表现为婴幼儿和青春期早期由于肾小管浓缩功能受损或Ⅳ型肾小管酸中毒导致的多尿。对镰状细胞疾病的儿童早期发现肾损害及微量蛋白尿的进展需要进行随访并给予小剂量 ACEI 类药物治疗。由于镰状红细胞与低氧血症和髓质血管扩张有关,从而导致肾乳头缺血坏死,产生肉眼血尿或尿路梗阻(表 17-3)。

表 17-3　肾乳头坏死的主要原因

镇痛药肾病

镰状细胞性肾病

糖尿病合并尿路感染

长期使用非甾体抗炎药(罕见)

肾小管间质异常伴肾小球肾炎

　　主要的肾小球疾病往往与肾小管及间质损害有关。在狼疮性肾炎中,免疫复合物沉积是肾小球与肾小管间质病变共同的病理进程。而且慢性肾小管间质改变也可以成为长期肾小球功能紊乱的结果。原因可能是肾小球疾病造成一系列肾小管间质损伤，包括蛋白尿导致的肾小管上皮细胞损伤、细胞因子及补体激活以及肾小管周围血流减少导致的肾小管间质缺血，尤其是严重的肾小球肾炎导致大部分肾小球功能丧失。但一般很难通过肾穿刺活检鉴别已存在进展性肾病患者最初病因。

镇痛药肾病

长期服用含有非那西丁（已在 1983 年被美国政府禁止）、阿司匹林和咖啡因的镇痛药可引起镇痛药肾病。镇痛药肾病的典型表现为肾功能不全和药物浓集在内髓导致的肾乳头坏死，CT 检查显示肾放射状散在乳头钙化瘢痕形成典型表现（图 17-5）。患者也可以由于肾小管浓缩功能受损及非阴离子间隙代谢性酸中毒而表现为多尿。坏死的肾乳头脱落阻塞输尿管可引起肾绞痛及肉眼血尿。由镇痛药肾病导致的终末期肾病患者比其他原因导致的肾衰竭患者患尿路恶性肿瘤的风险增加。最近的队列研究显示肾功能正常的健康人服用中等剂量且目前合法的镇痛药（包括对乙酰氨基酚和 NSAIDs）几乎不引起镇痛药肾病。但是低血容量和慢性肾病的患者发生镇痛药肾病的风险增高。建议大量服用镇痛药患者应定期进行肾病筛查。

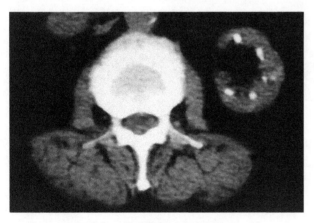

图 17-5 镇痛药肾病影像学表现

非造影 CT 扫描显示伴有肾乳头钙化的萎缩性左肾。（由麦克米伦出版有限责任公司，MM Elseviers 等；kidney international 48：1316，1995.许可重印）

中草药肾病和巴尔干地方性肾病

一些非传统医学治疗也可以导致进展性肾小管间质性疾病。第一例中草药肾病的病例是服用中草药减肥的年轻女性，其药物成分中含有一种名为马兜铃酸的致癌物质。长期服用此类化学物质可以导致肾间质纤维化。尿沉渣镜检无明显异常，偶可见白细胞和轻度蛋白尿。可见与肾功能不全程度不符的贫血。中草药肾病存在较高的膀胱输尿管恶性肿瘤的风险。巴尔干地方性肾病主要流行于多瑙河流域，也是由于马兜铃酸污染粮食制备过程所引起，主要表现为慢性肾小管间质肾炎。虽然其他环境因素，比如赭曲毒素 A 或煤炭储量丰富的地区浸入的水溶性烃类也可能引起巴尔干地方性肾病，但大量证据表明马兜铃酸是主要原因，因此这类疾病又称为马兜铃酸性肾病。

锂相关性肾病

服用锂盐治疗躁狂-抑郁症有可能产生一些肾损害。

最常见的锂盐肾损害是肾性尿崩症，表现为多饮多尿。锂盐通过上皮钠离子泵（ENaC）沉积在集合管的主细胞，从而抑制糖原合成酶激酶 3β，并下调加压素调控性水通道蛋白的表达。少数长期服用锂盐且出现过锂毒性反应的患者，经长达 10～20 年可发展为慢性小管间质性肾炎。肾穿刺活检可见与肾小球硬化或血管疾病的程度不成比例的肾间质纤维化、肾小管萎缩，淋巴细胞浸润、远曲小管和集合管扩张、小囊肿形成是本病的典型特征。间质纤维化的程度与锂的用量及持续时间相关。锂相关性肾病患者一般无明显症状，表现为微量蛋白尿，少量尿白细胞，血压通常也正常。有些患者可因继发性 FSGS 而表现为大量蛋白尿，进而丧失肾功能。

治疗 锂相关性肾病

接受锂盐治疗的患者应定期检查肾功能，有潜在肾病的患者应慎用锂盐。使用阿米洛利抑制锂盐通过 ENaC 沉积可有效预防和治疗锂相关性肾病，但是否可以预防锂诱发性 CIN 尚不清楚。一旦发现锂盐相关性肾病，为防止肾功能进一步恶化应停药，但锂盐作为一种有效的情绪稳定药物很难被其他药物所替代。而且，即使停药，已有的慢性肾病也不可逆转，将逐渐进展为终末期肾病。因此最好经常监测锂含量并调整剂量以避免毒性（<1mEq/L）。因为当肾功能下降时锂不能被有效清除。已经出现明显蛋白尿的患者应使用 ACEI 或 ARB 类药物。

钙调磷酸酶抑制剂肾毒性

钙调磷酸酶抑制剂（CNI）环孢素和他克莫司可以

造成急性和慢性肾损害。急性损害可因血管收缩、微血管血栓形成或肾小管毒性而造成。慢性 CNI 肾损害多见于器官移植患者(包括心-肺和肝),表现为缓慢但不可逆性肾小球滤过率下降、轻度蛋白尿和高血压。高钾血症是相对较常见的并发症,原因可能为肾小管醛固酮抵抗。肾病理改变包括斑片状间质纤维化和肾小管萎缩,通常呈"条纹"状。另外,常伴有肾血管玻璃样变性和肾小球硬化。服用 CIN 治疗自身免疫性疾病的患者也可能发生类似的病变,虽然 CIN 的用量远远低于接受器官移植者。减少用量或避免使用 CIN 可能减少慢性肾小管间质病变的发生,但可能增加排斥反应而使移植物丧失功能。

重金属(铅)肾病

长期接触铅或镉等重金属可以导致慢性肾小管间质病变。随着对重金属危害的普及,铅已经从大多数产品和燃料中除去,本病也越来越少。然而,如电池生产、合金制造、含铅油漆清除和电气设备制造(含镉)等职业,由于行业监管疏漏,工人仍然长期接触重金属。此外,使用含铅容器蒸馏的月光威士忌也是重金属接触的主要来源。

慢性铅中毒早期症状主要是近端肾小管功能障碍,特别是尿酸分泌减少导致的高尿酸血症。痛风、高血压、肾功能不全同时存在应考虑铅中毒,而铅含量检测包括输注螯合剂后尿铅含量及骨放射检查。最近几项研究表明慢性低水平铅摄入与肾功能降低相关。体内不明原因铅含量增加的 CIN 使用者,给予铅螯合治疗可以减缓肾功能的下降。

代谢性疾病

体内长期电解质及代谢产物水平异常,可以导致慢性肾病。

慢性尿酸性肾病

随着别嘌醇及其他药剂的使用,痛风性肾病已非常少见。然而,新的证据表明高尿酸血症可能导致内皮损伤是慢性肾病的独立危险因素。高尿酸血症、高血压及肾衰竭之间的复杂关系目前仍然不完全清楚。

近来,痛风性肾病多发于痛风重症患者及遗传性嘌呤代谢异常导致的长期高尿酸血症患者(见第 8 章)。痛风性肾病的组织学特别是尿酸和尿酸钠盐沉积在肾实质,从而不仅导致肾内梗阻,而且激发炎性反应、淋巴细胞浸润,最终导致是髓质及肾乳头纤维化。由于痛风患者常伴高血压、高脂血症,因此组织学上以肾动脉退行性改变为主。临床上,痛风性肾病为慢性

肾病的原因之一。早期虽然存在皮髓质及肾间质形态学改变,但肾小球滤过率通常正常。别嘌醇和碱化尿液治疗可以有效预防尿酸性肾结石及肾结石的复发。然而,痛风性肾病则较难控制。另外,给予无症状的高尿酸血症患者别嘌醇治疗尚无改善肾功能证据。

高钙血症肾病

慢性高钙血症,常见于原发性甲状旁腺功能亢进、结节病、多发性骨髓瘤、维生素 D 中毒及转移性骨病等,可引起肾小管间质病变及进行性肾衰竭。早期病变为集合管、远端小管和 Henle 袢的上皮细胞发生退行性改变。肾小管细胞坏死导致肾内梗阻和尿潴留增加钙盐的沉积和感染的发生,最终导致小管萎缩、单核细胞浸润、间质纤维化及钙沉积。钙沉积也可发生于肾小球和肾动脉壁。

临床典型表现为尿液浓缩功能障碍,由于集合管对 AVP 反应下降以及 Henle 袢对钠、氯的转运障碍。急性或长期高钙血症的患者肾小球滤过率及肾供血均减少,最终不可控的高钙血症导致严重的肾小管间质损害和肾衰竭。腹部 X 线检查显示肾钙化及结石,后者由于高钙尿及高血钙引起。

治疗以降低血钙和纠正钙代谢紊乱为主。急性高钙血症导致的肾功能不全可完全逆转。然而,长期慢性进展性肾功能不全则不会因血钙异常得到纠正而改善。

低钾性肾病

由于慢性腹泻、利尿药的滥用以及原发性醛固酮增多症,导致严重的长期低钾血症可以进展为以近端或远端肾小管细胞空泡变性为主要病理改变的可逆性肾小管损害。最终,发展为肾小管萎缩、囊性扩张伴间质纤维化形成等不可逆性慢性肾病。及时纠正低钾血症可防止病变进一步进展,长期持续的低钾血症可导致 ESRD。

全球展望

急性和慢性间质性肾炎的病因可因地域不同而各异。镇痛药肾病多见于仍然使用含非那西丁类镇痛药的国家。草药和传统药物监管不力(如含有马兜铃酸成分的减肥草药)也是间质性肾炎发病的一个原因。食品来源含有毒素(如近期出现的婴幼儿配方奶粉含有三聚氰胺)也是发生间质性肾炎的又一因素。同样,巴尔干地方性肾病也与马兜铃酸污染食品制作过程有关。在发达国家,铅和镉接触导致的慢性间质性肾炎已经非常少见,然而在其他一些重金属监管不严的国家仍然是导致本病的病因之一。相反,质子泵抑制剂

在治疗胃食管反流病中的广泛使用以及结肠镜筛查中使用的磷酸-苏打已成为发达国家药物性肾病的主要原因。

致谢

感谢 Alan Yu 医生、Barry Brenner 医生以及第 17 版 Harrison 内科学"肾小管间质性疾病"一章的所有作者。

（郝洁芦 杨 杨 译）

第五篇　肾血管疾病

第 18 章

肾血管损伤

肾脉管系统非常复杂,皮质区丰富的小动脉作为一个滤过器官,其代谢需求高。皮质肾小球球后循环系统供应髓质能量依赖的溶质转运。球后血管的血流量少,但髓质区域耗氧量高,致使较深的髓质区域供氧不足。血管异常,包括大血管的动脉粥样硬化、纤维肌性疾病、栓塞症、炎症,常影响肾血液供应,血液系统异常也会造成微血管损伤。

动脉粥样硬化和肾循环

微血管疾病

肾小球毛细血管内皮细胞对氧化应激、压力性损伤及炎症等非常敏感,尿白蛋白排泄率(Urinary albumin excretion,UAE)能够预测全身性动脉粥样硬

化事件。心血管事件发生前几年可能就已经出现尿白蛋白排泄增多。使用他汀类等药物治疗后 UAE 和心血管事件风险均会降低。实验研究证明,在大血管疾病造成动脉粥样硬化速度加快和(或)临近灌注压下降情况下,肾微血管稀疏,并且功能改变(图 18-1)。

大血管疾病

肾动脉血管闭塞性疾病可能来源于血管外的压力,肌纤维发育不良或起因于更常见的动脉粥样硬化疾病。任何减少肾灌注压的因素都能启动恢复肾灌注压的机制,导致血压升高。因为灌注压恢复后此发病过程可出现逆转,因此,解除肾动脉狭窄被认为是治疗继发性高血压的有效手段。肾动脉狭窄较为常见,通常对血流动力学只有轻微影响。据报道,3%~5%无高血压的潜在供肾者存在肌纤维发育不良(fibromus-

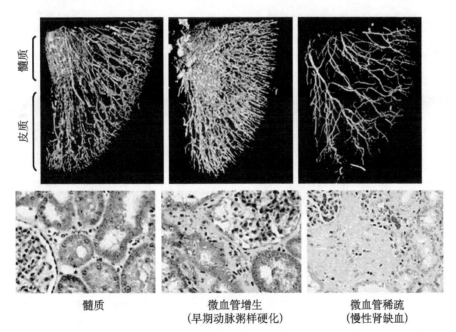

髓质　　　　微血管增生　　　　微血管稀疏
　　　　　(早期动脉粥样硬化)　　(慢性肾缺血)

图 18-1　肾血管成像发现复杂密集的皮质血管网供应肾皮质,在动脉粥样硬化和(或)血管闭塞病的影响下,皮质血管网先增殖,继而稀疏。血供的减少伴随小管间质纤维化和肾功能丢失

From LO Lerman,AR Chade;Curr Opin Nephrol Hyper 18:160,2009,with permission.

cular dysplasia,FMD)。FMD可存在于患有高血压的年轻患者(15～50岁),女性多见。FMD一般不影响肾功能,但导致完全闭塞时可引起肾动脉瘤。动脉粥样硬化性肾动脉狭窄(atherosclerotic renal artery stenosis,ARAS)较为常见,65岁以上病人约占6.8%。ARAS患病率随着年龄增长而增加,且病人多合并其他的血管疾病,如冠状动脉疾病(占18%～23%)和(或)外周动脉疾病(>30%)。如果未经治疗,50%的ARAS患者在5年内进展甚至导致完全闭塞。动脉血压的强化治疗和他汀类药物治疗可减慢疾病进展,并且改善临床预后。

动脉狭窄超过临界水平能够导致灌注压的降低,进而激活肾素-血管紧张素系统,减少钠的排泄,并且激活交感肾上腺素途径。上述病理生理改变导致血压升高,疾病早期阶段为血管紧张素依赖性,血压失去昼夜节律,靶器官损伤加快,如左心室肥厚和肾纤维化。肾血管性高血压可通过阻断肾素-血管紧张素系统或其他能够改变加压通路的药物来进行治疗。也可通过血管内介入或手术血管重建来恢复肾血流,进而治疗疾病。大部分情况下患者需要长期的降压药物治疗,仅仅通过血管再通很少能将血压降至正常。

ARAS和高血压通常影响狭窄侧的肾及对侧肾,并导致肾小球滤过率(glomerular filtration rate,GFR)降低。当肾功能受到大血管疾病的影响时,称为缺血性肾病。与FMD不同,ARAS患者也伴有其他动脉粥样硬化的风险因素,患者通常以前就合并有小血管病变累及肾,如高血压、老龄化和糖尿病。近85%需要肾血管再通的患者为3～5期CKD患者,GFR<60ml/(min·1.73m²)。无论是否存在肾动脉的重建,ARAS对于心血管事件的发生率和死亡率起很强的预示作用。

肾动脉狭窄的诊断方法在一定程度上是需要解决的具体问题。表18-1总结了一些肾血管非侵入性检查技术。尽管肾素-血管紧张素系统激活是肾血管性高血压的一个关键环节,但是其作用短暂。因肾素活性受时间、药物和钠摄入量的影响,不能准确反映血管内治疗的效果。尽管为避免假阳性,多普勒超声诊断肾动脉狭窄需要血流速度>300cm/s,但多普勒超声检测到肾动脉血流速度>200cm/s时,通常就预示着血流动力学上重要的病变(血管腔闭塞60%以上)。磁共振血管成像(magnetic resonance angiography MRA)现在较少用,因为应用含钆造影剂可引起肾源性系统纤维化。增强CT血管重建可显示较好的血管图像,且能进行功能评估,但存在对比剂肾损害的风险。

表 18-1　总结评估肾血管的成像模式

通过灌注研究评估肾血流			
通过⁹⁹ᵐTc MAG3进行卡托普利肾图检查	卡托普利介导的滤过压下降,放大了肾灌注压差	通常研究不包括肾血管性高血压	晚期动脉粥样硬化病人多种检查受限,或肌酐>177μmol/L
核医学(DTPA评估单侧肾的分流量)	评估单侧肾的分流量	计算单侧肾的GFR	阻塞性尿路疾病等可能会影响结果
通过研究血管来评估肾动脉			
双功能彩超	显示肾动脉,通过检测流速判断狭窄的严重程度	便宜、普及	准确性取决于操作者经验,在诊断纤维肌性发育不良和肾动脉异常上不如侵入性血管造影
MRA	显示肾动脉和肾周动脉	对肾无害,但考虑到钆的毒性,不适用于GFR<30ml/(min·1.73 m²),血管成像质量高	昂贵;肾衰竭患者禁用,不能检查放入支架的血管
CTA	显示肾动脉和肾周动脉	图片质量好,无伪影	昂贵;需要相应的对比剂,有潜在肾毒性
动脉内血管造影	显示血管病变的位置和严重程度	诊断大血管疾病的"金标准",通常检查和治疗同时进行	昂贵;可能引起动脉粥样硬化栓子脱落,对比剂毒性;手术相关并发症,如动脉夹层

治疗　肾动脉狭窄

对于高度闭塞的病变,恢复肾血流和灌注看起来更受益,但是血管再通的过程会造成危害。FMD 患者通常为年轻女性,存活时间长。这些患者通常对于经皮肾血管成形术反应良好。如果 ARAS 患者血压可控制到目标水平,肾功能保持稳定,可认为药物治疗和经皮肾血管成形术效果相同。迄今前瞻性试验不能证明介入性治疗对于短期血压影响和肾功能有显著益处,对于心血管疾病(如卒中、充血性心力衰竭、心肌梗死、终末期肾衰竭)预后的长期研究也不完善。内科治疗应包括阻断肾素-血管紧张素系统,控制血压达标,戒烟、服用他汀类药物和阿司匹林。

肾血管重建技术正不断提高,但仍有约 9% 患者出现并发症,如动脉夹层、包膜穿孔、出血及粥样栓塞性疾病。虽然这些并发症不常见,但粥样硬化栓塞性疾病是非常危险的,能够导致高血压和肾衰竭。虽然血管内放置支架能够恢复肾血流量,但只有约 25% 能够恢复肾功能,50% 无明显改变,有些甚至出现肾功能明显恶化。当高血压难以控制时,血管再通便起到了关键作用。表 18-2 总结了目前公认的分析肾血管再通的指南。

表 18-2　肾动脉狭窄利于内科治疗和血管再通或检测的临床因素

肾动脉狭窄利于内科治疗和血管再通的因素

高血压治疗期间有 GFR 进行性下降

最佳药物也未能适当控制血压(内科治疗失败)

快速或反复发生的 GFR 下降与系统血压降低有关

用 ACEI 或 ARBs 治疗期间出现 GFR 下降

左心室功能良好的患者反复发生无法解释的充血性心力衰竭

利于肾动脉狭窄内科治疗和监测的因素

血压控制良好,肾功能相对稳定(如较为稳定的肾功能不全)

检测研究发现肾动脉狭窄较为稳定,疾病未进展(如多普勒超声)

非常高龄和(或)生命有限

伴有血管再通有风险的其他疾病

以往患有动脉粥样硬化栓塞性疾病具有高风险

其他肾器质性疾病,导致肾功能不全疾病进展(如间质性肾炎,糖尿病肾病)

注:ARBs.血管紧张素受体阻滞剂;GFR.肾小球滤过率

动脉粥样硬化栓塞性肾病

肾斑块最常见的是从血管动脉粥样硬化斑块上脱落的胆固醇晶体,且易阻塞下游的微血管。多数临床粥样栓塞事件都起因于血管造影,且多发生在冠状血管。几乎所有血管介入都会导致斑块破裂并释放小的栓子,但其中只有一小部分会有临床表现。临床动脉粥样硬化栓塞的发病率随着越来越多的血管介入手术而增加。动脉粥样硬化栓塞性肾病可能占了老年 ESRD 患者的 3%,很可能因临床表现不明显而无法确诊,且有糖尿病、高血压、缺血性心脏病病史的男性更常见。动脉粥样硬化栓塞性肾病和大动脉瘤及肾动脉狭窄密切相关。许多临床事件与血管造影、血管外科手术,使用肝素抗凝,溶栓治疗或外伤有关。这个综合征的临床表现通常发生在血管介入手术后 1～14d,而且可能持续几周。<50% 患者的系统性栓塞疾病临床表现为发热、腹痛、体重下降,皮肤表现包括网状青斑,局部脚趾坏疽可能更常见。高血压及肾功能恶化也较常见,甚至导致渐进性肾衰竭,需要维持性血液透析。这些不良反应均在数周后发生,且预后不良,虽然部分患者最终肾功能有望恢复乃至摆脱透析,但 1 年死亡率达到 38%。

除了上述临床表现,实验室研究还发现肌酐升高和嗜酸性粒细胞增多(60%～80%)、血沉升高和低补体血症(15%)。该病诊断难度往往较大,且多为排除性诊断。最终依赖肾活检提示胆固醇结晶造成微血管栓塞,在血管上表现为一个缺口。正在接受血管再通的外科手术患者肾活检结果表明,胆固醇栓子经常在更进一步的操作前就已经出现了。

如果动脉粥样硬化栓塞性疾病已经发生,药物治疗则不再有效,推荐停用抗凝药物。有时在支持治疗后,肾功能可不同程度恢复,而且他汀类药物治疗可能改善预后。肾循环中栓塞的预防和保护机制还不明确,但一些前瞻性试验都未能证明这些获益。这些设备保护血管内的作用有限,而且移除栓子碎片后也未发现有保护作用。

血栓栓塞性肾病

肾血管或其分支动脉的血栓栓塞能导致肾功能下降和高血压。该病难以确诊,且在高龄患者中常被忽略。血栓形成可以造成局部血管畸形。少数情况下,高凝状态有时表现为肾动脉血栓形成,经常起源于远端栓塞。如来自房颤患者的左心房或来自创伤组织的脂肪栓子,最常见是来自于骨折。心脏来源的包括亚急性心内膜炎而产生的赘生物,如果来自右向左分流,栓塞肾的栓子经常来自于静脉循环,如卵圆孔未闭的患者。

临床表现因闭塞的速度和程度不同,其临床表现也不同。急性动脉闭塞可能产生肾区疼痛、发热、白细胞增多、恶心和呕吐。如果发生肾栓塞,乳酸脱氢酶

(lactate dehydrogenase,LDH)会急剧增高。如果双侧肾均受到影响,肾功能和尿量均会急剧下降,如果仅累及单侧肾,肾功能受影响可能较小。只要边界区有活体组织存在,缺血组织会突然释放肾素导致急性血压升高。因此如果能划分出梗死区域,则血压升高及肾素的释放问题便会得到解决。肾梗死可通过 MR 血管成像,CT 血管造影或动脉造影诊断(图 18-2A、B)。

肾动脉血栓形成的管理

动脉闭塞干预措施的最新进展包括外科手术重建、抗凝、溶栓治疗、介入和支持疗法,特别是抗高血压药物治疗。依据患者的一般情况、诱发因素(如局部外伤或全身疾病)、肾的大小和功能、未来复发的可能性来选择治疗方式。对于单侧疾病,如动脉血栓形成,可选择支持疗法和抗凝治疗。严重双侧动脉闭塞危害极大,可导致无尿性肾衰竭,根据诱发因素的不同,外科手术或溶栓治疗有时可恢复肾功能。

微血管损伤和高血压

肾小动脉硬化症

1.恶性高血压 虽然血压随着年龄增长而增高,但血压急剧升高可导致部分器官损伤,包括视网膜出

血、脑病、肾功能下降。高血压治疗的安慰剂对照试验中说明 20% 受试者 5 年后发展为严重高血压。如果未经治疗,可有靶器官受损,包括视盘水肿和肾功能下降,6～12 个月死亡率超过 50%,成为恶性高血压。这样的患者尸检研究发现血管损害为"纤维素样坏死",伴血管壁破裂、嗜酸性物质(包括纤维蛋白)的沉积和血管周围细胞浸润。在许多血管壁细胞增生的患者中存在较大的小叶间动脉单独病变。有胶原沉积、血管层分离,又叫作"洋葱皮"病变。对许多患者来说,纤维素样坏死导致肾小球闭塞和小管结构丧失。进行性肾衰竭和缺乏透析支持,均会导致恶性高血压早期死亡率增加。这些血管通过各种高血压通路造成压力相关性损伤,包括但不仅限于肾素-血管紧张素系统的激活和儿茶酚胺释放相关的严重血管痉挛。偶尔的内皮损伤足以诱发微血管病性溶血,这部分将在下面进行讨论。

降压药物治疗是恶性高血压的主要治疗方式。随着血压下降,一些血管损伤的临床表现,如微血管病性溶血、肾功能不全,均可随着时间的推移获得改善。在药物治疗之前一年死亡率＞90%,药物治疗后 5 年生存率超过 50%。

恶性高血压在西方国家较为少见,因此降压药物使用较少。恶性高血压经常发生于已接受降压治疗的高血压患者,停药或使用致血管痉挛药物,如可卡因可

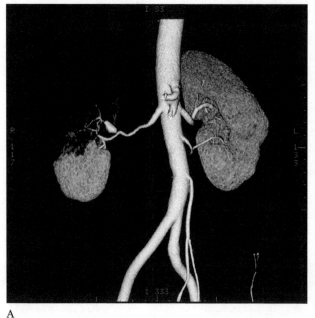

A   B

图 18-2 CT 血管造影

A.CT 血管造影提示患有肌纤维病及肾动脉瘤的患者右肾上极血管循环缺失。肾素-血管紧张素系统的激活导致血压急剧升高。B.动脉狭窄影响左侧肾。这种病变通常起因于广泛的动脉粥样硬化,有时是主动脉斑块的延伸;这种损害发生于此前存在动脉粥样硬化危险因素的老年患者

诱发。肾功能异常通常包括血清肌酐上升、血尿和蛋白尿。检验结果可能伴有溶血（贫血、破碎红细胞和网状细胞增多症），其变化与肾功能衰竭有关。在美国，非裔美国男性比白种人更有可能发生急性血压升高和肾衰竭。非裔美国人的人口有着遗传多态性（MYH9），且微小的局灶性肾小球硬化疾病较常见。在这种情况下，高血压继发于肾病。

2.高血压肾硬化 恶性高血压的治疗经验和流行病学证据表明，高血压与肾衰竭相关。长期以来，人们一直认为较小幅度的血压升高导致肾血管轻微变化及肾功能下降，大部分无病因学诊断的 ESRD 患者被诊断为"高血压肾硬化"。病理学检查证明入球小动脉因嗜酸性物质的沉积而增厚（玻璃样小动脉硬化），并伴有血管腔狭窄。临床症状包括高血压引起视网膜血管改变（小动脉狭窄，交叉改变）、左心室肥大、血压升高。尸检和血压正常的肾供者肾活检发现相似的血管改变与衰老、血脂异常和葡萄糖耐受不良有关。尽管血压降低能减缓肾疾病蛋白尿进程，减少 CKD 相关的心血管风险，但如降压药物治疗不能改变肾功能不全的进程，则更能确认是高血压肾硬化。

血栓性微血管病

血栓性微血管病（thrombotic microangiopathy，TMA）是指受损的血管内皮细胞增厚、肿胀，从动脉和毛细血管上分离。组织学显示血小板和透明血栓导致部分或完全闭塞。TMA 是微血管溶血性贫血（microangiopathic hemolytic anemia MAHA）的组织学结果，MAHA 可消耗血小板和红细胞，导致血小板减少和红细胞裂解。肾中，TMA 的特点是毛细血管内皮细胞肿胀（内皮增生）、纤维蛋白血栓、血小板栓塞、动脉内膜纤维化和膜增生性改变。在严重病例，纤维蛋白血栓可延伸到小动脉，导致小动脉坍塌，有时会致皮质区坏死。急性 TMA 恢复的病人可出现局灶性节段性肾小球硬化症。这种病变包括血栓性血小板减少症（thrombotic thrombocytopenia，TTP）、溶血尿毒综合征（hemolytic-uremia syndrome，HUS）、恶性高血压、硬皮病肾危象、抗磷脂综合征、子痫前期/HELLP（溶血、肝酶升高、血小板计数减少）综合征、感染艾滋病毒和辐射。

溶血性尿毒综合征（HUS)/血栓性血小板减少症(TTP)

HUS 和 TTP 是 MAHA 的原型。它们是否代表一系列相同的疾病或两个不同的疾病，目前仍有争论。组织学检查显示这两种疾病密不可分，但它们在流行病学差异和病理生理学上有区别。典型 HUS 大多影响 5 岁以下的儿童，前驱症状为出血性腹泻。典型 TTP 一般发生于 30～40 岁，神经系统症状在 TTP 中更常见，没有血浆置换的情况下，发病率和死亡率较高。然而针对 HUS 患者，血浆置换大多数无效。解离素和金属蛋白酶的发现进一步加剧了这种争议。TTP 中血小板 1 型反应蛋白整合素样金属蛋白酶与凝血酶 13 型抗体（ADAMTS13）、血管性血友病因子（vWF）蛋白裂解酶缺失或失活，但 HUS 中无此现象。然而，神经病学症状在 HUS 中也可发生，而且在 HUS 病例中发现少量 ADAMTS13 活化。此外，在一些 HUS 病例中，血浆输注/交换是有效的。因此，两者之间的区别是模糊不清的，而且它们通常仅仅被诊断为 HUS/TTP。

溶血性尿毒综合征

HUS 有 4 个表型，最常见的是 D＋HUS，与细菌性肠胃炎相关，通常影响年幼儿童（＜5 岁）。超过 80% 病例一周前有腹泻病史，且为血性。胃肠道症状包括腹痛、痉挛和呕吐，常无发热。神经病学症状比较普遍，而且常可能包括嗜睡、脑病、癫痫、甚至脑梗死。与 D＋HUS 相关的病原体是志贺毒素。这种毒素是由特定菌株的大肠埃希菌、志贺痢疾杆菌产生。在美国和欧洲，最常见的产志贺毒素大肠埃希菌（STEC）菌株是 O157：H7。一旦志贺毒素进入血液循环，它结合中性粒细胞，并且优先定植在肾，引起内皮细胞损伤，这个过程导致血小板聚集，启动微血管病进程。与 HUS 有关的另外一种细菌是肺炎链球菌。这种细菌产生神经氨酸酶，能够裂解 N-乙酰神经氨酸基团，包括血小板和内皮细胞上的 TF 相关性抗原，隐藏的抗原暴露形成 IgM，导致严重的 MAHA。

另一种类型为非典型溶血尿毒综合征（aHUS），是由先天性补体调节异常引起。这些患者 C3 水平低，且有典型的替代途径激活，最常见的原因是 H 因子缺陷，与 aHUS 有关。H 因子和 B 因子竞争，防止 C3 分解为 C3b 和 Bb，且作为 I 因子的辅因子，降解 C3b。H 因子有超过 70 种的突变方式，大多数是错义突变，且主要是 C-羧基端区域异常，影响其绑定在 C3b 上，其他的突变导致蛋白水平低或者缺失。目前还发现其他补体调节蛋白，如 I 因子、B 因子、膜辅助因子蛋白或 MCP（CD46）、C3、补体因子 H-相关蛋白 1（CFHR1）、CFHR3 和 CFHR5 和自身免疫相关的 HUS 类型。CFHR 蛋白缺失和 H 因子自身抗体-阳性（DEAP）时，一旦出现抗 H 因子自身抗体，就会发生 HUS。DEAP-HUS 往往和编码 CFHR1 和 CFHR3 的染色体片段 84-kb 片段缺失相关。这种自身抗体能阻断 H 因子绑定到 C3b 和表面的 C3 转化酶上。

血栓性血小板减少性紫癜

传统 TTP 有 5 个特征(溶血性贫血、血小板减少、神经系统症状,发热、肾衰竭),有无神经受累可鉴别经典的 TTP 与 HUS。然而事实上,TTP 和 HUS 不易区别,因为临床表现有重叠现象。虽然不是普遍存在,但 TTP 与 vWF 特异性金属蛋白酶 ADAMTS13 缺失或者活性下降也可能有关。如果只有金属蛋白酶 AD-AMTS13 缺失,即使其完全缺失也不会引起 TTP。通常来说,一个附加的触发因素(如感染、手术、胰腺炎或怀孕)可诱发临床 TTP。

来自俄克拉荷马州的 TTP/HUS 注册数据显示,患者发病率为 11.3/10 万,平均年龄为 40 岁。黑种人发病率高,为非黑色人种的 9 倍。女性发病率为男性的 3 倍,类似于系统性红斑狼疮的统计人数。如果未经治疗,TTP 死亡率超过 90%。但尽管经过现代医学治疗,约 20% 患者可在第 1 个月内因微血管栓塞并发症而死亡。

TTP 也有其他亚型,经典类型是特发性 TTP,通常伴随感染或恶性肿瘤或类似于胰腺炎等严重炎症反应。这种类型因有自身抗体,通常可有 ADAMTS13 不足或活性低。自身抗体(IgG 或 IgM)能加速 AD-AMTS13 的清除或抑制其活性。先天 ADAMTS13 缺失可见于厄普肖-舒尔曼综合征,该疾病以 MAHA 和血小板减少为特征。这种 TTP 类型的患者于出生几周就发病,但在无 TTP 患者,可能几岁才发病。环境和遗传因素均影响 TTP 的进程,血浆输入对于预防和治疗 TTP 发作有效。

引起 TTP/TMA 的药物有化疗药物、免疫抑制药、抗血小板药物和奎宁类药物。化疗药物(丝裂霉素 C、吉西他滨等)和免疫抑制剂(环孢素、他克莫司和西罗莫司)引起的内皮损伤是引起 MAHA 的主要原因,通常是剂量依赖性的。另外,药物可以引起自身抗体从而导致 TMA。目前 ADAMTS13 活性受抑制和自身抗体形成已经在使用噻氯匹定的患者中得到证实。奎宁类药物能够诱导抗中性粒细胞、淋巴细胞、内皮细胞和血小板糖蛋白 ⅠbB/Ⅸ 或 Ⅱb/Ⅲa 复合物的自身抗体,女性多见。接触过单剂量药物患者易发生自身抗体相关 TTP。多数因氯吡格雷引起的 TTP 没有自身抗体形成或 ADAMTS13 活性下降。抑制血管内皮细胞生长因子(Vascular endothelial growth factor,VEGF)的药物有时可导致 TMA,机制目前还不明确。

目前认为治疗 HUS/TTP 应该从其病理生理入手。自身抗体介导的 TTP 和 DEAP HUS 需用血浆置换治疗。每日 2 次血浆置换、长春新碱和利妥昔单抗对难治性病例偶尔有效。血浆置换常适用于先天性 TTP,如厄普肖-舒尔曼综合征,对于药物诱导自身抗体相关的 TTP 效果也较好,然而药物导致的内皮损伤可能无法修复。D+HUS 应该予以支持治疗,血浆置换无效。抗生素能增加 HUS 的发病率,应注意避免。相反,血浆置换中因有大量的补体调节蛋白,在 aHUS 中可能有效。神经氨酸苷酶相关 HUS 应该予以抗生素和洗涤红细胞治疗,血浆和全血包含有 IgM,能够恶化 MAHA,因此不能使用。H 因子和 ADAMTS13 缺乏会加剧 TTP,且会减弱血浆置换效果,更说明了此种疾病治疗的复杂性。

移植相关血栓性微血管病

移植相关血栓性微血管病(transplantation associated thrombotic microangiopathy,TA-TMA)可发生于造血干细胞移植(hematopoietic stem cell transplantation,HSCT)后,发病率约 8.2%。病原学因素包括治疗方案的调整、免疫抑制、感染、移植物抗宿主病。其他危险因素包括性别、年龄和人类白细胞抗原(human leukocyte antigen,HLA)不匹配的供者移植。TA-TMA 通常发生在 HSCT 后的 100d 内。表 18-3 列出 TA-TMA 临床试验得出的诊断标准,这些特性强调了要鉴别溶血、血小板减少伴肾功能恶化的通路。因为血小板减少、贫血、肾功能不全在移植后常见,导致较难确诊。TA-TMA 死亡率高(3 个月内死亡率达 75%)。血浆置换只对少于 50% 的患者有益,大多数人都有超过 5% ADAMTS13 活跃。应停用钙调磷酸酶抑制剂,推荐达昔单抗(IL-2 受体的抗体)。使用利妥昔单抗和去纤维蛋白多核苷酸治疗可能有效。

表 18-3 确立造血干细胞移植相关微血管性肾损伤的标准

国际工作组	血液和骨髓移植临床试验网络毒性委员会
血中破裂红细胞>4%	红细胞碎片和至少 2 个破裂红细胞/HP
新发、长期或渐进的血小板减少症	并发 LDH 升高,高于基线水平
突发或持续性 LDH 增加	直接和间接抗人球蛋白试验
血红蛋白减少或增加输入 RBC 要求	并发不能解释的肾和(或)神经功能障碍
结合珠蛋白浓度减少	

HIV 相关 TMA

在广泛使用高活性抗反转录病毒治疗艾滋病病毒前,TMA 是其主要的并发症。TMA 主要见于晚期

AIDS 和 CD4 计数减低的病人,偶见于 HIV 感染的前期表现。MAHA 血小板减少症和肾衰竭对于 HIV 相关 TMA 有提示作用,但因 HIV 和许多肾病均有关,故确诊还需肾活检。当血小板计数为 10 000～160 000/μl,平均血小板计数是 77 000/μl 时,患者不能做肾活检。HIV 同时合并巨细胞病毒(cytomegalovirus,CMV)感染也可能是其一个危险因素,其损伤机制尚不明确,但 HIV 可能诱导内皮细胞凋亡。血浆置换结合抗病毒治疗有效。

放射性肾病

局部或全身照射后可造成微血管病损害,肾是对辐射最敏感的器官之一,只需 4～5Gy 的暴露即可导致其受损。本病特点是辐射暴露 6 个月或更长时间后出现肾功能不全、蛋白尿和高血压。肾活检说明典型的 TMA 涵盖肾小球、肾小管和血管细胞的损伤,但 MAHA 较少见。由于其在异体 HSCT 后的高发病率,通常被称为骨髓移植(bone marrow transplant,BMT)肾病。虽然一些证据支持阻断肾素-血管紧张素系统有效,但目前没有特定的疗法。

硬皮病(渐进性系统性硬皮病)

硬皮病通常影响肾,52% 硬皮病患者有肾损伤。在硬皮病肾损伤患者中,19% 起因于硬皮病肾危象(Scleroderma renal crisis,SRC)。硬皮病其他肾临床表现包括瞬变现象(肾前性)或药物相关急性肾损伤(如青霉胺、NSAIDS 类、环孢素)。SRC 发病率在全身性系统性硬化 12%,局限性系统性硬化 2%。SRC 是最严重的表现,以恶性高血压、肾功能迅速下降、肾病蛋白尿和血尿为特征。视网膜病变和脑病可能与高血压同时出现,水钠潴留和微血管损伤可导致肺水肿。其他症状如心肌炎、心包炎和心律失常均提示预后不良。虽然超过 50% 患者出现 MAHA,但凝血障碍仍较为罕见。

SRC 中的肾损伤表现为动脉内膜中度增生伴血管腔缩小。这种病变称为葱皮样病变,因血流量减少,可引起肾小球坍塌。SRC 组织结构和恶性高血压无区别,常见纤维素样坏死和血栓形成。在血管紧张素转化酶(angiotensin converting enzyme,ACE)抑制剂使用之前,1 个月 SRC 死亡率＞90%。引入 ACEI 后,3 年内死亡率降至 30%。2/3 的 SRC 患者需要透析支持,50% 透析患者 SRC 肾功能得以恢复(平均时间为 1 年)。肾小球肾炎和血管炎与抗中性粒细胞胞质抗体(antineutrophil cytoplasmic antibodies,ANCAs)和系统性红斑狼疮患者有关。目前发现 ANAs 散斑图和抗 RNA 聚合酶抗体(Ⅰ和Ⅲ)有关系,抗 U3-RNP 可帮助年轻患者识别 SRC 的风险,而抗着丝点抗体(ACA)是

SRC 的不良预示。SRC 和其他自身免疫性疾病临床表现有重叠,因此尤其是无高血压患者,更需肾活检来确诊非典型肾损害。

ACEI 类药物如无禁忌证,为一线治疗药物。治疗的目标为收缩压降低 20mmHg/24h,舒张压降低 10mmHg/24h,直至血压正常化。当使用大剂量 ACEI 血压不达标时,可加用其他降压药。虽然目前 ACEI 类药物是最佳选择,但 ACEI 和血管紧张素Ⅱ受体阻滞药均有效。ACEI 抑制药虽能降血压,但单独使用不能预防 SRC。欧洲已经使用静脉注射伊洛前列素控制血压且证实其能提高肾灌注。透析开始后 2 年内不推荐肾移植,因为肾功能可能会延缓恢复。

抗磷脂抗体综合征

抗磷脂抗体综合征(antiphospholipid syndrome,APS)可以是原发,也可继发于系统性红斑狼疮,特点是动静脉血栓形成。胎儿发病率由抗磷脂抗体(antiphospholipid antibodies,aPLs)决定。aPLs 主要是抗心磷脂抗体(anticardiolipin,aCL),也可以是 IgG、IgM、IgA,狼疮抗凝物(Lupus anticoagulant,LA)和抗 β_2 糖蛋白抗体(anti-β_2 glycoprotein I antibodies,抗 β_2GPI),aCL 和抗 β_2GPI 的患者血栓形成的风险最高。肾损害的主要位置是血管腔,最常见弓状和小叶间动脉硬化。在小叶间动脉,肌纤维母细胞增生与细胞外基质沉积继发内膜增厚,经常与洋葱皮样病变一同出现。超过 2/3 的活检发现成纤维细胞堵塞和血管纤维化。血管闭塞可引起皮质坏死和局部皮质萎缩。虽然临床表现是 MAHA,但肾活检结果一般为 TMA,且通常没有血小板减少。严重 APS 类型中,TMA 尤其常见。在继发型 APS 患者中,其他肾小球疾病可能包括膜性肾病,微小病变,局灶节段性肾小球硬化症,寡免疫复合物型新月体性肾小球肾炎。

APS 可累及大的血管,且可能在肾动脉血栓形成的附近。血管通路和肾移植过程中可能形成血栓,APS 也可形成肾静脉血栓,如果患者有肾性蛋白尿的狼疮抗凝物 LA,应怀疑 APS。APS 常伴高血压,需终身抗凝治疗,可能进展至终末期肾衰竭。糖皮质激素治疗恶性高血压有效,严重 APS 可用免疫抑制和血浆置换治疗,但不能降低复发性血栓形成率。

HELLP 综合征

HELLP(溶血、肝酶升高、血小板减少)综合征是一种危险的妊娠并发症。发生于 0.5%～0.9% 的孕妇和 10%～20% 的重度子痫前期患者。死亡率达 7.4%～34%。最常发生于晚期妊娠,10% 发生在妊娠前 27 周,30% 发生于产后。尽管大多数学者认为 HELLP 是子痫前期的一种严重症状,但近 20% 患者

发病前并无子痫前期。临床上 HELLP 患者较子痫前期相比，炎症因子增加(CRP、IL-1α、IL-6)。

虽然 HELLP 病因暂未明确，但有 50% 患者发生肾衰竭。有限的数据显示肾衰竭是临床上妊娠子痫前期和急性肾小管坏死综合作用的结果。肾病理发现 TMA 伴随内皮细胞肿胀和毛细血管裥闭塞，但通常无血管腔的血栓形成。然而，血栓形成常见于重症子痫和 HELLP。虽然肾衰竭很常见，但最终因为肝病变确诊 HELLP。包膜下肝血肿有时导致肝自发破裂，是危及生命的并发症。神经系统并发症包括卒中、脑梗死、脑和脑干出血，脑水肿也是潜在的危及生命并发症。非致死性并发症包括胎盘分离、出血性和血管闭塞性疾病造成视网膜病变，进而永久性视力丧失、肺水肿、出血和胎儿死亡。

HELLP 综合征和其他类型的 MAHA 有许多共同特征。妊娠均能诱发 aHUS 和 TTP。抗磷脂抗体综合征患者，其 HELLP 风险更高。妊娠前 MAHA 的发作有助于诊断。HELLP 血清 ADAMTS13 活性降低(30% ~ 60%)，而 TTP 中血清 ADAMTS13 活性<5%。一些学者建议使用 ADH/AST 作为诊断。HELLP 患者中，子痫前期的患者 ADH/AST 为 13/1，无子痫前期的患者为 29/1。其他标记物如抗凝血酶 Ⅲ(在 HELLP 中减少，TTP 中不变)、D-二聚体(HELLP 中增加，TTP 中不变)，能够帮助诊断。尽管部分 HELLP 发生于产后，但分娩后，大多数 HELLP 都能自行好转。随机分组试验未能证实其能带来有效的作用，但糖皮质激素可能会减少炎症因子。如果糖皮质激素或者分娩效果不佳，且尚未排除 TTP 时，应考虑血浆置换。

镰状细胞性肾病

镰状细胞病(sickle cell disease,SCD)肾的并发症起因于肾髓质中直小血管的闭塞。氧分压较低、高渗使血红蛋白 S 聚合和红细胞镰状化，后遗症包括低渗尿、血尿、乳头状坏死。前列腺素能增加肾血流量和肾小球滤过率(GFR)，因此 SCD 患者使用非甾体抗炎药后其 GFR 降低的幅度更大。此种疾病通常伴有肾小球增大。毛细血管内碎片和镰状红细胞的吞噬可导致膜增生性肾小球肾炎和局灶节段性肾小球硬化。20% ~ 30% 的患者出现蛋白尿，肾病蛋白尿的程度与肾衰竭有关。ACEI 类药物能减少蛋白尿，但尚无证据证明其能预防肾衰竭。SCD 患者也更容易发生急性肾衰竭，原因为与非创伤性横纹肌溶解有关的微血管闭塞、高热、感染和红细胞镰状化。慢性肾病存在于 12% ~ 20% 的患者，高血压较为少见。

肾静脉血栓形成

肾静脉血栓(renal vein thrombosis,RVT)表现为肾区疼痛、压痛、血尿、肾功能下降、蛋白尿，也可无临床表现。偶尔在肺栓塞时诊断出 RVT。常见左肾静脉血栓形成，且 2/3 的病例为双侧栓塞。RVT 病因可分为三大类：内皮损伤、静脉血淤滞和高凝状态。高尿酸血症，血管介入和手术可导致血管内皮损伤。脱水是儿科中一种较为常见的引起静脉血淤滞的原因，且男性常见。腹膜后位肾静脉的受压和扭曲可导致静脉血瘀滞，如腹膜后纤维化和腹部肿瘤。APS 中，肾血管也可能产生血栓。此外，RVT 也可以继发于肾病综合征，尤其是膜性肾病。其他与 RVT 相关的高凝状态包括蛋白质 C 和 S，抗凝血酶不足，Ⅴ 因子突变、恶性肿瘤浸润和口服避孕药。

诊断筛查可以用多普勒超声、CT 血管造影术，敏感度达 100%。血管造影较为昂贵，且儿童检查需使用镇静药。RVT 的治疗原则是抗凝治疗和针对根本原因的治疗，严重病例可考虑血管内溶栓。肾切除术可引起致命的并发症。腔静脉的过滤器可预防血栓迁移。

(周 洁 杨 杨 译)

第 19 章

高血压性血管疾病

高血压是全球疾病负担的主要原因之一。2001年，全球约有 760 万患者死于高血压，占总死亡人数的 13%～15%；校正后 9200 万/年的患者因高血压而致残。高血压可使动脉粥样硬化性心脏病（CHD）、充血性心力衰竭（CHF）、缺血性或出血性卒中、肾衰竭、外周动脉疾病等心血管事件发生风险倍增。高血压还与其他心血管疾病危险因素相伴随，而且心血管疾病的发生风险随着多危险因素的总体效应增加而增加。控制血压可明显降低心血管和肾病的发生风险，但是有很大部分的高血压人群未接受治疗或治疗不充分。

流行病学

血压水平、年龄相关的血压增长率和高血压的患病率在不同国家间、同一国家的不同人群之间并不相同。除了个别生活在原始部落或孤立社会中的人群，几乎所有人群均可发生高血压；处于工业化社会的人群在 20 岁前血压呈平稳升高。在儿童期和青少年期，血压与生长和发育有关。在儿童期、青少年期和成年早期，血压随着年龄增长逐步升高。成年早期的美国男性的平均收缩压高于女性，但是随着年龄增长，女性收缩压增长速度会更快；结果导致 60 岁及其以上女性的收缩压高于男性。在成年人中，舒张压也随着年龄增长逐渐上升，直到 55 岁，此后舒张压将呈现下降趋势。其结果就是 60 岁以后，脉压（收缩压和舒张压之差）增大。一位中年人或老年人在他（她）的一生当中发生高血压的概率是 90%。

在美国，国家健康和营养管理调查（NHANES）结果显示，约 30%（年龄校正的患病率）的成年人，或者说至少 6500 万人罹患高血压（定义为满足下列任意 1条：收缩压≥140mmHg，舒张压≥90mmHg，服用抗高血压药物）。高血压患病率在非西班牙裔黑种人中为 33.5%，非西班牙裔白种人中为 28.9%，墨西哥裔美国人中为 20.7%。罹患高血压的可能性随着年龄的增长而增加，在 60 岁以上人群中高血压患病率为 65.4%。最新证据显示美国人的高血压患病率正逐步上升，可能与肥胖发生率增加相关。美国东南部的高血压患病率和脑卒中死亡率高于美国其他地区。非裔美国人高血压的发病年龄更早，通常病情更严重，与白种美国人相比，脑卒中、左心室肥厚、充血性心力衰竭、终末期肾病（ESRD）的发病率和死亡率均上升。

血压水平的地区和种族差异、高血压的患病率差异是环境因素和遗传因素共同作用的结果。有关不同社会文化渗入的研究、对从乡村向城市迁徙的人群研究表明环境因素对血压有着深厚的影响。肥胖和体重增加是发生高血压的显著性独立危险因素。据估计，60% 的高血压患者存在超重 20% 以上。在各个人群中，高血压的患病率与饮食中钠盐的摄入有关，年龄相关的血压增长可能与饮食中钠盐的摄入增加有关。饮食中钙和钾摄入不足也可能增加了高血压的发生风险。尿液中钠离子-钾离子比值与单独的尿钠和尿钾相比，与血压水平更为相关。乙醇摄入、心理-社会压力、缺乏运动都可增加高血压的发生风险。

领养、双胞胎、家系研究证明遗传因素对血压水平和高血压发生有重要作用。控制环境因素后的家系研究表明血压的遗传率为 15%～35%。在双胞胎研究中，男性的血压遗传率约为 60%，女性的遗传率为 30%～40%。有高血压阳性家族史的个体在 55 岁前罹患高血压的可能性为无阳性家族史个体的 3.8 倍。

遗传学方面

尽管一些高血压案例遵循孟德尔遗传规律且已经被发现一些遗传突变，但并不能将这些突变体扩大到绝大多数（>98%）有明确高血压的患者。对多数人而言，多基因功能紊乱参与了高血压的发生，且与环境因素协同对血压水平产生适量影响。不同的基因亚型参与了与高血压相关的不同表型，如肥胖、血脂异常和胰岛素抵抗。

目前已可使用一些策略寻找高血压相关的特定基因。动物模型（包括选择性繁殖的大鼠和同类品系大鼠）为评估与高血压相关的基因和基因位点提供了强有力的方法。应用比较映射策略，鉴定出了大鼠和人类基因组中同一染色体上可能与血压调节相关的基因位点。在相关的研究中，比较了高血压患者和血压正常的对照组人群的特定候选基因或染色体位点的不同等位基因(或不同位点的联合等位基因)。最新的证据表明编码肾素-血管紧张素-醛固酮系统成分和血管紧张素源-血管紧张素转化酶的基因的多态性可能与高血压的产生、血压受膳食中过度摄入钠盐有关。α-内收蛋白基因被认为与肾小管重吸收钠增加有关,此基因的突变与高血压发生和血压对盐敏感相关。其他可能与高血压相关的基因包括编码 AT1 受体、醛固酮合酶、β_2 肾上腺素能受体的基因。基因组相关性研究包括对全基因组标识的快速扫描,以此来鉴定出与一个可观测特征(如血压)或一种特定疾病相关的基因位点(不是特定的基因)。高通量基因型分型芯片和国际通用的人类基因组常见遗传多态位点目录的出现使这种方法成为可能。至今候选基因研究的结果尚未重复出来;与很多多基因疾病不同,全基因组相关性研究并未发现决定高血压的遗传因子。

初步证据表明高血压靶器官损伤也可能存在相关遗传因子。家系研究发现左心室重量有显著遗传性,且心脏对高血压的反应性因人而异。家系研究和肾损伤相关候选基因的研究表明遗传因子也可能参与了高血压肾病的发生。特定基因突变与冠心病、脑卒中有关。

未来 DNA 分析可能有助于预测个体发生高血压和高血压靶器官损害的风险,并且确定哪些人群对某一类降压药敏感。然而,除了少见的单基因高血压疾病,高血压相关的基因突变型尚待进一步证实,这些突变体影响血压的中间过程也有待进一步探究。

高血压的发病机制

了解正常动脉压和动脉压升高的调节因子有助于构建高血压疾病发病机制和治疗选择的框架。心排血量和外周血管阻力是动脉压的两个决定因素(图 19-1)。心排血量由心搏量和心率决定;心搏量与心肌收缩力、血管腔的大小有关。外周血管阻力取决于小动脉(管腔直径 $100\sim400\mu m$)和微动脉结构和功能上的变化。

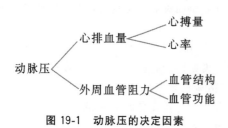

图 19-1 动脉压的决定因素

血管内容量

血管内容量是动脉压长期维持的主要决定因素。钠离子是主要的细胞外阳离子,也是细胞外液量的主要决定因素。当钠盐的摄入超过了肾对钠的排泄能力,血管内容量开始增加,心排血量也随之增加。然而许多脏器的血管床(包括肾和脑)具有自身调节血流量的功能,当动脉压增高时,为将血流量维持在恒定水平,必须要增高血管床的阻力,这是因为:

$$血流量 = \frac{血管床的横截面压力}{血管阻力}$$

由于血管容积的扩张而导致的最初的血压升高可能与心排血量增加有关;然而病情进展,外周血管阻力增加,心排血量逐渐恢复至正常水平。钠离子对血压的作用依赖于氯化物中钠离子的供给;而非氯化物中的钠盐对血压没有作用或影响甚微。钠盐摄入增多导致动脉压升高,随后尿钠排泄增加,钠平衡得以保持,以消除动脉压的升高。这种"血压-尿钠排泄"现象产生的机制可能涉及肾小球滤过率微小的上升、肾小管重吸收力下降和可能存在的激素作用,如心房钠尿肽。某些人对钠盐的排泄能力下降,因此需达到更高的动脉压来维持钠盐的排泄量以达到钠平衡。

NaCl 依赖的高血压可能是肾对钠盐的排泄力下降所致,可能归因于肾本身的疾病,又或者是保钠激素(盐皮质激素)的产生增加导致了肾小管对钠的重吸收增加。神经系统对肾的调节作用增强也可能增加了肾小管对钠的重吸收。无论在哪一种情形下,都需要更高的动脉压来维持钠平衡。相反地,盐消耗性疾病与低血压相关。ESRD 极好地体现容量依赖性高血压。约80%的 ESRD 患者的血容量和高血压可以通过充分透析得以控制;在余下的20%患者中,其高血压的发病机制涉及肾素-血管紧张素系统活性增强,且对肾素-血管紧张素阻滞剂敏感。

自主神经系统

自主神经系统通过血压、容量和化学受体信号来维持心血管系统的稳态。肾上腺素能神经元反射可在短期内调节血压水平,肾上腺素与激素、容量相关因子协同,参与动脉压的长期调节过程。三种内生性的儿茶酚胺分别是去甲肾上腺素、肾上腺素和多巴胺。这三种激素在心血管的主要调节和阶段性调节中均发挥了重要作用。

肾上腺素能受体的活性受到鸟嘌呤核苷酸结合调节蛋白(G 蛋白)和细胞内下游第二信使浓度的调节。除了受体的亲和力和密度外,儿茶酚胺的生理效应可被受体末端的受体偶联物的效应改变。这些受体结合位点对递质和占据受体特定位点的效应物相对特异。

尽管亲和力不一,去甲肾上腺素和肾上腺素是所有肾上腺素能受体的激动剂。基于它们的生理学和药理学特性,肾上腺素能受体被划分为两大主要的类型:α型和β型。这些亚型被进一步地划分为α_1、α_2、β_1和β_2受体。近年来分子克隆研究鉴定出了另外几种亚型。较之肾上腺素,α受体更易被去甲肾上腺素占据和激活,而β受体则相反。α_1受体位于突触后平滑肌细胞,引起血管收缩。α_2受体位于合成去甲肾上腺素的节后神经纤维末梢的突触前膜上。当被儿茶酚胺激活时,α_2受体作为负反馈控制器,会抑制去甲肾上腺素的进一步释放。在肾中,α_1-肾上腺素能受体的激活会导致肾小管对钠离子的重吸收增加。不同类型的抗高血压药物要么抑制α_1受体,要么充当α_2受体的激动剂来降低交感神经的兴奋性。心肌β_1受体的激活可增强心肌收缩的频率和力度,进而增加心排血量。β_1受体的激活也使得肾释放肾素增多。另一类抗高血压药物的作用机制是抑制β_1受体。肾上腺素激活β_2受体可致血管平滑肌舒张,进而血管舒张。

血循环中儿茶酚胺的浓度可影响众多组织中肾上腺素能受体的数量。儿茶酚胺持续高浓度可以下调受体数目,这就可以解释对儿茶酚胺的反应性下降或快速耐受。如嗜铬细胞瘤患者常常发生直立性低血压,可能是由于直立体位时缺乏去甲肾上腺素诱导的血管收缩。相反的,在神经递质缓慢减少的情况下,肾上腺素能受体的会增加或上调,结果是导致受体对神经递质的应答增强。肾上腺素能受体阻滞药的长期应用会导致受体数目上调,骤然停药后将会产生短暂的高敏感状态或者交感神经兴奋状态(即反跳现象)。举例而言,抗高血压药物可乐定是中枢性α_2受体激动药,可抑制交感神经活性,骤然停服可乐定可致高血压反弹,可能与α_1受体上调有关。

有几个反射参与血压的瞬时调节。其中一个称为动脉压力感受器反射,它由位于颈动脉窦和主动脉弓的压力敏感的感觉神经末梢调节。这些压力感受器的电活动频率随着动脉压升高而增加,其净效应是导致交感神经兴奋性下降,继而降低动脉压和心率。这是迅速缓冲动脉压急性波动的主要调节机制,动脉压急性波动可见于下列情形:体位改变、行为或生理应激、血容量改变。然而,当压力感受器反射活性下降或者是对动脉压持续上升产生耐受时,压力感受器阈值会重新设定到一个较高的动脉压水平。自主神经功能失调或压力感受器反射功能受损的患者的血压会呈现极度易变的特点,可存在与心动过速有关的难以控制的血压波动。

无论是体重正常还是肥胖的个体,其高血压的发生通常与交感神经亢奋有关置于小腿腓总神经处的微型电极可以记录神经节后神经-肌肉电活动,通过记录

这种电活动发现高血压人群的交感神经活性强于正常血压者。在肥胖相关高血压和阻塞性睡眠呼吸暂停相关的高血压患者中,交感神经活性增高。电刺激颈动脉窦的传入神经纤维所致的压力感受器激活可以降低顽固性高血压患者的血压。阻断交感神经系统的药物是强有力的抗高血压药物,提示交感神经系统在增加的动脉压的维持过程中起着允许而非引发作用。

儿茶酚胺产生增多而引起高血压最常见于嗜铬细胞瘤。这种情况下为降低血压可采取的措施有:手术切除肿瘤、服用α_1受体拮抗药、服用酪氨酸羟化酶抑制药以降低儿茶酚胺生物合成的速率。

肾素-血管紧张素-醛固酮系统

肾素-血管紧张素-醛固酮系统调节动脉压主要凭借血管紧张素 II 的收缩血管特性和醛固酮的保钠特性实现的。肾素是一种天冬氨酸蛋白水解酶,它初合成时以无活性的酶原形式存在,即肾素原。循环血中大部分的肾素为肾入球小动脉合成。肾素原可以直接被分泌进入血循环,也可以在分泌细胞中被激活,以活性形式肾素被释放。虽然人血浆中肾素原的含量是肾素的$2\sim5$倍,但是没有证据表明肾素原在肾素-血管紧张素-醛固酮系统中具有生理学效应。刺激肾素分泌有 3 个主要的原因:①毗邻肾入球小动脉的髓袢(Henle 袢)升支粗段的远端形成致密斑,流过致密斑的 NaCl 浓度下降;②动脉压下降或肾入球小动脉的牵张刺激减弱(压力感受器机制);③交感神经系统通过作用于β_1受体刺激肾素分泌细胞。相反的,当流经髓袢升支粗段远端致密斑感受器的 NaCl 浓度下降、肾入球小动脉的牵张刺激增强、阻断β_1受体时,肾素的分泌将受到抑制。此外,血管紧张素 II 可以通过肾小球球旁细胞的血管紧张素 II 1 型受体直接抑制肾素的分泌,应用 ACEI 或 ARBs 类药物可以增加肾素的分泌。

一旦被释放进入血循环,活性肾素会水解底物血管紧张素原,产生一种无活性的十肽,血管紧张素 I (图 19-2)。一种主要而非专一地分布于肺循环的转化酶,可以水解血管紧张素 I 羧基末端组氨酸-亮氨酸二肽,使血管紧张素 I 转化为有活性的八肽,即血管紧张素 II。这种转化酶也可以水解许多其他的多肽,包括血管舒张剂缓激肽,水解的同时也灭活了缓激肽。血管紧张素 II 是一种强效的升高血压的物质,是肾上腺球状带分泌醛固酮的主要刺激因子,能够强有力地促进平滑肌细胞和肌细胞生长及分裂,这些作用主要通过血管紧张素 II 1 型受体(AT_1受体)介导。即使不考虑其对血流动力学的影响,血管紧张素 II 通过对血管壁细胞的直接作用在动脉粥样硬化的发病中起一定作用。血管紧张素 II 的 2 型受体(AT_2受体)广泛分布于肾,与AT_1受体的作用相反。AT_2受体诱导血管舒

张、钠盐排泄,抑制细胞生长和基质形成。实验证据表明 AT_2 受体可以通过诱导平滑肌细胞凋亡来改善血管重塑,有助于肾小球滤过率的调节。阻滞 AT_1 受体可以诱导 AT_2 受体活性增强。

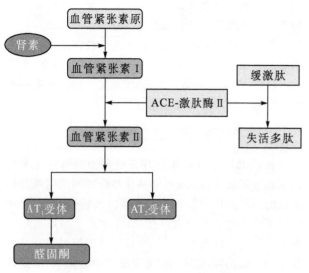

图 19-2 肾素-血管紧张素-醛固酮轴

肾素依赖性高血压最常见于分泌肾素的肿瘤,而肾肿瘤包括起源于球旁器的良性血管外皮细胞瘤和不常发生的肾癌,包括 Wilms 肿瘤等。肺、肝、胰腺、结肠和肾上腺癌变后也可产生肾素。在这些情况下,治疗高血压可以对肿瘤进行切除或者行消融术,也可以使用药物抑制血管紧张素 II 的产生或抑制其活性。肾血管性高血压是另一种肾素介导的高血压类型。肾动脉阻塞导致肾灌注压下降,进而刺激肾素的分泌,随着病情进展,会发生继发性肾损害,继而这种形式的高血压对肾素的依赖性会下降。

除肾外,许多其他组织也可合成血管紧张素原、肾素和血管紧张素 II,这些组织包括脑、垂体、主动脉、动脉、心脏、肾上腺、肾、脂肪细胞、白细胞、卵巢、睾丸、子宫、脾和皮肤等。血管紧张素 II 可以在肾素的酶活性作用下产生,也可以在其他蛋白水解酶的作用下产生,如紧张素、糜蛋白酶和组织蛋白酶。除了调节局部血流量,组织中的血管紧张素 II 是一种促细胞分裂剂,可刺激生长,有助于组织重塑和修复。组织中血管紧张素 II 过多可促进动脉粥样硬化、心肌肥厚和肾衰竭的发生,因此这可以成为阻止靶器官损伤的药物治疗靶标。

血管紧张素 II 是调节肾上腺球状带合成和分泌醛固酮的主要因子。醛固酮的合成也依赖于钾离子的浓度,钾消耗的个体其醛固酮分泌量会下降。虽然促肾上腺皮质激素(ACTH)水平的急性上升也可以增加醛固酮的分泌,但是 ACTH 并非醛固酮分泌长期调节的重要因子。

醛固酮是一种强效的盐皮质激素,它可以使肾皮质集合管主细胞顶端膜上的阿米洛利敏感的上皮钠通道(ENaC)对钠的重吸收增加(详见第 1 章节)。肾小管通过重吸收钠离子和分泌钾离子及氢离子维持电中性。因此,醛固酮分泌增加将导致低钾血症和碱中毒。因为钾的消耗可以抑制醛固酮的合成,所以在临床上,当一名低钾血症患者合并醛固酮增多症时,低钾血症可能因代偿性纠正而被掩盖。

盐皮质激素受体也表达于结肠、唾液腺和汗腺,皮质醇也可以与这些受体相结合,但是与醛固酮相比,皮质醇的盐皮质激素作用较弱,这是因为皮质醇会被 11-β 羟化固醇脱氢酶 2 型转化为肾上腺皮质素,肾上腺皮质素与盐皮质激素受体没有亲和力。典型的盐皮质激素介导的高血压见于原发性醛固酮增多症。在这个疾病中,肾上腺醛固酮的合成和释放不依赖于肾素-血管紧张素,随着血容量的增加,肾素的释放受到抑制。

醛固酮对非上皮靶器官也有作用。醛固酮和(或)盐皮质激素受体的活化可以诱发心、肾和血管发生结构和功能改变,进而导致心肌纤维化、肾硬化、血管炎症及重塑,这可能由于氧化应激引起的。在摄入高盐的情况下,这些作用会增强。在动物模型中,血液中高水平醛固酮可诱导心肌纤维化和左心室肥大,而螺内酯作为一种醛固酮拮抗药,可以对抗醛固酮诱导的心肌纤维化过程。在严重高血压患者和原发性醛固酮增多症患者中,左心室空间结构的异常表现与血浆中醛固酮浓度增高有关。在充血性心力衰竭患者中,应用小剂量的螺内酯可以使进行性心力衰竭和心因性猝死的发生风险降低 30%。由于肾血流动力学效应,在原发性醛固酮增多症患者中,循环血中高浓度醛固酮可以引起肾小球高滤过和白蛋白尿。采取肾上腺切除或应用螺内酯来阻断醛固酮产生过多,这些肾方面的损害可以被逆转。

肾素-血管紧张素-醛固酮轴活性增强并非始终与高血压有关。应对低 NaCl 饮食和低血容量的情况,肾素-血管紧张素-醛固酮轴活性增加可以维持动脉压和血容量稳态。在水肿状态下,如充血性心力衰竭、肝病,可出现继发性醛固酮增多(即肾素-血管紧张素增多导致的继发性醛固酮增多)但血压并不高。

血管机制

血管半径和阻力动脉的顺应性也是动脉压的重要决定因素。因血管直径与血流阻力改变的 4 次方成反比,因此管腔大小的少量变化即会明显增加血管阻力。在高血压患者中,结构、机械或者功能上的变化均可降低小动脉和微动脉的管腔直径。重塑指的是血管壁的空间构造而非血管容积的变化。肥厚(细胞大小增加和细胞外基质沉积增多)或营养血管重塑会导致血管腔尺寸缩小,从来增加了外周血管阻力。凋亡、微炎症和血管纤维化也促进血管重塑。管腔直径也与血管弹性有关。富有弹性的血管可以容纳增加的血容量而并不明显影响血压,然而缺乏弹性的血管,血容量的微小增加都会导致血压明显上升。

高血压患者出现动脉硬化,使血管壁结构的改变并影响血管的顺应性,因此表现出收缩压增高和脉压加大。最新证据表明动脉僵硬度对心血管事件的发生有着独立预测价值。在临床上,有许多设备可以用来评估动脉僵硬度或顺应性,包括超声和磁共振(MRI)。

血管平滑肌细胞的离子转运可能促进了与高血压相关的血管紧张度和血管生长异常的发生,二者均受到细胞内 pH(pH_i)的调节。有三种离子转运机制参与了 pH_i 的调节:① Na^+-H^+ 交换;② Na^+ 依赖的 HCO_3^--Cl^- 交换;③非阳离子依赖性 HCO_3^--Cl^- 交换。基于针对比血管平滑肌更易测量的细胞(如白细胞、红细胞、血小板、骨骼肌)的测定结果,高血压状态下的 Na^+-H^+ 交换子活性增强,这可以通过两种机制使得血管紧张度增加。第一,钠盐摄入增多可以通过激活 Na^+-Ca^+ 交换增加细胞内钙离子浓度,从而增加血管紧张度。第二,细胞内 pH(pH_i)增高可以增加细胞收缩器对钙离子的敏感性,从而在细胞内钙离子浓度一定时,增强收缩力。此外,Na^+-H^+ 交换增加可以通过增加血管平滑肌细胞对促细胞分裂剂的敏感性来刺激其生长。

血管内皮功能也参与调节血管紧张度。血管内皮细胞合成和释放一系列血管活性物质,包括一氧化氮,一种强效的血管舒张剂。在高血压患者中,内皮依赖的血管舒张功能受损。于前臂缺血 5min 以后的再灌注时相前后,应用高分辨率超声来评估血管舒张功能受损情况。另一种方法,采用动脉内注射内皮依赖的血管扩张剂,比如乙酰胆碱,来评估内皮依赖的血管舒张功能。内皮素是一种内皮细胞产生的血管收缩肽,顽固性高血压患者口服活性内皮素拮抗剂可以降低血压。

目前,高血压相关的血管离子转运和内皮功能的异常究竟是原发性病变还是动脉压升高的继发性结果尚不得而知。有限的证据提示血管的顺应性和内皮依赖的血管舒张功能可以通过有氧运动、减肥、应用抗高血压药物得以改善。这些干预措施是否通过一种非血压依赖性机制来影响动脉的结构和僵硬度,以及不同类型的抗高血压药物对血管结构和功能的影响是否存在差异尚不明确,有待进一步研究。

高血压的病理学影响

高血压是心力衰竭、冠状动脉病变、脑卒中、肾病和外周动脉疾病(PAD)的一个独立诱发因素。

心脏

心脏疾病是高血压患者的最常见致死原因。高血压性心脏病是结构和功能适应性改变的结果,粥样硬化性冠状动脉疾病、微血管病变和心律失常会导致左心室肥厚、充血性心力衰竭、血流异常。

遗传因素和血流动力学因素均可以促进左心室肥厚的发生。在临床上,左心室肥厚可以通过心电图来诊断,尽管超声心动图可以对左心室壁的厚度做更敏感的测量。左心室肥厚的人发生冠心病、脑卒中、充血性心力衰竭和猝死的风险增加。严格控制高血压可以逆转左心室肥厚,降低心血管疾病的发生风险。不同类型的抗高血压药物在降低左心室质量方面是否有叠加效应,且独立于它们的降压效应,这个问题尚不明确。

充血性心力衰竭与收缩功能不良、舒张功能不良或二者联合效应相关。在高血压患者常见收缩功能异常,表现轻者可为无症状性心脏病,严重者可出现明显心力衰竭。舒张性心力衰竭患者的射血分数尚可维持,此为收缩功能的衡量指标。约有 1/3 的充血性心力衰竭患者收缩功能正常而舒张功能异常。舒张功能不全是高血压相关性心脏病的早期表现,会因左心室肥厚和缺血而加重。心导管检查可以对舒张功能进行最准确的评估。此外,也可采用超声心动图和放射性核素血管造影等非侵入性检查来评估心脏舒张功能。

脑

脑卒中是全世界第二大死亡原因;每年有 500 万人死于脑卒中,另有 1500 万人罹患非致死性脑卒中。血压上升是脑卒中最大的危险因素。约 85% 的脑卒中由梗死所致,余下的系脑内或蛛网膜下腔出血所致。65 岁以上人群中,脑卒中的发病率随着血压尤其是收缩压的升高逐渐上升。降压治疗可以明确降低缺血性和出血性脑卒中的发病率。

高血压与老龄人口的认知功能下降有关,纵向队列研究支持中年期高血压与晚年认知功能下降有关联。高血压相关的认知功能下降和痴呆的发病原因可以是单一性重要大动脉闭塞导致的栓塞,也可以是阻塞性小血管病导致多发性腔梗,从而使得皮质下白质缺血。几个临床研究表明抗高血压治疗可以改善认知功能,尽管这还有待进一步的研究。

当动脉压在一段较宽的范围(平均动脉压50~150

mmHg)内变化时,通过血流量的自身调节过程,脑血流量可以维持不变。在患有恶性高血压临床综合征的患者中,脑病的发生与血压达到上限时,脑血流量失去了自身调节作用,血管扩张、导致高灌注有关。高血压脑病的症状和体征可以包括剧烈头痛、恶心和呕吐(呈喷射状)、局部神经体征和精神状态改变。如果不治疗,高血压脑病可在几小时内进展至精神恍惚、昏迷、癫痫发作和死亡。将高血压脑病和其他可能与高血压相关的神经系统综合征相鉴别很重要,如脑缺血、出血性或血栓性脑卒中、癫痫、弥漫病变、假性脑瘤、震颤性谵妄、脑膜炎、急性间歇性卟啉病、外伤性或化学性脑损伤和尿毒症脑病。

肾

肾既是高血压损伤的靶器官也是引发高血压的原因。原发性肾病是继发性高血压最常见的病因。肾相关高血压的发病机制包括钠排泄减少、与血容量相关的肾素过度分泌和交感神经系统过度激活。反过来,高血压是肾损伤和终末期肾病的危险因素。高血压相关的风险增加是分等级的、持续的且存在于理想血压值之上的整个血压分布范围内。较之舒张压,肾风险似乎与收缩压的关系更为密切,在各个血压水平上,黑种人进展至 ESRD 的风险高于白种人。蛋白尿是慢性肾病严重程度的可靠标志物,也是 CKD 进展的预测因子。尿蛋白排泄量高(>3g/24h)的患者肾病进展速度快于尿蛋白排泄量较低的患者。

动脉粥样硬化、高血压相关的肾血管病变主要影响肾小球前的小动脉,导致肾小球和肾小球后结构发生缺血性改变。肾小球损伤也可以是肾小球高滤过直接损伤肾小球毛细血管的结果。高血压相关肾损伤方面的研究,主要是动物实验,表明肾入球小动脉对血流量的自身调节作用丧失会导致升高的血压被传送至未受保护的肾小球,随后将发生肾小球高滤过、肥大和最终的局灶节段肾小球硬化。随着肾损伤的进行性发展,肾血流量的自身调节作用和肾小球滤过率逐渐丧失,结果导致发生肾损伤的血压阈值下降,血压和肾损伤相关曲线的斜率更陡。结果是一个恶性循环,肾损伤和肾单位丧失导致更严重的高血压、肾小球高滤过和进一步的肾损伤。肾小球病理上进展至肾小球硬化,最后肾小管也开始出现缺血、逐渐萎缩。恶性高血压相关肾损害包含入球小动脉纤维素样坏死,有时可延伸至肾小球,可以导致肾小球簇的局灶坏死。

在临床上,大量白蛋白尿(1 次随机尿白蛋白/尿肌酐比值>300mg/g)或微量白蛋白尿(1 次随机尿白蛋白/尿肌酐比值 30~300mg/g)是肾损伤的早期指标,这些也是肾疾病进展和心血管疾病的危险因素。

外周动脉

血管除了促进高血压的发病以外,也是继发于长期血压升高的粥样硬化性疾病损伤的靶器官。有下肢动脉疾病的高血压患者进一步发生心血管疾病的风险增加。尽管有下肢血管狭窄病变的患者可以无症状,间歇性跛行是外周动脉病(PAD)的典型症状。其特点为行走时小腿或臀部酸痛、休息时缓解。臂-踝指数是评估 PAD 的有效方法,它是非侵入性的测量踝部和臂部(手臂)收缩压的比值。臂-踝指数<0.90 可以考虑诊断为 PAD,它与至少有一根下肢主要血管的狭窄度>50% 有关。有几个研究表明臂-踝指数<0.80 与血压、尤其是收缩压升高有关。

高血压的定义

从流行病学的角度来看,并没有明确的血压水平来定义高血压。成人中,在收缩压和舒张压的跨度范围内,发生心血管疾病、脑卒中和肾病的风险呈持续递增性。纳入男性参与者超过 35 万的多危险因素干预试验(MRFIT)证明收缩压和舒张压对冠心病死亡率具有连续的、分等级的影响,其中收缩压向下延至 120mmHg。类似地,一个包含约 100 万人的 meta 分析结果表明缺血性心脏病死亡率、脑卒中死亡率和其他血管疾病的死亡率与血压的峰值直接相关,从 115/75mmHg 开始,没有存在阈值的证据。收缩压每增加 20mmHg 和舒张压每增加 10mmHg,发生心血管疾病的风险翻 1 倍。老年人的收缩压和脉压是心血管疾病更加强有力的预测因子,优于舒张压。

在临床上,高血压可以被定义在某个血压水平上,在这个血压水平上采取治疗措施可以降低血压相关的发病率和死亡率。目前定义高血压的标准一般是基于两次或以上门诊随访的每一次中,两次或以上静息状态下血压读数的平均值。最新的分类方法建议将血压标准定义为正常血压、高血压前期、高血压(I级和II级)和单纯性收缩期高血压,后者在老年人中较常见(表 19-1)。在儿童和青少年中,高血压一般定义为在同等年龄、性别和身高的人群中,收缩压和(或)舒张压持续大于 95 百分位数。血压值介于 90 百分位数和 95 百分位数之间被认为是高血压前期,提示应有相关生活方式的干预。

家庭测量血压值和 24h 动态血压仪测量的血压值一般低于临床测量的血压值。因为动态血压仪能够记录历经白天和夜间的多个血压读数,与有限次数的诊室测量相比,它对高血压血管负担提供了更为综合性的评估。越来越多的证据表明家庭血压测量,包括 24h 动脉血压仪测量结果与诊室血压测量相比,可以更可靠地预测靶器官损害。清晨刚醒来的几小时内的血压趋向于高于一天中其他时间。清晨刚醒来的几小时内发生心肌梗死和脑卒中更为常见。夜间血压通常比日间的血压低 10%～20%,夜间血压下降程度减弱与心血管疾病发生风险增加有关。推荐的高血压诊断标准是醒时的平均血压≥135/85mmHg,睡眠状态下平均血压≥120/75mmHg。这些血压值近似于临床血压 140/90mmHg。

表 19-1　血压分类

血压分类	收缩压(mmHg)	舒张压(mmHg)
正常	<120	和<80
高血压前期	120～139	或 80～89
高血压Ⅰ级	140～159	或 90～99
高血压Ⅱ级	≥160	或≥100
单纯性收缩期血压	≥140	<90

改编自 AV Chobanian 等.JAMA,2003,289:2560.

　　15%～20% 的诊室测量 1 级高血压(定义见表 19-1)患者的动态血压仪平均读数<135/85mmHg。这种高血压,所谓的白大褂高血压,也可能与靶器官损害(如左心室肥厚、颈动脉粥样硬化、总体心血管事件发病率)发生风险增加有关,尽管其严重程度低于诊室血压、动态血压读数均高的患者。有白大褂高血压的个体发生持续性高血压的风险也增加。

高血压的临床紊乱

　　凭借各种患者确诊方法,80%～95% 的高血压患者被诊断为患有原发高血压(也被称为原发性或特发性高血压)。在余下的 5%～20% 的高血压患者中,可以查出引起血压升高的潜在疾病(表 19-2 和表 19-3)。在继发性高血压患者中,引起血压升高的特定机制通常比较明显。

表 19-2　脉压增大的收缩期高血压

1.血管顺应性下降(动脉粥样硬化)

2.心排血量下降

　主动脉瓣关闭不全

　甲状腺功能亢进

　高动力性心脏综合征

　发热

　动静脉瘘

　动脉导管未闭

原发性高血压

　　原发性高血压具有遗传倾向,很可能是环境因素和遗传因素相互作用的结果。原发性高血压的患病率随着年龄增长而增加,年轻时血压相对偏高的个体以后发生高血压的风险增加。原发性高血压很可能代表了一系列有着不同潜在病理生理学机制的紊乱。在大部分已确诊高血压的患者中,外周血管阻力增加,心排血量正常或下降;然而,在血压轻度升高或血压不稳定的年轻患者中,心排血量可以增加,外周血管阻力可以正常。

表 19-3　收缩期和舒张期高血压的继发性病因

肾	肾实质疾病,肾囊肿(包括多囊肾病),肾肿瘤(包括肾素分泌肿瘤),梗阻性肾病
肾血管	动脉粥样硬化,肌纤维发育不良
肾上腺	原发性醛固酮增多症,库欣综合征,17α-羟化酶缺陷,11β-羟化酶缺陷,11-羟化类固醇脱氢酶缺陷(甘草),嗜铬细胞瘤
主动脉缩窄	
阻塞性睡眠呼吸暂停	
子痫前期/子痫	
神经性	心因性,间脑综合征,家族性自主神经功能异常,多神经炎(急性卟啉病,铅中毒),急性颅内压增高,急性脊髓束离断
各种内分泌问题	甲状腺功能减退,甲状腺功能亢进,高钙血症,肢端肥大症
药物	大剂量雌激素,肾上腺类固醇激素,消肿剂,食欲抑制剂,环孢素,三环类抗抑郁药,单胺氧化酶抑制剂,促红素,非甾体类抗炎药,可卡因
符合孟德尔遗传法则的高血压	见表 19-4

当血浆肾素活性(PRA)比 24h 钠排泄量的值被描绘,10%～15% 的高血压患者具有高 PRA,25% 患者有低 PRA。高水平肾素患者可能是血管收缩性高血压,而低水平肾素患者可能是容量依赖性高血压。血浆醛固酮水平和血压水平间关联的不一致已在原发性高血压患者中被发现。非裔美国人醛固酮和血压水平之间的关联更加显著,患高血压的非裔美国人 PRA 趋向于更低。这就提出了一种可能,即至少在部分患者人群中,尽管他们没有显著的原发性醛固酮增多迹象,但是醛固酮的微小增加也可能导致高血压的发生。而且,螺内酯,一种醛固酮拮抗药,对于部分原发性高血压患者,包括一些药物抵抗性高血压患者,可以是一种特别有效的抗高血压药物。

肥胖和代谢综合征

有充足的证据证明肥胖(体重指数>30kg/m²)和高血压之间存在关联。更近一步,横断面研究表明体重(或体重指数)和血压呈现直接的线性相关。与周围性肥胖相比,中心性肥胖是血压升高的更重要决定因素。在纵向队列研究中,随着时间的发展,体重的改变和血压的改变存在直接的相关性。60% 的成人高血压患者超重 20% 以上,已经确定的是成人中 60%～70% 的高血压可以直接归因于肥胖。

高血压常与血脂异常同时出现,而且与胰岛素抵抗有关联。这种危险因素的聚集经常,而非恒定不变,与肥胖,尤其是腹型肥胖有关联。胰岛素抵抗也与内皮介质产生的不利失衡有关,这些介质参与调节血小板聚集、凝血、纤维蛋白溶解和血管张力。当这些危险因素聚集,冠心病、脑卒中、糖尿病和心血管疾病致死的发生风险也进一步增加。

根据研究的人群和定义胰岛素抵抗的方法学不同,25%～50% 的非肥胖、非糖尿病的高血压患者存在胰岛素抵抗。胰岛素抵抗、腹型肥胖、高血压和血脂异常被统称为代谢综合征。作为一个整体,原发性高血压患者的一级亲属也存在胰岛素抵抗,高胰岛素血症(胰岛素抵抗的替代指标)可以预测其进展为高血压和心血管疾病的风险。尽管部分代谢综合征具有多基因遗传性,但是代谢综合征的表现型受到环境因素的影响,如运动量和饮食。体重减轻后胰岛素敏感性增加,血压下降。认识到心血管疾病危险因素在个体间有聚集性可以对高血压的评估和治疗提供重要指导。对高血压患者和发生高血压风险较高的个体的评估应该包括整体心血管疾病风险的评估。同样的,生活方式改善策略和药物治疗应该考虑到整体危险因素,而不是仅仅聚焦于高血压。

肾实质疾病

事实上,所有的肾病均可引起高血压(表 19-3),肾病是继发性高血压的最常见病因。超过 80% 的慢性肾衰竭患者存在高血压。一般而言,肾小球疾病比间质性肾病(如慢性肾盂肾炎)引起的高血压更加严重。反之,高血压也可以导致肾硬化,在某些情况下,高血压和肾病谁为始发疾病很难鉴别。尿蛋白定量>1000mg/d 和尿沉渣镜检呈活动性病变提示原发性肾病。二者中任一情况下,治疗的目标都是控制血压和延缓肾功能进展。

肾血管性高血压

由肾动脉阻塞性病变导致的高血压,肾血管性高血压,是一种可能治愈的高血压形式。在起病初期,高血压的发生机制一般与肾素-血管紧张素系统的激活有关。然而,肾素的活性和肾素-血管紧张素系统其他组分的活性只能短暂上升;随着时间的推移,钠潴留和其他血压调节机制的加入可以促进动脉压的上升。有两类患者罹患这种疾病的风险增加:老龄的动脉粥样硬化患者,有粥样斑块阻塞肾动脉,尤其肾动脉其起始部位;肌纤维发育不良的患者。在肾血管性高血压患者中,大多数为动脉粥样硬化患者。尽管肌纤维发育不良可以发生在任意年龄人群,但是更好发于年轻白种人女性。女性的患病率是男性的 8 倍。肌纤维发育不良组织学上有几个变异体,包括中膜纤维素增生、外膜纤维素增生、中膜增生和内膜纤维素增生。中膜纤维素增生是最常见的类型,约占患者比例的 2/3。肌纤维发育不良的损害通常是双侧的,与动脉粥样硬化肾血管疾病相反的是,它倾向于累及肾动脉的远端。

除了患者的年龄和性别以外,病史和体格检查的些许线索可以提示肾血管性高血压的诊断。存在动脉粥样硬化其他证据的患者也应当考虑此诊断。虽然抗高血压治疗的反应并不排斥诊断,但严重或难治性高血压,近期控制不佳的高血压,近期发生的中等程度的高血压,无法解释的肾功能恶化或与 ACEI 应用有关的肾功能恶化都应当考虑存在肾血管性高血压的可能性。接近 50% 的肾血管性高血压患者腹部或胁腹部可闻及杂音,如果杂音延伸至整个收缩期和舒张期,那么这个杂音极有可能具有血流动力学意义。

一个肾功能稳定,特别是合并动脉粥样硬化的患者如果仅靠一个简单的抗高血压方案即可理想地控制血压,那就没有必要去评价其肾动脉狭窄程度。长期存在高血压的患者,晚期肾功能不全或者糖尿病患者难以从肾血管修复中获益。最有效的药物治疗包括 ACE 抑制剂或血管紧张素 II 受体拮抗剂;然而这些药物可以降低肾动脉狭窄肾的肾小球滤过率,系扩张肾出球小动脉所致。在双侧肾动脉狭窄或孤立肾的肾动脉狭窄情况下,应用这些药物可以导致肾功能不全进行性发展。重要的是,停药后肾功能不全一般可以逆转。

如果怀疑是肾动脉狭窄,且临床条件允许开展治疗,如经皮腔内肾血管成形术(PTRA),置入血管假体(支架)进行肾血管重建,如何进行下一步方案需要参考影像学证据。作为一个筛查试验,单次服用卡托普利(或另一种 ACEI)前后,可以应用放射性核素[131I]-邻碘马尿酸酯扫描来评估肾血流量,或者应用[99mTc]-二乙基三胺五乙酸(DTPA)扫描来评估肾小球滤过率。以下情况视为阳性结果:①受累肾的相对摄取量下降,不足肾功能总量的 40%;②患侧摄取延迟;③患侧清除延迟。在肾功能正常或基本正常的患者中,一个正常的卡托普利肾图基本上排除了功能上有明确意义的肾动脉狭窄;然而,对于肾功能不全(肌酐清除率<20ml/min)或双侧肾动脉狭窄的患者,它的有效性受限。如果扫描结果为阳性,应追加额外的影像学研究。肾动脉多普勒超声可以提供肾血流流速的可靠估计,可以用来监测病变随时间的发展情况。

鉴于假阴性结果经常出现,尤其是肥胖患者,阳性结果一般可以通过血管造影来证实。钆造影剂增强的 MRI 血管造影可提供肾动脉近端的清晰图像,可能会漏掉肾动脉远端的病变,优点是可以应用没有肾毒性的造影剂让肾动脉显影。对比剂动脉造影依然是肾动脉病变评估和鉴别诊断的"金标准",其潜在风险包括肾毒性,尤其是糖尿病患者或存在基础肾功能不全的患者。

接近 50% 的动脉粥样硬化患者可以观察到一定程度的肾动脉阻塞,有几种方法可以用来评估这样一个病变在功能上的重要性,以此来预测血管修复对于血压控制和肾功能改善的作用。每种方法的敏感性和特异性均不一样,任意单一方法都不足以可靠地评判肾动脉病变和高血压间的因果关系。功能上有意义的病变一般来说受累肾动脉管腔闭塞超过 70%。在血管造影中,缺血的肾出现侧支循环存在功能病变。一侧肾静脉肾素比值(受累侧/对侧的比值>1.5)对于判别一个病变能对血管修复有反应具有 90% 的预测价值;然而,预测血压控制的假阴性率是 50% ~ 60%。横穿肾动脉病变的压力梯度测量并不能可靠地预测对血管修复的反应性。

归根到底,选择血管修复还是药物治疗及修复过程的类型,应根据每一个病人的情况进行个体化治疗。肌纤维疾病患者与动脉粥样硬化病变的患者相比,有着更好的结局,大概是因为他们相对年轻,高血压病程短和全身性疾病较少。因为风险/获益比值低,成功率

高(患者高血压改善或治愈率达 90%,再狭窄率10%),对于这些患者,PTRA 是他们的首选。当PTRA 不成功或者存在侧支病变时可以实施手术血管重建。在动脉粥样硬化患者中,如果血压在应用最佳药物治疗后仍控制不良时,或者出现肾功能恶化时,可以考虑行血管修复。对于无共存疾病的年轻动脉粥样硬化患者,手术是更优的初始治疗方法。然而,对于大多数动脉粥样硬化患者,根据病变的部位,初始治疗方法可以选择 PTRA 和(或)支架置入术。如果这些方法不成功,PTRA 和(或)支架置入术不能治愈血管病变,或同时需要行大动脉手术,如修复动脉瘤,则可以考虑外科手术行血管重建。一项国家卫生局资助的关于肾动脉粥样硬化病变的心血管结局(CORAL)的前瞻性随机临床试验正在进行中,一组仅单纯药物治疗,另一组采用药物治疗加肾血管重建,比较两组的心血管结局。

原发性醛固酮增多症

因原发性醛固酮增多症而过度产生醛固酮,这是一种可以治愈的高血压类型。在原发性醛固酮增多症患者中,醛固酮产生增加不依赖于肾素-血管紧张素系统,其结果是钠潴留、高血压、低钾血症和低 PRA(血浆肾素活性)。已经报道的关于这个疾病在高血压患者中的患病率在 2% ~ 15%。在某种程度上,这种变异与筛选的强度和确立诊断的标准有关。

病史和体格检查几乎不能为诊断提供信息。诊断本病的年龄一般在 30 ~ 50 岁。高血压可以是轻微的或中等程度的,偶尔也可以比较严重;所有的难治性高血压患者都应该考虑是否并发了原发性醛固酮增多症。这些患者的高血压可能与葡萄糖耐受不良有关。大部分患者没有症状,尽管偶尔也会因为低钾性碱中毒而出现多尿、烦渴、感觉异常或肌无力。一名高血压患者无明显诱因发生低钾血症(即与利尿药、呕吐、腹泻无关),其原发性醛固酮增多症的患病率为40% ~ 50%。应用利尿药的患者血清钾<3.1mmol/L也提示原发性醛固酮增多症的可能性;然而,血清钾是一种不敏感、不特异的筛选方法。约 25% 的患者血清钾正常,而随后发现了产醛固酮的腺瘤,更高比例的患者罹患其他病因所致的原发性醛固酮增多症,但是没有低钾血症。此外,低钾血症性高血压也可以是继发性醛固酮增多症,其他盐皮质激素、糖皮质激素诱导的高血压疾病,嗜铬细胞瘤的结果。

血浆醛固酮和血浆肾素活性的比值(PA/PRA)是一个很有用的筛查试验。最佳检测时间是上午,应选择那些可自行活动的患者。据报道,上述比值>30∶1且血浆醛固酮浓度>555pmol/L(>20ng/dl)诊断产醛固酮腺瘤的敏感度是 90%、特异度是 91%。一本梅奥

诊所出版的书中提到,PA/PRA 比值≥20 且血浆醛固酮浓度≥415pmol/L(≥15ng/dl)的高血压患者 90%的人在随后的外科手术治疗中被证实有产醛固酮的腺瘤。但是,解释这个比值的需要注意:高比值的界定值是实验室和检测依赖性的。一些抗高血压药物可以影响这个比值(如醛固酮拮抗药、血管紧张素受体拮抗药、ACEI 可以增加肾素水平;醛固酮拮抗药可以增加醛固酮水平)。根据这些注意事项,目前推荐在进行这些检测前至少停用 4 周醛固酮拮抗药。有报道称常规服用抗高血压药物的患者测定这个比值可以作为一项有用的筛查试验。比值高而血浆醛固酮水平不高对于诊断原发性醛固酮增多症缺乏特异性,因为许多原发性高血压患者肾素水平较低,尤其是非裔美国人和老年患者。在肾功能不全的患者中,因为醛固酮的清除减少,比值可以上升。在 PA/PRA 比值增高的患者中,原发性醛固酮增多症的诊断可以通过以下方法证实:灌入 2L 生理盐水 4h 后,不能将血浆醛固酮水平抑制<277pmol/L(<10ng/dl);盐水灌注后血浆醛固酮水平为 138~277pmol/L(5~10ng/dl)对诊断不起决定作用。其他的确诊试验包括口服 NaCl 负荷、氟氢可的松或卡托普利后抑制醛固酮试验阴性(基于试验特异性标准)。

几种肾上腺疾病的终点都可以是原发性醛固酮增多症,特定的病因决定治疗方案。60%~70% 的患者有产生醛固酮的肾上腺腺瘤,这种肿瘤通常单侧发病,大部分直径<3cm,余下的患者绝大部分患有双侧肾上腺皮质增生(特发性醛固酮增多症)。肾上腺癌或异位恶性肿瘤引起的原发性醛固酮增多症更少见,如卵巢雄性细胞瘤。与肾上腺腺瘤和增生不同,肾上腺的恶性肿瘤除分泌醛固酮以外还会分泌大量的其他肾上腺类固醇激素。激素分泌的功能差异可以帮助鉴别诊断。在肾上腺腺瘤患者中,醛固酮的生物合成对促肾上腺皮质激素(ACTH)更加敏感,在肾上腺皮质增生患者中,醛固酮的生物合成对血管紧张素更加敏感。因此,肾上腺腺瘤患者在清晨时血浆醛固酮的水平较高,日间则下降,这反映了日间 ACTH 分泌的节律,然而肾上腺皮质增生患者在直立体位时血浆醛固酮的水平趋向于增加,这反映了肾素-血管紧张素-醛固酮轴的正常体位反应。但是,这些测定方法鉴别腺瘤和皮质增生的能力有部分重叠。

所有诊断为原发性醛固酮增多症的患者都应该行肾上腺 CT 检查。高分辨率 CT 可以识别小至 0.3cm 的肿瘤,90% 的情况下可检出肾上腺肿瘤。如果 CT 未能确诊,地塞米松抑制(每 6 小时 0.5mg,连续 7d)后,使用 6β-[131I]碘甲基-19-降胆甾醇肾上腺闪烁扫描术可检测到腺瘤;但是,这项技术对于<1.5cm 的腺瘤敏感度降低。

对于一个经验丰富的放射科医师来说,双侧肾上腺静脉取样检测血浆醛固酮浓度是区分原发性醛固酮增多症单侧还是双侧发病最准确的方法。肾上腺静脉取样来发现单侧醛固酮高分泌的敏感度和特异度(分别是 95% 和 100%)优于肾上腺 CT;成功率是 90%~96%,并发症发生率<2.5%。一项常规使用的法则包括 ACTH 刺激后取样检测醛固酮和皮质醇的水平。同侧/对侧醛固酮比值>4,ACTH 刺激后双侧皮质醇浓度一致,提示单侧醛固酮产生。

对肾上腺腺瘤的患者,手术切除后血压可以得到良好控制,而对于双侧肾上腺皮质增生的患者,手术治疗对血压控制效果欠佳。单侧肾上腺切除,通常采用腹腔镜进行,可以治愈 40%~70% 的肾上腺腺瘤患者。在血压控制良好、低钾血症得到纠正后才能进行手术治疗。术后 3 个月内可能会出现短暂的醛固酮减少症,导致高钾血症。在这段时间内应监测血钾浓度,如果出现高钾血症应使用排钾利尿药治疗,必要情况下也可以同时给予氟氢可的松。双侧肾上腺皮质增生的患者应使用药物治疗。这些患者的药物治疗方案,也包括不适合手术治疗的腺瘤患者,应该包括醛固酮拮抗药,必要时加用其他保钾利尿药。

糖皮质激素可治疗的醛固酮增多症是一种的罕见的、单基因、常染色体显性遗传疾病,特点是患有中等至重度高血压,一般发病年龄较早。这些患者可以有年轻时发生出血性脑卒中的阳性家族史,低钾血症一般比较轻微或者没有。正常情况下,血管紧张素Ⅱ刺激肾上腺球状带产生醛固酮,而 ACTH 刺激肾上腺束状带产生皮质醇。在糖皮质激素可治疗的醛固酮增多症患者中,由于 8 号染色体上的嵌合基因,ACTH 也可调节肾上腺束状带分泌醛固酮。其结果就是肾上腺束状带过度产生醛固酮、类固醇激素混合物(18-羟皮质醇和 18-氧化皮质醇,系皮质醇氧化得来)。为明确诊断可以测定类固醇激素混合物的尿排泄率,是正常值的 20~30 倍,或者直接检测基因。在治疗上,可以用小剂量的糖皮质激素来抑制 ACTH,以此来纠正醛固酮增多症、高血压和低钾血症。螺内酯也是一种治疗的选择。

库欣综合征

库欣综合征与皮质醇过度产生有关,系 ACTH 过度分泌(来源于垂体肿瘤或异位肿瘤)或非 ACTH 依赖性肾上腺皮质醇产生过多所致。库欣综合征患者高血压的发生率是 75%~80%,高血压的发病机制涉及皮质醇刺激盐皮质激素受体和其他肾上腺类固醇激素分泌增加。对于未应用外源性糖皮质激素的患者,基于相关表型特征,临床上可以疑似库欣综合征,同时安排实验室检查,如检测 24h 尿游离皮质醇排泄率或夜间地塞米松抑制试验来筛查库欣综合征。最近证据表明深夜唾液皮质醇检测也是一项敏感且方便的筛查试验。明确诊断和寻找库欣综合征特定的发病原因需要更进一步的评估。合适的治疗方案依赖于病因学。

嗜铬细胞瘤

分泌儿茶酚胺的肿瘤位于肾上腺髓质(嗜铬细胞瘤)或肾上腺外的副神经节组织(副神经节瘤),占高血压发病原因的约 0.05%。如果未能被发现,嗜铬细胞瘤可以导致致死性的心血管终末事件。临床表现,包括高血压,主要与血循环中儿茶酚胺增加有关,尽管部分肿瘤也会分泌许多其他的血管活性物质。在一小部分患者中,肿瘤分泌的儿茶酚胺以肾上腺素为主,这些

患者可以表现为低血压而非高血压。最初的怀疑诊断是基于症状和(或)嗜铬细胞瘤与其他疾病的关系(表19-4)。约 20% 的嗜铬细胞瘤呈现家族性的常染色体显性遗传。遗传性嗜铬细胞瘤可能与多发性内分泌腺瘤(MEN)2A 型、2B 型,von Hippel-Lindau 病和多发性神经纤维瘤有关(表 19-4)。这些综合征中的每一个都与特定的、可识别的生殖细胞突变有关。此外,琥珀酸脱氢酶基因突变与副神经节瘤综合征有关,一般表现为头部和颈部的副神经节瘤。实验室检查包括检测尿液或血浆儿茶酚胺浓度。基因检测可以用来评估患者和疑似患有隐匿性的家族综合征相关的嗜铬细胞瘤的亲属。手术切除是嗜铬细胞瘤最终的治疗方式,可以治愈约 90% 的患者。

表 19-4　罕见的符合孟德尔遗传法则的高血压类型

疾病	表现型	遗传病因
糖皮质激素可治疗的醛固酮增多症	常染色体显性遗传无或轻度低钾血症	8 号染色体上的 11β-羟化酶/醛固酮基因嵌合
17α-羟化酶缺陷	常染色体隐性遗传 男性:假两性畸形 女性:原发闭经,无第二性征	10 号染色体上的 CYP17 基因随机突变
11β-羟化酶缺陷	常染色体隐性遗传 男性化	8 号染色体长臂 q21-q22 的 CYP11B1 基因突变
11β-羟基类固醇脱氢酶缺陷(显著的盐皮质激素过多综合征)	常染色体隐性遗传低血钾,低肾素,低醛固酮	11β-羟基类固醇脱氢酶基因突变
Liddle 综合征	常染色体显性遗传低血钾,低肾素,低醛固酮	上皮钠通道亚基 SCNN1B 和 SCNN1C 基因突变
假性醛固酮减少症(Gordon 综合征)	常染色体显性遗传高血钾,肾小球滤过率正常	1 号染色体 q31-q42 和 17 号染色体 p11-q21 异位连接
妊娠期加重高血压	常染色体显性遗传妊娠早期严重高血压	在 810 号密码子(MRL810 发生错义突变,亮氨酸替代丝氨酸)
多囊肾病	常染色体显性遗传肾脏增大,肾多发囊肿,肾衰竭,多囊肝,颅内动脉瘤,心脏瓣膜病	16 号染色体 PKD1 基因突变,4 号染色体 PKD2 基因突变
嗜铬细胞瘤	常染色体显性遗传 (1)多发性内分泌肿瘤 2A 型,甲状腺髓样癌,甲状旁腺功能亢进 (2)多发性内分泌肿瘤 2B 型,甲状腺髓样癌,黏膜神经瘤,角膜神经增厚,营养性节细胞神经瘤病,马方综合征 (3)von Hippel-Lindau 病,视网膜血管瘤,小脑和脊髓的血管母细胞瘤,肾细胞癌 (4)神经纤维瘤病 1 型,多发性神经纤维瘤,café-au-lait 斑点	(1)RET 原癌基因突变 (2)RET 原癌基因突变 (3)VHL 肿瘤抑制基因突变 (4)NF1 肿瘤抑制基因突变

高血压的其他病因

1.阻塞性睡眠呼吸暂停　其引起的高血压发病率呈逐年上升，也开始引起医学研究者们的注意。独立于肥胖因素，超过50%的阻塞性睡眠呼吸暂停患者存在高血压，高血压的严重程度与睡眠呼吸暂停的严重程度有关。约70%的阻塞性睡眠呼吸暂停患者存在肥胖。药物抵抗性高血压患者和有打鼾病史的高血压患者也应考虑阻塞性睡眠呼吸暂停相关的高血压，可以通过多导睡眠描记术来明确诊断。肥胖的患者降低体重可以减轻或治愈睡眠呼吸暂停及其相关的高血压。睡觉时行连续性气道正压通气(CPAP)是治疗阻塞性睡眠呼吸暂停的有效方法。行CPAP治疗后，明显药物抵抗性高血压患者可能对抗高血压药物更加敏感。

2.主动脉缩窄　是最常见的引起高血压的先天性心血管病因。1000个成活婴儿中有1～8个发病。它通常散发，但是35%的Turner综合征患儿存在主动脉缩窄。

即使在婴儿期通过手术纠正了解剖结构上的病变，仍会有多达30%的患者以后会发展为高血压，而且增加冠状动脉疾病和脑血管事件的发生风险。病变相对较轻的患者可能直到成年后早期阶段才被诊断。体格检查可以协助诊断，包括股动脉搏动减弱和延迟，右臂和右腿收缩压的梯度，依赖于主动脉缩窄的病变部位，右臂和左臂收缩压的梯度。左肩胛区的后面可闻及收缩期吹风样杂音。可以采用胸部X线检查和经食管超声心动图来明确诊断。治疗选择包括手术修复和球囊血管成形术，同时可以选择置入血管内支架。然而，许多患者并不能达到正常人的预期寿命，可能因持续存在高血压，死于缺血性心脏病、脑出血或主动脉瘤。

3.其他　另外几种内分泌疾病可以引起高血压，包括甲状腺疾病和肢端肥大症。轻微的舒张期高血压可以是甲状腺功能减退的结果，而甲状腺功能亢进可以引起收缩期高血压。任何原因导致的高钙血症，最常见的是原发性甲状旁腺功能亢进，也可以引发高血压。高血压也可能与许多处方药或非处方药有关。

单基因高血压

许多罕见的单基因高血压类型已经被发现(表19-4)。可以从表型特征来识别这些疾病，在多数情况下，确诊依赖基因分析。肾上腺类固醇激素生物合成和代谢的几种遗传性缺陷可致盐皮质激素诱导的高血压和低钾血症。17α-羟化酶缺陷的患者，性激素和皮质醇的合成下降(图19-3)。因此，这些个体无法达到性成熟；男性可出现假两性畸形，女性可有原发性闭经、不出现第二性征。因为皮质醇诱导的对垂体合成ACTH的负反馈减弱，ACTH刺激的邻近酶块的肾上腺类固醇激素合成增加。高血压和低钾血症是邻近酶块的盐皮质激素，尤其是去氧皮质酮，合成增多的结果。类固醇激素合成增多，因此高血压可以采用小剂量糖皮质激素来治疗。11β-羟化酶缺陷可引起盐潴留的肾上腺性变应性综合征，新生儿发病率为1/10万。这种酶的缺陷会导致皮质醇合成下降，盐皮质激素(如去氧皮质酮)的合成增加，将类固醇激素的生物合成分流至雄激素途径。对于严重的病例，这种综合征在生命早期就会表现出来，包括新生儿期，女性出现男性化，外阴性别不明，男性阴茎增大；或者大龄儿童中，出现过早发育，身材矮小。青春期、成年早期首次发现这

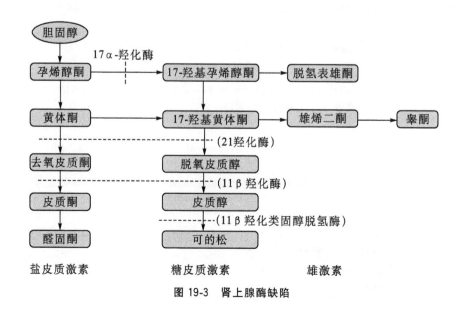

图19-3　肾上腺酶缺陷

个疾病通常以痤疮、多毛症、月经不规则为表现特征。对于发病较晚的类型,高血压不是很常见。11β-羟基类固醇脱氢酶缺陷的患者将皮质醇代谢为非活性形式皮质酮的能力减弱,高血压的发生与皮质醇激活盐皮质激素受体有关。这种缺陷可以是先天遗传的,也可以是后天获得的,主要原因是由含甘草糖的甘草酸引起。有几个品牌的嚼用烟草胶贴中也含有这个物质。Liddle 综合征缺陷是由于肾远端小管上皮细胞的阿米洛利敏感钠通道持续激活引起的,会导致钠过度重吸收。阿米洛利可改善这种综合征。妊娠期高血压加重系黄体酮激活盐皮质激素受体所致。

走进患者　高血压患者接诊

1.病史　一名高血压患者的最初评估应该包括完整的病史采集和体格检查来确定高血压的诊断,筛查其他心血管疾病的危险因素,筛查高血压继发因素,识别高血压相关的心血管结局和其他合并症,评估血压相关的生活方式,决定可能的干预措施。

大多数高血压患者无血压升高相关特异性症状。尽管头痛是普遍认为的动脉压升高的症状,但是一般来说头痛只出现在严重高血压患者中。典型的高血压性头痛出现在清晨,且头痛部位局限在枕部。其他与血压升高相关的非特异性症状包括头晕、心悸、易疲劳和阳萎。当症状出现时,它们一般与高血压性心血管疾病或继发性高血压的表现有关。表 19-5 列出了对一名高血压患者采集病史需要记录的主要特征事项。

2.血压的测量　血压测量的可靠性依赖于对技术细节的关注和测量的条件,观测者的适当训练,患者的定位,袖带尺寸的选择。考虑到水银的潜在毒性,目前规定不能使用水银,因此大部分诊室测量血压采用无液血压计或示波计装置。这些仪器需要定期校准,才能保证精确度。在测量血压之前,待测个体应该足着地在椅子(而不是测量床)上静坐 5min,背景环境应当注意隐私、安静,环境温度应当适宜。至少应测量 2 次。袖带的中心应该与心脏齐平,袖带气囊的宽度应该至少等于臂围的 40%;袖带气囊的长度应该足够包绕至少 80% 的臂围。关注袖带的放置位置、听诊器的放置位置和气囊放气的速率(2mmHg/s)很重要。至少出现两次规律的"叩敲"搏动声的第一声即为收缩压,听见最后一次规律搏动声的点即为舒张压。在当下实践工作中,高血压的诊断通常是基于静坐状态下的诊室血压测量结果。

表 19-5　患者的相关病史

高血压持续时间

先前的治疗:反应性和副作用

高血压和心血管疾病的家族史

膳食状况和社会心理方面的经历

其他危险因素:体重改变,血脂异常,吸烟,糖尿病,缺乏运动

继发性高血压的证据:肾病史;外观改变;肌无力;出现大汗、心悸、震颤;睡眠不佳,打鼾,白天困倦;甲减或甲亢的症状;升高血压药物的应用

靶器官损害的证据:短暂性脑缺血发作、脑卒中、短暂失明病史;心绞痛,心肌梗死,充血性心力衰竭;性功能

其他合并症

目前可以使用的动脉血压监测仪是全自动的,应用了示波计技术,一般设定为每 15～30 分钟测量 1 次。24h 动脉血压监测与诊室血压测量相比,能更可靠地预测心血管疾病发生风险。但是动脉血压监测在临床上并没有常规开展,一般应用于疑似白大褂高血压的患者。美国预防、检测、评估与治疗高血压全国联合委员会第七次报告(JNC 7)也推荐动脉血压监测应用于药物抵抗的高血压、有症状的低血压、自主神经调节功能失调、间歇性高血压患者。

3.体格检查　身体形态应该被关注,包括体重和身高。在初次检查时,双臂都应该进行血压测量,最好在仰卧位、坐位和立位 3 种体位下分别测量血压来评估直立性低血压。对于 30 岁之前就发现高血压的患者,即使触诊时股动脉搏动正常,也应该测量下肢远端动脉压至少 1 次。心率应该被记录。高血压患者房颤的患病率增加。应进行颈部触诊检查有无甲状腺的肿大,评估有无甲状腺功能减低或甲状腺功能亢进的征象。血管检查可为发现潜在血管疾病提供线索,应当包括眼底镜检查、颈动脉和股动脉杂音的听诊、股动脉和足背动脉的触诊。视网膜是唯一可以直接检查动脉和小动脉的组织。随着高血压和动脉粥样硬化疾病严重程度的增加,进展性的眼底病变包括小动脉光反射增强、动静脉交叉压痕加深、出血和渗出,在恶性高血压患者中会出现视神经盘水肿。心脏检查可闻及一声响亮的第二心音,系主动脉瓣关闭所致,和一声 S_4 奔马律,系左心室顺应性下降,心房收缩所致。通过心尖冲动范围扩大、持续向外侧移位可以发现左心室肥大。腹部杂音,尤其是贯穿整个收缩期和舒张期,偏向侧面的腹部杂音提示肾血管性高血压的可能性。对于多囊肾患者,在腹部可触及增大的肾。体格检查还应当包括充血性心力衰竭体征的检查和神经系统检查。

4.实验室检查 表 19-6 列出了高血压患者首次评估时推荐采取的实验室检查。在应用一种新的抗高血压药物以后,可以进行肾功能、血电解质、空腹血糖、血脂的重复检测,以后每年化验 1 次,如果有临床指征也可以更频繁的检测。更广泛的实验室检查适用于明显药物抵抗的高血压患者或者临床评估提示可能存在继发性高血压的患者。

表 19-6　初步评估的基本实验室检查

系统	化验
肾	尿显微镜镜检,尿白蛋白排泄率,血清 BUN 和(或)肌酐
内分泌	血清钠、钾、钙,? TSH
代谢	空腹血糖,总胆固醇,HDL 和 LDL(通常计算的)胆固醇,三酰甘油
其他	血细胞比容,心电图

BUN.血尿素氮;HDL/LDL.高/低密度脂蛋白;TSH.促甲状腺激素

治疗　高血压的治疗

生活方式的干预

有益于血压的良好生活方式的执行对高血压的预防和治疗都有影响。有益健康的生活方式改善不仅可以推荐给高血压前期的个体,也可以作为高血压患者药物治疗的补充和辅助。这些干预措施应涉及全部的心血管疾病危险因素。虽然生活方式干预对血压的影响在高血压患者中更加显著,但是在短期临床试验中,已发现控制体重和减少饮食中 NaCl 摄入可以阻止高血压的发生。在高血压患者中,即使这些干预措施不能够将血压降至可以停用药物治疗的程度,但是控制血压所需的药物种类或剂量可以减少。能够有效降低血压的饮食改善是控制体重,减少NaCl 摄入,增加钾摄入,节制酒精摄入和整体健康的饮食结构(表 19-7)。

肥胖症的预防和治疗对于降低血压和心血管疾病的发生风险很重要。在短期临床试验中,即使是适度的体重下降也可以导致血压的下降和胰岛素敏感性的增加。已观测到体重平均下降 9.2kg 时,血压的平均下降量为 6.3/3.1mmHg。规律的体育运动有助于减轻体重、降低血压、降低心血管疾病发生的整体风险。30min 中等强度的体育运动,如快步走,每周坚持 6～7d,或者更高强度但频率减少的锻炼即可达到降低血压的目的。

表 19-7　通过改变生活方式对高血压进行管理

减轻体重	达到和维持 BMI<25kg/m²
较少饮食中盐的摄入	食盐每日<6g
适应 DASH 型食谱	饮食中富含水果、蔬菜,低脂乳制品,降低饱和脂肪酸量和脂肪总量
节制酒精摄入量	对于饮酒的人,限制每天摄入量:男性≤2 杯/日;女性≤1 杯/日
体育运动	规律有氧运动,例如快步走,30min/d

BMI.体重指数;DASH.阻止高血压的膳食方法(试验)

血压对氯化钠的敏感性存在个体差异,这种差异可能具有遗传基础。根据 meta 分析的结果,为降血压将饮食中 NaCl 的摄入限制在每天 4.4～7.4g,在高血压人群中,可以导致血压下降 3.7～4.9/0.9～2.9mmHg,而在血压正常的人群中血压下降幅度减小。对处于高血压前期的成人,减少饮食中氯化钠摄入也可以长远地降低心血管事件的发生风险。补充钾和钙具有不一致的,适量的抗高血压作用,不依赖于血压,钾的补充可能与降低脑卒中死亡率有关。每天饮酒 3 杯(1 个标准杯约含 14g乙醇)或 3 杯以上的人可有更高的血压,减少酒精摄入可以降低血压。对于进展性肾病患者,限制蛋白质摄入可以通过降低全身动脉压对肾内压力的影响而达到稍许减缓肾脏损害的作用。

DASH(阻止高血压的膳食方法)试验以可信的结果证明了针对血压正常高值的个体和轻度高血压患者,给予低脂饮食,同时加入水果、蔬菜,坚持 8 周,血压的确有所下降。限钠饮食(<6g)可与健康膳食对血压正向影响产生协同作用。水果、蔬菜中富含钾、镁、纤维素,乳制品是钙的一个重要来源。

药物治疗

血压≥140/90mmHg 的个体推荐使用药物治疗。使用抗高血压药物获益的程度与血压下降的量级有关。进行初始治疗的前 5 年内,降低收缩压10～12mmHg、降低舒张压 5～6mmHg 可以使脑卒中和冠心病的相对发生风险分别下降 35%～40% 和 12%～16%。心力衰竭的发生风险下降超过50%。控制血压是减缓高血压相关慢性肾脏病进展的唯一最有效干预措施。

个体对不同种类抗高血压药物的反应性存在相当大的个体差异,对抗药物降压作用的反向调节机制的激活可以限制个体对任一抗高血压药物的反应性。大部分药物在校正了安慰剂作用后,可以降低收缩压 7～13mmHg、降低舒张压 4～8mmHg。为了使血压下降达到目标值,通常需要联合应用降压机制互补的抗高血压药物。抗高血压药物的选择和联合用药的选择应该个体化,需考虑到年龄、高血压的严重程度、其他心血管疾病危险因素、关于费用的实际问题、不良反应、给药频率(表 19-8)。

表 19-8　治疗高血压口服药物使用举例

药物分类	举例	每日总剂量[a] (每日给药频次)	其他适应证	禁忌证/注意事项
利尿药				
噻嗪类利尿药	氢氯噻嗪	6.25～50mg(1～2)		糖尿病,血脂异常,高尿酸血症,
	氯噻酮	25～50mg(1)		痛风,低钾血症
袢利尿药	呋塞米	40～80mg(2～3)	收缩功能不良或肾衰竭导致	糖尿病,血脂异常,高尿酸血症,
	依他尼酸	50～100mg(2～3)	的 CHF	痛风,低钾血症
醛固酮拮抗药	螺内酯	25～100mg(1～2)	收缩功能不良导致的 CHF,原	肾衰竭,高钾血症
	依普利酮	50～100mg(1～2)	发性醛固酮增多症	
保钾类	阿米洛利	5～10mg(1～2)		肾衰竭,高钾血症
	氨苯蝶啶	50～100mg(1～2)		
β 受体阻滞药				
心脏选择性	阿替洛尔	25～100mg(1)	心绞痛,收缩功能不良导致	哮喘,COPD,二度或三度房室传
	美托洛尔	25～100mg(1～2)	的 CHF	导阻滞,病态窦房结综合征
非选择性	普萘洛尔	40～160mg(2)	MI 后,窦性心动过速,快速性	
	普萘洛尔 LA	60～180mg(1)	室性心律失常	
联合阻滞 α/β	拉贝洛尔	200～800mg(2)	? MI 后,CHF	
受体	卡维地洛	12.5～50mg(2)		
α 受体拮抗药				
选择性	哌唑嗪	2～20mg(2～3)	前列腺病	
	多沙唑嗪	1～16mg(1)		
	特拉唑嗪	1～10mg(1～2)		
非选择性	酚苄明	20～120mg(2～3)	嗜铬细胞瘤	
抗交感神经药				
中枢性	可乐定	0.1～0.6mg(2)		
	可乐定贴片	0.1～0.3mg(每周 1 次)		
	甲基多巴	250～1000mg(2)		
	利血平	0.05～0.25mg(1)		
	胍法辛	0.5～2mg(1)		
ACE 抑制药	卡托普利	25～200mg(2)	MI 后,冠状动脉综合征,低射	急性肾功能衰竭,双侧肾动脉狭
	赖诺普利	10～40mg(1)	血分数 CHF,肾病	窄,妊娠,高钾血症
	雷米普利	2.5～20mg(1～2)		
血管紧张素Ⅱ	氯沙坦	25～100mg(1～2)	低射血分数 CHF,肾病,服用	肾功能衰竭,双侧肾动脉狭窄,
拮抗剂	缬沙坦	80～320mg(1)	ACEI 干咳	妊娠,高钾血症
	坎地沙坦	2～32mg(1～2)		
肾素抑制剂	阿利吉仑	150～300mg(1)	糖尿病肾病	妊娠
钙通道阻滞药				
二氢吡啶类	硝苯地平(长效)	30～60mg(1)		
非二氢吡啶类	维拉帕米(长效)	120～360mg(1～2)	MI 后,室上性心动过速,心	二度或二度房室传导阻滞
	地尔硫䓬(长效)	180～420mg(1)	绞痛	
直接的血管扩	肼屈嗪	25～100mg(2)		严重冠状动脉病变
张药	米诺地尔	2.5～80mg(1～2)		

　　a.治疗初始时,对于老年患者或者选择与其他抗高血压药物联用时,最好选择更低剂量
　　缩写:ACE.血管紧张素转化酶;CHF.充血性心力衰竭;COPD.慢性阻塞性肺疾病;MI.心肌梗死

1.利尿药　小剂量的噻嗪类利尿药通常作为单药治疗的一线药物或与其他抗高血压药物联合应用。噻嗪类利尿药抑制肾远曲小管的 Na^+/Cl^- 泵，从而增加钠的排泄。长期过程中，它们也可以充当血管舒张药。噻嗪类利尿药安全、有效、便宜，可以降低临床事件发生率。当与β受体阻滞药、血管紧张素转化酶抑制药（ACEIs）或血管紧张受体阻断药（ARBs）联合应用时，可以产生额外的降压作用。相反的，应用钙通道阻滞剂的同时添加利尿剂则效果欠佳。氢氯噻嗪的常规剂量是 $6.25\sim50mg/d$。由于代谢性不良反应（低钾血症、胰岛素抵抗、高胆固醇）的发生率增加，一般不推荐更高剂量。两种保钾利尿药，阿米洛利和氨苯蝶啶，通过抑制远端肾单位的上皮钠通道发挥作用。这些药物的降压作用比较弱，但是可以与噻嗪类利尿药联合应用以避免发生低钾血症。袢利尿药的药理学作用靶点位于髓袢升支粗段的 Na^+-K^+-$2Cl^-$ 协同转运子。袢利尿药一般适用于高血压合并肾小球滤过率下降［体现在血清肌酐 $>220\mu mol/L(>2.5mg/dl)$］、充血性心力衰竭或其他原因（如应用了强效血管扩张药，如米诺地尔）导致钠潴留和水肿的患者。

2.肾素-血管紧张素系统阻滞药　ACEIs 可以减少血管紧张素 II 的产生、增加缓激肽的水平、降低交感神经系统的活性。ARBs 可以选择性抑制 AT_1 受体，因而血管紧张素 II 对未被抑制的 AT_2 受体的作用增强，从而增强了它的降压作用。这两类药物都是有效的抗高血压药物，可以采用单药治疗，也可以与利尿药、钙通道阻滞药、α受体阻断药联合应用。有研究证实 ACEIs 和 ARBs 可以增强胰岛素的作用，减轻利尿剂对糖代谢的不良反应。与氨氯地平（一种钙通道阻滞药）相比，缬沙坦（一种 ARBs 类药物）可以降低高风险高血压患者发生糖尿病的风险，尽管对糖尿病发病率的整体影响并非十分显著。ACEI/ARB 联合应用的降压作用弱于二者中任意一种与其他类型抗高血压药物联用时的降压作用。对于存在血管病变或糖尿病高风险的患者，ACEI/ARB 联合应用并未增加获益，反而与增加不良事件（如心血管疾病相关的死亡、心肌梗死、脑卒中和心力衰竭住院治疗）有关联。但是，对于存在蛋白尿的高血压患者，初步数据表明 ACEI/ARB 联合应用降低蛋白尿的作用优于单独应用其中一种药物。

对肾动脉狭窄患者而言，ACEIs 和 ARBs 可因扩张出球小动脉导致功能性肾功能不全。在脱水、充血性心力衰竭和应用非甾体类抗炎药物情况下，这种功能性肾功能不全更易发生。服用 ACEIs 类药物的患者干咳的发生率约 15%，血管神经性水肿的发生率<1%。血管神经性水肿最常发生于亚洲人群，非裔美国人的发生率高于白种人。对于 ACEIs 和 ARBs，由于醛固酮减少所致的高钾血症属于偶发不良反应。

一种阻断肾素-血管紧张素系统的新方法已经被用于临床实践中，用以治疗高血压：直接抑制肾素的药物。与 ACEIs 或 ARBs 相比，肾素抑制剂对肾素-血管紧张素系统的抑制更加彻底。阿利吉仑是第一代口服的、非肽类竞争性抑制具有酶活性的肾素的药物。阿利吉仑单药治疗的降压作用似乎与 ACEIs 或 ARBs 等效，并不比它们更优。为了达到进一步的降压作用，阿利吉仑可以与噻嗪类利尿药、ACEI、ARB 或钙通道阻滞药联合应用。目前，阿利吉仑并非一线抗高血压药物。

3.醛固酮拮抗药　螺内酯是一种非选择性醛固酮拮抗药，可以单独应用，也可以与噻嗪类利尿药联合应用。对于低肾素原发性高血压患者、顽固性高血压患者和原发性醛固酮增多症患者，螺内酯特别有效。对于充血性心力衰竭患者，在常规给予 ACEIs、地高辛和袢利尿药治疗后，额外给予小剂量的螺内酯可以降低心力衰竭的死亡率和住院率。因为螺内酯可以与黄体酮、雄激素受体结合，所以螺内酯的不良反应可以包括男性乳房发育、阳痿、月经紊乱。一种新型制剂依普立酮可以避免这些不良反应，它是一种选择性醛固酮拮抗药。最近美国已经批准依普立酮用于高血压的治疗。

4.β受体阻滞药　β-肾上腺素能受体阻滞药可以降低心率和心肌收缩力，从而降低心排血量达到降低血压的作用。β受体阻滞药降低血压的其他机制包括对中枢神经系统的作用和抑制肾素的释放。β受体阻滞药对合并心动过速的高血压患者特别有效，当与利尿药同时服用时，其降压作用得以增强。采用较低剂量时，一些β受体阻滞药选择性地抑制心肌 β_1 受体，而对支气管和血管平滑肌细胞的 β_2 受体影响较弱；但是，心脏选择性和非选择性β受体阻滞药的降压能力似乎并没有区别。某些β受体阻滞药具有内在的拟交感活性，这是否参与构成心脏治疗的整体获益或弊端尚不确定。无内在拟交感活性的β受体阻滞药可以降低猝死发生率、总体死亡率和心肌梗死复发率。有研究发现，对于充血性心力衰竭患者，β受体阻滞药可以降低住院和死亡的风险。卡维地洛和拉贝洛尔既可阻断β受体又可以阻断外周 α-肾上腺素能受体。同时阻断 β-肾上腺素能受体和 α-肾上腺素能受体来治疗高血压的潜在优势有待进一步研究。

5.α-肾上腺素能受体阻滞药　突触后、选择性 α-肾上腺素能受体拮抗药通过降低外周血管阻力来降低血压。无论是单独用药，还是与其他药物联用，它们都是有效的抗高血压药物。但是，在高血压患者的临床试验中，α受体阻滞药并不能降低心血管疾病的发病率和死亡率,也不能同其他类型抗高血压药物一样为充血性心力衰竭提供许多保护作用。这些药物也可以有效治疗男性前列腺增生患者的下尿路症状。非选择性 α-肾上腺素能受体拮抗药可以结合突触前和突触后受体,主要用于治疗嗜铬细胞瘤患者。

6.交感神经阻滞药　作用于中枢的 α_2 交感神经激动药通过降低交感神经活性来降低外周血管阻力。这种药对自主神经病变的患者特别有效,这些患者由于压力感受器失去了神经的支配,血压变化范围很大。该药缺点包括嗜睡、口干和撤药后血压反弹。外周交感神经阻滞药通过消耗神经末梢的去甲肾上腺素来降低外周血管阻力和静脉收缩。尽管它们是潜在有效的抗高血压药物,但是它们的有效性因为直立性低血压、性功能障碍和药物间许多相互作用而受到限制。

7.钙通道阻滞药　钙通道阻滞药可以阻滞 L 型钙通道,降低细胞内钙浓度,抑制血管收缩,从而达到降低血管阻力的目的。这组药物具有多样化,包括以下三类:苯烷胺类(维拉帕米)、地尔硫䓬类(地尔硫䓬)和1,4-二氢吡啶类(硝苯地平)。单独应用或与其他药物联合应用(ACEIs、β受体阻滞药、α_1-肾上腺素能受体阻滞药),钙通道阻滞药都可以有效降低血压;但是,服用钙通道阻滞药的同时加用利尿药是否可以进一步降低血压尚不清楚。使用二氢吡啶类的不良反应包括面红、头痛、水肿,这些不良反应的产生与二氢吡啶类扩张小动脉有关;水肿系毛细血管跨膜压力差增加所致,而非纯粹的水钠潴留。

8.直接的血管扩张药　直接的血管扩张药可以降低外周血管阻力,同时也激活了维持动脉压的相关机制,尤其是交感神经系统、肾素-血管紧张素-醛固酮系统和钠潴留。通常它们不作为一线药物使用,但是当它们与利尿药和 β 受体阻滞药联合应用时降压效果最好。肼屈嗪是一种强效的、直接的血管扩张药,它具有抗氧化作用和增加一氧化氮的作用,米诺地尔是一种特别强效的降压药物,最常用于肾功能不全且对其他降压药均抵抗的高血压患者。肼屈嗪可以诱导产生狼疮样的综合征,米诺地尔的不良反应包括多毛症和心包积液。

抗高血压药的比较

基于大量临床试验的结果,关于不同种类抗高血压药物疗效的 meta 分析表明以下 6 大类主要抗高血压药物单独应用时降压作用本质上相等:噻嗪类利尿药、β受体阻滞药、ACEIs、ARBs、钙通道阻滞药、α_2受体阻滞药。大部分抗高血压药物的标准剂量平均降低血压量为 8~10/4~7mmHg;但是在反应性上存在亚组差异。年轻患者对 β 受体阻滞药和 ACEIs 更

加敏感,而 50 岁以上的患者对利尿药和钙通道阻滞药更加敏感。血浆肾素水平和血压反应性之间的关联有限。高肾素水平的高血压患者对 ACEIs 和 ARBs 更为敏感,而低肾素水平的高血压患者对利尿药和钙通道阻滞药更为敏感。患有高血压的非裔美国人血浆肾素水平往往比较低,为了达到理想的血压控制,需要比白种人使用更高剂量的 ACEIs 和 ARBs,但是当这些药物与利尿药联用时这种差异会消失。非裔美国人与其他人种的美国人相比,β受体阻滞药的作用也似乎弱于噻嗪类利尿药。鉴定出影响血压反应性的基因突变体可以为高血压患者选择特定抗高血压药物提供理性基础。早期的药物遗传学研究,无论是利用候选基因检测还是全基因组测序,都显示了基因多态性和特定抗高血压药物的降压作用存在关联。但是,报道的这些作用一般比较小,不足以影响临床决策,相关的基因多态性在以后的研究中有待进一步证实。目前在临床实践中,合并症的存在通常会影响抗高血压药物的选择。

最近的一项纳入 30 多个降压治疗随机临床试验的 meta 分析表明预先给定一个血压下降值,主要的几大类抗高血压药物对总心血管事件的矢量影响似乎是相似的。无论是糖尿病高血压患者还是非糖尿病高血压患者,大部分临床试验显示只要达到相同的降压目标,不同的给药方案对心血管结局的影响并无差异。举例来说,降压和降脂治疗预防心脏病发作试验(ALLHAT)证明了服用 ACEI(赖诺普利)、利尿药(氯噻酮)或者钙通道阻滞药(氨氯地平),高血压患者冠心病死亡率、非致死性心肌梗死发生率以及全因死亡率在本质上是一样的。

但是在特殊的患者群体中,ACEIs 具有特别的优势,除了血压控制方面,还可以改善心血管和肾结局。在糖尿病性和非糖尿病性肾疾病的患者中,ACEIs 和 ARBs 可以降低肾小球内压力、降低蛋白尿、延缓肾功能不全的进展速度,这并非完全依赖降压作用。在患有高血压相关肾病的非裔美国人中,在减缓而非阻止肾小球滤过率下降方面,ACEIs 似乎比 β 受体阻滞药或二氢吡啶类钙通道阻滞药更加有效。在高血压和糖尿病的实验模型中,阿利吉仑(一种肾素抑制药)的肾保护作用可与 ACEIs 和 ARBs 相媲美。独立于降压作用,阿利吉仑对患有高血压、糖尿病和肾病的患者具有肾保护作用。与其他抗高血压药物相比,这些肾素-血管紧张素阻断药的肾保护作用在较低血压水平上不太显著。对于高血压合并收缩性和(或)舒张性心力衰竭患者,推荐使用利尿药、ACEIs 或 ARBs 和 β 受体阻滞药来提高生存率。不依赖于血压,在高血压和血压正常的人群中,ACEIs 可以减缓左心室肥厚的进展,改善充血性心力衰竭(CHF)的

症状和死亡风险,降低心肌梗死后患者的发病率和死亡率。CHF 患者使用了 ARBs 后,心血管疾病发病率和死亡率方面也观察到了相类似的获益。ACEIs 比钙通道阻滞药提供了更好的冠状动脉保护作用,而钙通道阻滞药比 ACEI 或 β 受体阻滞药提供了更好的脑卒中预防作用。最近的一项大型、双盲、前瞻性临床试验[针对收缩性高血压患者采用联合治疗来避免心血管事件发生的原理和设计(ACCOMPLISH 试验)]结果表明对于存在高风险的高血压患者,在降低心血管事件和死亡发生风险方面,ACEI(贝那普利)联合钙通道阻滞药(氨氯地平)的作用优于 ACEI 联合利尿药(氢氯噻嗪)。但是,最新研究表明在高龄患者中,ACEI 联合利尿药可有效降低心血管疾病的发病率和死亡率。

发生脑卒中以后,ACEI 联合利尿药而非 ARBs 的治疗方案可以降低脑卒中的复发率。部分这些明显的差异可能反映了试验设计和(或)患者选择上的差异。

抗高血压治疗的血压目标

根据临床试验数据,控制收缩压在 135～140mmHg 和舒张压在 80～85mmHg 可以获得针对复合心血管终点的最大保护作用;但是治疗并不能将心血管疾病的发生风险降低到与非高血压个体同一水平。对于有糖尿病、冠心病、慢性肾病的患者或者具有额外心血管疾病发生风险的患者,一般推荐更为积极的血压控制目标(如诊室或临床测量血压<130/80mmHg)。对于合并蛋白尿(>1g/d)的患者,目标血压期望控制在更低水平(收缩压约120mmHg),因为这些患者肾小球滤过率的下降尤其依赖于血压。对于糖尿病患者,有效的血压控制可以降低心血管事件和死亡的发生风险以及微血管病(糖尿病肾病、糖尿病视网膜病变)的发生风险。糖尿病患者的风险下降程度大于非糖尿病患者。尽管心力衰竭患者的最佳目标血压值还没有被制定出来,但是一个合理的目标值是在没有出现血流灌注降低的证据时,将血压尽可能的降至最低。

为了达到推荐的血压目标值,大部分高血压患者需要一种以上的药物治疗,合并糖尿病和肾功能不全的患者常需要 3 种或 3 种以上的药物。对于大部分的药物,采用一半标准剂量时的血压下降值比采用标准剂量的血压下降值仅差 20%。这些药物低剂量的合理联合应用对降低血压可以有累积或近似累积的作用,且降低了不良反应的发生率。过度积极地抗高血压治疗可降低脑、冠状动脉、肾的血流灌注,尽管理论上有这个担心,但是临床试验并未发现"J-曲线"现象的证据;也就是说,尽管临床实践中达到了血压下降靶目标值,但似乎并未出现增加心血管事件发生风

险的低阈值。慢性肾功能不全的患者随着血压的下降,血清肌酐浓度可能会出现轻微的、非进展性的增加。这通常是反映了血流动力学的改变,而不是结构性肾损伤,提示肾小球内压力已经下降了。不应为了阻止血清肌酐浓度少量的上升而放弃血压控制,使血压恶化。即使在单纯性收缩期高血压的老龄患者中,进一步降低舒张压并无害处。但是,关于 80 岁以上患者进行抗高血压治疗的风险/获益比值的研究结果相对缺乏,因此在这个人群中,比较稳妥的降压方案并非将血压一定要积极的降至靶目标值。

术语"难治性高血压"指的是尽管服用了 3 种或 3 种以上的抗高血压药物,包括利尿药在内的合理联合用药,药物用至允许的最大剂量,但患者血压仍持续>140/90mmHg。难治性或难以控制的高血压更常见于 60 岁以上的患者,而非年轻患者。与难治性高血压有关联的因素包括假性耐药性(诊室测量血压较高,而在家测量的血压较低),对治疗方案的依从性差,可识别的高血压病因(包括肥胖和酗酒),服用其他处方药或非处方药(表 19-3)。更为少见的是在老年患者中,假性耐药性可能与不能准确测量严重硬化动脉的血压有关。尽管肱动脉受到袖带的影响而闭塞,但是桡动脉搏动依旧明显,这时往往提示上述情况的存在。直接动脉内测量可以获得精确的血压。难治性高血压患者的评估包括家庭血压监测,来确定诊室测量的血压是否代表了平常的血压水平。如果找不到其他理由来解释难治性高血压,那么应进一步排查继发性高血压的可能性。

高血压紧急事件

在美国,大概是因为抗高血压治疗的普及,发生高血压危象的患者数目已有所下降。大部分呈现严重高血压的患者有长期的慢性的高血压,没有急性终末期器官损害,快速的降低血压与显著发病率有关,应予以避免。成功处理严重高血压的关键在于区分高血压危象和高血压急症。把握降压的速度应基于对靶器官损害的程度的评估而非仅将血压本身作为唯一参考。表 19-9 和表 19-10 列出了许多高血压相关的紧急事件和推荐的治疗方法。

恶性高血压是一种临床综合征,可表现为具有基础高血压的患者血压急剧上升或者既往无高血压病史、突然发作高血压。血压上升的速度比血压水平的绝对值更加重要。在病理上,这种综合征表现为弥漫性坏死性血管炎、小动脉血栓和小动脉壁纤维素沉积。肾、脑、视网膜和其他器官的小动脉可见纤维素样坏死。在临床上,这种综合征表现为进行性视网膜病变(小动脉痉挛、出血、渗出和视神经盘水肿)、蛋白尿和肾功能恶化、微血管病性溶血性贫血和脑病。对于这

些患者,病史采集时应注意询问是否使用过单胺氧化酶抑制剂和娱乐性药物(比如可卡因、苯丙胺)。

表 19-9　特定高血压急症的首选注射用药

高血压脑病	硝普钠,尼卡地平,拉贝洛尔
恶性高血压(具有Ⅳ级治疗指征)	拉贝洛尔,尼卡地平,硝普钠,依那普利
脑卒中	尼卡地平,拉贝洛尔,硝普钠
心肌梗死/不稳定型心绞痛	硝酸甘油,尼卡地平,拉贝洛尔,艾司洛尔
急性左心衰	硝酸甘油,依那普利,袢利尿药
主动脉夹层	硝普钠,艾司洛尔,拉贝洛尔
肾上腺危象	酚妥拉明,硝普钠
术后高血压	硝酸甘油,硝普钠,拉贝洛尔,尼卡地平
子痫前期/子痫	肼屈嗪,拉贝洛尔,尼卡地平

摘自 DG Vidt,in S Oparil,MA Weber(eds):高血压,2nd ed. Philadelphia,Elsevier Saunders,2005.

表 19-10　高血压紧急事件[a] 静脉用抗高血压药物常用剂量

抗高血压药物	静脉用剂量
硝普钠	初始剂量 0.3μg/(kg·min);常规剂量 2～4μg/(kg·min);最大剂量 10μg/(kg·min)维持 10min
尼卡地平	初始剂量 5mg/h;间隔 5～15min,2.5mg/h 静脉滴注;最大剂量 15mg/h
拉贝洛尔	2mg/min,最大剂量 300mg 或者 20mg,维持 2min 以上,然后间隔 10min,40～80mg,累积剂量最大 300mg
依那普利	常规剂量 0.625～1.25mg,维持 5min 以上,每隔 6～8h;最大剂量 5mg
艾司洛尔	初始剂量 80～500μg/kg 维持 1min 以上,然后 50～300μg/(kg·min)
酚妥拉明	5～15mg
硝酸甘油	初始剂量 5μg/min,然后间隔 3～5min,5μg/min 静脉滴注;如果用至 20μg/min 仍无反应,则考虑增量 10～20μg/min
肼屈嗪	10～50mg,间隔 30min

a.需要进行连续血压监测,从最低剂量开始,随后的剂量和给药间隔应根据血压的反应和特定药物的作用时间进行调整

虽然对于出现高血压脑病的患者应该迅速降低血压,但是过分积极治疗也有内在的风险。在高血压患者中,脑血流量自身调节的动脉压上限和下限值是被调高的,若将血压迅速降至脑血流量自身调节的下限值以下,脑血流量的下降可引发脑缺血或脑梗死。过分积极治疗也可以降低肾和冠状动脉的血流量。治疗的初始目标是数分钟至 2h 内平均动脉压的下降不超过 25%,或者将血压降至 160/100～110mmHg。这一过程可通过静脉注射硝普钠来实现,它是一种短效的血管扩张药,可以在几分钟内迅速控制血压。注射用拉贝洛尔和尼卡地平也是治疗高血压脑病的有效药物。

对于不合并高血压脑病或其他毁灭性事件的恶性高血压患者,降低血压最好是在数小时或更长时间内完成,而不是几分钟内完成。最初可以使用常规剂量的短效口服降压药来达到这一目标,如卡托普利、可乐定和拉贝洛尔。

血栓性或出血性脑卒中过后的数天或数周内可以出现急性的、短暂的血压上升。缺血脑组织的血流量自身调节功能受损,需要更高的动脉压来维持脑血流量。虽然急性脑血管事件患者特定的血压目标值尚未确定,但是应避免积极降压。随着测量脑血流量方法的改善和技术的普及(应用 CT 技术),有研究正着手于评估急性脑卒中过后,不同类型抗高血压药物对血压和脑血流量的作用和影响。目前,对于没有其他急性治疗的指征且不宜使用溶栓治疗的脑梗死患者,有一个指南是这么建议的:只有当收缩压＞220mmHg 或舒张压＞130mmHg 时才开始降压治疗。如果准备进行溶栓治疗,那么推荐的血压目标是收缩压＜185mmHg 和舒张压＜110mmHg。对于出血性脑卒中患者,推荐开始进行抗高血压治疗的界值是收缩压＞180mmHg 或舒张压＞130mmHg。蛛网膜下腔出血的血压管理存在争议。当平均动脉压＞130mmHg 时建议实施谨慎降压治疗。

除了嗜铬细胞瘤以外,儿茶酚胺过度产生导致的肾上腺危象可能与可卡因或苯丙胺剂量过大、可乐定撤药、急性脊髓损伤、酪胺化合物和单胺氧化酶抑制剂相互作用有关联。治疗这些患者可以使用酚妥拉明或硝普钠。

(姚　卿　汤晓静　译)

第六篇　尿路感染和梗阻

第 20 章

尿路感染、肾盂肾炎及前列腺炎

尿路感染(UTI)是一种很常见同时而又痛苦的疾病,不过幸运的是,选择敏感的抗生素可以有效治疗这种疾病。在抗生素出现前,因尿路感染导致的病死率很高。希波克拉底曾描述过该病,但过去一直被认为是急性膀胱炎,他说治愈这种疾病或是该病进展至肾受累可以持续 1 年时间。在 20 世纪早期,化学药物被用来治疗尿路感染的时候,人们发现对这种疾病最常见的治疗结果是治疗相对无效或治疗后 3 周后仍持续感染。在 20 世纪 50 年代用于临床的呋喃妥因,是首个被批准治疗尿路感染的药物并且证实其可有效治疗尿路感染。

由于尿路感染最常见的表现是急性膀胱炎,而急性膀胱炎在女性人群中的发病率远高于男性,因此大部分关于尿路感染的临床研究是在女性患者中进行的。许多研究纳入的女性来自美国的大学或是卫生保健组织。因此,当我们回顾关于尿路感染的文献或者规范时,临床医师一定要考虑到这些研究发现是否适用于自己的患者。

定义

尿路感染可以无症状(亚临床感染)也可有临床表现(发病)。因此,术语尿路感染包含了多种临床疾病,包括无症状性菌尿(ABU)、膀胱炎、前列腺炎以及肾盂肾炎。有临床症状的尿路感染和无症状性菌尿的区别有着重要的临床意义。不论是尿路感染还是无症状性菌尿都不意味着泌尿道中有细菌的存在,但是常伴有尿液中白细胞和炎细胞因子的存在。然而,无症状性菌尿没有泌尿道中的细菌导致的临床症状,所以通常不需要治疗。但是尿路感染通常被假定为有症状的疾病,而且提示需要抗生素治疗。在许多关于尿路感染的文献中,尤其是导尿管相关的感染,在尿路感染和无症状性菌尿之间没有区别。在这一章节中,尿路感染指的是有症状的疾病;膀胱炎,是有症状的膀胱感染;肾盂肾炎,是有症状的肾感染。单纯性尿路感染常见于门诊不伴有尿路解剖异常的非孕期妇女急性膀胱炎和肾盂肾炎;复杂性尿路感染则是包含此外的所有

尿路感染。复发性尿路感染不一定就是复杂性尿路感染;如果表现为单纯性尿路感染,则按单纯性尿路感染处理。导管相关性菌尿(CAUTI)可以有或没有症状。

流行病学和危险因素

除了婴儿和老年人,尿路感染好发于女性。因为男性新生儿更多为先天性尿路畸形,所以尿路感染发生率略高于女性。50 岁以上男性常有前列腺肥大所致梗阻,因而男女发生尿路感染概率相当。尿路感染和复发性尿路感染主要好发于 1~50 岁女性。20~40 岁女性无症状性菌尿发病率低于 5%,在老年人群中则为 40%~50%。50%~80% 的女性在其一生中会经历一次尿路感染——多为单纯性膀胱炎。近期使用杀精剂药膜、频繁性交、尿路感染病史是发生急性膀胱炎的独立危险因素。膀胱炎发生与近期性行为有关,48h 内有过性行为,会使急性膀胱炎的风险升高 60 倍。对于健康绝经妇女而言,性行为、糖尿病、尿失禁是尿路感染的危险因素。

许多诱发膀胱炎的因素,亦可增加肾盂肾炎的风险。健康年轻女性发生肾盂肾炎的独立危险因素,包括频繁性交、更换性伴侣、12 个月内发生过尿路感染、孕期尿路感染、糖尿病和尿失禁。肾盂肾炎往往是细菌经膀胱逆行所致的感染,因而和膀胱炎有相同的危险因素。但肾盂肾炎也并非一定继发于膀胱炎。

20%~30% 有过尿路感染病史的妇女会反复发作。早期(2 周内)再次发作往往是复发,而非再次感染,提示此患者还需特别关注。在 UTI 动物模型的膀胱上皮细胞内可以发现病原体,对于人类是否有意义还不清楚。一年可发作 0.3~7.6 次感染,平均每年发作 2.6 次。一次感染后常会短时间内多次反复,造成短期内频发感染。这种频发感染可能是因为新的危险因素,也可能是急性膀胱炎时细菌破坏了膀胱上皮细胞构成的屏障。一个以白种人绝经前妇女为研究对象的病例对照研究发现,使用杀精剂、频繁性交、更换性伴侣、15 岁前发生过尿路感染、孕期尿路感染史是反复发作性尿路感染的独立危险因素。公认的反复发作性尿路感染的危

险因素则只有频繁性交和杀精剂。对于绝经后妇女而言,影响膀胱排空的解剖因素,如膀胱膨出,以及尿失禁、残余尿与反复发作性 UTI 相关性最强。

对孕妇而言,无症状性菌尿可能导致临床后果,所以需要检出并治疗。孕妇无症状性菌尿与早产有关,肾盂肾炎则可致胎儿死亡。一项荟萃分析显示,通过治疗无症状性菌尿可以降低 75% 的孕妇发生肾盂肾炎风险。

男性发生尿路感染往往因为存在尿道功能或解剖异常,最为常见的就是前列腺肥大。即便如此,也不是每个男性尿路感染患者都存在尿路异常;特别是 45 岁以下的男性。切除包皮可以减少尿路感染风险,因为龟头和包皮上有大肠埃希菌定植,并迁移到尿道里。女性患糖尿病会使无症状性菌尿和尿路感染的风险上升至 2～3 倍,对于男性则不会。糖尿病病程较长,注射胰岛素而非服用降糖药,会增加女性糖尿病患者尿路感染的风险。膀胱功能差、尿路不畅、排尿不尽,这些糖尿病患者常有的症状,也会增加尿路感染风险。糖尿病女性患者细胞因子分泌功能受损也促进了无症状性菌尿。

病因学

尿路感染的临床症状多种多样,病原体也各有不同,但仍以肠源性的革兰阴性杆菌迁移至尿道为主。不同地域的病原体易感性也有差异。在美国导致单纯性膀胱炎的病原体大肠埃希菌占 75%～90%,腐生葡萄球菌占 5%～15%,克雷伯菌属、变形杆菌属、肠球菌属、枸橼酸杆菌属和其他微生物占了 5%～10%。在巴西和欧洲情况也相差不大。引起单纯性肾盂肾炎的病原体也是大肠埃希菌为主。引起复杂性尿路感染(如 CAUTI)的病原体除大肠埃希菌之外,克雷伯菌属、变形杆菌属、枸橼酸杆菌属、不动杆菌属、摩根菌属、铜绿假单胞菌属也常被分离到。革兰阳性菌(如肠球菌和金黄色葡萄球菌)酵母菌也在复杂性尿路感染中起到重要作用。一般发生复杂性尿路感染或肾盂肾炎才会送尿培养,所以病原学和药敏的数据可能会有偏倚。现有数据显示,大肠埃希菌对常用抗生素的耐药性在全球范围内增加。来自北美和欧洲的调查表明,导致女性急性膀胱炎的大肠埃希菌超过 20% 对复方新诺明(TMP-SMX)耐药、5%～10% 对环丙沙星耐药。由于病原体的耐药性存在地域性差异、个体差异、时代差异,选择治疗方案要依据当地当前的相关资料。

发病机制

尿路是自肾到尿道口的一个连续的解剖结构。

多数尿路感染是细菌由尿道进入膀胱发生的逆行性感染,并可以继续经输尿管,进入肾,成为肾实质感染的主要原因。但细菌逆行进入膀胱并不一定引起持续的感染症状。患者、病原体和环境因素交互作用,共同决定了感染的受累范围和临床症状(图 20-1)。如性交往往导致细菌进入膀胱,但排尿和天然防御机制可以清除这些细菌。尿路内的异物的表面,如导尿管、结石之类都会成为细菌定植的场所。排尿异常和(或)残余尿增加都会促进感染。简而言之,任何导致细菌进入膀胱或使之停留的因素都增加尿路感染的风险。

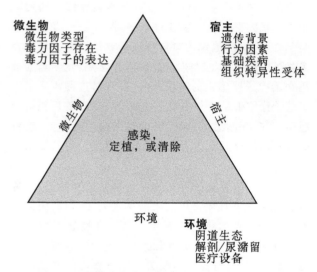

图 20-1 尿路感染发病机制(特定的宿主、病原体和环境因素之间的关系决定了临床疗效)

细菌可以由血行传播引起尿路感染,但因该原因导致的尿路感染仅占 2%,通常是相对致命的病原体,如沙门菌和金黄色葡萄球菌引起的菌血症所致。如果患者没有置管或者其他置入物,要仔细查找造成血流播散的感染灶。血行感染导致肾脓肿或肾盂肾炎时,尿培养可呈阳性。念珠菌尿路感染则常为血型播散引起。免疫缺陷的患者尿中检出念珠菌或作为生殖器来源的污染,或为全身广泛感染。

环境因素

1.阴道生态 对于女性而言,阴道生态是影响尿路感染的重要环境因素。肠源性菌群(大肠埃希菌为主)在阴道口和尿道口定植是尿路感染发病机制中关键的启动机制。性交会增加大肠埃希菌定植于阴道和尿路感染的风险。杀精剂中的壬苯醇醚-9 会破坏阴道正常菌群,造成大肠埃希菌定植和菌尿。绝经妇女阴道中占优势的乳酸杆菌会被革兰阴性杆菌取代。绝经后妇女外用雌激素预防尿路感染的做法尚存争议;鉴于全身雌激素替代的不良反应,故而不应使用口服雌激素预防尿路感染。

2.解剖和功能异常　任何尿路的阻塞和尿液淤滞都可能诱发 UTI。如结石或导尿管之类的异物会为细菌提供定植的表面,并形成持久的生物被膜。因此,膀胱输尿管反流、继发于前列腺肥大的尿道梗阻、神经源性膀胱、尿流改道手术后易发尿路感染。条件性致病的大肠埃希菌在上述易感环境下成为尿路感染的主要病原体。输尿管蠕动抑制和张力降低导致的膀胱输尿管反流是孕妇发生肾盂肾炎的重要机制。年轻女性比男性更容易发生尿路感染的主要原因被认为是解剖因素——特别是尿道与肛门的距离。

宿主因素

遗传背景会影响女性复发性尿路感染的易感性。文献表明尿路感染和肾盂肾炎有明确的家族倾向。15岁前或者孕期发生过尿路感染的妇女更易发生复发性尿路感染。无症状期大肠埃希菌在阴道定植可能是复发性尿路感染家族易感性的机制。患有复发性尿路感染的女性阴道和尿道黏膜致病菌载菌量是其他女性的3倍。易感女性的上皮细胞可能表达特殊的或者更多的大肠埃希菌受体,使之更容易定植与侵袭。宿主免疫应答相关基因(如编码 toll 样受体和白介素 8 受体的基因)突变也与复发性尿路感染和肾盂肾炎相关。编码白介素 8 特异性受体基因 CXCR1 与肾盂肾炎易感性相关。中性粒细胞表面 CXCR1 表达下降会损害宿主肾对细菌的抵抗力。

微生物因素

相对有缺陷的尿道,解剖结构正常的尿道屏障功能更为强大。能够感染正常宿主尿道的大肠埃希菌能产生基因毒性因子,包括表面结合素-介导尿道上皮细胞表面的特异性受体与之结合。研究最多的黏附素是菌毛 P(字母 P 表示菌毛可以与含有 d-半乳糖-d-半乳糖残基的血型抗原 P 结合),这是一种毛样蛋白结构,可以与肾上皮细胞的特异性受体相互作用。菌毛 P 在肾盂肾炎的发病机制及继发的肾源性细菌血行播散中起到重要的作用。

另一种黏附素是 1 型纤毛即菌毛,并非所有的大肠埃希菌都持续表达 1 型纤毛。1 型纤毛在大肠埃希菌膀胱感染中起到关键作用;它可与膀胱上皮细胞表面的尿空斑蛋白结合。大肠埃希菌的 1 型纤毛与上皮细胞受体结合,引发一系列的复杂信号,导致细胞凋亡和上皮细胞脱落,并随尿液排出。

走进患者　临床表现

怀疑发生尿路感染时,首先要确定临床特征是无症状性菌尿、单纯性膀胱炎、肾盂肾炎、前列腺炎还是复杂性尿路感染。这将为诊断治疗提供依据。

1.无症状菌尿　只有患者没有任何与尿路相关的全身或局部症状时,才考虑此诊断。通常是因为其他原因进行尿培养时被偶然发现。尿培养阳性患者,一旦出现全身症状,如发热、精神症状、白细胞增多,都不能诊断为无症状性菌尿,只有排除其他可能时,才考虑此诊断。

2.膀胱炎　膀胱炎的典型症状包括排尿困难、尿频、尿急。夜尿、尿等待、下腹不适、肉眼血尿也是常见症状。单侧腰背痛提示上尿路受累。发热则提示肾或前列腺感染。

3.肾盂肾炎　轻度肾盂肾炎可表现为低热伴或不伴下背痛、肋脊角痛,严重的肾盂肾炎表现为高热、寒战、恶心、呕吐、腹痛和(或)腰痛。急性起病,可以不伴有膀胱炎症状。发热是肾盂肾炎与膀胱炎的区别。肾盂肾炎通常为弛张型高热,治疗 72h 后退热。20%～30%的肾盂肾炎可继发菌血症。糖尿病患者可出现急性肾乳头坏死,脱落的乳头堵塞输尿管造成梗阻性肾病。如果患有尿路梗阻、镰状细胞贫血、镇痛药肾病或合并存在多种疾病,肾盂肾炎也可以造成肾乳头坏死。肌酐迅速升高提示可能发生了双侧肾乳头坏死这种罕见现象。气肿性肾盂肾炎几乎仅见于糖尿病患者,是非常严重的类型,表现为肾及肾周组织有气体产生(图 20-2)。慢性尿路梗阻(通常为

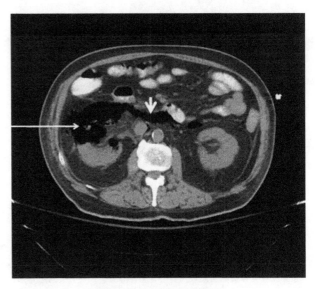

图 20-2　气肿性肾盂肾炎

糖尿病患者右肾由兼性厌氧的大肠埃希菌感染,气体形成,导致肾实质破坏(细箭头)和气体进入腹膜后空间(箭头)

鹿角结石)伴发慢性感染时,可发生黄色肉芽肿肾盂肾炎,并导致肾组织化脓破坏(图20-3)。病理检查可见残存的肾组织中存在黄色的吞噬脂质巨噬细胞。如果肾盂肾炎患者接受了抗生素治疗后仍然持续存在发热和(或)菌血症,则要考虑肾脓肿。

前列腺炎可以是感染性的或非感染性的。感染性前列腺炎不论急性慢性几乎都是细菌性的,且发生率远低于非感染性慢性盆腔疼痛综合征(以前被认为是慢性前列腺炎)。急性细菌性前列腺炎表现为尿痛、尿频,前列腺、盆腔、会阴部疼痛。通常存在发热畏寒,膀胱颈梗阻。慢性细菌性前列腺炎表现为反复发作性膀胱炎,可伴有盆腔和会阴部疼痛。男性发生反复发作性膀胱炎要关注前列腺问题。

诊断工具

病史

尿路感染和无症状性菌尿的诊断都始于详细的病史(图20-4)。患者提供的病史对诊断单纯性膀胱炎有较高的价值。一项基于病史和查体资料评估急性尿路感染发生可能性的荟萃分析发现,妇女具有尿路感染症状(排尿困难、尿频、血尿或背痛)之一,且没有其他复杂因素,发生急性膀胱炎或肾盂肾炎的概率接近50%。女性复发性尿路感染自我诊断准确率更高一些,因而复发性膀胱炎自我治疗的成功率也很高。如

果没有阴道分泌物和复杂因素,存在尿路感染危险因素,无须实验室检查,尿路感染的可能性接近90%。没有阴道分泌物,同时出现尿急尿痛,尿路感染概率是96%。这些患者不必等待实验室检查结果就可以开始治疗。对于荟萃分析没有纳入的人群,包括儿童、青少年、孕妇、男性、复杂尿路感染,病史也是重要的诊断工具。值得关注的是,以沙眼衣原体为代表的某些性传播疾病可能会被误诊为尿路感染。这对于25岁以下的女性患者尤为重要。女性排尿困难的鉴别诊断要考虑宫颈炎(沙眼衣原体、淋病奈瑟球菌)、阴道炎(白色念珠菌、阴道毛滴虫)、疱疹性阴道炎、非感染性阴道炎和外阴刺激。有不止一个性伴侣且不坚持使用安全套的女性,同时是尿路感染和性传播疾病的高危人群,且此二者的症状难以区分。

试纸检测、尿液分析和尿培养

试纸检测和尿液分析可以提供即时诊断信息,而尿培养可以帮助确诊。理解试纸的参数对解释结果很重要。只有肠杆菌科细菌才会将硝酸盐转化为亚硝酸盐,当亚硝酸盐积聚到阈值才能被检出。对于一个尿频的女性而言,即便感染了大肠埃希菌,试纸法检测亚硝酸盐试验阳性可能性不大。白细胞酯酶检测的目标酶存在于尿中的多形核白细胞内,无关细胞是否完整。有多篇综述试图对试纸检测的准确性进行描述。这些综述共识是试纸检测可以帮助临床医师对单纯性膀胱炎诊断达到相当高的准确率。亚硝酸盐或白细胞酯酶

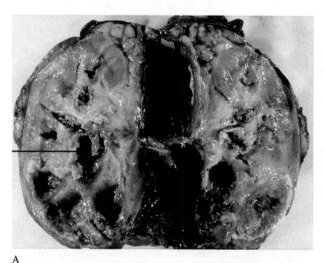

A

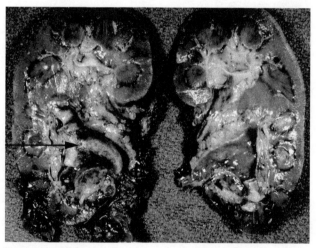

B

图20-3 黄色肉芽肿性肾盂肾炎

A.这张照片显示肾实质由于长期存在的化脓性炎症大范围破坏。诱发因素据推测是鹿角结石,已清除,留下一个凹陷(箭头)。黄色肉芽肿性肾盂肾炎的实质效果类似肾恶性肿瘤。B.一个大的鹿角形结石(箭头)造成肾盂肾盏系统梗阻。肾下极出血坏死与皮层区塌陷(引自 *M.Ramnani，MD，Virginia Urology Pathology Laboratory，Richmond，VA*)

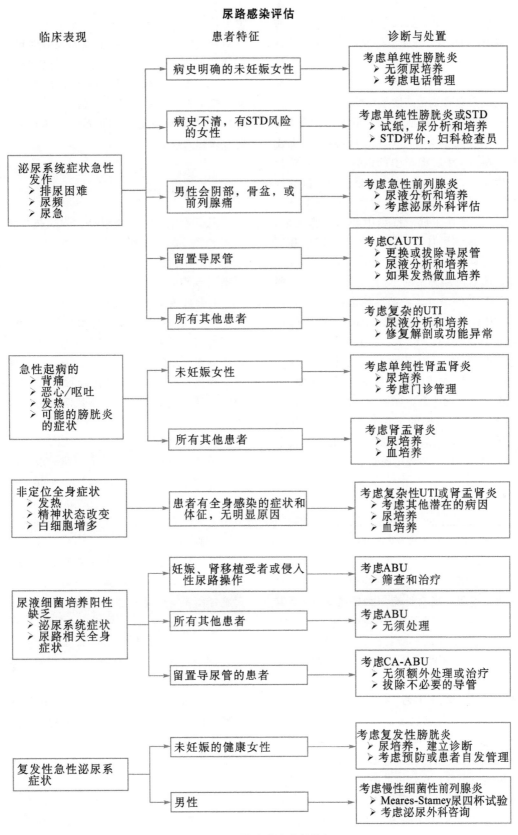

图 20-4 尿路感染诊断流程

阳性都可以视作阳性结果。血尿也提示尿路感染。如果一个患者有症状，但试纸检测亚硝酸盐和白细胞酯酶都是阴性，那就应该做其他诊断，并且做尿培养。对于孕妇而言试纸检测的敏感度就略显不足，即便阴性也要做其他检查进一步排除细菌感染。对于不同人群试纸检测的功能不尽相同，对于男性是高度特异性，对于非置管养老中心患者则是高度敏感性。

膀胱炎患者尿液镜检，脓尿全为阳性，约30%血尿阳性。实际上医院多采用自动生化仪，而非人工镜检。仪器吸入标本，然后将尿中的微粒根据大小、形状、对比度、折光度、体积和其他特性分类。大量的红细胞、白细胞、晶体可能会超出自动生化仪的测量上限；细菌计数的准确性也低于红细胞和白细胞计数。当患者的临床表现和尿自动分析结果不一致时，我们认为临床表现更有价值。

尿培养是诊断尿路感染的"金标准"，但尿培养要24h才能出结果，想知道具体的病原体是什么，还要再等24h。有研究显示用菌落数 $>10^2$ cfu/ml 作为阈值诊断女性膀胱炎，比 $>10^5$ cfu/ml 具有更高的敏感性（95%）和特异性（85%）。对男性而言，诊断感染的下限应该是 10^3 cfu/ml。尿液标本会被来自尿道远端、阴道或皮肤的正常微生物污染。如果收集好的标本置于常温环境，这些微生物可以生长到很高的数值。除非是长期留置导尿、慢性尿潴留、存在泌尿道消化道或生殖道瘘，培养出混合细菌，多数情况是标本污染了。

诊断

疑似尿路感染的诊断流程，见图20-4。

1.女性单纯性膀胱炎　女性单纯性膀胱炎可以单凭病史进行治疗。如果症状不典型、病史不可靠，那就要做试纸检测。如果一名女性有尿路感染症状，亚硝酸盐或白细胞酯酶阳性，那么有50%～80%的可能就是尿路感染，可以不需要进一步检查，直接经验治疗。如果试纸检测阴性，也不能排除尿路感染，建议做尿培养、密切随访，如果可能还要做妇科检查。如果存在复杂性尿路感染相关因素，如妊娠，那就另当别论。

2.男性膀胱炎　男性膀胱炎的症状体征与女性相似，但又存在重要的区别。强烈建议男性一旦有尿路感染症状，就要做尿培养，细菌学证据可以区分不常见的急慢性细菌性前列腺炎和常见的慢性盆腔疼痛综合征，后者与细菌感染无关也不需要抗菌治疗。如果诊断不清，要进行 Meares-Stamey 尿2杯或尿4杯试验（前列腺按摩后留尿）培养鉴别细菌性和无菌性前列腺炎，并交由泌尿科医师处理。男性尿路感染伴发热常会出现血中前列腺特异性抗原升高，B超下前列腺肥大精囊腺增大，这些提示前列腺受累。一项纳入85例男性尿路感染伴发热患者的研究显示，尿潴留、持续性血尿、排尿困难是外科干预的预测因素。没有这些症状的男性，检查则没有发现上下尿路异常。

3.无症状菌尿　其诊断包括微生物学和临床诊断。微生物学诊断标准是细菌 $>10^5$ cfu/ml，如果留置导尿管，界值应该是 10^2 cfu/ml。临床标准则是没有尿路感染相关症状。

治疗　尿路感染

任何有症状的尿路感染都要用抗生素治疗。抗生素种类、剂量、疗程取决于感染的部位和是否为复杂感染。不同的尿路感染表现为不同的临床综合征，需要采取不同的疗法。

1.女性单纯性膀胱炎　引起单纯性膀胱炎的病原体的种类和抗生素敏感性都是高度可预测的，多数患者可以通过电话管理，指导治疗（图20-4）。多数尿路感染患者要接受进一步的诊断评估。研究显示电话管理出现严重并发症的风险很低，这可能是与纳入研究的都是复杂性尿路感染风险很低的健康白种人女性有关。

1999年美国传染病学会曾推荐 TMP-SMX 作为治疗单纯性尿路感染的一线用药。但导致单纯性膀胱炎的病原体耐药性已经越来越高，治疗带来的附加损害（定义如下）的重要性也凸显出来，并且已开展许多新药的研究。不幸的是，不再有针对单纯性膀胱炎的单一最佳疗法。

附加损害是指抗生素治疗带来的不良生态影响，包括杀死正常菌群和选择耐药菌。医院中艰难梭状芽胞杆菌暴发就是附加损害的一个例子。附加损害在此的意义是，如果一种药物会明显的杀死正常菌群，提升病原菌的耐药性，那么即便对尿路感染非常有效，也不能作为一线药物。用于尿路感染的药物应该对肠道菌群影响很小，如匹美西林、磷霉素、呋喃妥因。与之相反，甲氧氨苄嘧啶、TMP-SMX、喹诺酮、氨苄西林对肠道菌群影响严重，且已经报道耐药性升高。针对女性单纯性膀胱炎有几种有效的方案（表20-1）。研究充分的一线药物有 TMP-SMX、呋喃妥因。二线药物有氟喹诺酮、β-内酰胺类。单次使用磷霉素治疗急性膀胱炎在欧洲广泛应用，但随机试验结果并不一致。美国和加拿大难以获得匹美西林，但在欧洲的一些医疗机构使用该药物却很普遍。下面就其他疗法的利弊简要讨论。

20-1　急性单纯性膀胱炎治疗策略

表药物与剂量	预期临床有效率(%)	预期细菌学有效率(%)	常见不良反应
呋喃妥因,100 mg,2/d,5～7d	84～95	86～92	恶心、头痛
TMP-SMX,1 片,2/d,连用 3 d	90～100	91～100	皮疹、荨麻疹、恶心、呕吐、血象异常
磷霉素,3g,单次	70～91	78～83	腹泻、恶心、头痛
匹美西林 400 mg,2/d,3～7 d	55～82	74～84	恶心、呕吐、腹泻
氟喹诺酮类药物,剂量根据药物决定;3d 方案	85～95	81～98	恶心、呕吐、腹泻、头痛、嗜睡、失眠
β-内酰胺类,剂量根据药物决定;5～7d 方案	79～98	74～98	腹泻、恶心、呕吐、皮疹、荨麻疹

TMP-SMX 是治疗急性膀胱炎的传统一线药物,在耐药率不超过 20% 的地区仍可考虑使用。TMP-SMX 耐药的临床意义在于:治疗 TMP-SMX 耐药菌感染的患者时,症状缓解慢,临床改善和微生物清除失败率高。罹患 TMP-SMX 耐药大肠埃希菌感染导致尿路感染的危险因素,包括近期使用 TMP-SMX 或其他抗生素、近期到 TMP-SMX 耐药高发地区旅行。对于女性单纯性 UTI 患者,如果和医师联系畅通,症状反复时可及时就医,那么可以经验性使用 TMP-SMX。

呋喃妥因尽管已经使用了超过 60 年,其耐药率还是很低。这种药物通过多个通路影响细菌代谢,细菌要多个位点突变才能产生耐药性。呋喃妥因对大肠埃希菌和非大肠埃希菌都有很高的抗菌活性。变形杆菌、假单胞菌、沙雷菌、肠杆菌、酵母菌对此药天然耐药。虽然传统上呋喃妥因都处方 7d 疗程,但微生物学和临床疗效都支持呋喃妥因 5d 疗法或 TMP-SMX 3d 疗法治疗女性急性膀胱炎;但不推荐呋喃妥因 3d 疗法用于急性膀胱炎。呋喃妥因组织浓度不高,所以不能用于肾盂肾炎。多数氟喹诺酮药物短程治疗膀胱炎效果很好;只有莫西沙星因为尿中浓度不高,是个例外。通常用于尿路感染的氟喹诺酮,包括氧氟沙星、环丙沙星、左氧氟沙星。氟喹诺酮治疗急性膀胱炎要关注其耐药性播散,造成泌尿系外病原体耐药,引起难治性的感染。氟喹诺酮也是发生院内难辨梭状芽胞杆菌感染暴发的原因。现在绝大多数专家都呼吁限制氟喹诺酮的使用,以单纯性膀胱炎为例,仅当其他药物不是合适时才能使用。老年人使用氟喹诺酮会增加跟腱断裂的风险。

除了匹美西林以外的其他 β-内酰胺类药物治疗急性膀胱炎效果不如 TMP-SMX 或氟喹诺酮。β-内酰胺类药物细菌清除率低,复发率高。普遍接受的解释是,β-内酰胺类药物不能清除阴道的病原体。细胞内生物膜菌群的作用十分有趣。许多对 TMP-SMX

耐药的大肠埃希菌也对阿莫西林、头孢氨苄耐药,因此上述药物只能用于敏感菌株感染。

尿路镇痛药只在某些特殊情况下用于缓解膀胱不适。非那吡啶是广泛应用的尿路镇痛药,但是可能会导致明显的恶心。也可以使用含有尿道抗菌药(乌洛托品,亚甲蓝)、尿酸化剂(磷酸钠)和解痉药(莨菪碱)的复方制剂。

2.肾盂肾炎　由于肾盂肾炎的组织破坏性,要选择能有效清除病原体的药物,并迅速达到目标血药浓度。氟喹诺酮是治疗 TMP-SMX 耐药大肠埃希菌引起的单纯性急性肾盂肾炎的一线药物。是口服还是静脉用,取决于病人的胃肠耐受性。随机临床试验表明,在门诊给予环丙沙星 7d 疗法(首剂给予或不给予静脉注射 400mg,500mg 2/d)治疗肾盂肾炎非常有效。如果是 TMP-SMX 敏感菌株,口服 TMP-SMX (双倍剂量,2/d,14d)也可以有效的治疗单纯性肾盂肾炎。如果不知道是否对于 TMP-SMX 敏感,则建议单次静脉滴注头孢曲松 1g。相对氟喹诺酮类药物,β-内酰胺类药物效果不佳,要谨慎使用、密切随访。静脉用药治疗肾盂肾炎的方案包括用氟喹诺酮联合或不联合氨苄西林和氨基糖苷类之一,广谱头孢菌素联合或不联合氨基糖苷类和碳青霉烯类之一。一个 β-内酰胺类药物联合 β-内酰胺酶抑制药(如氨苄西林/舒巴坦、替卡西林/克拉维酸和哌拉西林/他佐巴坦)或亚胺培南/西司他丁可以用于更为复杂的患者,如既往有肾盂肾炎发作史,或近期尿路操作。一般情况下,这类患者的治疗应通过尿培养结果来指导。一旦临床起效,应该用口服制剂替代静脉制剂。

3.孕妇尿路感染　一般认为妊娠早期患者使用呋喃妥因、氨苄西林、头孢菌素是安全的。一个回顾性病例对照研究表明呋喃妥因与出生缺陷是否有关尚不明确。磺胺类药物应坚决避免,无论是在妊娠早期(因为可能致畸作用)还是晚期(因为在黄疸的发展中可能发挥的作用)。因为对胎儿软骨发育可能产生不利影响,氟喹诺酮类药物应该避免使用。氨苄西林和头孢菌素已被广泛用于孕妇并且是无症状或症状性尿路感染治疗的首选药物。对于有明显肾盂肾炎的孕妇而言,静脉用 β-内酰胺类联用或不联用氨基糖苷类是标准治疗方案。

4.男性尿路感染 由于大多数伴有发热的男性泌尿道感染与前列腺受累相关,这些患者的治疗目标是同时消除前列腺感染以及膀胱感染。对于明显的男性尿路感染,建议用氟喹诺酮或 TMP-SMX 治疗 7～14d。如果怀疑急性细菌性前列腺炎,应在采集血、尿标本培养后开始抗菌治疗。治疗要针对尿培养结果并应持续 2～4 周。如果证明是慢性前列腺炎,抗生素治疗要持续 4～6 周。复发性慢性前列腺炎并非罕见,治疗往往要持续 12 周。

5.复杂性尿路感染 复杂尿路感染(除了此前讨论的之外)发生在与各种泌尿道和肾结构和功能异常的特殊患者中。病原体的种类、抗生素敏感性也不一样。因此,治疗复杂性尿路感染必须个体化并以尿培养结果为依据。通常,在等待培养结果期间可以先给予经验性治疗,但在治疗前要留好培养标本。肾切除术用于黄色肉芽肿性肾盂肾炎的治疗。经皮引流可用作气肿性肾盂肾炎的初始治疗,并根据情况决定是否需要行肾切除术。乳头坏死造成的梗阻,需要积极干预解除梗阻,挽救保留肾功能。

6.无症状性菌尿 除非是孕妇、接受泌尿外科手术患者、中性粒细胞减少患者和肾移植受者,治疗无症状性菌尿不降低症状性感染或并发症的概率。孕妇和接受泌尿外科手术治疗的患者应该根据尿培养结果治疗无症状性菌尿。在所有其他人群都不鼓励筛查和治疗无症状性菌尿。大多数导管相关菌尿症是无症状的,并且不值得抗菌药物治疗。

7.导管相关尿路感染 其定义为置管患者伴有菌尿,多家机构已经发布治疗导管相关性尿路感染的指南。症状和体征包括泌尿道症状和其他不明原因的全身表现,如发热。菌尿的界值从 ≥10^3 cfu/ml 至 ≥10^5 cfu/ml 各不相同。

一层活病原体覆盖导尿管形成的生物膜对于导管相关性尿路感染的发病机制和治疗预防策略至关重要。生物膜中的病原体对抗生素有一定的抵抗力,除非拔除导管否则难以清除。因为导管提供了细菌进入膀胱的通道,长期留置导尿将不可避免的导致菌尿。

典型的尿路感染症状,包括疼痛、尿急、尿痛、发热、外周血白细胞增多和脓尿,对于诊断插管患者感染缺乏预测价值。此外,置管患者尿液中检出细菌并且发热,也不一定是导管相关性尿路感染,要考虑其他原因导致的发热。

导管相关性尿路感染的病因是多种多样的,而指导治疗尿培养结果是必不可少。较强的证据支持发生导管相关性尿路感染时更换导管。这样可以去除生物膜,防止引起再感染。病理学研究显示,很多长期留置导管患者患有隐匿性肾盂肾炎。一项随机试验入组间歇插入导尿管的脊髓损伤患者,发现感染只治疗 3d 者复发比例高于治疗 14d 者。在一般情况下,建议抗生素治疗 7～14d,但找到治疗最佳持续时间需要进一步研究。

使用长期导管、全身性抗生素、膀胱酸化剂、抗菌膀胱冲洗、外用消毒剂和抗菌引流袋解决方案在预防菌尿症的发病方面都是无效的,且与耐药生物的出现有关。预防导管相关性尿路感染最好的策略是避免不必要的导管插入和一旦情况允许立即拔除导管。没有足够的证据证明耻骨上导管和带套导管替代留置导尿管可以防止导管相关性尿路感染。但是,间歇留置导尿可能比长期留置导尿在特定人群(如脊髓损伤患者)中减少感染和解剖的并发症。银或呋喃西林浸渍抗菌导管还没有被证明有降低尿路感染症状的临床获益。

8.念珠菌菌尿 对于留置导尿管的患者,特别是重症监护室(ICU)的患者、使用广谱抗生素的患者、糖尿病患者,念珠菌菌尿是一种越来越常见的并发症。虽然也可见光滑念珠菌和其他非白念珠菌物种,但白念珠菌仍最常见。其临床表现包括无症状的实验室发现、肾盂肾炎,甚至败血症。从无症状的患者拔除的导尿管,多于 1/3 的病例可以培养出念珠菌。有膀胱炎或肾盂肾炎症状的患者以及播散风险高的患者建议给予治疗。高风险患者包括中性粒细胞减少的患者、接受泌尿外科手术的患者和低出生体重的婴儿。氟康唑(200～400mg/d,14d)在尿中可以达到很高浓度,并且是尿路念珠菌感染一线治疗方案。新型唑类和棘白菌素在尿中浓度低,因此不予推荐,虽然有报道称此类药物可以杀死念珠菌。对于氟康唑高度耐药的念珠菌株,口服氟胞嘧啶和(或)静脉用两性霉素 B 是可选方案。

预防女性尿路感染

复发性单纯性膀胱炎常见于育龄女性,复发性尿路感染主要的预防策略是改变生活方式。并非每位女性每年必然会出现 1～2 次发作,是否干预要遵循患者的意愿。

有三类干预策略可控选择:连续性干预、性交后干预、患者自发干预。连续和性交后的预防措施往往用低剂量的 TMP-SMX、氟喹诺酮类药物或者呋喃妥因。如果选用了敏感的抗菌药物,这些方案都很有效。通常预防性治疗 6 个月后停药，此时复发性尿路感染发病率降至基线水平。如果感染复发，疗程可以延长一段时间。

患者自发治疗包括提供尿培养标本和在出现症状后行抗生素治疗。尿培养标本要冷藏，并及时送至医院以便确诊。当接诊患者的医师固定后，尿培养可以省略，只要出现症状就自发短程治疗，也不会复发。

预后

膀胱炎是复发性膀胱炎和肾盂肾炎的危险因素。

无症状性菌尿常见于老年人和插管患者，但本身不增加死亡的风险。复发性尿路感染、慢性肾盂肾炎和肾功能不全的关系已被广泛研究。在不存在解剖学异常的情况下，儿童和成人复发性感染不会导致慢性肾盂肾炎或肾衰竭。此外，感染并非慢性间质性肾炎主要病因；主要病因是滥用镇痛药、梗阻、反流和毒素暴露。潜在异常的肾（尤其是结石梗阻）中，感染作为次要因素可加速肾实质的损害。有充分证据证明，脊髓损伤患者长期留置导尿管的是发生膀胱癌的一个危险因素。慢性菌尿导致了慢性炎症是一个可能的解释。

（程　明　吴　明　译）

第 21 章

尿路梗阻

梗阻性肾病是指由于尿流受阻造成泌尿道内尿液淤滞、压力增高,继而导致急、慢性肾损害。慢性梗阻性肾病会导致肾功能永久性受损和肾萎缩,且易发感染和结石。早期诊断、早期干预可最大限度地减少肾结构和功能受损。

病因学

导致梗阻的原因可能是机械性的,也可能是功能性的。机械性梗阻可以发生于尿路上起肾盏下至尿道口的任意平面。尿路的生理性狭窄部位,包括肾盂输尿管连接处、输尿管膀胱开口、膀胱颈、尿道口是梗阻的好发部位。当梗阻平面高于膀胱时往往表现为单侧肾盂或输尿管积水;当梗阻平面低于膀胱则表现为双

侧积水。梗阻的常见形式见表 21-1。

先天性畸形,如肾盂输尿管连接处狭窄、异位输尿管口狭窄,是小儿尿路梗阻的最常见病因。如果不伴有感染或膀胱颈梗阻,输尿管反流可以随着年龄的增长而消失。如果反流不能自行缓解,或肾功能恶化,或反复尿路感染需要长期使用抗生素,都需要行输尿管膀胱再植术。膀胱输尿管反流会导致胎儿肾积水,严重者还会发生儿童反复尿路感染和肾瘢痕化。后尿道瓣膜是导致男性患儿双侧肾积水最常见的原因。成人尿路梗阻(UTO)则多为盆腔肿瘤、结石、尿道狭窄为主的后天原因所致。盆腔或结肠手术时结扎或损伤单侧输尿管所致的肾积水,往往不能被及时发现。

功能性尿流障碍通常是膀胱和输尿管同时受累所致,如伴有无动力输尿管或膀胱输尿管反流的神经源性膀胱。

表 21-1 机械性尿路梗阻常见原因

输尿管	膀胱颈	尿道
先天性		
输尿管肾盂结合部狭窄或梗阻	膀胱颈梗阻	后尿道瓣膜
输尿管膀胱结合部狭窄或梗阻及反流	输尿管疝	前尿道瓣膜
输尿管疝		尿道狭窄
下腔静脉后输尿管		尿道口狭窄
		包茎
内源性获得性缺陷		
结石	良性前列腺增生	狭窄
炎症	前列腺癌	肿瘤
感染	膀胱癌	结石
创伤	结石	创伤
血栓	糖尿病神经病变	包茎
肿瘤	脊髓病变	
	抗胆碱能药物和 α 受体阻滞药	
外源性获得性缺陷		
孕期子宫	宫颈癌	创伤
腹膜后纤维化	创伤	
主动脉瘤		
子宫平滑肌瘤		
子宫、前列腺、膀胱、结肠、直肠肿瘤		
淋巴瘤		
盆腔炎、子宫内膜异位		
手术结扎		

临床特点与病理生理

UTO 的病理生理和临床特征总结,见表 21-2。集合系统与肾包膜牵张所致的疼痛是就诊的首要原因。疼痛是否剧烈更多源于牵张的速率而非程度。肾绞痛

是一种难以忍受的剧痛,往往由膀胱以上的梗阻所致,如输尿管结石(参见第 9 章相关内容)。肾绞痛可放射至下腹部甚至睾丸或阴唇。而隐匿性梗阻,如输尿管连接部慢性狭窄,鲜有疼痛,但亦可造成同侧肾受损。膀胱输尿管反流则会引起排尿时腰痛。膀胱后梗阻可造成排尿等待、排尿费力、小便滴沥、尿频和失禁。

表 21-2 双侧输尿管梗阻的病理生理

血流动力学	小管作用	临床特点
急性		
肾血流↑	输尿管和小管压力↑	疼痛(膨胀牵张)
GFR↓	Na^+、尿素、水重吸收↑	氮质血症
髓质血流↓		少尿或无尿
血管扩张,一氧化氮↑		
慢性		
肾血流↓	髓质渗透压↓	氮质血症
GFR↓↓	浓缩功能↓	高血压
缩血管前列腺素↑	结构损伤:皮质萎缩	AVP 无反应的多尿
肾素-血管紧张素产物↑	Na、K^+、H^+ 转运功能↓	排钠
		高钾高氯性酸中毒
解除梗阻		
GFR 缓慢(可变)↑	小管压力↓	去梗阻后多尿
	肾单位溶质负荷(尿素、NaCl)	Na^+、K^+、PO_4^{3-}、Mg^{2+}、水丢失后造成的容量不足和
	存在排钠因素↑	电解质失衡

缩写:AVP.抗利尿激素;GFR.肾小球滤过率

尿路梗阻会增加其上游的静水压。压力升高可导致疼痛、集合系统分离、肾小管功能受损。静水压被传导至肾小囊可导致肾小球滤过降低直至停止。膀胱颈梗阻、双侧肾盂或输尿管梗阻、孤立肾上尿路梗阻可导致氮质血症。梗阻造成的肾损伤在急性期与肾前性肾损伤类似,表现为氮质血症、尿液浓缩、水钠潴留。如果是不完全梗阻,随着时间的延长则会因肾浓缩功能减退而表现为夜尿增多。髓袢升支粗段的 Na-K-ATP 酶、Na-K-Cl₂ 转运体(NKCC)和集合管上皮 Na 通道(ENaC)等转运蛋白表达下调造成盐重吸收受损,进而导致尿钠重吸收功能和髓质尿浓缩功能障碍。除了梗阻对肾转运功能直接影响,PGE2(因 COX2 产生)、血管紧张素 II(可下调 Na^+ 转运体表达)、心房钠尿肽(ANP)(因氮质血症患者容量增加)升高也会造成肾单位的钠重吸收减少。

集合管中的水通道蛋白 2 失调造成了多尿。使用抗利尿激素无法纠正这一现象,因而这是一种肾源性的获得性尿崩症。

氮质血症患者尿量大幅波动极有可能是间歇性或是不全尿路梗阻导致的。如不能补足容量就会导致严

重的脱水和高钠血症;摄入过多水盐则会导致水肿和低钠血症,两者都会损害肾功能。

双侧不全尿路梗阻可造成获得性肾小管酸中毒、高钾血症和肾性失钠。位于集合管闰细胞顶膜的 H^+-ATP 酶是远端小管分泌 H^+ 的关键。尿路梗阻时细胞内 H^+ 向细胞外转运被阻断了。集合小管主细胞顶膜 ENaC 功能下降,导致 Na^+ 重吸收减少(盐流失),降低了小管腔内负电荷量,使 K^+ 通道排 K^+(高钾血症)和 H^+ ATP 酶排 H^+ 减少(远端肾小管酸中毒,RTA)。近端小管排铵受损同时,以 NH_4^+ 的形式排除 H^+ 也减少了。小管功能缺陷往往伴有小管间质损伤。发生伴有高钾血症和酸中毒的氮质血症要考虑尿路梗阻的可能。

在尿路梗阻早期可出现肾间质水肿和单核细胞浸润。继而出现乳头间质纤维化和萎缩,并逐步累及髓质和皮质。尿路梗阻发生时,血管紧张素 II 通过纤维化相关细胞因子增加促进了炎症反应和成纤维细胞聚集。随时间推移,最终导致慢性肾损害。

患者一旦发生尿路梗阻必须考虑尿路感染和结石的可能。淤滞的尿液会促进微生物的生长。磷酸铵镁

(鸟粪石)结石与尿素分解杆菌有关。急性和亚急性单侧梗阻时受累肾会释放肾素导致高血压。双侧尿路梗阻导致的慢性肾病往往与细胞外液容量过多相关,可能导致严重高血压。促红素过多造成的红细胞增多症则是一种罕见的并发症。

指数增加。

诊断

病史中常有排尿困难、疼痛、感染、尿量改变。腹部触诊和叩诊可以发现肾和膀胱充盈。通过细致的生殖器和直肠查体可能会发现前列腺肥大或结节,肛门括约肌张力异常,直肠及盆腔的包块和结节。

尿检可以发现血尿、菌尿和脓尿。即便梗阻导致明显氮质血症和广泛的结构破坏,尿沉渣也可能正常。腹部平片可以发现X线阳性结石和钙化灶。如图21-1所示,怀疑尿路梗阻可能就应该放置导尿管。腹部超声可以用于测量肾及膀胱的大小,观察肾盂肾盏的形态。超声检查肾积水的特异度和敏感度都高达90%。多尿、肾囊肿、肾外性肾盂(一种先天异常)可以造成假阳性。先天性肾盂输尿管连接部(UPJ)梗阻可能被误诊为囊性肾病。48h内梗阻,又伴有容量不足、鹿角形结石、腹膜后纤维化、浸润性肾脏病时,超声可能不能发现肾积水。用多普勒超声检查则可以发现输尿管阻力

技术的进步使得静脉尿路造影作为诊断尿路梗阻金标准的地位受到了动摇。无论是内源性还是外源性梗阻,高分辨率多排CT扫描在鉴别梗阻部位方面特别具有优势。发生肾损害的患者行非增强CT扫描,既可以提供尿路影像学证据,又可以避免对比剂肾病的风险。尿路增强MR是一种有前途的技术,但是目前相对CT没有优势,还有使肾功能不全患者发生钆剂相关肾源性纤维化的风险。静脉尿路造影可以确定梗阻部位,并显示梗阻平面以上的肾盂、肾盏、输尿管形态。慢性梗阻可能使输尿管扭曲。核素扫描能够测定肾功能,但不能像静脉尿路造影(IVU)和CT那样提供解剖细节。

对于肾盂和输尿管的可疑病变可以采用逆行或顺行尿路造影。此类检查不增加对比剂相关急性肾衰竭的风险。逆行造影可通过膀胱镜行输尿管置管,顺行则要用经皮肾镜通过肾盂置管。虽然顺行法直接解除了梗阻造成的压力,但泌尿科医生还是会先尝试逆行法,置管失败后,再考虑顺行法。排尿期膀胱尿道造影在诊断膀胱输尿管反流和膀胱颈及尿道阻塞时具有价值。排尿后摄片可以显示残余尿。内镜可以帮助泌尿科医师精准的发现尿道、膀胱、前列腺和输尿管口的病变。

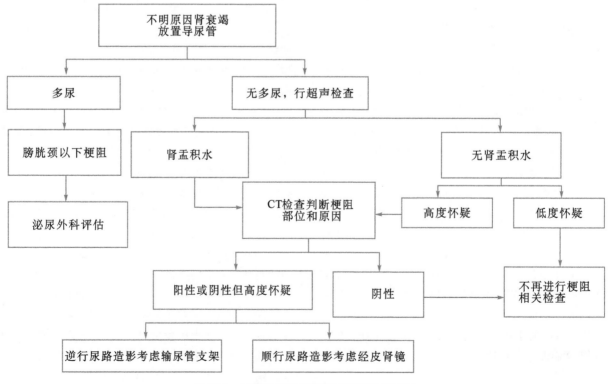

图 21-1 不明原因肾衰竭尿路梗阻诊断流程

治疗 尿路梗阻

尿路梗阻一旦并发感染,需要立即解除梗阻,防止脓毒血症和肾功能受损。发生脓毒血症要进行泌尿外科干预。可以通过肾造口、输尿管造口及输尿管、尿道、耻骨联合上置管实现引流。有必要延长抗生素治疗时间。梗阻累及的肾功能严重受损,且伴有慢性或反复感染,可以考虑肾切除。没有并发感染时,则在恢复酸碱水电解质平衡后手术。尽管如此,还是要尽快确定梗阻部位。患者发生尿潴留、反复尿路感染、持续性疼痛或肾功能进行性受损要及时解除梗阻。良性前列腺肥大可给予 α 受体阻滞药和 5α 还原酶抑制药治疗。神经源性膀胱造成的梗阻,可通过排尿训练配合胆碱能药物来缓解。

预后

如果可以解除梗阻,肾功能预后决定于是否发生了不可逆的肾损伤。如果不能解除梗阻,预后决定于梗阻是完全梗阻还是不完全梗阻,是单侧梗阻还是双侧梗阻,是否伴发感染。伴有感染的完全梗阻,数日之内可致肾功能完全衰竭。梗阻解除后 1～2 周,肾功能可部分恢复,但梗阻时间超过 8 周则无法恢复。在尽弃前应尽一切努力解除梗阻,以期恢复部分肾功能。

解除梗阻后一段时间,行核素扫描检查,可帮助判断预后。

梗阻后多尿

解除双侧完全梗阻后,可能发生严重的多尿。尿液低渗,含有大量的氯化钠、钾离子、磷酸根、镁离子。一方面尿素堆积可以引起渗透性利尿,另一方面尿毒症使血中利尿因子增加,在尿量恢复时,水盐重吸收被抑制。在大部分患者身上,适当的多尿排除了潴留的水和盐。在细胞外液容量和成分恢复正常后,多尿常自行消失。医源性的扩容偶尔会延长梗阻后多尿的持续时间。控制静脉补液的量,使之低于尿量可以避免这一情况。如果发生低血容量、低血压、电解质失衡则需要更为激进的液体管理。

机体丢失无电解质伴有尿素的水可能导致高钠血症。需以血清和尿液中的钠和渗透压浓度作指导,进行适当的静脉补液。通常需要用 0.45% 的氯化钠注射补液。梗阻的缓解可能伴随着严重的尿盐和水分损失,引起深度脱水和血管塌陷。这些患者肾小管重吸收能力的降低可能是其显著利尿的原因。对这类患者的适当治疗包括静脉注射含盐溶液以补充钠和血容量的不足。

(程 明 梅长林 周晨辰 译)

第七篇　肾癌和尿路上皮癌

第 22 章

膀胱癌和肾细胞癌

膀胱癌

移行上皮细胞覆盖在从肾盂、输尿管、膀胱到尿道近端 2/3 的尿路上。以上任何位置都可能出现移行细胞癌,其中 90% 出现在膀胱,8% 在肾盂,剩下的 2% 在输尿管或尿道。在美国,2010 年膀胱癌发病率居男性恶性肿瘤的第 4 位,在女性恶性肿瘤中排在第 13 位,新发病例数为 70 530 例,死亡病例数为 14 680 例。发病率和死亡率的比值约为 5∶1,这一比值说明非致命的表浅性膀胱癌发病率明显高于浸润性和转移性膀胱癌的发病率。男性膀胱癌发病率比女性高 3 倍,白种人发病率为黑种人的 2 倍,确诊时中位年龄是 65 岁。

一旦确诊,尿路上皮癌呈现多中心性发生倾向——在尿路的任一位置随时并反复的复发。只要有尿路上皮细胞存在,就有必要持续监测整个尿路。

流行病学

研究表明,50% 男性尿路上皮癌由吸烟引起,在女性中则达到 40%。相较于不吸烟者,男性吸烟者发生尿路上皮癌的危险增加了 2~4 倍,戒烟后这种影响仍可持续 10 年甚至以上。其他危险因素包括苯胺染料、非那西丁、萘氮芥和外界太阳辐射。长期应用环磷酰胺也可增加罹患肿瘤的危险,而补充维生素 A 则有保护作用。埃及血吸虫(许多发展中国家发现的一种血吸虫)感染,与膀胱移行细胞癌和鳞状细胞癌发病率增加有关。

病理学

膀胱癌临床分为 3 个类型,表浅性(占 75%)、浸润性(占 20%)和转移性(占 5%)。膀胱癌的分期标准是基于肿瘤细胞的生长方式和浸润深度,Ta 期是浅表的损害;原位癌(CIS)起始于黏膜表层并有肌层浸润倾向。修正的 TNM 分期系统见图 22-1。约 50% 的浸润性膀胱癌起源于黏膜层并向肌层侵犯。肿瘤细胞也需按照分化程度进行分级。Ⅰ级(高分化)肿瘤很少进展为浸润性肿瘤,然而Ⅲ级肿瘤则容易出现肌层浸润。

在美国,超过 95% 尿路上皮癌起源于移行细胞,纯粹角化的鳞状细胞癌占 3%,腺癌占 2%,小细胞癌(伴有类癌综合征)占比<1%。膀胱腺癌大部起源于膀胱顶部脐尿管的残余组织或尿道周围组织;一些细胞在组织学上呈现印戒细胞样改变。淋巴瘤和黑色素瘤较少见。在移行细胞癌中,生长在膀胱体部的低度恶性倾向的乳头状癌最常见,这些肿瘤组织质脆,有出血倾向和高复发风险,但很少进展为浸润性肿瘤。相反地,原位癌多为高分级肿瘤,被认为是浸润性肿瘤的初期表现。

发病机制

膀胱癌的多中心发生倾向和高复发特性引起了尿路上皮缺陷假说的形成,认为这种缺陷诱发了肿瘤的发生。分子生物学分析表明浅表性和浸润性肿瘤沿着不同的分子信号通路进展,发现初期致瘤畸变发生早于进展期肿瘤的继发改变。低分级的乳头状癌通常没有侵袭和转移的倾向,不会激活受体酪氨酸激酶-Ras 信号转导通路和引起成纤维细胞生长因子受体 3 的突变。相反,原位癌和浸润性癌中 TP53 和 RB 基因异常概率明显升高。在所有的临床分期中,包括原位癌,T_1、T_2 或更高分期的肿瘤,p53 和 p21 及(或)RB 基因异常的肿瘤患者复发、转移和死亡概率更高。

临床表现、诊断和分期

80%～90% 膀胱癌患者会出现血尿症状,常提示肿瘤向膀胱腔内外向性生长。导致肉眼血尿最常见的病变部位是膀胱(40%),血尿来源于良性膀胱炎可能性(22%)比膀胱癌(15%)更高(见第 3 章)。而镜下血尿多来源于前列腺;只有 2% 膀胱癌表现为镜下血尿。一旦发现血尿,而又未明确其他病因时,建议行尿脱落细胞学检查、泌尿系统 CT 扫描或静脉肾盂造影以及膀胱镜检查。对无症状患者进行血尿筛查可以提高早期肿瘤的诊断率,但这一措施未被证明可以延长患者生命。除了血尿这一症状,膀胱刺激症状也是常见的症状之一,且提示可能为原位癌。肿瘤导致输尿管梗阻可引起腰部疼痛。转移灶引起的症状很少成为首发症状。

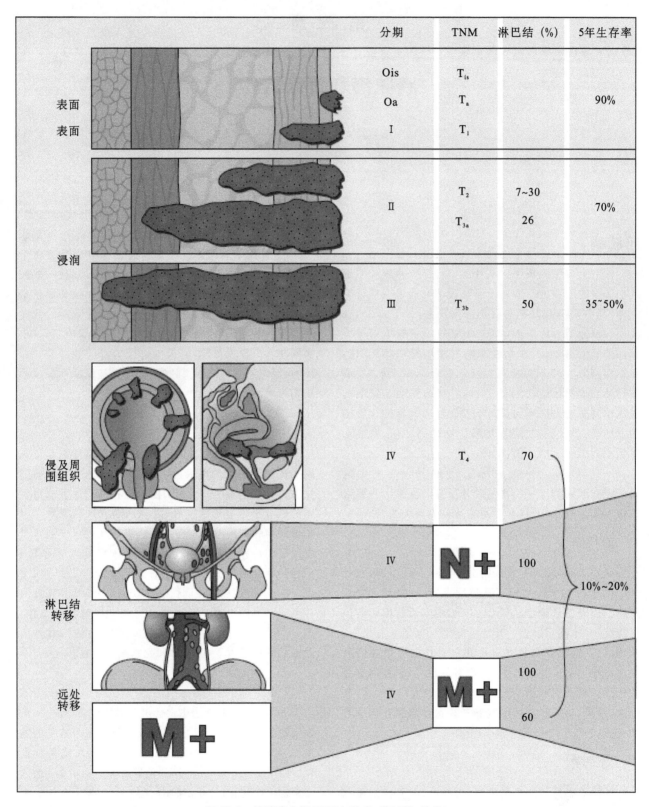

	分期	TNM	淋巴结（%）	5年生存率
表面	Ois	T_{is}		
	Oa	T_a		90%
表面	I	T_1		
浸润	II	T_2	7~30	70%
		T_{3a}	26	
	III	T_{3b}	50	35~50%
侵及周围组织	IV	T_4	70	
淋巴结转移	IV	N+	100	10%~20%
远处转移	IV	M+	100	
			60	

图 22-1　膀胱癌分期（TNM，肿瘤、淋巴结、转移）

　　麻醉下进行的内镜评估可用以明确是否有明显膀胱内肿块。将软性膀胱镜置入膀胱并灌注充盈膀胱，观察整个膀胱后描述肿瘤的位置、大小、数目以及生长方式（团块状或乳头状），并录制整个腔内检查的视频。

所有肉眼可见的肿瘤均应取活检，并对肿瘤基底部肌肉组织抓取活检来评估肿瘤浸润深度。随机活检外观正常的区域以确保没有盲区。对各个活检组织均需明确标记抓取位置以判断肿瘤能否完全切除。如果尿脱落细胞学检查结果阳性而膀胱镜检查未发现异常,应该行选择性上尿路导管插入和造影检查。超声检查、CT 和 MRI 有助于判断肿瘤有无浸润至膀胱周围脂肪组织和淋巴结转移情况。胸腹部 CT、MRI 或放射性核素骨扫描可以评估肿瘤远处转移的情况。

治疗 膀胱癌

膀胱癌的治疗取决于肿瘤是否浸润肌层、区域淋巴结受累和远处转移情况。肿瘤扩散的概率随着肿瘤分期的升高而增加。

1.表浅性肿瘤 内镜下完全切除肿瘤是治疗表浅性肿瘤最主要的治疗方式,可以联合或不联合膀胱灌注治疗。膀胱灌注治疗的使用与否取决于肿瘤组织学亚型、肿瘤数量、浸润深度、是否伴有原位癌以及既往史等。50% 膀胱癌患者术后会复发,其中 5%～20% 的肿瘤复发时出现疾病进展。一般来说,单个乳头状癌可以单独进行经尿道切除手术。原位癌和复发性肿瘤需在行经尿道切除手术后联合膀胱灌注治疗。

膀胱灌注治疗一般适用于以下两种情况:作为内镜下完全切除术后的辅助治疗,预防复发;或用于消灭内镜下未能切除的残余肿瘤。复发性肿瘤、肿瘤侵犯面积超过整个膀胱的 40%、弥漫性原位癌或者 T_1 期膀胱癌建议采用膀胱灌注治疗。随机对照研究表明,膀胱灌注治疗的标准方案是卡介苗(BCG)灌注每周 1 次持续 6 周,接着每月 1 次灌注治疗持续至 1 年或以后。其他有效的灌注药物包括丝裂霉素 C、干扰素和吉西他滨。膀胱灌注治疗的不良反应主要有排尿困难、尿频、与灌注药物有关的骨髓抑制和接触性皮炎。BCG 灌注治疗的不良反应还包括偶发的多部位肉芽肿性变,一旦出现需要抗结核治疗。

在内镜下切除肿瘤术后 1 年内,患者需每 3 个月复诊 1 次。肿瘤可能复发在尿路的任何部位,包括肾盂、输尿管、膀胱或尿道。膀胱癌的真正根治,可能需要检测出更多的膀胱外肿瘤(如输尿管或尿道)。膀胱癌持续复发或出现新的肿瘤时,考虑行二次 BCG 灌注治疗或用戊柔比星、吉西他滨灌注治疗。尽管具体的适应证各不相同,对部分患者建议行根治性膀胱切除术。肾盂或输尿管的肿瘤可在行逆行上尿路检查时切除,或者经肾盂灌注治疗。前列腺部尿道肿瘤如果不能完全切除,可能需要行根治性膀胱切除术。

2.浸润性肿瘤 对于肌层浸润性膀胱癌的治疗,切除原发肿瘤后,根据病理结果,再行全身化疗控制微转移灶。根治性膀胱切除术是浸润性膀胱癌标准的治疗方案,但在部分病例中仍可采用保留膀胱的治疗方法,包括完全内镜下切除、膀胱部分切除、全身系统性化疗和外放射治疗。在有些国家,外放射治疗也是标准治疗方案。在美国,外放射治疗仅用于不能耐受根治性膀胱切除术或手术不能完整切除肿瘤的患者,或者作为试验性保留膀胱疗法的一部分。

根治性膀胱切除术的适应证包括:不适合行膀胱部分切除的肌层浸润性膀胱癌;不适合行保留膀胱治疗的低级别膀胱癌(如膀胱内多发肿瘤和反复复发且灌注治疗无效的肿瘤);伴有原位癌的 T_1 期高级别肿瘤(T_1G_3);以及出现影响生活质量的膀胱相关症状时,如尿频和血尿。

根治性膀胱切除术需要进行充分的术前评估和准备。手术步骤包括切除整个膀胱和盆腔淋巴结以及尿流改道。冰冻切片检查肉眼可见的肿大淋巴结。如果证实已存在淋巴转移,术中常会中止手术。男性患者行根治性膀胱切除术的手术范围应包括膀胱、前列腺、精囊和近端尿道。手术后一般会失去勃起功能,除非术中刻意保留了勃起相关的神经。女性患者的手术切除范围应包括膀胱、尿道、子宫、输卵管、卵巢、阴道前壁以及周围的筋膜。

以往尿流改道的方式多采用输尿管腹壁皮肤造口,再外接贮尿器。现在大多数患者使用去管化的肠管制作可控的腹壁储尿囊或原位新膀胱。约 70% 患者接受原位新膀胱术。采用可控性腹壁储尿囊的患者中,65%～85% 夜间排尿可控,85%～90% 日间排尿可控。腹壁储尿囊通过间歇性自主导尿可排空;原位新膀胱可以更自然地排尿。施行原位新膀胱术的禁忌证包括肾功能不全、无法自行导尿、尿道外生性肿瘤或原位癌。由于有尿道肿瘤复发的风险,弥漫性膀胱原位癌是相对禁忌证。溃疡性结肠炎或 Crohn 病可能会妨碍切取肠段的利用。

膀胱部分切除术的适应证是:肿瘤局限于膀胱顶部,能够切除肿瘤周围至少 2cm 的正常膀胱组织,其他部位无原位癌,并且切除术后患者膀胱残余容量充足。有 5%～10% 的患者可以满足这些条件。肾盂和输尿管肿瘤可采用肾输尿管切除联合膀胱袖状切除治疗。

基于肿瘤分期、是否有淋巴管和微血管侵犯以及淋巴结的扩散情况可预测术后肿瘤复发的风险。在那些出现肿瘤复发的患者中,肿瘤复发的中位时间是 1 年(0.04～11.1 年)。远期预后与肿瘤分期有关(表 22-1)。不论切除的淋巴结是否被侵犯,切除的淋巴结数量也可以作为预后的判断因素。

只有在根治性膀胱切除术或充分放疗的基础上,系统性化疗才能延长浸润性膀胱癌患者的生存时间(详见下一章节)。因此,对大多数患者,单用系统性化疗不能完全清除膀胱肿瘤细胞。一些临床试验性研究正在评估通过内镜下切除肿瘤结合化疗和放疗进行膀胱保留疗法的疗效,相关结果尚未发表。

表 22-1　膀胱癌术后生存率

病理分期	5 年生存率(%)	10 年生存率(%)
T_2,N_0	89	87
T_{3a},N_0	78	76
T_{3b},N_0	62	61
T_4,N_0	50	45
任何 T,N_1	35	34

3.转移性肿瘤　转移癌治疗的主要目标是缓解病情,可单独使用化疗或化疗后联合外科手术切除剩余的肿瘤,就像治疗胚胎细胞肿瘤一样。根据肿瘤对化疗的反应,使用预后评估因素,如 KPS 评分(<80%)及肿瘤扩散途径是经淋巴还是经血管(侵犯肝、肺、骨等器官),可以制订治愈或缓解病情的目标。存在 0 个、1 个或 2 个危险因素的患者,其肿瘤完全缓解率分别为 38%、25% 和 5%,中位生存时间分别为 33 个月、13.4 个月和 9.3 个月。有器官功能障碍和肿瘤骨转移的患者很难获得长期生存。对于一般状况较差的患者,药物毒性也是危险因素,可造成治疗相关的死亡率达 3%~4%。

一些化疗药物在单药使用时具有一定的疗效,其中顺铂、紫杉醇和吉西他滨的药物活性较高。标准的化疗方案常需 2~4 种化疗药物联合应用。联合化疗方案的整体反应率>50%,如 MVAC 方案(甲氨蝶呤、长春碱、多柔比星、顺铂);PT 方案(顺铂和紫杉醇);GC 方案(吉西他滨和顺铂);GTC 方案(吉西他滨、紫杉醇、顺铂)。MVAC 方案是膀胱癌标准的化疗方案,但是此方案的不良反应有中性粒细胞减少症、发热、黏膜炎以及损害肾功能和耳毒性。目前采用 GC 方案的患者更多,因为对比试验表明,与 MVAC 方案相比,GC 方案的中性粒细胞减少症、发热、黏膜炎的发生概率更低。GC 方案的不良反应中贫血和血小板减少症更常见。而 GTC 方案并不优于GC 方案。

多项临床试验正在评估化疗作为新辅助治疗或辅助治疗的作用。一项临床随机对照试验表明,相比于单独行根治性膀胱切除,接受 3 个周期 MVAC 方案新辅助化疗后再行根治性膀胱切除术的患者中位生存时间更长(分别为 3.8 年与 6.2 年),5 年生存率更高(分别为 42% 与 57%)。另一项国际性研究发现,根治性膀胱切除术或放疗前接受 3 个周期的CMV 方案(顺铂、甲氨蝶呤、长春碱)新辅助化疗患者

获益更大。进行辅助化疗的依据是基于根治性膀胱切除术后有肿瘤复发的风险。辅助化疗的适应证包括切除标本病理检查发现肿瘤侵犯淋巴结、累及膀胱外组织或血管浸润。另一项研究发现,尽管 4 个周期的 CMV 方案辅助化疗对患者生存期的影响尚不明确,但它可以延缓肿瘤复发。此外,基于吉西他滨或基于紫杉醇的联合化疗方案疗效评估的临床试验也正在进行中。

治疗总结,见表 22-2。

表 22-2　膀胱癌的治疗总结

肿瘤性质	治疗方法
浅表性	内镜下切除术+膀胱灌注治疗
浸润性	根治性膀胱切除术+全身化疗(术前或术后)
转移性	根治性或姑息性化疗(基于预后因素)±手术

肾盂癌和输尿管癌

每年新发肾盂癌或输尿管癌约 2500 例,几乎全部是与膀胱癌有类似生物学表型的移行细胞癌。该肿瘤的发生与长期滥用非那西汀以及巴尔干肾病有关。巴尔干肾病是一种地方性的间质性肾炎,多发生在保加利亚、希腊、波斯尼亚、墨塞哥维那以及罗马尼亚。

无痛性肉眼血尿是最常见的症状,常因血尿行静脉肾盂造影时发现该病。肿瘤的扩散方式与膀胱癌相似。对于局限在肾盂或输尿管内的低级别肿瘤,患者行根治性肾输尿管切除术(同时切除远端输尿管及部分膀胱)5 年生存率为 80%~90%。浸润性肿瘤或组织学分化差的肿瘤更有可能出现局部复发和远处转移。转移性肿瘤的化疗方案与膀胱癌一致,其疗效和膀胱来源的转移性移行细胞癌相似。

肾细胞癌

肾细胞癌占肾恶性肿瘤的 90%~95%。其典型特征是对细胞毒性化疗药物耐药,对免疫调节类药物(如 IL-2)效果不佳,对靶向于抑制血管生成的药物有显著疗效。转移性肾癌患者的临床表现各不相同,甚至还有肿瘤自行消退的报道。

流行病学

美国肾细胞癌的新发病例数逐年升高至 58 000 例/年,死亡病例数约 13 000 例/年。男女发病率比值为 2:1。尽管在任何年龄段都可能诊断出肾细胞癌,

但发病率在 50～70 岁达到高峰。许多环境因素都可能诱发该病,其中与吸烟的关联性最高,获得性肾囊肿性疾病导致的终末期肾病及结节性硬化症亦是危险因素。大多数肾细胞癌是散发的,但也有少数家族性肾癌的报告,其中包括 VHL 综合征。VHL 综合征为常染色体显性遗传,遗传学研究证实 VHL 基因位于 3 号染色体的短臂。约 35% 的 VHL 综合征患者会出现肾透明细胞癌。其他相关的病变包括视网膜血管瘤、脊髓和小脑血管母细胞瘤、嗜铬细胞瘤、神经内分泌肿瘤和囊肿、男性附睾和睾丸囊肿以及女性阔韧带囊肿。根据是否伴有嗜铬细胞瘤分为低危型(1 型)和高危型(2 型)。

病理学和遗传学

根据不同的组织病理学类型、基因突变位置和临床表现,肾肿瘤涵盖了从良性肿瘤到高级别恶性肿瘤等多个亚型(表 22-3)。以形态学和组织学为分类依据,肾肿瘤分为透明细胞癌(60%)、乳头状癌(5% ～10%)、嫌色细胞癌(5% ～ 10%)、嗜酸性细胞瘤(5% ～10%)、集合管癌或 Bellini 管癌(<1%)。乳头状癌有双侧发病和多中心生长的趋势。嫌色细胞癌临床自然病程"懒惰",嗜酸性细胞瘤则被认为是良性肿瘤。相反,起源于肾髓质集合管癌的 Bellini 管癌发病率低但恶性程度高。在转移性肾癌患者中,超过 80% 为肾透明细胞癌。透明细胞癌起源于近端小管的上皮细胞,通常伴 3 号染色体缺失。家族性或散发的肾癌患者都可能出现 3 号染色体短臂 2 区 1-6 带(VHL 基因位置)的缺失。VHL 基因编码的肿瘤抑制蛋白参与调节血管内皮生长因子(VEGF)、血小板衍生生长因子(PDGF)以及大量的低氧诱导蛋白的转录。VHL 基因的失活导致 VEGF 及 PDGF 受体激活因子过表达,从而促进肿瘤血管的形成和肿瘤生长。因此,血管生长因子抑制剂对肾癌具有抑制作用。

表 22-3　肾上皮性肿瘤分型

肿瘤类型	生长方式	细胞起源	细胞遗传学
透明细胞癌	腺泡或肉瘤样	近端小管	3p-
乳头状腺癌	乳头状或肉瘤样	近端小管	+7,+17,-Y
嫌色细胞癌	实性,管状或肉瘤样	皮质集合管	亚 2 倍体
嗜酸性细胞瘤	肿瘤巢样	皮质集合管	未知
集合管癌	乳头状或肉瘤样	髓质集合管	未知

临床表现

肾癌常见的症状和体征包括血尿、腹痛和腹部肿块,这种典型的"三联症"出现在 10% ～20% 的患者中。其他的症状有发热、体重减轻、贫血以及精索静脉曲张。肾癌多在影像学检查时偶然发现。广泛应用的放射性断层扫描(CT、超声、MRI)提高了早期检出率,如由于其他原因就医时偶然发现肾肿瘤。随着低级别肿瘤检出率的增加,肾癌患者 5 年生存率逐步升高,并且提高了施行保留肾单位手术(如肾部分切除)患者的比例。许多副瘤综合征与肾癌有关,包括红细胞增多症、高钙血症、非转移性肝功能异常(Stauffer 综合征)以及获得性纤维蛋白原血症。红细胞增多症仅出现在 3% 的肾癌患者中,而贫血是晚期肾癌常见的标志。

任何怀疑肾癌的患者均应行腹部和盆部 CT 扫描检查、胸部 X 线片、尿液分析和尿脱落细胞学检查。如果胸部 X 线片怀疑肾癌肺转移,应行胸部 CT 检查。MRI 有助于评估下腔静脉静脉癌栓的侵犯程度。在临床实践中,除非有明确的依据,任何肾的肿块都应首先考虑为恶性。只要肿瘤没有转移,即使肿瘤侵犯了肾静脉,手术仍是第一选择。肾肿块的鉴别诊断应包括肾囊肿、良性肿瘤(腺瘤、血管平滑肌脂肪瘤、嗜酸性细胞瘤)、炎症性病变(肾盂肾炎、脓肿)以及其他的原发和转移癌。其他可能侵犯肾的恶性肿瘤包括肾盂移行细胞癌、肉瘤、淋巴瘤和肾母细胞瘤(Wilm's 瘤)。肾细胞癌是肾肿块最常见的病因。

分期和预后

根据美国癌症联合委员会(AJCC)分期系统进行分期(图 22-2),肾癌分为 4 期。Ⅰ期,肿瘤局限在肾且最大径<7cm;Ⅱ期,肿瘤局限于肾且>7cm;Ⅲ期,肿瘤侵透肾包膜但未超过肾周围筋膜(Ⅲa)或仅累及单个肾门淋巴结(N_1);Ⅳ期,肿瘤侵犯毗邻的器官(除肾上腺以外)或累及多个淋巴结或有远处转移。各期的 5 年生存率分别为:Ⅰ期>90%,Ⅱ期 85%,Ⅲ期 60%,Ⅳ期 10%。

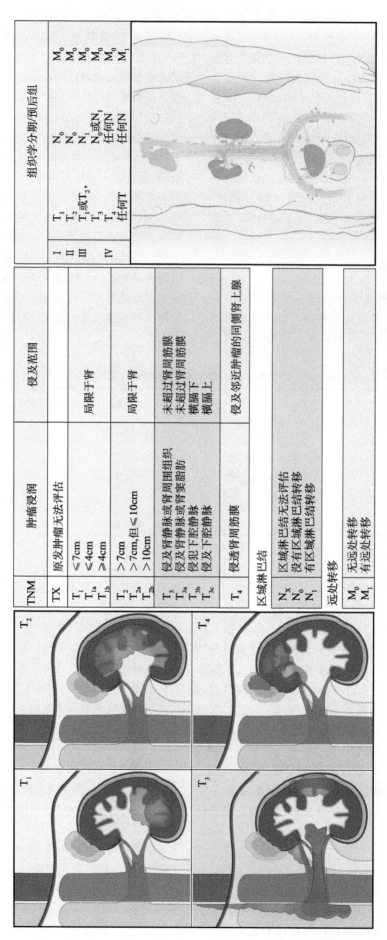

图 22-2　肾癌分期（TNM，肿瘤、淋巴结、转移）

治疗　肾细胞癌

1.局限性肾癌　对于Ⅰ、Ⅱ期和部分Ⅲ期的肾癌患者,根治性肾切除术是标准的治疗方案。手术要整块切除肾周筋膜及其内容物,包括患侧肾、同侧肾上腺和邻近的肾门淋巴结。区域性淋巴结清扫的作用仍存在争议。即使需要建立心肺旁路,肿瘤侵犯肾静脉或下腔静脉亦不会妨碍手术切除。切除肿瘤可以使 50% 患者的生存期延长。

根据肿瘤的大小和位置,孤立肾肾癌患者适合采用肾部分切除术,不论通过开放或腹腔镜途径。双肾肾癌患者应一侧行肾部分切除术,对侧行根治性肾切除术。对侧肾功能正常的肾癌患者也可选择性施行肾部分切除术治疗肾小肿瘤。肾部分切除术后的辅助治疗并不能改善预后,即使在预后较差的患者中也无明显作用。

2.转移性肾癌　转移性肾癌患者的手术治疗效果有限。然而,肾切除术后单灶复发的部分肾癌患者经手术切除转移灶后仍能获得长期生存。在初期,转移性肾癌行肾切除术的手术指征为缓解肿瘤原发灶引起的疼痛和血尿症状。对于部分Ⅳ期肾癌患者,在系统性治疗前行减瘤性肾切除术有助于改善患者预后。

转移性肾癌对化疗极不敏感,以 IL-2 或 IFN-α 为代表的细胞因子疗法能改善 10% ～20% 患者的病情。IL-2 仅可使一小部患者的病情完全缓解。总的来说,细胞因子疗法对大多数患者效果不佳。

与基础研究结果的预测相一致,两个大规模的临床随机对照试验确立了血管生长因子抑制剂在肾癌治疗中的重要地位。这两项试验分别评估两种口服血管生长因子抑制剂(索拉非尼和舒尼替尼)的疗效。这两种药物作用于 VEGF 和 PDGF 受体来抑制受体酪氨酸激酶通路的信号转导,最早被批准作为进展期肾癌患者细胞因子治疗失败后的二线用药。随后一项 3 期临床随机对照试验发现,舒尼替尼安全有效,与 IFN-α 相比疗效更佳。这项研究使得舒尼替尼取代 IFN-α 成为转移性肾癌的一线治疗药物。舒尼替尼的用法用量为 50mg 口服每日一次,采用 4/2 方案给药,即治疗 4 周停 2 周为 1 周期,主要的药物不良反应是腹泻。索拉非尼的用法用量为 400mg 口服每日两次。常见药物不良反应除腹泻外,还有皮疹、疲劳和手足综合征。mTOR 抑制剂,如西罗莫司和依维莫司,对未经其他治疗和舒尼替尼或索拉非尼治疗失败的高危肾癌患者仍有部分疗效。

转移性肾癌患者的预后各不相同。研究表明,既往无肾原发灶切除史,KPS<80,低血红蛋白血症、高血钙、乳酸脱氢酶异常是不良的预后因素。伴有 0 个、1 个或 2 个、3 个或更多危险因素的患者,其中位生存期分别为 24 个月、12 个月和 5 个月。这些肿瘤的临床自然病程可能难以预测。在开始系统性治疗前,最好能确认肿瘤已进展。

(王安邦　王林辉　陈　明　译)

附录 A

临床重要的实验室参考值

该附录包括实验室检测参考值,特殊分析、特殊功能试验的表格。参考值受很多变量因素的影响,如研究的人群、标本转运的过程和时间、实验方法和仪器,甚至是收集标本的容器类型都会对参考值造成影响。因此本文所给的参考值或者正常值范围可能不适用于所有的实验室,并且这些数值只能用作通用指南。尽可能利用所在检测实验室提供的参考值来解释实验数据。本文表格中所提供的数值反映了典型成人的参考范围,儿童参考值范围可能与成人有较大出入。

在整理这些表格时,笔者考虑到在大多数国家及一些医学期刊中都使用国际单位,但临床检验科可能仍在使用传统单位,因此附件表格中采用了这两种方法。此外正文中也采用了两种单位,除非①数值相同但是术语不同(mmol/L 与 mEq/L 或者 U/L 与 mU/ml)的情况下,只使用公制单位;②大部分压力的测量(如血液和脑脊液压力)使用传统单位(mmHg 或 mmH$_2$O)。其他情况下均使用两种单位制(附表 A-1 至附表 A-6)。

附表 A-1 血液和凝血检查

检测指标	标本	国际单位	常规单位
活化凝血时间	全血	70～180s	70～180s
活化蛋白 C 抵抗	血浆	不适用	比值＞2.1
ADAMTS 13 活性	血浆	≥0.67	≥67%
ADAMTS 13 抑制物活性	血浆	不适用	≤0.4U
ADAMTS 13 抗体	血浆	不适用	≤18U
α$_2$ 抗纤溶酶	血浆	0.87～1.55	87%～155%
抗磷脂抗体谱			
PTT-LA(狼疮抗凝物筛查)	血浆	阴性	阴性
血小板中和过程	血浆	阴性	阴性
稀释蝮蛇蛇毒筛查	血浆	阴性	阴性
抗心磷脂抗体	血清		
IgG		0～15 单位(自定)	0～15 GPL
IgM		0～15 单位(自定)	0～15 MPL
抗凝血酶Ⅲ	血浆		
抗原性		220～390mg/L	22～39 mg/dl
功能性		0.7～1.30 U/L	70%～130%
抗 X 因子分析(肝素测定)	血浆		
未分离肝素		0.3～0.7 kU/L	0.3～0.7 U/ml
低分子肝素		0.5～1.0 kU/L	0.5～1.0 U/ml
达那肝素		0.5～0.8 kU/L	0.5～0.8 U/ml
自身溶血试验	全血	0.004～0.045	0.4%～4.50%

检测指标	标本	国际单位	常规单位
葡萄糖自身溶血试验	全血	0.003~0.007	0.3%~0.7%
出血时间(成人)		<7.1min	<7.1min
骨髓			
血块收缩	全血	0.50~1.00/2h	50%~100%/2h
冷沉淀纤维蛋白原	血浆	阴性	阴性
D-二聚体	血浆	220~740ng/ml FEU	220~740ng/ml FEU
血液分别计数	全血		
相对计数			
中性粒细胞		0.40~0.70	40%~70%
血小板		0.0~0.05	0~5%
淋巴细胞		0.20~0.50	20%~50%
单核细胞		0.04~0.08	4%~8%
嗜酸粒细胞		0.0~0.6	0~6%
嗜碱粒细胞		0.0~0.02	0~2%
绝对计数			
中性粒细胞		$(1.42{\sim}6.34){\times}10^9/L$	$1420{\sim}6340/mm^3$
血小板		$(0{\sim}0.45){\times}10^9/L$	$0{\sim}450/mm^3$
淋巴细胞		$(0.71{\sim}4.53){\times}10^9/L$	$710{\sim}4530/mm^3$
单核细胞		$(0.14{\sim}0.72){\times}10^9/L$	$140{\sim}720/mm^3$
嗜酸粒细胞		$(0{\sim}0.54){\times}10^9/L$	$0{\sim}540/mm^3$
嗜碱粒细胞		$(0{\sim}0.18){\times}10^9/L$	$0{\sim}180/mm^3$
红细胞计数	全血		
成年男性		$(4.3{\sim}5.6){\times}10^{12}/L$	$(4.3{\sim}5.6){\times}10^6/mm^3$
成年女性		$(4.0{\sim}5.2){\times}10^{12}/L$	$(4.0{\sim}5.2){\times}10{\times}6/mm^3$
红细胞寿命	全血		
正常寿命		120d	120d
铬标记半衰期($t_{1/2}$)		25~35d	25~35d
红细胞沉降率	全血		
女性		0~20mm/h	0~20mm/h
男性		0~15mm/h	0~15mm/h
优球蛋白溶解时间	血浆	7200~14 400s	120~240min
因子Ⅱ,凝血素	血浆	0.5~1.50	50%~150%
因子Ⅴ	血浆	0.5~1.50	50%~150%
因子Ⅶ	血浆	0.5~1.50	50%~150%
因子Ⅷ	血浆	0.5~1.50	50%~150%
因子Ⅸ	血浆	0.5~1.50	50%~150%
因子Ⅹ	血浆	0.5~1.50	50%~150%
因子Ⅺ	血浆	0.5~1.50	50%~150%

续表

检测指标	标本	国际单位	常规单位
因子Ⅻ	血浆	0.5～1.50	50%～150%
因子ⅩⅢ筛查	血浆	不适用	存在
抑制因子检测	血浆	<0.5 贝塞斯达单位	<0.5 贝塞斯达单位
纤溶酶(原)降解产物	血浆	0～1mg/L	0～1μg/ml
纤维蛋白原	血浆	2.33～4.96 g/L	233～496 mg/dl
葡糖-6-磷酸脱氢酶(红细胞)	全血	<2400s	<40min
Ham's 试验(酸性血清)	全血	阴性	阴性
血细胞比容	全血		
成年男性		0.388～0.464	38.8～46.4
成年女性		0.354～0.444	35.4～44.4
血红蛋白			
血浆	血浆	6～50mg/L	0.6～5.0 mg/dl
全血	全血		
成年男性		133～162 g/L	13.3～16.2 g/dl
成年女性		120～158 g/L	12.0～15.8 g/dl
血红蛋白电泳	全血		
血红蛋白 A		0.95～0.98	95%～98%
血红蛋白 A2		0.015～0.031	1.5%～3.1%
血红蛋白 F		0～0.02	0～2.0%
非 A、A2 或 F 血红蛋白		无	无
肝素诱导的血小板减少抗体	血浆	阴性	阴性
不成熟血小板比例	全血	0.011～0.061	1.1%～6.1%
关节液晶体	关节液	不适用	无晶体可见
关节液黏液体	关节液	不适用	只有Ⅰ型黏液素
白细胞			
碱性磷酸酶	全血	0.2～1.6μkat/L	13～100U/L
白细胞计数	全血	(3.54～9.06)×10⁹/L	(3.54～9.06)×10³/mm³
平均红细胞血红蛋白量(MCH)	全血	26.7～31.9 pg/细胞	26.7～31.9 pg/细胞
红细胞平均血红蛋白浓度(MCHC)	全血	323～359 g/L	32.3～35.9 g/dl
平均网织红细胞血红蛋白(CH)	全血	24～36 pg	24～36 pg
平均红细胞体积(MCV)	全血	79～93.3 fl	79～93.3μm³
平均血小板容积(MPV)	全血	9.00～12.95 fl	9.00～12.95
红细胞渗透脆性	全血		
直接		0.0035～0.0045	0.35%～0.45%
间接		0.0030～0.0065	0.30%～0.65%
活化部分凝血活酶时间	血浆	26.3～39.4s	26.3%～39.4s
血纤维蛋白溶酶原	血浆		
抗原性		84～140mg/L	8.4～14.0mg/dl

续表

检测指标	标本	国际单位	常规单位
功能性		0.70~1.30	70%~130%
纤溶酶原激活物抑制剂 1	血浆	4~43μg/L	4~43ng/ml
血小板聚集	富血小板血浆	不适用	二磷腺苷、肾上腺素、胶原和花生四烯酸,瑞斯托霉素刺激下有>65%的聚集
血小板计数	全血	(165~415)×10⁹/L	(165~415)×10³/mm³
血小板平均体积	全血	6.4~11 fl	6.4~11.0μm³
前激肽释放酶测定	血浆	0.50~1.5	50%~150%
前激肽释放酶筛查	血浆		未发现不足
蛋白 C	血浆		
总抗原性		0.70~1.40	70%~140%
功能性		0.70~1.30	70%~130%
蛋白 S	血浆		
总抗原性		0.70~1.40	70%~140%
功能性		0.65~1.40	65%~140%
自由抗原 P		0.70~1.40	70%~140%
凝血酶原基因突变 G20210A	全血	不适用	未发现
凝血素酶原时间	血浆	12.7~15.4 s	12.7~15.4 s
游离红细胞原卟啉	全血	0.28~0.64μmol/L 红细胞	16~36μg/dl
红细胞分布宽度	全血	<0.145	<14.5%
爬虫酶时间	血浆	16~23.6s	16~23.6s
网织红细胞计数	全血		
成年男性		0.008~0.023 红细胞	0.8%~2.3% 红细胞
成年女性		0.008~0.020 红细胞	0.8%~2.0% 红细胞
网址红细胞血红蛋白含量	全血	>26pg/细胞	>26pg/细胞
瑞斯托霉素辅因子	血浆		
O 型		0.75 均值	75% 均值
A 型		1.05 均值	105% 均值
B 型		1.15 均值	115% 均值
AB 型		1.25 均值	125% 均值
5-羟色胺释放试验	血清	<0.2 释放	<20% 释放
镰状细胞试验	全血	阴性	阴性
蔗糖溶血试验	全血	<0.1	<10% 溶血
凝血酶时间	血浆	15.3~18.5 s	15.3~18.5 s
总嗜酸粒细胞	全血	(150~300)×10⁶/L	150~300/mm³
转铁蛋白受体	血浆,血清	9.6~29.6nmol/L	9.6~29.6nmol/L
血黏滞度			
血浆	血浆	1.7~2.1	1.7~2.1
血清	血清	1.4~1.8	1.4~1.8

续表

检测指标	标本	国际单位	常规单位
vWF 抗原			
O 型		0.75 均值	75% 均值
A 型		1.05 均值	105% 均值
B 型		1.15 均值	115% 均值
AB 型		1.25 均值	125% 均值
vWF 多聚体	血浆	正常分布	正常分布
白细胞:见白细胞			

附表 A-2　临床生化及免疫学检查

检测指标	样本	国际单位	常规单位
乙酰乙酸	血浆	$49\sim295\mu mol/L$	$0.5\sim3$ mg/dl
促肾上腺皮质激素（ACTH）	血浆	$1.3\sim16.7$ pmol/L	$6.0\sim76.0$ pg/ml
丙氨酸转移酶（ALT,SGPT）	血清	$0.12\sim0.7\mu kat/L$	$7\sim41$ U/L
白蛋白	血清	$40\sim50$ g/L	$4.0\sim5.0$ mg/dl
醛缩酶	血清	$26\sim138$nkat/L	$1.5\sim8.1$ U/L
醛固酮（成人）			
仰卧,正常钠摄入饮食	血清,血浆	<443 pmol/L	<16ng/dl
直立,正常钠摄入饮食	血清,血浆	$111\sim858$ pmol/L	$4\sim31$ng/dl
甲胎蛋白（成人）	血清	$0\sim8.5\mu g/L$	$0\sim8.5$ng/ml
α_1 抗胰蛋白酶	血清	$1.0\sim2.0$ g/L	$100\sim200$ mg/dl
氨（NH3）	血浆	$11\sim35\mu mol/L$	$19\sim60\mu g/dl$
淀粉酶（与测量方法有关）	血清	$0.34\sim1.6\mu kat/L$	$20\sim96$ U/L
雄雌二酮（成人）	血清		
男性		$0.81\sim3.1$nmol/L	$23\sim89$ng/dl
女性			
绝经前		$0.91\sim7.5$nmol/L	$26\sim214$ng/dl
绝经后		$0.46\sim2.9$nmol/L	$13\sim82$ng/dl
血管紧张素转化酶（ACE）	血清	$0.15\sim1.1\mu kat/L$	$9\sim67$ U/L
阴离子间隙	血清	$7\sim16$ mmol/L	$7\sim16$ mmol/L
载脂蛋白 A-1	血清		
男性		$0.94\sim1.78$ g/L	$94\sim178$ mg/dl
女性		$1.01\sim1.99$ g/L	$101\sim100$ mg/dl
载脂蛋白 B	血清		
男性		$0.55\sim1.40$ g/L	$55\sim140$ mg/dl
女性		$0.55\sim1.25$ g/L	$55\sim125$ mg/dl
动脉血气	全血		
[HCO_3^-]		$22\sim30$ mmol/L	$22\sim30$mEq/L
PCO_2		$4.3\sim6.0$ kPa	$32\sim45$mmHg

续表

检测指标	样本	国际单位	常规单位
pH		7.35~7.45	7.35~7.45
PO$_2$		9.6~13.8 kPa	72~104mmHg
天冬氨酸转移酶(AST、SGOT)	血清	0.20~0.65μkat/L	12~38 U/L
自身抗体	血清		
抗着丝点抗体 IgG		≤29 AU/ml	≤29 AU/ml
抗双链(天然)DNA		≤25 AU/L	≤25 AU/L
抗肾小球基底膜抗体			
IgG,IgA 定性检测		阴性	阴性
IgG 抗体定量检测		≤19 AU/ml	≤19 AU/ml
抗组蛋白抗体		<1.0 U	<1.0 U
抗 Jo-1 抗体		≤29 AU/ml	≤29 AU/m
抗线粒体抗体		不适用	<20 Units
抗中性粒细胞胞质自身抗体		不适用	<1∶20
抗丝氨酸蛋白酶 3 抗体		≤19 AU/ml	≤19 AU/ml
髓过氧化物酶抗体		≤19 AU/ml	≤19 AU/ml
抗核抗体		不适用	在 1∶40 时阴性
抗壁细胞抗体		不适用	未检测到
抗 RNP 抗体		不适用	<1.0 U
抗 Scl-70 抗体		不适用	<1.0 U
抗 Smith 抗体		不适用	<1.0 U
抗平滑肌抗体		不适用	<1.0 U
抗 SSA 抗体		不适用	<1.0 U
抗 SSB 抗体		不适用	阴性
抗甲状腺球蛋白抗体		<40 kU/L	<40 U/ml
抗甲状腺过氧化物酶抗体		<35 kU/L	<35 U/ml
B 型钠尿肽(BNP)	血浆	年龄和性别特异:<100ng/L	年龄和性别特异:<100 pg/ml
本-周蛋白,血清定性检查	血清	不适用	未检测到
本-周蛋白,血清定量检查	血清		
游离 κ		3.3~19.4mg/L	0.33~1.94 mg/dl
游离 λ		5.7~26.3mg/L	0.57~2.63 mg/dl
K/L 比值		0.26~1.65	0.26~1.65
β$_2$-微球蛋白	血清	1.1~2.4mg/L	1.1~2.4mg/L
胆红素	血清		
总胆红素		5.1~22μmol/L	0.3~1.3 mg/dl
直接胆红素		1.7~6.8μmol/L	0.1~0.4 mg/dl
间接胆红素		3.4~15.2μmol/L	0.2~0.9 mg/dl
C 肽	血清	0.27~1.19nmol/L	0.8~3.5ng/ml
C1 酯酶抑制蛋白	血清	210~390mg/L	21~39 mg/dl

续表

检测指标	样本	国际单位	常规单位
CA125	血清	<35 kU/L	<35 U/ml
CA19-9	血清	<37 kU/L	<37 U/ml
CA15-3	血清	<33 kU/L	<33 U/ml
CA27-29	血清	0~40 kU/L	0~40 U/ml
降钙素	血清		
男性		0~7.5ng/L	0~7.5 pg/ml
女性		0~5.1ng/L	0~5.1 pg/ml
钙	血清	2.2~2.6 mmol/L	8.7~10.2 mg/dl
离子钙	全血	1.12~1.32 mmol/L	4.5~5.3 mg/dl
二氧化碳含量(TCO2)	血浆(海平面)	22~30 mmol/L	22~30mEq/L
碳氧血红蛋白(一氧化碳含量)	全血		
非吸烟者		0.0~0.015	0~1.5%
吸烟者		0.04~0.09	4%~9%
意识丧失及死亡		>0.50	>50%
癌胚抗原(CEA)	血清		
非吸烟者		0.0~3.0 μg/L	0.0~3.0ng/ml
吸烟者		0.0~5.0 μg/L	0.0~5.0ng/ml
铜蓝蛋白	血清	250~630mg/L	25~63 mg/dl
氯化物	血清	102~109 mmol/L	102~109mEq/L
胆碱酯酶	血清	5~12 kU/L	5~12 U/ml
嗜铬粒蛋白 A	血清	0~50μg/L	0~50μg/ml
补体	血清		
C3		0.83~1.77 g/L	83~177 mg/dl
C4		0.16~0.47 g/L	16~47 mg/dl
总补体		60~144 CAE 单位	60~144 CAE 单位
皮质醇	血清		
饥饿,上午 8:00~12:00		138~690nmol/L	5~25μg/dl
中午 12:00~晚 8:00		138~414nmol/L	5~15μg/dl
晚 8:00~早 8:00		0~276nmol/L	0~10μg/dl
C 反应蛋白	血清	<10mg/L	<10mg/l
高敏 C 反应蛋白	血清	心血管事件风险 低:<1.0mg/L 中:1.0~3.0mg/L 高:>3.0mg/L	心血管事件风险 低:<1.0mg/L 中:1.0~3.0mg/L 高:>3.0mg/L
肌酸激酶(总)	血清		
女性		0.66~4.0μkat/L	39~238 U/L
男性		0.87~5.0μkat/L	51~294 U/L
肌酸激酶-MB	血清		
总量		0~5.5μg/L	0~5.5ng/ml

续表

检测指标	样本	国际单位	常规单位
活性部分(电泳法)		0～0.04	0～4%
肌酐	血清		
女性		44～80μmol/L	0.5～0.9 mg/dl
男性		53～106μmol/L	0.6～1.2 mg/dl
冷球蛋白	血清	不适用	未检测到
胱抑素 C	血清	0.5～1.0mg/L	0.5～1.0mg/L
脱氢表雄酮(DHEA)(成人)	血清		
男性		6.2～43.4nmol/L	180～1250ng/dl
女性		4.5～34.0nmol/L	130～980ng/dl
脱氢表雄酮(DHEA)硫酸盐	血清		
男性(成人)		100～6190μg/L	10～619μg/dl
女性(成人,绝经前)		120～5350μg/L	12～535μg/dl
女性(成人,绝经后)		300～2600μg/L	30～260μg/dl
11-脱氧皮质醇(成人)(化合物 S)	血清	0.34～4.56nmol/L	12～158ng/dl
二氢睾酮	血清,血浆		
男性		1.03～2.92nmol/L	30～85ng/dl
女性		0.14～0.76nmol/L	4～22ng/dl
多巴胺	血浆	0～130pmol/L	0～20 pg/ml
肾上腺素	血浆		
仰卧位(30min)		<273pmol/L	<50 pg/ml
坐位		<328pmol/L	<60 pg/ml
站立(30min)		<491pmol/L	<90 pg/ml
促红细胞生成素	血清	4～27U/L	4～27 U/L
雌二醇	血清,血浆		
女性			
月经周期			
卵泡期		7～523pmol/L	<20～145 pg/ml
排卵期		411～1626pmol/L	112～443 pg/ml
黄体期		74～885pmol/L	<20～241 pg/ml
绝经后		217pmol/L	<59 pg/ml
男性		74pmol/L	<20 pg/ml
雌酮	血清,血浆		
女性			
月经周期			
卵泡期		<555 pmol/L	<150 pg/ml
黄体期		<740 pmol/L	<200 pg/ml
绝经后		11～118 pmol/L	3～32 pg/ml
男性		33～133 pmol/L	9～36 pg/ml
游离脂肪酸(非酯化)	血浆	0.1～0.6 mmol/L	2.8～16.8 mg/dl

检测指标	样本	国际单位	常规单位
铁蛋白	血清		
女性		10~150μg/L	10~150ng/ml
男性		29~248μg/L	29~248ng/ml
卵泡刺激素	血清,血浆		
女性			
月经周期			
卵泡期		3.0~20.0 U/L	3.0~20.0mU/ml
排卵期		9.0~26.0 U/L	9.0~26.0mU/ml
黄体期		1.0~12.0 U/L	1.0~12.0mU/ml
绝经后		18.0~153.0 U/L	18.0~153.0mU/ml
男性		1.0~12.0 U/L	1.0~12.0mU/ml
果糖胺	血清	<285μmol/L	<285μmol/L
γ-谷氨酰转移酶	血清	0.15~0.99μkat/L	9~58 U/L
胃泌素	血清	<100ng/L	<100 pg/ml
胰高血糖素	血浆	40~130ng/L	40~130 pg/ml
葡萄糖	全血	3.6~5.3 mmol/L	65~95 mg/dl
葡萄糖(空腹)	血浆		
正常		4.2~5.6 mmol/L	75~100 mg/dl
糖尿病风险增加		5.6~6.9 mmol/L	100~125 mg/dl
糖尿病		空腹>7.0 mmol/L;葡萄糖耐量试验 2h 血糖>11.1 mmol /L;有高血糖症状的患者随机葡萄糖水平≥11.1 mmol /L	空腹>126 mg/dl;葡萄糖耐量试验 2 小时血糖≥200 mg/dl;有高血糖症状的患者随机葡萄糖水平≥200 mg/dl
生长激素	血清	0~5μg/L	0~5ng/ml
血红蛋白 A1c	全血	0.04~0.06 Hgb 分级	4.0%~5.6%
糖尿病前期		0.057~0.064 Hgb 分级	5.7%~6.4%
糖尿病		美国糖尿病协会建议血红蛋白 A1c≥0.065 Hgb	美国糖尿病协会建议血红蛋白 A1c≥6.5%
血红蛋白 A1c 与估计的平均葡萄糖(eAg)	全血	eAgmmoL/L = 1.59 × HbA1c-2.59	eAg(mg/dl)=28.7×HbA1c-46.7
高密度脂蛋白(附表 A-5)			
同型半胱氨酸	血浆	4.4~10.8μmol/L	4.4~10.8μmol/L
人绒促性腺素(hCG)	血清		
非妊娠女性		<5 U/L	<5mU/ml
1~2 周后		9~130 U/L	9~130mU/ml
2~3 周后		75~2600 U/L	75~2600mU/ml
3~4 周后		850~20 800 U/L	850~20 800mU/ml
4~5 周后		4000~100 200 U/L	4000~100 200mU/ml
5~10 周后		11 500~28 900 U/L	11 500~289 000mU/ml

检测指标	样本	国际单位	常规单位
10～14 周后		18 300～137 000 U/L	18 300～137 000mU/ml
孕中期		1400～53 000 U/L	1400～53 000mU/ml
孕晚期		940～60 000 U/L	940～60 000mU/ml
b-羟基丁酸酯	血浆	60～70μmol/L	0.6～1.8 mg/dl
17-羟孕酮（成人）	血清		
男性		＜4.17nmol/l	＜139ng/dl
女性			
卵泡期		0.45～2.1nmol/L	15～70ng/dl
黄体期		1.05～8.7nmol/L	35～290ng/dl
免疫荧光	血清	不适用	未检测到条带
免疫球蛋白,定量（成人）			
IgA	血清	0.70～3.5 g/L	70～350 mg/dl
IgD	血清	0～140mg/L	0～14 mg/dl
IgE	血清	1～87 kU/L	1～87 IU/ml
IgG	血清	7.0～17.0 g/L	700～1700 mg/dl
IgG1	血清	2.7～17.4 g/L	270～1740 mg/dl
IgG2	血清	0.3～6.3 g/L	30～630 mg/dl
IgG3	血清	0.13～3.2 g/L	13～320 mg/dl
IgG4	血清	0.11～6.2 g/l	11～620 mg/dl
IgM	血清	0.50～3.0 g/L	50～300 mg/dl
胰岛素	血清,血浆	14.35～143.5 血浆 mol/L	2～20μU/ml
铁	血清	7～25μmol/L	41～141μg/dl
铁结合能力	血清	45～73μmol/L	251～406μg/dl
铁结合饱和度	血清	0.16～0.35	16%～35%
缺血性修饰白蛋白	血清	＜85 kU/L	＜85 U/ml
关节液结晶	JF	不适用	看不到结晶
关节液黏蛋白	JF	不适用	只有一型黏蛋白存在
酮（丙酮）	血清	阴性	阴性
乳酸盐	血浆,动脉	0.5～1.6 mmol/L	4.5～14.4 mg/dl
	血浆,静脉	0.5～2.2 mmol/L	4.5～19.8 mg/dl
乳酸脱氢酶	血清	2.0～3.8μkat/L	115～221 U/L
脂肪酶	血清	0.51～0.73μkat/L	3～43 U/L
脂质（附表 A-5）			
脂蛋白（a）	血清	0～300mg/L	0～30 mg/dl
低密度脂蛋白 LDL（附表 A-5）			
促黄体激素（LH）	血清,血浆		
女性			
月经期			
卵泡期		2.0～15.0 U/L	2.0～15.0mU/ml

续表

检测指标	样本	国际单位	常规单位
排卵期		22.0～105.0 U/L	22.0～105.0mU/ml
黄体期		0.6～19.0 U/L	0.6～19.0mU/ml
绝经后		16.0～64.0U/L	16.0～64.0mU/ml
男性		2.0～12.0 U/L	2.0～12.0mU/ml
镁	血清	0.62～0.95 mmol/L	1.5～2.3 mg/dl
肾上腺素	血浆	<0.5nmol/L	<100 血浆 g/ml
高铁血红蛋白	全血	0.0～0.01	0～1%
肌红蛋白	血清		
男性		20～71μg/L	20～71μg/L
女性		25～58μg/L	25～58μg/L
去甲肾上腺素	血浆		
仰卧(30min)		650～2423ρmol/L	110～410ρg/ml
坐		709～4019ρmol/L	120～680ρg/ml
站立(30min)		739～4137ρmol/L	125～700ρg/ml
N-端肽(交联),NTx	血清		
女性,绝经前		6.2～19.0nmol 骨胶原当量	6.2～19.0nmol 骨胶原当量
男性		5.4～24.2nmol 骨胶原当量	5.4～24.2nmol 骨胶原当量
B 型氨基端利钠肽原	血清,血浆	75 岁以下<125pg/ml;75 岁以上<450pg/ml	75 岁以下 < 125pg/ml；75 岁以上<450pg/ml
5′核苷酸酶	血清	0.00～0.19μkat/L	0～11U/L
渗透压	血浆	275～295mosmol/kg 血清水	275～295mosmol/kg 血清水
骨钙素	血清	11～50μg/L	11～50ng/ml
氧含量	全血		
动脉(海平面)		17～21	17～21 vol%
静脉(海平面)		10～16	10～16 vol%
氧饱和度(海平面)	全血	分级	
动脉		0.94～1.0	94%～100%
静脉,手臂		0.60～0.85	60%～85%
甲状旁腺激素(完整)	血清	8～51ng/L	8～51 pg/ml
碱性磷酸酶	血清	0.56～1.63μkat/L	33～96 U/L
无机磷	血清	0.81～1.4 mmol/L	2.5～4.3 mg/dl
钾	血清	3.5～5.0 mmol/L	3.5～5.0mEq/L
前白蛋白	血清	170～340mg/L	17～34 mg/dl
降钙素原	血清	<0.1μg/L	<0.1ng/dl
黄体酮	血清,血浆		
女性:滤泡		<3.18nmol/L	<1.0ng/dl
黄体中期		9.54～63.6nmol/L	3～20ng/dl
男性		<3.18nmol/L	<1.0ng/dl
催乳素	血清		

续表

检测指标	样本	国际单位	常规单位
男性		53～360mg/L	2.5～17ng/ml
女性		40～530mg/L	1.9～25ng/ml
前列腺特异性抗原(PSA)	血清	0.0～4.0μg/L	0.0～4.0ng/ml
游离的前列腺特异性抗原	血清	当总 PSA 在 4～10μg/L 时,而游离 PSA＞0.25 时减低前列腺癌的危险,游离 PSA＜0.10 时增加前列腺癌的危险	当总 PSA 在 4～10ng/ml,而游离 PSA＞25% 时减低前列腺癌的危险,游离 PSA＜10% 时增加前列腺癌的危险
蛋白质分类	血清		
白蛋白		35～55 g/L	3.5～5.5 g/dl(50%～60%)
球蛋白		20～35 g/L	2.0～3.5 g/dl(40%～50%)
α_1-酸性糖蛋白		2～4 g/L	0.2～0.4 g/dl(4.2%～7.2%)
α_2-酸性糖蛋白		5～9 g/L	0.5～0.9 g/dl(6.8%～12%)
Beta		6～11 g/L	0.6～1.1 g/dl(9.3%～15%)
Gamma		7～17 g/L	0.7～1.7 g/dl(13%～23%)
总蛋白	血清	67～86 g/L	6.7～8.6 g/dl
丙酮酸	血浆	40～130μmol/L	0.35～1.14 mg/dl
类风湿因子	血清	＜15 kU/L	＜15 U/ml
血清素	全血	0.28～1.14μmol/L	50～200ng/ml
血清蛋白电泳	血清	不适用	正常模式
性激素结合球蛋白(成人)	血清		
男性		11～80nmol/L	11～80nmol/L
女性		30～135nmol/L	30～135nmol/L
钠	血清	136～146 mmol/L	136～146meq/L
生长调节素-C(IGF-1)(成人)	血清		
16 岁		226～903μg/L	226～903ng/ml
17 岁		193～791μg/L	193～791ng/ml
18 岁		163～584μg/L	163～584ng/ml
19 岁		141～483μg/L	141～483ng/ml
20 岁		127～424μg/L	127～424ng/ml
21～25 岁		116～358μg/L	116～358ng/ml
26～30 岁		117～329μg/L	117～329ng/ml
31～35 岁		115～307μg/L	115～307ng/ml
36～40 岁		119～204μg/L	119～204ng/ml
41～45 岁		101～267μg/L	101～267ng/ml
46～50 岁		94～252μg/L	94～252ng/ml
51～55 岁		87～238μg/L	87～238ng/ml
56～60 岁		81～225μg/L	81～225ng/ml
61～65 岁		75～212μg/L	75～212ng/ml

续表

检测指标	样本	国际单位	常规单位
66～70 岁		69～200μg/L	69～200ng/ml
71～75 岁		64～188μg/L	64～188ng/ml
76～80 岁		59～177μg/L	59～177ng/ml
81～85 岁		55～166μg/L	55～166ng/ml
生长抑素	血浆	<25ng/L	<25 pg/ml
游离的睾酮	血清		
成年女性		10.4～65.9 pmol/L	3～19 pg/ml
成年男性		312～1041 pmol/L	90～300 pg/ml
总睾酮	血清		
女性		0.21～2.98nmol/L	6～86ng/dl
男性		9.36～37.10nmol/L	270～1070ng/dl
甲状腺球蛋白	血清	1.3～31.8μg/L	1.3～31.8ng/ml
甲状腺结合球蛋白	血清	13～30mg/L	1.3～3.0 mg/dl
促甲状腺激素	血清	0.34～4.25mU/L	0.34～4.25μU/ml
游离甲状腺素(fT_4)	血清	9.0～16 pmol/L	0.7～1.24ng/dl
总甲状腺素(T_4)	血清	70～151nmol/L	5.4～11.7 μg/dl
甲状腺素指数(游离的)	血清	6.7～10.9	6.7～10.9
转铁蛋白	血清	2.0～4.0 g/L	200～400 mg/dl
三酰甘油(附表 A-5)	血清	0.34～2.26 mmol/L	30～200 mg/dl
游离的三碘甲状腺原氨酸(fT_3)	血清	3.7～6.5 pmol/L	2.4～4.2 pg/ml
总三碘甲状腺原氨酸(T_3)	血清	1.2～2.1nmol/L	77～135ng/dl
99% 的健康人的肌钙蛋白 I(方法依赖性)	血清,血浆	0～0.04μg/L	0～0.04ng/ml
99% 的健康人的肌钙蛋白 T	血清,血浆	0～0.01μg/L	0～0.01ng/ml
尿素氮	血清	2.5～7.1 mmol/L	7～20 mg/dl
尿酸	血清		
女性		0.15～0.33 mmol/L	2.5～5.6 mg/dl
男性		0.18～0.41 mmol/L	3.1～7.0 mg/dl
血管活性肠多肽	血浆	0～60ng/L	0～60 pg/ml
锌原卟啉	全血	0～400ng/L	0～40 μg/dl
原卟啉锌(Z 血浆血浆)-血红素比	全血	0～69μmolZPP/mol 血红素	0～69μmolZPP/mol 血清素

附表 A-3　毒理学与治疗药物监测

药物	治疗范围		毒性水平	
	公制单位	传统单位	公制单位	传统单位
对乙酰氨基酚	66～199μmol/L	10～30μg/ml	>1320μmol/L	>200μg/ml
阿米卡星				
最大值	34～51μmol/L	20～30μg/ml	>60μmol/L	>35μg/ml
最小值	0～17μmol/L	0～10μg/ml	>17μmol/L	>10μg/ml
阿米替林/去甲替林(总药物)	430～900nmol/L	120～250ng/ml	>1800nmol/L	>500ng/ml
安非他明	150～220nmol/L	20～30ng/ml	>1500nmol/L	>200ng/ml
溴化物	9.4～18.7 mmol/L	75～150 mg/dl	>18.8 mmol/L	>150 mg/dl
轻度毒性			6.4～18.8 mmol/L	51～150 mg/dl
严重毒性			>18.8 mmol/L	>150 mg/dl
致死剂量			>37.5 mmol/L	>300 mg/dl
咖啡因	25.8～103μmol/l	5～20μg/ml	>206μmol/L	>40μg/ml
卡巴咪嗪	17～42μmol/L	4～10μg/ml	>85μmol/L	>20μg/ml
氯霉素				
最大值	31～62μmol/L	10～20μg/ml	>77μmol/L	>25μg/ml
最小值	15～31μmol/L	5～10μg/ml	>46μmol/L	>15μg/ml
甲氨二氮䓬	1.7～10μmol/L	0.5～3.0μg/ml	>17μmol/L	>5.0μg/ml
氯硝西泮	32～240nmol/L	10～75ng/ml	>320nmol/L	>100ng/ml
氯氮平	0.6～2.1μmol/L	200～700ng/ml	>3.7μmol/L	>1200ng/ml
可卡因			>3.3μmol/L	>1.0μg/ml
可待因	43～110nmol/mL	13～33ng/ml	>3700nmol/mL	>1100ng/ml(致死剂量)
环孢素				
肾移植				
0～6 个月	208～312nmol/L	250～375ng/ml	>312nmol/L	>375ng/ml
移植后 6～12 个月	166～250nmol/L	200～300ng/ml	>250nmol/L	>300ng/ml
>12 个月	83～125nmol/L	100～150ng/ml	>125nmol/L	>150ng/ml
心脏移植				
0～6 个月	208～291nmol/L	250～350ng/ml	>291nmol/L	>350ng/ml
移植后 6～12 个月	125～208nmol/L	150～250ng/ml	>208nmol/L	>250ng/ml
>12 月	83～125nmol/L	100～150ng/ml	>125nmol/L	>150ng/ml
肺移植				
0～6 个月	250～374nmol/L	300～450ng/ml	>374nmol/L	>450ng/ml
肝移植				
初始计量	208～291nmol/L	250～350ng/ml	>291nmol/L	>350ng/ml
维持计量	83～166nmol/L	100～200ng/ml	>166nmol/L	>200ng/ml
脱甲丙米嗪	375～1130nmol/L	100～300ng/ml	>1880nmol/L	>500ng/ml
地西泮(及代谢产物)				
地西泮	0.7～3.5μmol/L	0.2～1.0μg/ml	>7.0μmol/L	>2.0μg/ml
去甲西泮	0.4～6.6μmol/L	0.1～1.8μg/ml	>9.2μmol/L	>2.5μg/ml
地高辛	0.64～2.6nmol/L	0.5～2.0ng/ml	>5.0nmol/L	>3.9ng/ml
达舒平	5.3～14.7μmol/L	2～5μg/ml	>20.6μmol/L	>7μg/ml
多虑平和去甲多塞平				
多虑平	0.36～0.98μmol/L	101～274ng/ml	>1.8μmol/L	>503ng/ml
去甲多塞平	0.38～1.04μmol/L	106～291ng/ml	>1.9μmol/L	>531ng/ml

续表

药物	治疗范围		毒性水平	
	公制单位	传统单位	公制单位	传统单位
酒精				
行为改变			>4.3 mmol/L	>20 mg/dl
限量			≥17 mmol/L	≥80 mg/dl
严重暴露的临界值			>54 mmol/L	>250 mg/dl
乙二醇				
中毒量			>2 mmol/L	>12 mg/dl
致死量			>20 mmol/L	>120 mg/dl
乙琥胺	280~700μmol/L	40~100μg/ml	>700μmol/L	>100μg/ml
依维莫司	3.13~8.35nmol/L	3~8ng/ml	>12.5nmol/L	>12ng/ml
氟卡胺	0.5~2.4μmol/L	0.2~1.0μg/ml	>3.6μmol/L	>1.5μg/ml
庆大霉素				
最大值	10~21μmol/mL	5~10μg/ml	>25μmol/ml	>12μg/ml
最小值	0~4.2μmol/mL	0~2μg/ml	>4.2μmol/ml	>2μg/ml
海洛因（二乙酰吗啡）			>700μmol/L	>200ng/ml（同吗啡）
布洛芬	49~243μmol/L	10~50μg/ml	>970μmol/L	>200μg/ml
丙米嗪（及代谢物）				
去甲丙米嗪	375~1130nmol/L	100~300ng/ml	>1880nmol/L	>500ng/ml
总丙米嗪+去甲丙米嗪	563~1130nmol/L	150~300ng/ml	>1880nmol/L	>500ng/ml
拉莫三嗪	11.7~54.7μmol/L	3~14μg/ml	>58.7μmol/L	>15μg/ml
利多卡因	5.1~21.3μmol/L	1.2~5.0μg/ml	>38.4μmol/L	>9.0μg/ml
锂	0.5~1.3 mmol/L	0.5~1.3meq/l	>2 mmol/L	>2meq/L
美沙酮	1.0~3.2μmol/L	0.3~1.0μg/ml	>6.5μmol/L	>2μg/ml
甲基苯丙胺	0.07~0.34μmol/L	0.01~0.05μg/ml	>3.35μmol/L	>0.5μg/ml
甲醇			>6 mmol/L	>20 mg/dl
甲氨蝶呤				
低剂量	0.01~0.1μmol/L	0.01~0.1μmol/L	>0.1 mmol/L	>0.1 mmol/L
高剂量（24h）	<5.0μmol/L	<5.0μmol/L	>5.0μmol/L	>5.0μmol/L
高剂量（48h）	<0.50μmol/L	<0.50μmol/L	>0.5μmol/L	>0.5μmol/L
高剂量（72h）	<0.10μmol/L	<0.10μmol/L	>0.1μmol/L	>0.1μmol/L
吗啡	232~286μmol/L	65~80ng/ml	>720μmol/L	>200ng/ml
霉酚酸	3.1~10.9μmol/L	1.0~3.5ng/ml	>37μmol/L	>12ng/ml
硝普盐（硫氰酸盐）	103~499μmol/L	6~29μg/ml	860μmol/L	>50μg/ml
去甲替林	190~569nmol/L	50~150ng/ml	>1900nmol/L	>500ng/ml
镇静安眠药	65~172μmol/L	15~40μg/ml	>258μmol/L	>60μg/ml
苯妥英	40~79μmol/L	10~20μg/ml	>158μmol/L	>40μg/ml
苯妥英，免费	4.0~7.9μg/ml	1~2μg/ml	>13.9μg/ml	>3.5μg/ml
% 免费	0.08~0.14	8%~14%		
扑米酮及其代谢物				
普里米酮	23~55μmol/L	5~12μg/ml	>69μmol/L	>15μg/ml
镇静安眠药	65~172μmol/L	15~40μg/ml	>215μmol/L	>50μg/ml
普鲁卡因胺				
普鲁卡因胺	17~42μmol/L	4~10μg/ml	>43μmol/L	>10μg/ml
NAPA（N-乙酰普鲁卡因胺）	22~72μmol/L	6~20μg/ml	>126μmol/L	>35μg/ml

续表

药物	治疗范围		毒性水平	
	公制单位	传统单位	公制单位	传统单位
奎尼丁	6.2～15.4μmol/L	2.0～5.0μg/ml	>19μmol/L	>6μg/ml
水杨酸盐	145～2100μmol/L	2～29 mg/dl	>2900μmol/L	>40 mg/dl
西罗莫司(最低剂量)				
肾移植	4.4～15.4nmol/L	4～14ng/ml	>16nmol/L	>15ng/ml
他克莫司(FK506)(最低剂量)				
肾和肝				
初始计量	12～19nmol/L	10～15ng/ml	>25nmol/L	>20ng/ml
维持计量	6～12nmol/L	5～10ng/ml	>25nmol/L	>20ng/ml
心脏				
初始计量	19～25nmol/L	15～20ng/ml		
维持计量	6～12nmol/L	5～10ng/ml		
茶碱	56～111μg/ml	10～20μg/ml	>168μg/ml	>30μg/ml
硫氰酸盐(或酯)				
硝普盐灌注之后	103～499μmol/L	6～29μg/ml	860μmol/L	>50μg/ml
非吸烟者	17～69μmol/L	1～4μg/ml		
吸烟者	52～206μmol/L	3～12μg/ml		
托普霉素				
最大值	11～22μg/L	5～10μg/ml	>26μg/L	>12μg/ml
最小值	0～4.3μg/L	0～2μg/ml	>4.3μg/L	>2μg/ml
丙戊酸	346～693μmol/L	50～100μg/ml	>693μmol/L	>100μg/ml
万古霉素				
最大值	14～28μmol/L	20～40μg/ml	>55μmol/L	>80μg/ml
最小值	3.5～10.4μmol/L	5～15μg/ml	>14μmol/L	>20μg/ml

附表 A-4　维生素和选定的微量元素

检测指标	推荐范围		
	标本	公制单位	传统单位
铝	血清	<0.2μmol/L	<5.41μg/L
砷	全血	0.03～0.31μmol/L	2～23μg/L
镉	全血	<44.5nmol/L	<5.0μg/L
辅酶 Q10(辅酶)	血浆	433～1532μg/L	433～1532μg/L
胡萝卜素	血清	0.07～1.43μmol/L	4～77μg/dl
铜	血清	11～22μmol/L	70～140μg/dl
叶酸	红细胞	340～1020nmol/L 细胞	150～450ng/ml 细胞
叶酸	血清	12.2～40.8nmol/L	5.4～18.0ng/ml
铅(成人)	血清	<0.5μmol/L	<10 μg/dl
汞	全血	3.0～294nmol/L	0.6～59μg/L
硒	血清	0.8～2.0μmol/L	63～160μg/L
维生素 A	血清	0.7～3.5μmol/L	20～100μg/dl
维生素 B_1	血清	0～75nm/L	0～2μg/dl
维生素 B_2	血清	106～138nm/L	4～24μg/dl

续表

检测指标	推荐范围		
	标本	公制单位	传统单位
维生素 B_6	血浆	20～121nm/L	5～30μg/dl
维生素 B_{12}	血清	206～735nm/L	279～996μg/dl
维生素 C(抗坏血酸维生素 C)	血清	23～57μmol/L	0.4～1.0mg/dl
维生素 D_3	血清,血浆	36～180 pmol/L	15～75pg/ml
维生素 D_3	血浆	75～250 pmol/L	30～100pg/ml
维生素 E	血清	12～42μmol/L	5～18μg/ml
维生素 K	血清	0.29～2.64nmol/L	0.13～1.19ng/ml
锌	血清	11.5～18.4μmol/L	75～120μg/dl

附表 A-5　低密度脂蛋白胆固醇、总胆固醇、高密度脂蛋白胆固醇的分类

低密度脂蛋白胆固醇

＜70m g/ml	极高危,需治疗
＜100mg/ml	理想状态
100～129mg/ml	接近或稍高于理想状态
130～159mg/ml	偏高
160～189mg/ml	高
≥190mg/ml	极高

总胆固醇

＜200mg/ml	理想状态
200～239mg/ml	偏高
≥240mg/ml	高

高密度脂蛋白胆固醇

＜40mg/ml	低
≥60mg/ml	高

引自：Executive summary of the third report of the National Cholesterol Education Program(NCEP)expert panel on detection,evaluation,and treatment of high blood cholesterol in adults(adult treatment panel Ⅲ).*JAMA* 2001;285;2486-2497.SM Grundy et al for the Coordinating Committee of the National Cholesterol Education Program;Implications of recent clinical trials for the National Cholesterol Education Program Adult Treatment Panel Ⅲ Guidelines.*Circulation* 2004;110;227.

附表 A-6　尿液分析及肾功能检查

	参考范围	
	公制单位	传统单位
可滴定酸	20～40 mmol/d	20～40 meq/d
醛固酮	正常饮食:6～25μg/d 低盐饮食:17～44μg/d 高盐饮食:0～6μg/d	正常饮食:6～25μg/d 低盐饮食:17～44 μg/d 高盐饮食:0～6μg/d
铝	0.19～1.11μmol/L	5～30μg /L
氨	30～50 mmol/d	30～50 mEq/d
淀粉酶		4～400 U/L

续表

	参考范围	
	公制单位	传统单位
淀粉酶/肌酐清除率[(Clam/Clcr)×100]	1~5	1~5
砷	0.07~0.67μmol/d	5~50μg/d
尿本-周蛋白(定性)	不适用	未检测到
尿本-周蛋白(定量)		
游离 kappa	1.4~24.2mg/L	0.14~2.42 mg/dl
游离 lambda	0.2~6.7mg/L	0.02~0.67 mg/dl
K/L 比值	2.04~10.37	2.04~10.37
钙(食用钙 10mg/d 或 200mg/d)	<7.5 mmol/d	<300 mg/d
氯	140~250 mmol/d	140~250 mmol/d
柠檬酸盐	320~1240 mg/d	320~1240 mg/d
铜	<0.95μmol/d	<60μg/d
粪卟啉(types I and III)	0~20 μmol/mol 肌酐	0~20μmol/mol 肌酐
游离皮质醇	55~193nmol/d	20~70μg/d
肌酐(肌酸)		
男性	<760μmol/d	<100mg/d
女性	<380μmol/d	<50 gd
肌酐	8.8~14 mmol/d	1.0~1.6 g/d
多巴胺	392~2876nmol/d	60~440μg/d
嗜酸粒细胞	<100/ml	<100 /ml
肾上腺素	0~109nmol/d	0~20μg/d
肾小球滤过率	>60ml/(min·1.73m²) 非洲人乘1.21	>60ml/(min·1.73m²) 非洲人乘1.21
葡萄糖(葡萄糖氧化酶法)	0.3~1.7 mmol/d	50~300 mg/d
5-羟基吲哚乙酸[5-HIAA]	0~78.8μmol/d	0~15 mg/d
羟(基)脯氨酸	53~328μmol/d	53~328μmol/d
碘		
WHO 定义的碘缺乏		
不缺碘	>100μg/L	>100μg/L
轻度缺碘	50~100μg/L	50~100μg/L
中度缺碘	20~49μg/L	20~49μg/L
重度缺碘	<20μg/L	<20μg/L
丙酮	阴性	阴性
17-酮类固醇	3~12 mg/d	3~12mg/d
甲氧肾上腺素		
3-甲氧肾上腺素	30~350μg/d	30~350μg/d
去甲氧肾上腺素	50~650μg/d	50~650μg/d
微量白蛋白		
正常	0~0.03 g/d	0~30 mg/d

续表

	参考范围	
	公制单位	传统单位
微量白蛋白尿	0.03～0.30g/d	30～300mg/d
临床白蛋白尿	＞0.3g/d	＞300mg/d
微量白蛋白/肌酐比值		
正常	0～3.4 g/mol 肌酐	0～30μg/mg 肌酐
微量白蛋白尿	3.4～34 g/mol 肌酐	30～300μg/mg 肌酐
临床白蛋白尿	＞34 g/mol 肌酐	＞300μg/mg 肌酐
β_2 微球蛋白	0～160μg/L	0～160μg/L
去甲肾上腺素	＞89～473nmol/d	＞15～80μg/d
氨基末端肽		
女性（绝经前）	17～94nmol BCE/mmol 肌酐	17～94nmol BCE/mmol 肌酐
女（绝经后）	26～124nmol BCE/mmol 肌酐	26～124nmol BCE/mmol 肌酐
男	21～83nmol BCE/mmol 肌酐	21～83nmol BCE/mmol 肌酐
BC 等效骨胶原		
渗透压	100～800mOsm/kg	100～800mOsm/kg
草酸		
男	80～500μmol/d	7～44 mg/d
女	45～350μmol/d	4～31 mg/d
pH	5.0～9.0	5.0～9.0
磷	12.9～42.0 mmol/d	400～1300 mg/d
胆色素原	无	无
钾	25～100 mmol/d	25～100 mEq/d
蛋白	＜0.15 g/d	＜150 mg/d
蛋白/肌酐比值	男：15～68 mg/g 女：10～107 mg/g	男：15～68 mg/g 女：10～107 mg/g
沉渣		
红细胞	0～2 个/高倍镜视野	
白细胞	0～2 个/高倍镜视野	
细菌	无	
结晶	无	
囊细胞	无	
鳞状上皮细胞	无	
小管细胞	无	
宽大管型	无	
上皮细胞管型	无	
颗粒管型	无	
透明管型	0～5 个/低倍镜视野	
红细胞管型	无	
蜡样管型	无	

续表

	参考范围	
	公制单位	传统单位
白细胞管型	无	
钠	100～260 mmol/d	100～260 mEq/d
比重		
限制饮水 12h 后	>1.025	>1.025
水摄入增多 12h	≤1.003	≤1.003
肾小管重吸收磷	0.79～0.94 滤过量	79%～94%滤过量
尿氮	214～607 mmol/d	6～17 g/d
尿酸(正常饮食)	1.49～4.76 mmol/d	250～800 mg/d
香草基扁桃酸(VMA)	<30μmol/d	<6 mg/d

（吴　明　梅长林　译）

附录 B

复习与自我评估

一、题目(要求:请在下列选项中选出最正确的一个)

1.下列哪项是急性缺血性肾衰竭的潜在病因（　　）

A.小管上皮细胞凋亡和坏死

B.因一氧化氮引起的肾小球血管扩张减弱

C.内皮素所致小球血管收缩增加

D.肾小球内白细胞黏附增加

E.以上选项都正确

2.患者,男性,47岁,有糖尿病史、高脂血症、大量吸烟史和冠状动脉疾病史,紧急施行阑尾切除术,以下哪个条件致使患者发生术后急性肾损伤的风险增加（　　）

A.腹部手术,紧急手术,高脂血症

B.年龄>40岁,腹部手术和紧急手术

C.年龄>40岁,紧急手术和糖尿病史

D.冠状动脉疾病,大量吸烟史和腹部手术

E.糖尿病史和紧急手术

3.患者,男性57岁,有糖尿病和慢性肾病病史,基线肌酐1.8 mg/dl,突发急性心肌梗死进行心导管检查。随后被诊断为碘对比剂导致的急性肾损伤,以下有关该患者急性肾损伤的说法中错误的是（　　）

A.钠排泄分数降低

B.3~5d肌酐将会上升至峰值

C.糖尿病史致使该患者发生对比剂肾病的风险增加

D.碘对比剂沉淀在肾小管发生一过性肾小管阻塞,加速了急性肾损伤的进展

E.尿沉渣镜检可发现白细胞

4.下列哪例急性肾损伤患者在肾超声检查时最可能发现肾盂积水（　　）

A.19岁男性患者,患有淋球菌性脓毒症引起的爆发性紫癜

B.37岁女性患者,正在接受晚期宫颈癌的化疗和放射治疗

C.53岁男性患者,患有E.coli O157:H7引起的血栓性血小板减少性紫癜

D.85岁疗养院男性患者,患有肾盂肾炎和败血症

E.以上都不是

5.评估二尖瓣置换术患者在进行心肺分流术后发生急性肾损伤的风险,以下哪一项尿镜检结果最能提示肾衰竭是由胆固醇栓子引起的（　　）

A.草酸钙晶体

B.嗜酸细胞尿

C.颗粒管型

D.正常沉积物

E.白细胞管型

6.患者,男性,54岁,因肺炎球菌肺炎导致的败血症收入内科重症监护病房,给予机械通气和去甲肾上腺素,维持平均动脉压在60mmHg。侵入性血流动力学检查提示左心灌注压较高,无左心室功能不全病史。入院第3天,尿量减少,血肌酐升高到3.4mg/dl,诊断为急性肾小管损伤。以下哪项药物应用可以改善该患者急性肾损伤的预后（　　）

A.呋喃苯胺酸

B.博沙坦

C.小剂量多巴胺

D.胰岛素样生长因子

E.以上都不是

7.男性患者65岁,因脱水继发肾前性氮质血症入院第5天,初入院时肌酐3.6mg/dl,今日降至2.1 mg/dl。患者自述下腰背轻度疼痛,给予萘普生间断口服。该药进一步损伤其肾功能的可能机制是（　　）

A.入球小动脉血管收缩

B.入球小动脉血管舒张

C.出球小动脉血管收缩

D.近端肾小管毒性

E.输尿管梗阻

8.男性患者55岁,欲行冠状动脉造影术,术前评估提示 eGFR 33ml/(min・1.73m²),糖尿病控制不佳。目前未口服肾毒性药物,肾病专家认为该患者不会发生急性肾衰竭,手术在4h后进行。为预防对比剂肾病的发生,以下哪种药物可以明确降低发生对比剂肾病的风险（　　）

A.多巴胺

B.非诺多泮

C.吲哚美辛

D.N-乙酰半胱氨酸

E.碳酸氢钠

9.慢性肾病 5 期,肾小球滤过率应低于( )

　　A.50ml/(min·1.73m²)

　　B.25ml/(min·1.73m²)

　　C.15ml/(min·1.73m²)

　　D.5ml/(min·1.73m²)

　　E.0ml/(min·1.73m²)(无尿)

10.慢性肾病患者的主要死因是什么( )

　　A.心血管疾病

　　B.高钾血症

　　C.感染

　　D.恶性肿瘤

　　E.尿毒症

11.以下关于慢性肾病患者使用外源性促红细胞生成素的说法中错误的是( )

　　A.外源性促红细胞生成素应该在血红蛋白浓度为 100~115g/L 时使用

　　B.应用外源性促红细胞生成素可改善心血管疾病的预后

　　C.应用外源性促红细胞生成素增加同时患有 2 型糖尿病的患者发生卒中的风险

　　D.应用外源性促红细胞生成素可能会加快患者进展至需要血液透析的速度

　　E.应用外源性促红细胞生成素会增加患者发生血栓栓塞事件的风险

12.病理诊断为局灶性节段性肾小球硬化的慢性肾病 4 期患者,以下哪项是开始维持性血液透析的指标( )

　　A.每日补碱控制的酸中毒

　　B.出血倾向

　　C.BUN 高于 110mg/dl,且无症状

　　D.肌酐高于 5 mg/dl,且无症状

　　E.聚苯乙烯磺酸钠治疗的高钾血症

13.患者,女性,27 岁,慢性肾病患者正在接受血液透析治疗,透析期间出现低血压。以下哪种解释是透析期间低血压出现的机制( )

　　A.降压药的使用

　　B.过度超滤

　　C.自主反应损伤

　　D.渗透改变

　　E.以上都是

14.患者,女性 35 岁,高血压性肾病患者,已进展至终末期肾病。1 年前开始腹膜透析治疗且尿毒症症状

得到改善。因发热、意识状态改变、弥漫性腹痛和透析液浑浊入急诊治疗。通过导管抽腹水送实验室分析:白细胞计数为 125/mm³,其中 85% 是多形核中性粒细胞。腹水培养最可能发现以下哪项微生物( )

　　A.白念珠菌

　　B.大肠埃希菌

　　C.人结核分枝杆菌

　　D.铜绿假单胞杆菌

　　E.金黄色葡萄球菌

15.患者,女性,45 岁,因糖尿病肾病进展至终末期肾病开始血液透析。请问以下哪项最可能是该患者最终的死亡原因( )

　　A.痴呆

　　B.大出血

　　C.心肌梗死

　　D.进展至尿毒症

　　E.败血症

16.目前透析剂量的定义是( )

　　A.透析液的流量

　　B.部分尿素清除率

　　C.每周透析时间

　　D.每月实际透析次数

17.终末期肾病患者因完全性双侧肾动脉狭窄而进行血液透析,持续性高钾血症。血钾高于 6.0mmol/L 时有心电图改变,这种情况每周发生几次。入院进一步治疗,实验室评估、营养咨询和调整药物治疗不能改善该患者的血钾状况。请问针对该患者下一步的合理治疗方案是( )

　　A.调整透析液

　　B.每日给予呋塞米

　　C.施行"钠建模"

　　D.置入自动除颤器

　　E.行双侧肾切除术

18.关于肾移植的说法以下哪项是正确的( )

　　A.活体供肾和尸体供肾的 5 年存活率相近

　　B.死者供体的年龄不影响移植肾的存活

　　C.肾移植的成本-效益不比血液透析好

　　D.一级亲属捐赠者,移植肾的 1 年存活率比死者供体高 5%~7%

　　E.20 年后随访,供肾者单肾的并发症常见

19.以下除哪项外均能引起肾小球损害进而导致肾衰竭( )

　　A.糖尿病

　　B.Fanconi 综合征

　　C.狼疮肾炎

　　D.肾性高血压

E.TRPC6 阳离子通道突变

20.患者,男性,21 岁,被诊断为链球菌后肾小球肾炎,下列哪项有可能在该患者尿检中发现（　　）

A.蛋白尿＞3g/24h,无血尿

B.肉眼血尿,24h 尿白蛋白定量 227mg

C.肉眼血尿,白细胞尿,24h 尿白蛋白定量 227mg

D.尿培养链球菌阳性

E.无菌性脓尿,无蛋白尿

21.患者,女性,50 岁,肥胖,轻度高血压 5 年,口服噻嗪类利尿药控制,体检发现蛋白尿。体格检查:身高 167.6cm,体重91kg,血压 130/80 mmHg,轻度足部水肿。实验室检查结果如下:血肌酐 106 μmol/L(1.2 mg/dl);BUN6.4 mmol/L(18 mg/dl);肌酐清除率 87 ml/min。尿常规:pH 为 5.0,尿比重 1.018,尿蛋白 3＋,葡萄糖（一）,偶见粗颗粒;尿蛋白排泄:5.9 g/d;肾活检表明光镜下 60%的肾小球出现节段性硬化,其余的肾小球不清晰（见下图）。最可能的诊断是（　　）

A.高血压性肾硬化

B.局灶性节段性肾小球硬化

C.微小病变性肾病

D.膜性肾病

E.新月体性肾小球肾炎

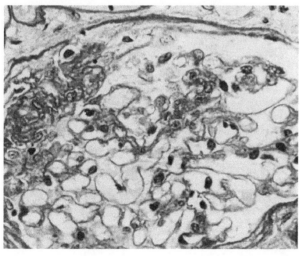

22.下列哪项是常染色体显性多囊肾病的肾外表现（　　）

A.主动脉反流

B.主动脉根部扩张

C.结肠憩室

D.颅内动脉瘤

E.以上都是

23.患者,男性,21 岁,大学生,极度乏力数年,近期症状加重。患者自述经常出现脚痉挛和抽搐,偶尔出现不可控制性的肌肉痉挛。无其他疾病,无药物服用史,无吸烟饮酒史。体检发现生命体征正常,血压

正常,其余检查正常。实验室检查结果:钠 138mmol/L,钾 2.8mmol/L,氯 90mmol/L,碳酸氢盐 30mmol/L,镁离子正常。利尿药筛查阴性,尿氯升高。下列哪项是最可能的诊断（　　）

A.暴食症

B.利尿药滥用

C.Gitelman 综合征

D.Liddle 综合征

E.1 型假性醛固酮减少症

24.患者,女性,28 岁,在发现血尿一段时间后被诊断为常染色体显性多囊肾病。关于该患者颅内动脉瘤发生的风险,以下说法正确的是（　　）

A.颅内动脉瘤破裂的家族史不增加该患者颅内动脉瘤破裂的风险

B.前一次颅内出血不增加再次发生颅内出血的风险

C.动脉瘤的大小与自发性破裂的风险没有相关性

D.该患者目前的情况发生颅内动脉瘤的风险不会增加

E.血压控制不佳会增加颅内动脉瘤破裂的风险

25.一患者患有干燥综合征,实验室检查结果如下:血钠 139 mmol/L,氯 112 mmol/L,碳酸氢盐 15 mmol/L,钾 3.0 mmol/L;尿检:pH:6.0,钠 15 mmol/L,钾 10 mmol/L,氯 12 mmol/L。最可能的诊断是（　　）

A.Ⅰ型肾小管性酸中毒

B.Ⅱ型肾小管性酸中毒

C.Ⅲ型肾小管性酸中毒

D.Ⅳ型肾小管性酸中毒

E.慢性腹泻

26.一个 16 岁的女性体育明星,自述疲劳,全身无力,肌肉痉挛,既往无疾病史,无吸烟、饮酒和非法药物滥用史,无明显家族遗传病史。体检发现瘦长体型,血压正常。体重指数 BMI 是 18kg/m²,口腔检查发现牙齿生长不整齐,肌张力正常,神经病学检查正常。实验室检查:血细胞比容38.5%,肌酐 0.6 mg/dl,血碳酸氢盐 30 mmol/L,钾 2.7 mmol/L。进一步诊断还需以下哪项检查（　　）

A.尿常规和尿培养

B.血浆肾素和醛固酮水平

C.尿液阿片类制剂毒物学筛查

D.尿液利尿药毒物学筛查

E.血镁水平

27.下列哪种情况,经活检证实的间质性肾炎用类固醇治疗最有可能影响到肾功能长期恢复（　　）

A.37 岁女性结节病患者

B.48 岁男性患者,缓慢进展的间质性肾炎,持续 2

个月,且活检发现纤维化

C.54 岁男性糖尿病患者,近期感染沙门菌

D.63 岁男性患者,使用头孢菌素后发生过敏性间质性肾炎

E.以上都不是

28.患者,女性,58 岁,行子宫切除术后发生急性呼吸窘迫综合征,给予机械通气和广谱抗生素治疗。除甲状腺功能减退外,无其他疾病史。住院第 5 天尿量开始减少,血肌酐从 1.2 mg/dl 升到 2.5 mg/dl,怀疑是过敏性间质性肾炎。以下哪一项检查结果能进一步证实该诊断( )

A.血尿

B.外周血嗜酸性粒细胞

C.尿检发现嗜酸性粒细胞

D.尿检发现白细胞

E.以上都不是

29.一 44 岁肥胖女性患者,因胆石症行选择性胆囊切除术,术后状态良好,3d 后出院。出院后 2d 出现发热和意识状态改变被其家属送入急诊治疗。该患者有口服抗抑郁药物史,其他均正常。体温 103℉,脉搏 127/min,血压 110/78 mmHg,呼吸频率和氧饱和度均正常。体格检查不配合,手术切口恢复良好。常规生化检查:电解质正常,BUN80mg/dl,肌酐 2.5 mg/dl,白细胞计数:$17.3 \times 10^3/\mu l$,血细胞比容:30%,血小板计数:$25 \times 10^3/\mu l$。外周血涂片提示非聚集性的血小板减少。下列关于该患者的论述哪项是正确的( )

A.该患者外周血中金属蛋白酶 ADAMTS13 活性低

B.血浆置换术作用不大

C.由隐性 E.coli O157:H7 感染引起

D.这种情况在男性比在女性中更常见

E.这种情况不治疗死亡率低

30.患者,女性,35 岁,因双下肢水肿、多尿和轻度左侧腹痛 2 周前来就诊,无其他疾病史,无药物服用史,无吸烟饮酒和非法药物滥用史。体格检查示生命体征正常,血压正常,双下肢 2 度水肿。24h 蛋白尿 3.5g,尿常规示除蛋白尿外其余正常,血肌酐 0.7 mg/dl。超声检查示左肾 13cm、右肾 11.5cm。考虑肾静脉栓塞。进一步诊断需要以下哪项检查( )

A.肾静脉 CT

B.静脉造影术

C.磁共振血管成像

D.DPTA 成像

E.肾静脉多普勒超声检查

31.患者,男性,48 岁,糖尿病和高脂血症,因左侧腹和腹股沟处剧烈疼痛 3h 急诊入院。诊断为肾结石。

该患者的结石成分最可能是以下的哪项( )

A.钙

B.半胱氨酸

C.草酸

D.鸟粪石

E.尿酸

32.患者,女性,54 岁,结肠癌,2 年前行外科切除术和化疗,初级保健医师行常规实验室检查,结果示 BUN65 mg/dl,肌酐 4.5 mg/dl。患者自述轻微疲劳和近期下腰背痛,其他感觉良好。患者近期口服 NSAIDs 药物,但在推荐剂量范围之内。除了停止服用 NSAIDs 药物和肾毒性药物外,以下哪项检查应该首先进行( )

A.腹部和盆腔增强 CT 扫描

B.膀胱残余尿容积测定

C.逆行尿路造影术

D.腹部/肾超声检查

E.尿钠排泄

33.患者,男性,67 岁,因严重腹胀腹痛入急诊治疗,患者膀胱充盈,安置导尿管后排出尿液 1.5L。患者 PSA 正常,但患者自述几周来排尿困难,未排尿 2d。检查示 BUN89 mg/dl,血肌酐 6.4 mg/dl。入院 4d 后 BUN 和肌酐下降,但尿量增多。患者未接受静脉输液,住院第 3~4 天排尿 6L。以下关于患者尿量增多的解释最可能的是( )

A.脑性盐耗

B.髓质渗透性降低

C.RAAS 系统过度激活

D.小管压增加

E.去梗阻后利尿

34.第 33 题中的患者发生以下哪项并发症的可能性最高( )

A.红细胞增多症

B.高氯性代谢性酸中毒

C.高钾血症

D.肾前性氮质血症

E.系统性高血压

35.急性输尿管梗阻的疼痛是由以下哪种原因造成的( )

A.代偿性尿钠排泄

B.髓质血流量降低

C.肾血流量增加

D.舒血管性前列腺素

36.一男性患者,28 岁,来自秘鲁,因腹痛就诊。腹部超声示双侧肾盂、输尿管积水。以下选项中最不可能发生的情况是( )

A.淋巴瘤

B.尿道口狭窄

C.包皮过长

D.腹膜后纤维化

37.实质器官移植后的前2周,以下哪类感染最常见( )

A.巨细胞病毒和EB病毒复活

B.体液免疫缺陷相关的感染(如脑膜炎球菌血症、侵袭性肺炎链球菌感染)

C.中性粒细胞减少相关的感染(如曲霉病、念珠菌血症)

D.T细胞缺陷相关的感染(如耶氏肺孢子虫、诺卡菌病、隐球菌病)

E.典型的医院获得性感染(医院获得性肺炎、尿路感染)

38.患者,女性,22岁,因先天性梗阻性尿道病于3个月前接受了尸供体肾移植。由于大学考试时间安排问题,患者忘记口服某些药物。再次入院时体温102°F,关节痛,淋巴细胞减少,肌酐从1.2 mg/dl升到2.4 mg/dl。下列药物中,患者最可能漏服了哪项( )

A.阿昔洛韦

B.异烟肼

C.伊曲康唑

D.复方新诺明

E.缬更昔洛韦

39.患者,男性,63岁,自述淡粉色尿液1个月,起初以为是吃甜菜所致,但淡粉色尿液一直持续。有高血压病史和吸烟史。有尿频和尿不尽感2年。体格检查无明显异常。尿常规有肉眼血尿,无白细胞尿,肾功能正常。以下关于该患者的说法正确的是( )

A.吸烟不是膀胱癌的危险因素

B.肉眼血尿更支持前列腺癌而不是膀胱癌

C.如果侵袭性膀胱癌结节样浸润却没有远处转移,5年生存率是20%

D.如果有浅表性膀胱癌,膀胱内注射BCG可作为辅助疗法

E.根治性膀胱切除术主要推荐用于侵袭性膀胱癌

40.患者,男性,68岁,右侧腹痛加剧2个月伴血尿1个月。3周前在一个诊所被当作膀胱炎治疗未见好转。起病以来食欲较差,体重下降2.27kg(5磅)。体格检查可在右侧腹部触到一大于5cm的明显包块。肾功能正常。以下关于该患者的诊断错误的是( )

A.贫血比红细胞增多症常见

B.吸烟增加该病发生的风险

C.如果已经发生了转移,在最好的治疗条件下5年

生存率超过50%

D.如果病灶局限在肾内,5年生存率超过80%

E.最可能的病理诊断是透明细胞癌

41.第40题中的患者,影像学检查示:右肾一10cm实质包块以及双肺多发性转移性结节,肺结节细针穿刺活检证实是肾细胞癌。以下哪项是推荐治疗( )

A.吉西他滨

B.INF-γ

C.IL-2

D.根治性肾切除术

E.舒尼替尼

二、参考答案

1.E。急性缺血性肾衰竭有许多潜在的病因。微血管功能紊乱,包括内皮素和其他激素介导的血管收缩、一氧化氮减少、前列腺素或缓激肽介导的血管舒张、内皮细胞和血管平滑肌细胞损伤以及白细胞黏附增加。小管因素包括细胞骨架分解、极性丧失、凋亡和坏死、存活和坏死细胞脱落、小管阻塞、回漏。炎症和血管活性介质可能会影响肾小管和微血管的病理生理机制。

2.E。与心脏手术相比,有关腹部手术发生急性肾损伤的风险研究不多,但基本可以比较。与其他大型胸部手术和骨科手术相比,腹部手术发生急性肾损伤的风险较低。术后发生急性肾损伤的共同危险因素是潜在的慢性肾病、充血性心力衰竭和紧急手术。通常情况下发生术后急性肾损伤的因素并不是单一的。

3.E。心血管手术和CT造影中常用的碘化对比剂是引起急性肾损伤的一个主要原因。对比剂引起的短暂肾小管堵塞、由肾微循环改变和小血管闭塞导致的肾髓质缺氧以及小管直接的细胞毒性损伤或由对比剂引起的自由基对小管细胞的损伤是导致急性肾损伤的潜在因素。对比剂相关性肾病的危险因素是糖尿病、充血性心力衰竭、先前存在的慢性肾病以及多发性骨髓瘤相关的肾损害。血肌酐在24~48h开始升高,3~5d达到峰值,1周内恢复正常。尿沉渣阴性,无管型尿。多数病例钠排泄分数降低,尤其在小管损伤之前和微血管损伤后广泛存在。

4.B。肾后性梗阻是急性肾损伤的一个潜在重要可逆因素。肾超声评估是证实有双侧肾盂积水的经典检查方法,除非是只有一个功能性肾、之前有慢性肾病或者没有梗阻的一侧肾发生反射性血管痉挛,单侧梗阻很少引起肾损伤。晚期宫颈癌侵入泌尿系统或腹膜后腔是造成梗阻性尿路病的一个常见原因。血栓性血小板减少性紫癜(TTP)、淋球菌性脓毒症和肾盂肾炎

是导致急性肾损伤的内在因素,但不会导致双侧肾盂积水。

5.B。胆固醇栓子是导致心脏手术患者发生术后急性肾损伤的一个重要原因,因为心脏手术可能破坏大动脉的粥样硬化斑块形成胆固醇栓子。体格检查常可发现网状青斑,外周血嗜酸性粒细胞可能出现,发现嗜酸性粒细胞可提示已形成胆固醇栓子。其他引起嗜酸性粒细胞增多的原因是急性间质性肾炎。白细胞管型提示间质性肾炎、肾盂肾炎、肾小球肾炎或肾恶性浸润;草酸钙结晶出现在乙二醇中毒时;颗粒管型提示急性缺血性肾损伤(急性肾小管坏死)、肾小球肾炎、血管炎和小管间质性肾炎。

6.E。多项研究发现,急性肾损伤对患有多种疾病的危重病人是不良预后的一个独立指标。对于合并急性肾损伤的危重病人,治疗方法是支持治疗,因为没有哪一种特异性治疗方法能够改善预后。目前证实,心房钠尿肽、低剂量多巴胺、内皮素拮抗药、祥利尿药、钙通道阻滞药,α肾上腺素能受体阻滞药、前列腺素类似物、抗氧化剂、胰岛素样生长因子及白细胞黏附分子抗体对急性肾小管损伤治疗无效。液体复苏对保证足够的灌注非常重要,利尿药也只能在体液充盈状态和尿流率低的患者中使用。

7.A。非甾体抗炎药(NSAIDs)不改变正常人的肾小球滤过率。但在轻、中度低灌注(如肾前性氮质血症)或存在慢性肾病的情况下,肾小球灌注压和滤过率可以通过一些代偿机制保持稳定。当灌注压降低时,入球小动脉的牵张感受器触发一系列反应导致入球小动脉扩张以及出球小动脉收缩,因此可以维持肾小球滤过率。部分机制是通过血管舒张性前列腺素 E_2 和前列环素实现的。NSAIDs 可以通过干扰局部前列腺素合成和阻止保护性反应,损伤低灌注压时肾的代偿能力。在本病例中输尿管梗阻不是 NSAIDs 损伤肾功能的机制,没有发现 NSAIDs 有肾小管毒性。

8.E。放射性对比剂通过引起肾内血管收缩和产生氧自由基引起急性肾损伤和急性肾小管坏死,这些药物可引起肾血流量和肾小球滤过率急剧降低。慢性肾病、糖尿病、心力衰竭、多发性骨髓瘤和体液丢失引起对比剂肾病的风险最高。生理盐水的水合作用对防止对比剂肾病效果明确。这里所提到的其他的一些措施,只有碳酸氢盐或 N 乙酰半胱氨酸可能在预防对比剂肾病的临床应用中有效。多巴胺无效。一些临床实验证实非诺多泮(D1 受体激动剂)不能降低对比剂肾病的发生率。尽管一些小的临床试验证明使用 N 乙酰半胱氨酸可能有临床获益,但荟萃分析结果并不明确,并且术前服药也需要谨慎处理。一项单中心随机对照试验证明,术前1h使用碳酸氢盐有明确的临床获益。由于时间限制以及基于临床证据,对于该患者只

有碳酸氢盐有效。

9.C。慢性肾病根据肾小球滤过率进行分期。0 期:患者 GFR>90 ml/(min・1.73 m²);2 期:GFR 为 60~89 ml/(min・1.73 m²);3 期:GFR 为 30~59 ml/(min・1.73 m²);4 期:GFR 为 15~29ml/(min・1.73 m²);5 期:GFR<15 ml/(min・1.73 m²)。

10.A。无论哪一期慢性肾病患者的主要发病和死亡原因都是心血管疾病。慢性肾病的发生是缺血性心脏病的主要危险因素,除传统的心血管疾病的危险因素外,慢性肾病患者还有其他的危险因素,包括贫血、高磷血症、甲状旁腺功能亢进、睡眠呼吸暂停和全身炎症反应。左心室肥厚和扩张性心肌病在慢性肾病患者中也很常见,并且与心血管相关的发病和死亡密切相关。

11.B。贫血是慢性肾病的一个常见并发症,多因素所致,主要病因包括促红素相对缺乏、缺铁、慢性炎症反应,红细胞残存量减少以及出血倾向。一些临床试验表明,慢性肾病患者补充促红素并不能改善心血管疾病的结局,相反却发现补充促红素会使血栓栓塞事件、2 型糖尿病、卒中的发生率增高以及更快进展至血液透析。基于这些结果,促红素的使用已经由原来的推荐使用,调整为血红蛋白在 100~115 g/L 时才开始使用。

12.B。开始维持性血液透析的普遍标准,包括尿毒症症状的出现、高钾血症药物控制不佳、细胞外液体积持续增加、利尿药无效、酸中毒药物控制无效、出血倾向或肌酐清除率或 eGFR 低于 10 ml/(min・1.73 m²)。单纯依靠肌酐或 BUN 值来判断是否开始透析是不充分的。

13.E。低血压是血液透析期间最常见的并发症。低血压出现的病因,包括降压药的使用、过度超滤、血管活性或自主反应受损、心储备受损以及渗透改变。不常见原因,包括透析器反应、动静脉瘘引起的高输出量性心力衰竭。调整透析缓冲液、改变超滤时间以及应用米多君可以增加透析时血流动力学的适应性。稳定透析期间意外出现低血压或新出现低血压的患者还应该排除移植物感染和菌血症。

14.E。腹膜透析的主要并发症是腹膜炎,还有其他的一些并发症,如导管相关性非腹膜炎性感染、体重增加、代谢性精神错乱及尿毒症毒素残留。腹膜炎主要是由于在更换过程中消毒技术不过关引起。肠道细菌移位感染较少见。高糖透析液环境有益于细菌生长。镜下白细胞超过100/mm³,其中 50% 是多核细胞可以诊断。透析液浑浊和腹痛是最常见的症状,培养出的最常见的细菌是皮肤菌群,如葡萄球菌。革兰阴性菌、真菌、分枝杆菌也可出现。考克兰一项最新的综述(Wiggins KJ et al:Treatment for peritoneal dialysis-associated peritonitis. *Cochrane Database of Systematic Reviews* 2008, Issue 1. Art. No.: CD005284. DOI:10.1002/14651858.CD005284.pub2)认为,腹腔注射抗生素比静脉给药更有效,同时给予尿激酶或者腹腔灌洗不能增加疗效。腹腔内给予万古霉素是首选的经验性治疗方法。

15.C。终末期肾病患者最常见的死因是心血管并发症(卒中和心肌梗死)。尽管潜在机制仍在研究中,但除特别的危险因素如炎症反应加重、高同型半胱氨酸血症、贫血和血管功能改变外,一些共同的危险因素如糖尿病、高血压、血脂异常等也起到了重要的作用。对于一些血管通路状况不佳或者依从性不好的患者来说,透析效率低下或者透析不充分也是一个危险因素。血液透析患者风险较高并且常会发生神经性、血液性和感染性等并发症。而对于所有患者来说,最大的危险因素也就是最常见的死亡原因。

16.B。尽管剂量的定义是部分尿素的清除量,但其他因素如患者的体型、残余肾功能、饮食蛋白摄入量、合并症及合成和分解代谢的程度也很重要。透析效率依赖于透析液的流量。患者透析小时/间隔的次数根据透析剂量及个体情况来制定。

17.A。透析液中的钾离子浓度通常是 2.5 mmol/L,也要根据透析前血钾浓度有所改变。该患者可能需要低钾透析液。钠模型是指调整透析液中的钠离子浓度可以降低透析结束时发生低血压的风险。胆固醇缺乏对该患者无影响,因为患者肾无灌注。肾切除术不能改善患者血钾状况,同样,因患者无尿,利用祥利尿药改善血钾状况也无效。该患者没有置入除颤器的指征。

18.D。尸体和活体供肾的移植成功率都较高。无论是对个人还是社会,肾移植的成本-效益远远高于血液透析,表现为发病率降低,随后住院率和死亡率均降低。一级亲属供肾,移植物 1 年存活率比尸体供肾高 5%～7%,该差距可持续 10 年。尚没有关于供者发生并发症的报道,尤其是无高血压和糖尿病的供者。尸体供肾,尤其是年老、先前存在的肾损伤或者局部缺血时间较长会使移植物的寿命缩短。

19.B。许多因素可引起肾小球损害,包括 TRPC6 基因突变导致离子通道功能紊乱和局灶性节段性肾小球硬化,系统性高血压或者糖尿病对肾小球造成的压力。炎症性疾病如狼疮性肾炎、Wegener 肉芽肿和链球菌感染后肾小球肾炎也可以造成肾小球损害。Fanconi 综合征的典型症状是小管功能紊乱伴氨基酸尿、2 型肾小管性酸中毒以及佝偻病,并无肾小球损害。

20.C。肾小球性肾病的特点是镜下血尿和蛋白尿。肉眼血尿出现时,IgA 肾病和镰状细胞贫血是例外。大量蛋白尿(>3 g/24h)或微量白蛋白尿(30～

300 mg/24h)取决于潜在疾病或者病变部位。链球菌感染后肾小球肾炎患者常会出现脓尿,但尿培养不易出现阳性结果,因为感染部位一般在皮肤或黏膜,且是免疫反应导致的肾损伤。

21.B。局灶性节段性肾小球硬化的表现相当典型。病史和实验室检查结果一致:高血压、肌酐清除率降低以及尿沉渣检查阴性。"肾病性肥胖"可能是由于高灌注所致,这种情况在血氧不足、阻塞性呼吸睡眠障碍和右心衰竭的肥胖患者中常见。高血压性肾硬化表现为更为明显的血管改变、缺血、全肾小球硬化。另外,肾硬化很少出现肾病范围内的蛋白尿。微小病变性肾病表现为有症状的水肿和镜下正常的肾小球。该患者的表现符合膜性肾病,但肾穿刺结果并不符合。膜性肾病表现为所有肾小球一致出现上皮下的致密物沉积。该患者没有新月体型肾小球肾炎的表现。

22.E。常染色体显性多囊肾病是常见的遗传病,在美国占终末期肾病的 4%。虽然最常见的表现是肾囊肿、血尿、尿路感染以及偶然出现的肾结石,但还有一些肾外表现,包括颅内动脉瘤、主动脉根部和环部扩张、心脏瓣膜病包括主动脉反流和二尖瓣脱垂、肝囊肿、疝以及易穿孔的结肠憩室。

23.C。该低钾低氯代谢性碱中毒患者无高血压,主要是由于呕吐和滥用利尿药引起,但该病例利尿药检测是阴性。呕吐患者为了维持血管内容量,尿氯水平较低。Bartter 综合征以及 Gitelman 综合征患者均表现为低钾低氯性代谢性碱中毒同时伴尿氯过高。Bartter 综合征通常在儿童时发病,影响生长发育,Gitelman 综合征较 Bartter 综合征发病较晚,病情较轻。另外 Gitelman 综合征更多地表现为明显疲惫和肌痉挛,多数 Bartter 综合征还表现为低镁血症和低钙血症。1 型假性醛固酮减少症患者存在严重的肾盐重吸收障碍和血钾过高。Liddle 综合征表现为胆固醇过高和高血压、高血钾以及代谢性碱中毒。

24.E。与正常人群相比,常染色体显性多囊肾病患者发生蛛网膜下腔出血和脑出血的风险高出 2～4 倍。50 岁有颅内出血家族史患者、曾经发生过颅内出血的患者、动脉瘤>10mm 及高血压未控制的患者更易发生出血。

25.A。该患者是阴离子间隙正常的代谢性酸中毒(阴离子间隙＝12)。计算尿阴离子间隙($Na^+ + K^+ - Cl^-$)是＋3;因此代谢性酸中毒不是由于胃肠道损失碳酸氢盐引起的。该患者诊断为Ⅰ型肾小管性酸中毒,即远端 RTA,远端肾小管 pH 没有正常降低,因为尿 pH>5.5、低钾血症、缺乏碳酸氢盐。Ⅱ型 RTA 或近端型 RTA,pH<5.5、低钾血症、尿阴离子间隙为正、碳酸氢盐增多、低磷血症以及高钙血症,主要由于碳酸氢盐再吸收障碍引起。Ⅲ型 RTA 少见,在儿童中

多见。Ⅳ型 RTA 也叫高钾血症性远端 RTA。低肾素性低醛固酮综合征是引起Ⅳ型 RTA 最主要的原因,且常常与糖尿病肾病相关。

26.D。任何患者有低钾血症都禁止使用利尿药。该患者有很多疑点都指向她使用药物控制体重,包括她的年龄、性别及参加体育竞技。她 BMI 低于正常,口腔检查表明她可能有慢性呕吐。慢性呕吐可能与尿氯较低有关。排除使用利尿药和慢性呕吐之后,低钾血症和代谢性酸中毒的鉴别诊断,包括镁缺乏、Liddle 综合征、Bartter 综合征和 Gitelman 综合征。Liddle 综合征表现为高血压、醛固酮肾素水平测不出,是一种常染色体显性遗传病。经典的 Bartter 综合征症状与 Liddle 综合征相似,还包括低钾引起的尿崩症,表现为多尿和夜尿。Gitelman 综合征与 Bartter 综合征的区别是低镁血症和高钙血症。

27.A。急性间质性肾炎是引起急慢性肾功能紊乱的主要原因。糖皮质激素可以成功治疗许多原因引起的间质性肾炎,可以提高长期肾功能恢复率,包括干燥综合征、结节病、系统性红斑狼疮、成人小管间质性肾炎合并葡萄膜炎以及先天性或其他肉芽肿性间质性肾炎。对于活检证实的逐步进展的疾病或纤维化患者,糖皮质激素治疗效果不佳。另外,糖皮质激素可加快过敏性间质性肾炎恢复,但对于提高长期肾功能恢复率无益。感染后间质性肾炎与许多细菌和病毒性病原体有关,通常是通过治疗基础疾病而缓解。

28.E。过敏性间质性肾炎是原因未明的急性肾损伤的主要原因之一。通常是一个伴随着急性肾衰竭的临床诊断,有肾毒性药物暴露史(一般是 NSAIDs、抗生素、抗痉挛药或质子泵抑制剂),且去除肾毒性药物后肾功能恢复。外周血嗜酸性粒细胞增多可证实诊断,但不易发现。尿镜检常可发现白细胞管型和血尿,但不特异。尿嗜酸性粒细胞对于诊断过敏性间质性肾炎既不敏感也不特异。通常不需做肾穿刺,但穿刺可见广泛的小管间质性白细胞(包括嗜酸性粒细胞)浸润。

29.A。该患者表现出了经典的血栓栓塞性血小板减少性紫癜(TTP)的五联征:发热、神经改变、肾衰竭、溶血性贫血和血小板减少。女性患者比男性患者常见,黑种人比白种人常见,可由妊娠、感染、手术和胰腺炎等触发。针对 TTP 发病机制的一些药物有免疫抑制剂、化学治疗药物以及抗血小板药物。TTP 可通过人口统计资料与溶血尿毒综合征(HUS)鉴别开来:HUS 通常在儿童中多见,TTP 在中年人多见。另外 HUS 通常可被腹泻触发,在 TTP 中不常见。分子层面,金属蛋白酶 ADAMTS13 是血管假性血友病因子(vWF)特异性因子,在 TTP 中水平低。HUS 易被细菌毒素触发,如来自 E.coli O157:H7 志贺毒素或志

贺样毒素。TTP 与自身抗体所致低蛋白水平相关,血浆置换实现双重目的:去除异常抗体和减少蛋白含量。适当治疗的情况下,1 个月死亡率约为 20%;不治疗的死亡率约为 90%,主要死于微血管栓塞和多器官衰竭。

30.C。膜性肾病和肿瘤学疾病所致的肾病综合征中,10%~15% 的患者可发生肾静脉血栓。临床表现多变,以发热、腰椎压痛、白细胞增多和血尿。磁共振静脉造影是确诊肾静脉栓塞的最敏感的非侵入性影像学检查方法。多普勒超声依赖操作者,因此可能敏感度较低。静脉造影术是诊断的金标准,但是侵入性检查且需使用对比剂。核医学扫描缺少诊断价值。

31.A。钙结石占所有肾结石的 75%~85%。虽然先天性高钙血症是最常见的原因,但低枸橼酸尿症、高尿酸尿症和原发性甲状旁腺功能亢进症也能引起钙结石。尿酸结石是次常见原因,其次是半胱氨酸和鸟粪石。如果不与阳离子如钙离子络合,草酸不能形成结石。鸟粪石是由细菌感染沉淀形成,促进尿酸转化成铵并使尿 pH 升高。钙结石的常用处理包括大量饮水、低蛋白饮食、低钙饮食,如果效果不佳,可使用噻嗪类利尿药。

32.D。尿路梗阻是引起肾衰竭的一个重要且可逆的因素。该患者有结肠癌病史,发生尿路梗阻的风险较高。虽然近期服用 NSAIDs 药可使肾损伤加速,但如果先前不存在慢性肾功能不全,日常剂量不足以引起急性肾损伤。肾超声是检测梗阻的最好的检查方法,可发现输尿管积水或肾盂积水,表明梗阻存在。在没有基础肾病的情况下,单侧梗阻很少引起临床上明显的肾衰竭。超声之后,腹部 CT 在评价梗阻部位和梗阻原因价值较大。如果怀疑梗阻原因是功能性的,比如尿潴留,可进行残余尿容积测定。确定梗阻部位后,可以进行逆行性尿路造影,但只能在确定有或无梗阻存在之后才能进行。

33.E。

34.D。患者近期解除尿路梗阻,现在开始出现尿量增多,符合梗阻后利尿表现,即梗阻解除后 GFR 增高、小管压降低、单个肾单位溶质负荷增加导致尿排出量增多。髓质渗透压降低是慢性梗阻和持续性梗阻的原因。患者近期没有头部外伤史或神经外科手术,所以排除脑性耗盐综合征。RAAS 系统过度激活可引起慢性梗阻。梗阻后利尿的患者发生容量衰竭风险较大,可能发展为肾前性氮质血症和综合性急性肾衰竭,伴随着 Na、K、PO_4、Mg 和水的丢失引起的电解质紊乱。梗阻患者中可有红细胞增多症,但较少见,且与梗阻后利尿无关。由于容量衰竭,系统性低血压比高血压更常见。

35.C。急性尿路梗阻,疼痛是由集合管系统或肾

被膜牵张引起。事实上,当肾功能因梗阻损伤时血流量代偿性增加,使牵张加剧。当肾小球滤过率降低时,血管舒张性前列腺素可以维持肾功能。梗阻压进一步抑制肾实质灌注,髓质血流量减少;继而发生慢性肾损害可能并不伴随明显疼痛。当梗阻得以缓解,小管压降低、单个肾单位盐负荷增加和尿钠排泄等因素造成梗阻后利尿。梗阻后利尿尿量极大,却没有疼痛感。

36.D。对于尿路梗阻来说梗阻程度非常重要。双侧肾盂积水和输尿管积水表明输尿管膀胱连接处或在此之下部位的机械性梗阻。腹膜后纤维化也可引起双侧肾盂和输尿管积水,但在中年男性中较常见。处于育龄期的患者,生殖道感染如不处理或复发,可引起尿道口狭窄。腹膜后淋巴瘤可引起双侧输尿管积水,还有更远端的梗阻比如包茎。发展中国家还应该考虑血吸虫病和泌尿生殖器结核。

37.E。基本上,由于抗排斥药物引起 T 细胞免疫缺陷,接受实质器官移植的患者感染风险会增高。同时也面临着疱疹病毒家族,主要是巨细胞病毒、水痘-带状疱疹病毒和 EB 病毒再发的风险。但是,移植初期免疫缺陷尚未完全发生。实质器官移植后,中性粒细胞减少不像骨髓移植那么常见。事实上,患者面临着所有医院获得性感染的风险,包括创口感染、尿路感染、肺炎、梭状芽胞杆菌感染.因此,实质器官移植1周以内的发热评估,除了移植特异性评估之外,应该包括详尽的体格检查、血培养、尿常规、胸片、梭状芽胞杆菌粪便抗原或毒素的研究。

38.E。患者出现的症状是肾移植中期(1~4 个月)发生感染的表现。在巨细胞病毒接触和接受巨细胞病毒阳性器官移植的患者中,中期巨细胞病毒感染最常见。该患者除了移植肾功能异常之外,表现出了典型的巨细胞病毒感染的症状。淋巴细胞减少说明有骨髓抑制。由于巨细胞病毒感染可能会引起移植物功能紊乱和排异反应,常常需要预防措施,包括缬更昔洛韦。甲氧氨苄嘧啶用于预防耶氏肺孢子虫感染,阿昔洛韦用于预防水痘-带状病毒感染。伊曲康唑用来预防网状内皮细胞真菌病,异烟肼用来治疗近期纯化蛋白衍生物阳性或胸片阳性以及无前期治疗的患者。

39.D。膀胱癌是男性第 4 位常见的恶性肿瘤,女性排名则是 13 位。吸烟与膀胱癌的发生密切相关,尤其是男性。即使停止吸烟 10 年后仍然有增加膀胱癌发生的风险。膀胱癌死亡率不高,因为多数膀胱癌位置表浅,预后较好。多数膀胱癌患者是由外生性肿物造成的肉眼血尿来就诊。前列腺癌更多的引起镜下血尿。麻醉下施行膀胱镜检查可以评估膀胱癌。在浅表性膀胱癌中,BCG 是一项有效的辅助措施,可以减少复发或者治疗不可切除的浅表性肿瘤。在美国,建议侵袭性肿瘤行膀胱切除术。即使肿瘤有结节性浸润,切除后配合辅助治疗,其 10 年生存率也会超过 40%。

40.C。

41.E。肾细胞癌发生的概率正在逐年升高,在美国,每年大概有58 000例肾细胞癌患者,13 000例患者死亡。男女比例是 2:1。尽管该恶性肿瘤可发生在各个年龄阶段,但在 50~70 岁发病率最高。许多环境因素是可能的致病因素,最强的致病因素是吸烟。获得性肾囊肿性疾病将要进展至终末期肾病的患者和结节性硬化的患者发生肾细胞癌的风险增高。大部分肾细胞癌是乳头状凸起的透明细胞癌(60%),嫌色细胞癌较少。转移的患者中,80% 是透明细胞癌。典型三联征,即血尿、腹痛、明显包块最初只出现在 10%~20% 的患者中。多数病例是在超声或 CT 扫描下偶然发现的。偶然发现的早期癌症患者增加,导致 5 年生存率提高。3% 的病例出现副癌现象,如促红素增多引起的红细胞增多症;晚期肿瘤导致的贫血较常见。1期和 2 期肿瘤局限在肾内,肾切除术后生存率超过80%,4 期肿瘤伴随远处转移 5 年生存率是 10%。肾细胞癌对传统的化疗药物抵抗,IL-2 或 INF-γ 治疗对10%~20% 远处转移的患者有效。近期,抗血管生成药物的出现改变了晚期肾细胞癌的治疗现状。舒尼替尼疗效不亚于 INF-γ,现在已经是晚期转移性癌症患者的一线用药。

(陈美含 汤晓静 译)

彩　图

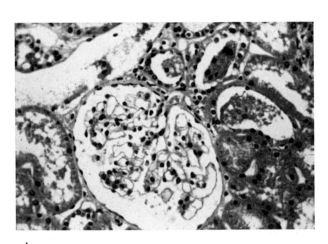

A

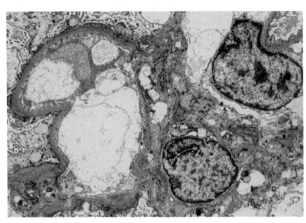

B

图 4-1　微小病变(MCD)

A.光镜下无特异性病理特征;B.电镜下可见足细胞损伤,表现为足突完全融合(源自 ABF/Vanderbilt)

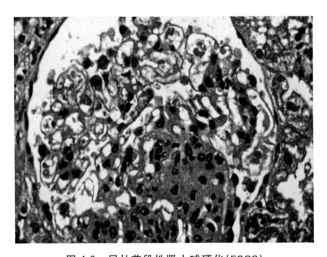

图 4-2　局灶节段性肾小球硬化(FSGS)

可见肾小球基质局灶性增加和毛细血管袢闭塞,属非特异型 FSGS(源自 EGN/UPenn)

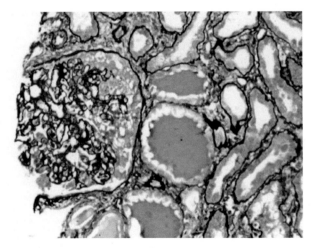

图 4-3　塌陷型肾小球病

肾小球毛细血管袢节段性塌陷,表层足细胞增生。这种病变可能为原发性或与 HIV 感染相关,预后很差(源自 ABF/Vanderbilt)

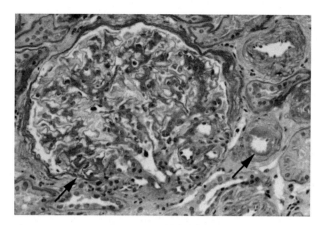

图 4-4 门部型 FSGS

肾小球毛细血管丛节段性硬化伴玻璃样变，入球小动脉同样可见玻璃样变（箭头所示）。这种病变多出现在继发于肾单位大量丢失，如某些疾病造成的肾瘢痕等。患者通常蛋白尿较少，对激素的敏感性较 FSGS 非特异型差（源自 ABF/Vanderbilt）

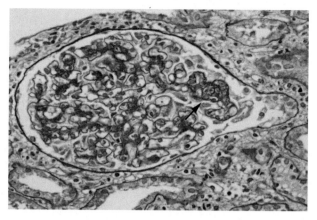

图 4-5 顶端型 FSGS

在近端肾小管出口处的肾小球毛细血管袢发生节段性硬化（箭头）。顶端型相比其他类型 FSGS 预后较好（源自 ABF/Vanderbilt）

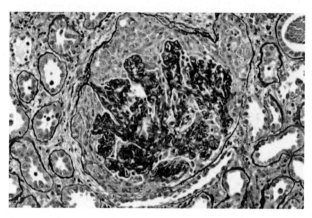

A

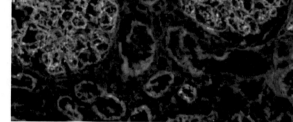

B

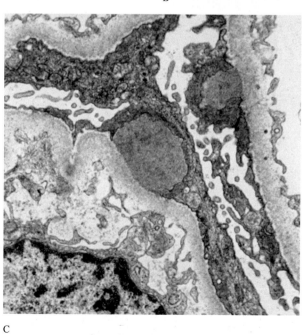

C

图 4-6 感染后（链球菌感染后）肾小球肾炎

A.肾小球毛细血管丛呈增生性改变伴有许多中性粒细胞，严重病例有新月体形成；B.这些沉积位于肾小球系膜区和沿毛细血管壁上皮下沉积，主要为 C3 和少量 IgG；C.电镜下可见上皮下驼峰样沉积（源自 ABF/Vanderbilt）

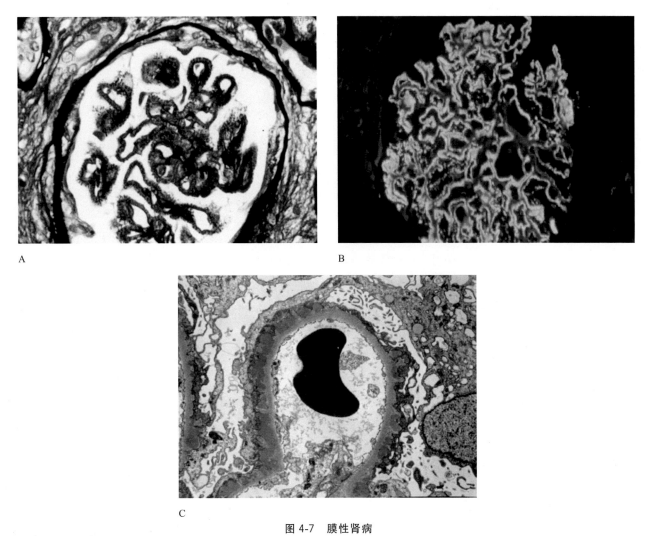

图 4-7　膜性肾病

A.银染下膜性肾病上皮下沉积物,引起基底膜反应,呈钉突样改变;B.免疫荧光染色直接观察抗 IgG 沉积物,沿毛细血管祥弥漫颗粒状染色;C.电镜下可见上皮下沉积物和早期明显周围的基底膜反应,伴表层足突融合(源自 ABF/Vanderbilt)

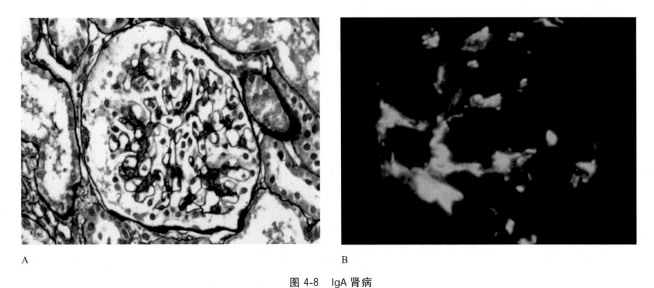

图 4-8　IgA 肾病

A.系膜由于沉积物引起不同程度系膜增生而增宽。有些病例表现为毛细血管内增生或节段性硬化。B.免疫荧光可见系膜区 IgA 沉积明显(源自 ABF/Vanderbilt)

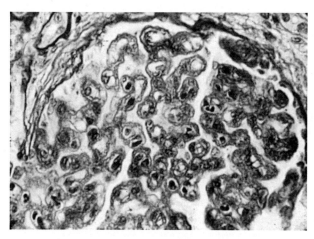

图 4-9　膜增生性肾小球肾炎
可见系膜增宽和毛细血管内增生,对内皮下沉积物的反应细胞插入,导致肾小球基底膜呈分层状结构,形成"双轨"(源自 EGN/UPenn)

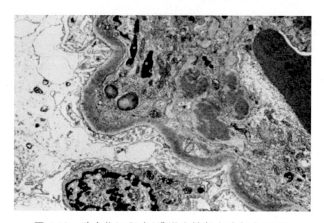

图 4-10　致密物沉积病(膜增生性肾小球肾炎Ⅱ型)
光镜下可见膜增生性改变。电镜下肾小球基底膜有致密物形成,系膜区可见球形沉积物。免疫荧光下仅常见 C3 染色(源自 ABF/Vanderbilt)

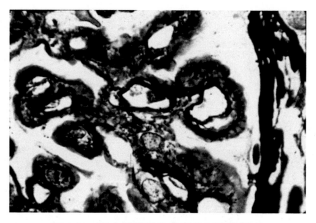

图 4-11　混合性膜增生性肾炎与膜性肾病
可见粉红色上皮下沉积物伴钉突样改变,肾小球基底膜"双轨"样改变,由内皮下沉积物所致。可能在膜增生性与膜性肾病混合的狼疮性肾炎中见到(ISN/RPS Ⅴ型和Ⅳ型)(源自 EGN/UPenn)

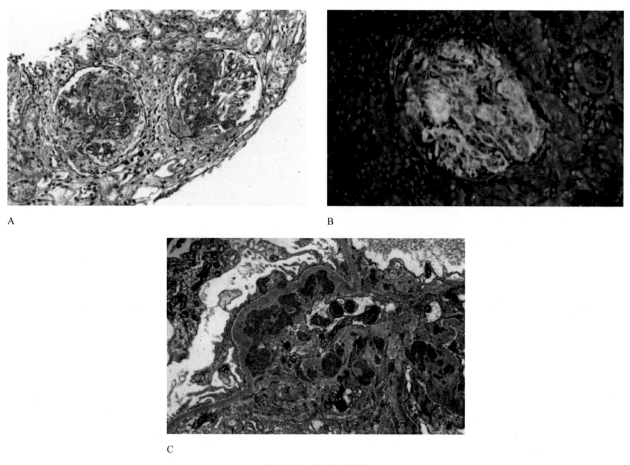

A   B

C

图 4-12 狼疮性肾炎

A.增生性狼疮性肾炎,ISN/RPS Ⅲ型(局灶性)或Ⅳ型(弥漫增生性),表现为毛细血管内增生,特别内皮下沉积物导致局灶性坏死;B.免疫荧光可见系膜区和毛细血管袢不规则粗短沉积物,部分外围毛细血管袢内皮下沉积物呈线性平滑分布。沉积的免疫球蛋白主要是三种(IgG、IgA、IgM)及 C3 和 C1q;C.电镜下,内皮下系膜区和极少数上皮下明显的致密免疫沉积物,伴广泛的足突融合(源自 ABF/Vanderbilt)

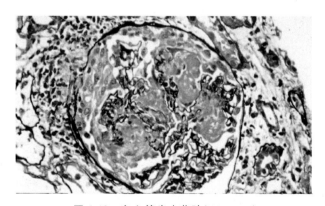

图 4-13 多血管炎肉芽肿(Wegener)

这种寡免疫坏死性新月体性肾炎可见肾小球基底膜多处断裂,伴节段性纤维素样坏死,新月体由壁层上皮细胞增生形成。注意 5 点钟处肾小球节段未受累,没有免疫复合物和增殖的证据(源自 ABF/Vanderbilt)

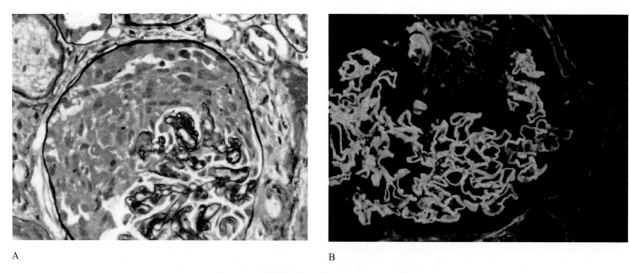

A

B

图 4-14 抗基底膜抗体介导的肾小球肾炎

A.可见肾小球基底膜节段性坏死,断裂和细胞型新月体形成;B.免疫荧光下 IgG 沿肾小球基底膜线性染色分布,大约在 1 点钟处有一小新月体(ABF/Vanderbilt)

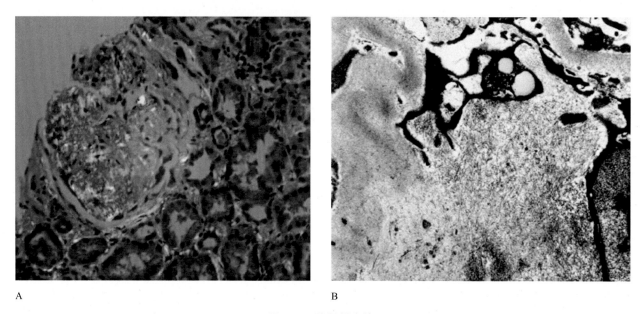

A

B

图 4-15 淀粉样变性

A.淀粉样变性表现为无定形,无细胞成分的系膜区扩张,淀粉样物质常浸润肾小球基底膜、血管及间质,刚果红染色在偏振光下呈现苹果绿双折光;B.电镜下沉积物由随机排列的 9～11nm 直径的纤维构成(ABF/Vanderbilt)

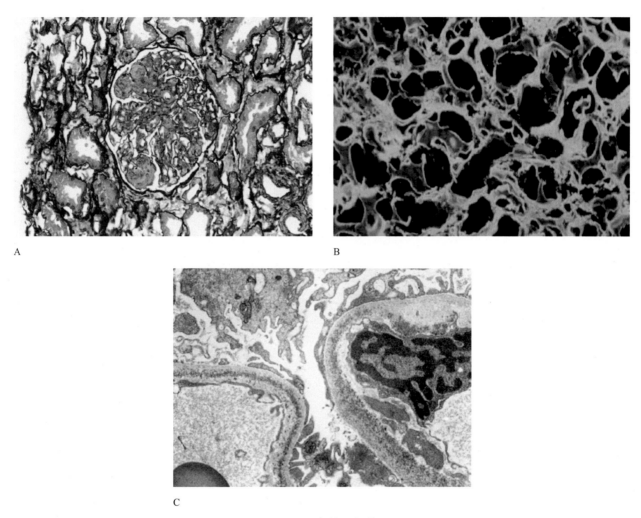

图 4-16　轻链沉积病

　　A.光镜下可见系膜区结节性扩张;B.免疫荧光可见单克隆轻链染色,肾小管和肾小球毛细血管丛沉积的 Kappa 轻链较 Lambda 轻链更为常见;C.电镜下可见肾小球基底膜内和沿着肾小管基底膜无定形颗粒状沉积物(源自 ABF/Vanderbilt)

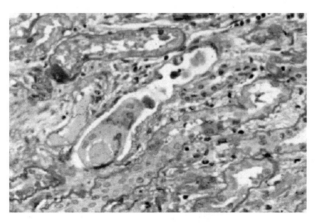

图 4-17　轻链管型肾病(骨髓瘤肾病)

　　单克隆轻链于肾小管中沉积,导致管型周围出现多核巨细胞炎症反应,伴周围慢性间质性肾炎和小管间质性纤维化(源自 ABF/Vanderbilt)

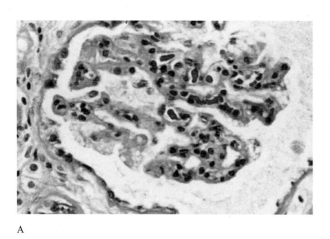

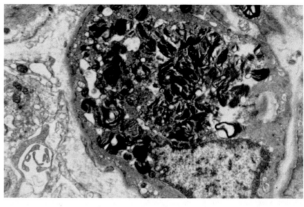

A   B

图 4-18　Fabry 病

A.由于 α-半乳糖苷酶缺乏导致糖脂异常聚集,光镜下可见足突细胞空泡变性;B.电镜下直接观察到沉积物(源自 ABF/Vanderbilt)

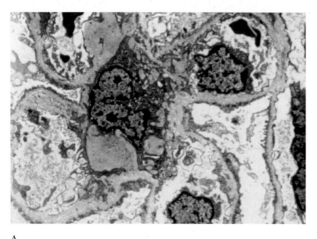

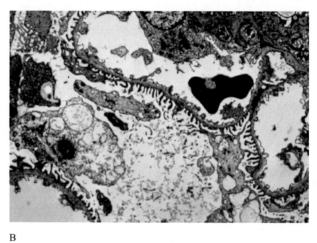

A   B

图 4-19　Alport 综合征和薄肾小球基底膜肾病

A.Alport 综合征可见肾小球基底膜不规则增厚和变薄,即所谓的"网格"样改变;B.在良性家族性血尿或 Alport 综合征早期病例或女性携带者,电镜下只能观察到广泛的肾小球基底膜变薄(源自 ABF/Vanderbilt)

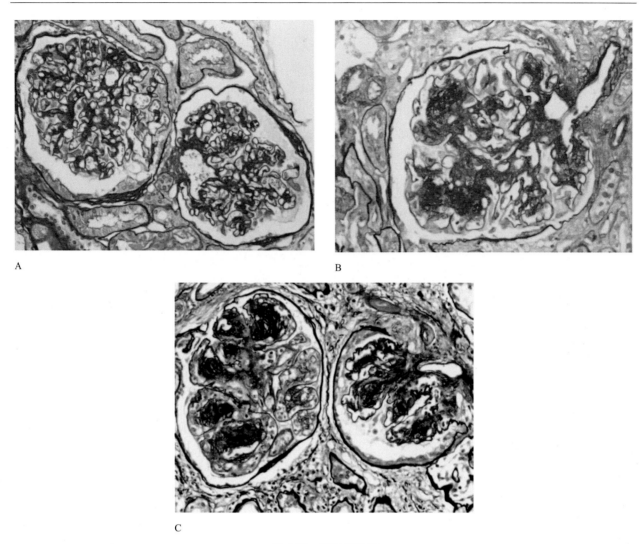

图 4-20　糖尿病肾病

　　A.糖尿病肾病最早期,只可见轻度系膜增生和增厚的肾小球基底膜(电镜下可见增厚);B.随着病变进展系膜区不断增生,早期结节形成,出现小动脉玻璃样变性;C.在确诊的糖尿病肾病中,系膜结节样扩张,称为 Kimmelstiel-Wilson 结节,伴系膜基质和细胞增多,左侧肾小球可见微动脉瘤形成,增厚的肾小球基底膜无明显免疫复合物沉积,入球和出球小动脉可见玻璃样变性(源自 ABF/Vanderbilt)

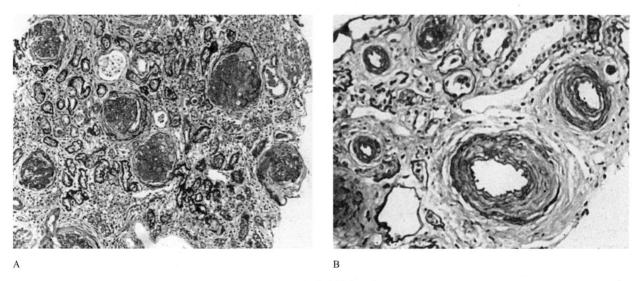

图 4-21　小动脉性肾硬化症

　　A.高血压相关损伤常表现为广泛的肾小球球性硬化,伴部分小管间质纤维化和肾小球球囊周围纤维化,可伴节段性硬化;B.血管呈现不成比例的内膜纤维化和中度肥厚,小动脉呈玻璃样变性(源自 ABF/Vanderbilt)

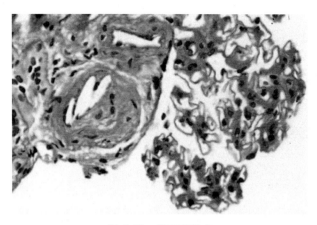

图 4-22　胆固醇栓塞

胆固醇栓子呈裂隙样，制片过程中，脂质被抽提，残留平滑轮廓，小动脉外围可见纤维化和单核细胞反应（源自 ABF/Vanderbilt）

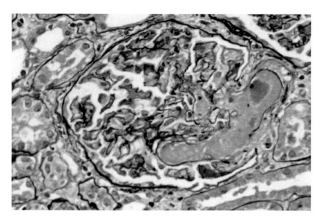

图 4-23　溶血尿毒综合征

肾小球内可见特征性粉红色纤维蛋白血栓形成（血栓性微血管病）。剩余肾小球内毛细血管丛可见由缺血导致的肾小球基底膜皱缩（源自 ABF/Vanderbilt）

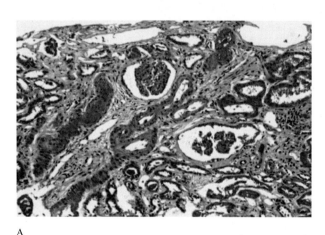

A

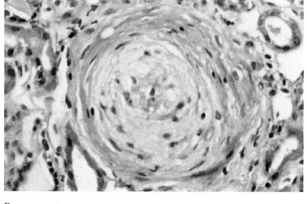

B

图 4-24　进行性系统性硬化

A.急性期可见小叶间和较大血管出现纤维素样坏死、伴中间的正常血管和肾小球缺血改变；B.病变慢性化后可见动脉内膜增生，即所谓的"洋葱皮"样改变（源自 ABF/Vanderbilt）

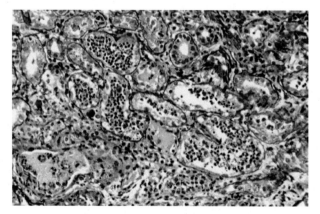

图 4-25　急性肾盂肾炎

可见特征性肾小管内栓塞和中性粒细胞管型，伴小管周围间质炎症和小管损伤（源自 ABF/Vanderbilt）

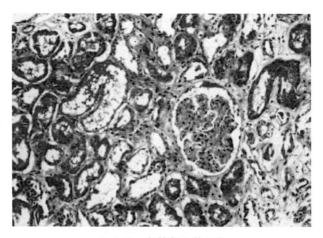

图 4-26　急性肾小管损伤

可见肾小管上皮细胞广泛扁平样变,刷状缘缺失,伴轻度间质水肿,是缺血导致的肾小管损伤的特征样改变(源自 ABF/Vanderbilt)

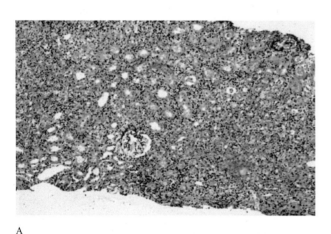

A

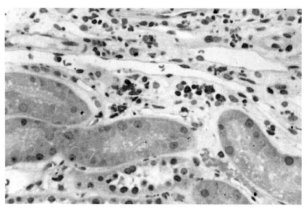

B

图 4-27　急性间质性肾炎

A.可见广泛间质淋巴浆细胞浸润伴轻度水肿和小管损伤;B.当药物过敏引起的急性间质性肾炎还常伴间质内嗜酸粒细胞浸润(源自 ABF/Vanderbilt)

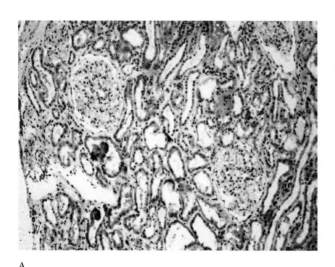

A

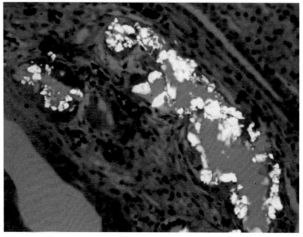

B

图 4-28　草酸盐沉积症

A.草酸钙晶体已引起广泛肾小管损伤,小管上皮细胞扁平和再生样变;B.偏振光下可清楚地看到扇形样晶体(源自 ABF/Vanderbilt)

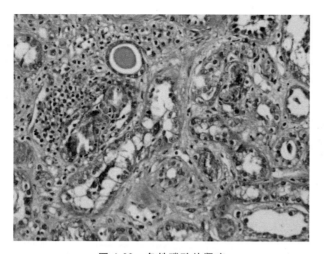

图 4-29 急性磷酸盐肾病

可见急性肾小管广泛损伤,伴肾小管内非偏振光性钙磷酸盐结晶(源自 ABF/Vanderbilt)

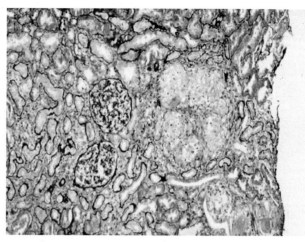

图 4-30 结节病

慢性间质性肾炎伴多个融合性非坏死性肉芽肿。肾小球病理改变不明显,但有中度肾小管萎缩和间质纤维化(源自 ABF/Vanderbilt)

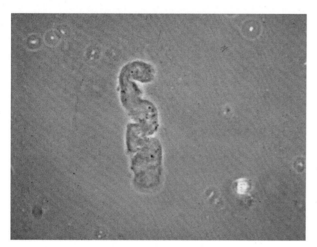

图 4-31 透明管型(源自 ABF/Vanderbilt)

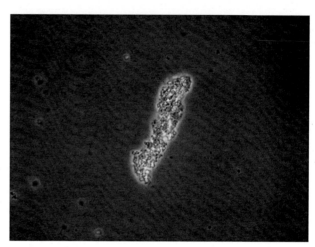

图 4-32 粗颗粒管型(源自 ABF/Vanderbilt)

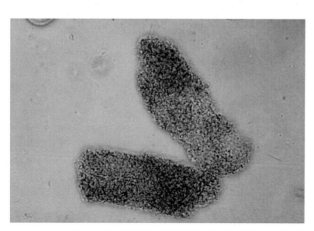

图 4-33 细颗粒管型(源自 ABF/Vanderbilt)

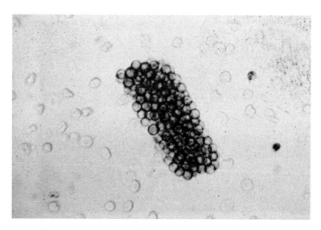

图 4-34 红细胞管型(源自 ABF/Vanderbilt)

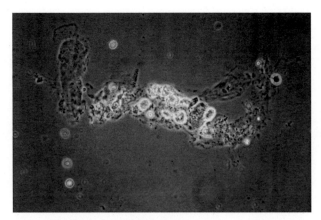

图 4-35　白细胞管型（源自 ABF/Vanderbilt）

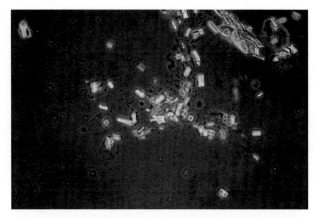

图 4-36　三磷酸盐结晶（源自 ABF/Vanderbilt）

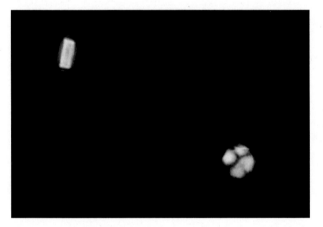

图 4-37　卵圆形脂肪体中"马耳他十字"（源自 ABF/Vanderbilt）

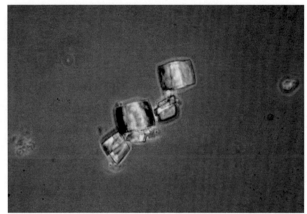

图 4-38　尿酸结晶（源自 ABF/Vanderbilt）